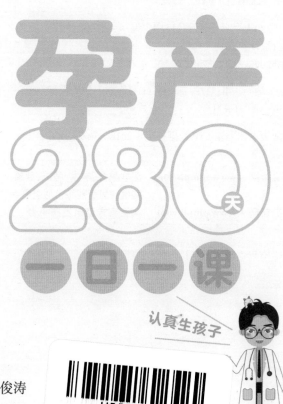

孕产280天 一日一课

认真生孩子

主审 刘俊涛

主编 马良坤

U0294930

编委（按姓氏笔画排序）

丁 辉	丁依玲	王 丹	王 珏	王子莲	王亚琴
王谢桐	牛建民	冯 玲	刘兴会	刘芙蓉	刘彩霞
李 宁	李华伟	李曼玉	李增宁	连 岩	肖 梅
吴尚纯	张 欣	张乐嘉	陈 倩	陈敦金	范 玲
尚晓红	赵先兰	高燕婕	蔡 雁	漆洪波	

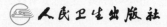

人民卫生出版社

图书在版编目（CIP）数据

孕产280天一日一课 / 马良坤主编. –– 北京：人民
卫生出版社，2018
ISBN 978-7-117-27687-0

Ⅰ.①孕… Ⅱ.①马… Ⅲ.①妊娠期－妇幼保健－基
本知识 Ⅳ.①R715.3

中国版本图书馆 CIP 数据核字（2018）第 252468 号

人卫智网	www.ipmph.com	医学教育、学术、考试、健康， 购书智慧智能综合服务平台
人卫官网	www.pmph.com	人卫官方资讯发布平台

孕产 280 天一日一课

主　　编：马良坤
出版发行：人民卫生出版社（中继线 010-59780011）
地　　址：北京市朝阳区潘家园南里 19 号
邮　　编：100021
E - mail：pmph @ pmph.com
购书热线：010-59787592　010-59787584　010-65264830
印　　刷：北京汇林印务有限公司
经　　销：新华书店
开　　本：889×1194　1/32　印张：22
字　　数：591 千字
版　　次：2019 年 4 月第 1 版　2021 年 1 月第 1 版第 2 次印刷
标准书号：ISBN 978-7-117-27687-0
定　　价：98.00 元
打击盗版举报电话：010-59787491　E-mail：WQ @ pmph.com
（凡属印装质量问题请与本社市场营销中心联系退换）

扫描二维码观看书中视频流程

第1步 扫描下方二维码下载"约健康"APP

第2步 注册登录"约健康"

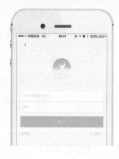

第3步 点击扫一扫

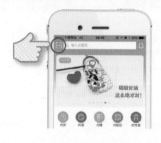

第4步 扫描每节课篇首二维码，观看视频

郎院士简介

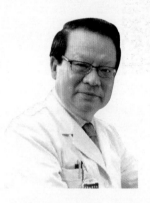

郎景和，主任医师，教授，博士生导师，中国工程院院士，主要从事子宫内膜异位症、生殖道畸形、妇科肿瘤及疑难妇科疾病的诊治与研究工作。1964年毕业于白求恩医科大学医疗系，毕业后就职于北京协和医院，1985年赴挪威研修妇科肿瘤，1986年赴加拿大研修妇科肿瘤。1986—1993年任北京协和医院副院长。曾发表学术论文二百余篇，个人专著3部，主编和副主编的专著8部。为中国的妇产肿瘤医疗事业作出了杰出贡献。现任中华医学会妇产科学分会主任委员，《中华妇产科杂志》总编，第五、六届中国妇产科肿瘤学组执行主席，中国科普作家协会副理事长，中国作家协会会员。

我很高兴看到线上孕妇学校的内容出版成书。

孕期健康教育互联网化是大趋势，希望其更快速发展，让更多孕妈妈和孕家人受益。

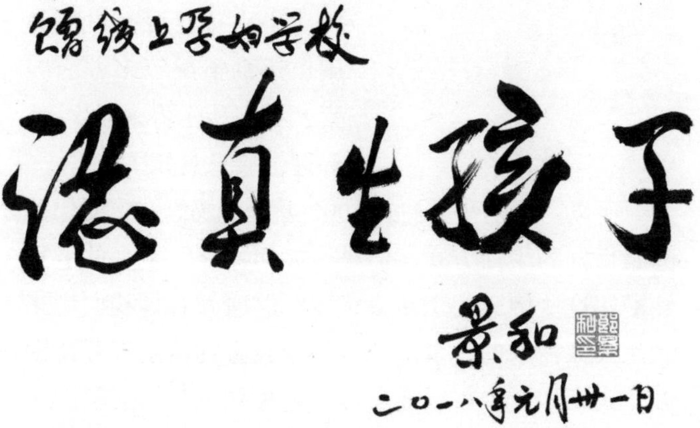

馈线上孕妇学校

认真生孩子

景和

二O一八年元月卅一日

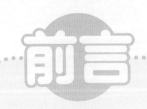

前言

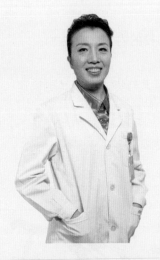

生命最初 1000 天的健康对于每个孩子来说都是非常重要的。也就是说，从备孕到孕期，从分娩再到孩子养育这最初的 1000 天之内，妈妈经历的各种各样的辅助检查、选择的分娩方式，以及孩子出生后的母乳喂养情况、营养状况、心理状况、口腔健康、运动情况等多方面因素，都与孩子将来的生理、心理健康息息相关。

所以，在生命最初的 1000 天里，妈妈一定要保持健康良好的生活方式。但是，如何才能让更多的老百姓了解这些健康的生活方式呢？健康教育是我们用来满足大家需求的一个途径。健康教育的信息来源特别多，大家生活中可以通过形形色色的软件、互联网的内容以及和自己身边的人交流来获取知识。但是，这些知识的科学性肯定不能完全得到保证。

我们特别希望能够给大家提供一套非常全面的、经过专家审核的、基于医院保健体系的内容，而且这些内容还要通俗易懂、便于传播。

"线上孕妇学校"就满足这样的条件，线上孕妇学校的内容是经全国各大医院多学科的专家审核后上线的。并采用视频和动漫的形式，以整个孕期 280 天为轴线，往前延伸到备孕期，往后拓展到新生儿期，简明易懂地给大家介绍产检、生活、疾病以及营养等相关知识，为大家安心、健康地度过孕产期提供保障。

目前，线上孕妇学校在全国已经有13000余家医院使用，覆盖超过百万的用户。今天，我们特别高兴地看到线上版的内容最终形成了一本书籍。我们希望这本书能作为孕期宝典供大家放于枕边，在观看视频之余，随时为大家提供更多的帮助。

当然，目前的视频和书籍还不能满足所有人的需求，接下来，我们还会从宝宝的饮食营养、口腔健康、心理发展等多方面出发，给大家提供更多、更前沿的知识，为大家研发出更多有实效性的内容。

生命最初1000天的健康不仅涉及个体，更涉及家庭、家族乃至整个社会和民族的命运。所以，我们希望全社会都来重视生命最初1000天的健康教育和健康管理。

作为医疗教育工作者，我们也会不断努力，为大家提供更多优质的内容和形式。也希望大家对这本书提出更多的建议，我们会逐步改进，让工作越做越好！

北京协和医院

马良坤

2019年2月

目录

第一部分
备孕

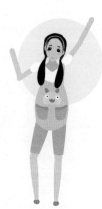

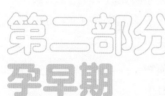

第二部分 孕早期

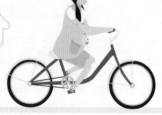

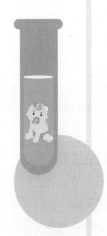

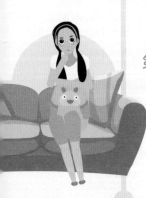

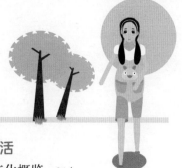

第三部分
孕中期

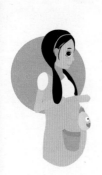

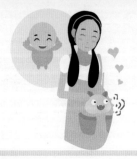

第四部分
孕晚期

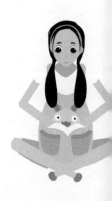

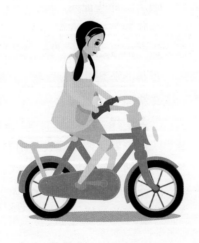

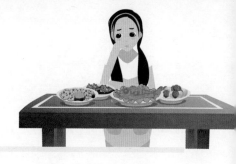

第五部分 产后

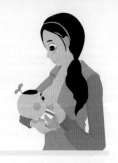

第六部分
育儿

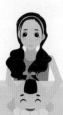

第一部分

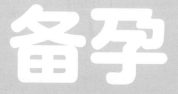

备孕

第 1 课
受精过程是什么样

请扫描二维码，观看本课视频

宝宝的诞生是生命的奇迹，对于这个神奇的过程，相信无论是准宝妈还是宝妈都充满了好奇。下面就让我们来了解一下精子和卵子的"罗曼蒂克史"吧。

精子进入阴道后，会被阴道内的酸性环境杀死一部分，有一部分被子宫颈挡住，只有一少部分能以极快速度闯进宫颈。之后，精子就要面对宫颈到输卵管这条漫漫征途了。

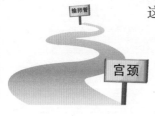

这是一段比精子身体长上万倍的距离。不仅距离长，而且路上精子还会被白细胞吞噬掉不少。好不容易，精子终于到达了目的地——输卵管壶腹部，但此时精子的数量已由原来的 1 亿"大军"锐减到 200"精兵"了。

这 200 个精子终于能够见到卵子，然而想接近卵子却并不那么容易。因为，卵子外面包绕着透明带，它包裹在卵子周围，精子必须利用它们头部的溶解酶将透明带溶化才能进入卵子。但一个精子所含的酶量是远远不够的，需要许多精子相互合作，共同进攻打开缺口。在齐心协力溶解掉透明带、形成通道后，精子中反应最快的勇士会立刻乘虚而入，第一个钻入透明带内与卵子亲密接触，透明带也会很快分泌一种物质堵住缺口，关闭大门。此后，卵子将拒绝所有后来者，并释放出特有的酶，除掉残留的精子。

最优秀精子才能与卵子结合

所以说，受精是一场上亿精子参与的战争，历经九九八十一难后，只有最优秀的"精子"才能"抱得美人归"。精子进入卵子后，它们的细胞核会相互靠近并融合，最终形成一个受精卵。从此刻开始，标志着受精过程的结束及妊娠过程的开始。

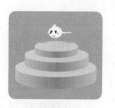

受精卵形成 30 小时后，会开始第一次分裂，称为卵裂。随着细胞数目的不断增多，在受精 72 小时会形成细胞数为 12～16 个的球期胚。这时候的胚胎像一个小小的桑葚，所以又有一个可爱的名字叫作桑椹胚。

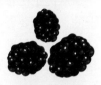

桑 椹

着床：胚泡埋入子宫壁

桑椹胚一边继续分裂，一边向子宫腔的方向移动。约在受精第 4 天时发育为胚泡，胚泡会慢慢溶解子宫内膜，像一粒种子一样，深深埋入子宫壁，这一过程叫作着床。

桑椹胚

着床在受精后 5～6 天开始，第 11～12 天完成。着床之后，通过丰富的血管连接，胚胎吸取营养继续长大，小宝宝的生命也就从此刻开始了。

受精是一场亿中挑一的比赛，所以每位降生的宝宝都是这场比赛的优胜者。

第**2**课
为什么需要孕前检查

请扫描二维码，观看本课视频

从优生优育的角度，所有备孕的父母，包括已经生过一个宝宝的，都需要做孕前检查。孕前检查能帮助准备要宝宝的夫妇在怀孕前发现异常、及时治疗、将身心调试到最佳状态，并在医生指导下有计划地怀孕，从而避免潜在问题和风险，减少宝宝出生缺陷的发生。

男女双方最好同时进行检查

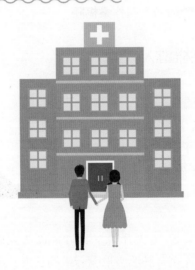

准备怀孕之前的 3 ~ 6 个月是做孕前检查的最佳时间。女方最好在月经结束后 3 ~ 7 天进行检查，经后禁性生活；男方最好是在禁欲 2 ~ 3 天之后进行检查。男女双方最好同时在要孩子之前进行检查，万一发现问题，双方都还能及时治疗，不耽搁造人计划。

有的人要问了，登记结婚的时候刚做完婚检，或者最近刚做完体检，还需要做孕前检查吗？

答案当然是"要"。因为，婚检主要检查的是双方有没有不适宜结婚的疾病，包括部分生殖健康和遗传病方面的检查，但孕检会包括更有针对性的项目。至于体检，一般都是最基本的身体检查，而孕检主要是针对生殖器官及生育相关的免疫系统、遗传病史的检查和咨询。

 一般来说，孕前检查都会包括哪些检查项目呢

女性孕检项目包括以下项目：

✓ 生殖系统检查：包括阴道分泌物检查、妇科检查。

✓ 宫颈的筛查：看看有没有不适合怀孕的因素。

✓ 优生四项：也就是 TORCH 筛查，检查内容包括巨细胞病毒、单纯疱疹病毒、风疹病毒和弓形虫，家里有猫猫狗狗的话一定要重视。

✓ 肝、肾功能的检查和血常规、尿常规。

✓ 测量血压、做心电图：来判断孕期心脏能否承受血流量增加的负担。

✓ 其他：还有口腔、甲状腺、内分泌和 ABO 溶血等方面的检查，以及乙肝、艾滋病、梅毒的检查。

● 生殖系统检查

阴道分泌物检查

妇科检查

男性孕前检查项目

肝肾功能

血常规

精液常规

泌尿系统

男性孕检项目与女性一样需要做肝肾功能、血常规的检查。除此之外，还需检查精液常规和泌尿系统等。以上检查可以有选择地进行，也可以进行全套检查。

检查前注意事项：

✓ 检查前三天要注意饮食，不吃高脂、高蛋白食物，不饮酒，不吃对肝肾有损害的药物。

✓ 检查前一天晚上 8 点后要避免进食或剧烈运动，要保证充足的睡眠。

✓ 做抽血和肝胆 B 超检查时一定要空腹。

✓ 做膀胱、前列腺、子宫、附件 B 超时则需要憋尿，妇科检查前应排空小便。

✓ 检查前不要用一些特别的洗液清洁下身，以免影响检查结果。

✓ 做 X 线检查时，不要穿带含金属材质衣服和物品。

第3课
怀孕前先看牙，你看了吗

请扫描二维码，观看本课视频

怀孕前需要进行一些准备，看牙是其中很重要的一项。为什么说怀孕前需要先看牙呢?

● 激素变化导致牙齿问题

> 孕期雌激素变化
>
> 牙齿对细菌抵抗力减弱

怀孕前先看牙，是因为在孕期容易发生口腔问题。怀孕后，孕妈妈体内的激素水平发生变化，牙龈比孕前更容易发生炎症，会出现红肿、出血等情况。再加上孕期饮食习惯发生改变，进餐次数增多，如果孕吐严重，孕妈不能好好刷牙，孕期患龋齿、牙龈炎等口腔疾患的可能性就会大大增加。

孕期出现口腔问题不仅影响孕妈的健康，还会对胎儿的健康造成威胁。研究证实，患有牙周疾病的孕妈，发生早产、流产、低出生体重儿的可能性，相较牙周健康的孕妈会大大增加。另外，口腔问题引起的不舒服，还会影响孕妈的进食，从而间接影响孕妈的健康和胎儿的生长发育。

 孕期出现口腔问题，治好不就行了吗

孕期口腔出状况了，确实应该及时看医生，但在孕期进行口腔诊疗，难度和风险都比孕前要大。

● 孕妈严重牙周病影响胎儿健康

怀孕后，为了不影响胎儿，很多口腔科常用的药物都不能用了。如果是在孕早期或者孕晚期，由于存在流产、早产的风险，口腔诊疗更得谨慎。

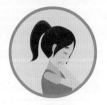

流产
早产
新生儿体重过轻

● 口腔检查需要关注的问题

有没有智齿
智齿是否需要拔
有无牙龈炎、牙髓炎
炎症是否需要治疗
是否需要洗牙

一般来说，孕中期是相对安全一些的治疗时期。既然孕期口腔诊疗风险大，那更好的方式当然就是尽量在孕前把问题解决掉，所以建议在怀孕前半年就去医院做全面的口腔检查和洁齿。看看有没有牙龈炎、龋齿、牙髓炎、根尖炎等炎症，是否需要治疗；有没有残根、残冠或智齿，是否需要拔除；是否存在牙齿松动的情况等。

做完口腔检查后，要根据检查结果进行针对性的治疗。如果是牙周病患者，需要先控制牙周的炎症。对于龋损严重的牙齿，医生可能会建议做牙髓治疗。

即使检查没有发现明显问题，也要注意以下几点：
1. 早晚刷牙，使用正确的刷牙方法，如巴氏刷牙法。
2. 选用软毛牙刷，定期用牙线清洁邻面的牙菌斑。
3. 避免过度进食甜、油、酸性食物。
4. 最好可以定期洗牙。

未来的妈妈们看牙时，记得要去口腔专科医院、正规综合医院或妇幼保健院，千万不要去不正规的诊所哦！

第4课
生男生女谁做主

请扫描二维码，观看本课视频

夫妻二人即将升级做爸妈，两个人都对即将诞生的宝宝怀着美好的期待。有的人喜欢男孩的勇敢活泼，有的人偏爱女儿的暖心懂事，那生男生女到底是由谁来决定的呢？性别是由性染色体决定的。人的染色体共有 23 对，其中 22 对是常染色体，另外一对染色体叫性染色体。人类的性染色体分为两种，男性是 XY，女性则是 XX。精子和卵子作为生殖细胞，各有 23 条染色体，其中有一条性染色体。

● 男女的性染色体区别

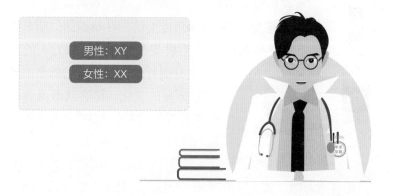

男性：XY
女性：XX

卵子的染色体只有一种：22+X，而精子却可以有两种，一种是 22+X，另一种是 22+Y。这两种精子随机产生，比例为 1∶1。如果 X 型精子与卵子结合，最后就形成 XX，胚胎发育为女宝宝。如果是 Y 型精子与卵子结合，最后则形成 XY，就是男宝宝了。所以严格说来，宝宝的性别是由爸爸的精子决定的，由于两种精子比例相同，所以生男生女的概率也是一样的。

非医学必要，禁止鉴定性别

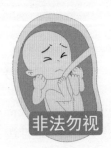

非法勿视

这里要提醒大家，虽然胎儿的性别对宝爸宝妈来说有着无限的吸引力。但是在我国，如果没有遗传疾病，是严格禁止对胎儿性别进行鉴定的，一定要记住哦！

食欲味觉变化导致喜欢酸或辣

民间也流传着许多的预测胎儿性别的说法，比如"酸儿辣女"。从医学角度上讲，怀孕期间，胎盘会分泌一种叫作人绒毛膜促性腺激素（hCG）的东西，它会抑制胃酸分泌。宝妈就会出现食欲和味觉的变化，更喜欢酸或辣的能够开胃的食物，但这一现象和宝宝的性别是没有关系的。

还有所谓的"肚子尖男圆女"的说法，其实，肚子尖和圆与宝宝的胎位，妈妈的体型及骨盆宽窄、羊水的多少等很多方面有关。比如有些运动型的宝妈肚皮就会紧一些，而不爱运动的宝妈肚子的皮肤会松弛一些，从而导致肚型的不同，也和宝宝是男是女没什么关系。

胎心快慢与男女无关

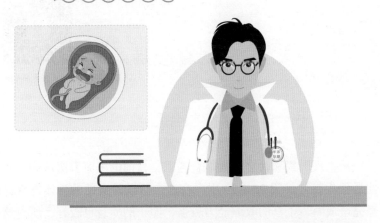

　　还有说法认为，胎心快为男慢为女，就更没有科学依据了。不论是男宝还是女宝，正常胎心都为 110 ~ 160 次 / 分，活泼好动的宝宝的胎心会略快。如果宝宝在睡觉，胎心就可能偏慢。

　　所以，准爸爸准妈妈们，不必因为宝宝的性别太过急躁，耐心等待这段宝贵的时光，岂不是更美好？

第 **5** 课
怀孕的最佳年龄是什么时候

请扫描二维码，观看本课视频

 什么年龄生孩子最合适呢

从生理因素和社会因素综合考虑，目前的主流看法认为，女性最佳生育年龄为 25～29 岁。在这个阶段，女性的身体发育已经完全成熟，子宫的收缩能力较强，卵子的质量也较好。所以这时期流产、早产、死胎、畸形和痴呆儿的发生率比较低，而且孩子的并发症少，危险性也小。

● **女性最佳育龄：25～29 岁**

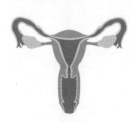

从医学角度看，20 多岁时，女性的生殖器官、骨骼和中枢神经系统完全发育成熟。此时，女性的生殖功能处于最旺盛的时期，容易怀孕、分娩风险低、产后还更容易恢复，宝宝出现缺陷的风险也较小。

● **孕龄过小，胎儿和母体会竞争营养**

如果怀孕的年龄过小，女性的各种器官还没有发育成熟，孕育后同时处于发育状态的胎儿和母体会进行营养竞争，而人体摄入的营养又是相对恒定的，这样的

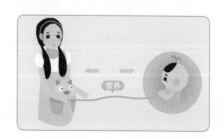

营养

话，既不利于胎儿发育，也不利于孕妈的健康。

对于 18 岁以下的少女来说，生育早产儿、小于胎龄儿、窒息儿的风险更高，分娩时剖宫产可能性更大，在产褥期的死亡率也更高。此外，年龄过小时怀孕，心智发育还不成熟，也没有丰富的生活经验和经济基础，可能难以胜任养育孩子的重任。这也是为什么综合考虑生理和心理因素后，一般建议 25 岁以上再怀孕。

但如果年龄过大，35 岁以上才怀孕，也是不建议的。到了35 岁以后，每个月怀孕的成功率相较 35 岁之前会有所下降。即使成功怀孕，也会被认定为高龄孕妇，属于高危妊娠。医学研究和临床实践表明，高龄孕妇在孕产期的危险性较高，一些妊娠并发症，如妊娠期高血压、妊娠期糖尿病等发生率会增高，流产的概率相比年轻的孕妈更高。高龄孕妈的骨盆和韧带功能退化、软产道组织弹性减弱，子宫收缩也相应减弱，因此分娩时很容易发生大出血和难产，即使选择剖宫产，产后恢复的时间也要更长，还会增加感染的概率。而且宝宝出现缺陷的风险也更大，唐氏综合征的风险会升高 3 ~ 4 倍。

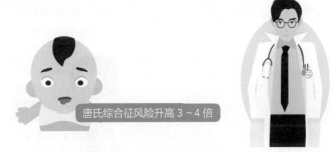

唐氏综合征风险升高 3 ~ 4 倍

而对于男性来说，生育年龄的持续时间很长。而男性年龄过大时，生育力会有所降低，精子质量下降，可能对孩子的染色体和智力健康方面产生不可估量的影响。男性在 40 岁以后，身体素质逐渐在走下坡路，睾丸功能逐渐变差，在这种情况下生育，下一代患病的概率将明显增加。

第6课
准备怀孕就不能养宠物了吗

请扫描二维码，观看本课视频

在中国，许多家庭都会养宠物。孕妈一定听过"孕期养宠物会得寄生虫病"的说法，但我们也经常看到明星在社交软件上分享她们的宝宝和家中宠物相互陪伴、一起成长的故事。所以，一定有许多孕妈会有疑问，怀孕的时候到底能不能养宠物呢？

寄生虫病中最常见的就是弓形虫病了。弓形虫病是由弓形虫引起的一种人畜共患病。弓形虫病的传播方式有两种，第一种是饮用或食用了被猫粪污染的水和食物，这是这种病最重要的传染源。第二种是吃了含有弓形虫包囊的肉类、鸡蛋等。被感染后，有免疫力的成人一般没有特殊症状，不易被察觉。而免疫力差的人则可能发生肝脾肿大、皮肌炎、视网膜炎等。对于孕妈们而言，感染弓形虫后有 40% 的概率经胎盘传染给胎儿。无论孕妈自己是否有症状，都有导致流产、早产、死胎、畸形的风险。

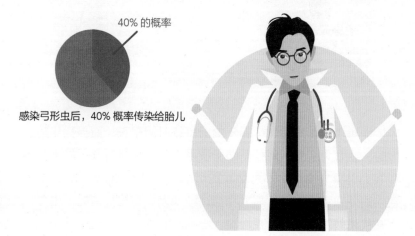

40% 的概率

感染弓形虫后，40% 概率传染给胎儿

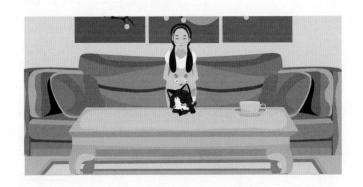

● 做好防护，宠物孕妇可以共处

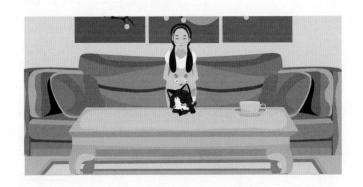

那么如果怀孕期间要养宠物的话，需要注意什么呢

首先，要注意个人卫生，孕妇在触摸宠物后，一定要及时洗手，避免将病原微生物带入口中，造成感染。孕妇尽量不要清理宠物排泄物，最好让家人代为处理。

● 孕妇避免清理宠物排泄物

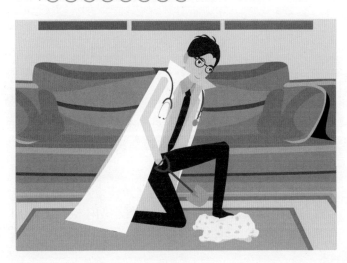

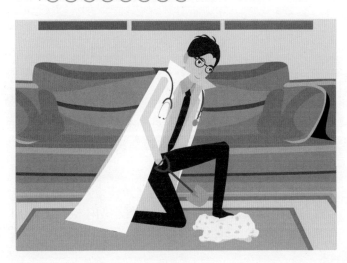

其次，要注意宠物的清洁。定期为宠物做体检，怀孕前要到宠物医院进行弓形虫等传染病的检测。避免宠物与野生或流浪动物接触。经常为宠物洗澡，特别是在宠物出门玩耍后要仔细给宠物做清洁。

再次，要保持家庭环境的清洁。容易滋生细菌、隐藏尘螨的地方，如床单、被罩、地毯等应及时清洗。

● 保持家庭环境的清洁

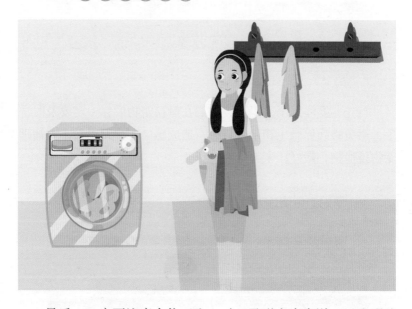

最后，一定要注意食物卫生。对于弓形虫病来说，无论哪种感染方式，最后都需要经过"吃"这一步骤，寄生虫才有可能进入人体。因此，孕妈要特别注意吃饭前洗手清洁，不吃生冷食物，避免感染。

可爱的宠物是人类的朋友，只要做好孕期体检，注意孕期卫生，合理饲养，孕期也可以养宠物。

第 **7** 课
备孕饮食须知

请扫描二维码，观看本课视频

　　大家都知道我们要补充维生素、蛋白质、钙这些营养素；此外备孕妈妈还要尤其注意补铁、磷、锌、碘这些微量元素，我们建议食补优先，必要的时候可以咨询医生，服用一些补充剂。

各种食物每天该吃多少呢

　　我们一般建议 25 克左右的植物油、250 ~ 400 克谷类、150 ~ 250 克鱼、虾、肉、蛋，300 ~ 500 克蔬菜、200 ~ 400 克水果；250 ~ 500 克鲜奶，50 ~ 100 克豆类或豆制品，当然还可以根据实际情况适当调整。以上是对于体重标准的准妈妈的饮食建议。

备孕需要补充的营养

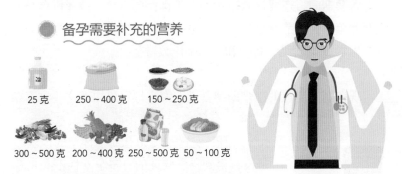

25 克　　250 ~ 400 克　　150 ~ 250 克

300 ~ 500 克　200 ~ 400 克　250 ~ 500 克　50 ~ 100 克

　　如果你偏重或偏轻，都需要调整饮食。

　　体重指数（BMI）在 24 ~ 28 之间的超重孕妈和超过 28 的肥胖孕妈，要做到三餐定时，少吃高热量食物，细嚼慢咽，延长进食时间，增加饱腹感。低体重，也就是 BMI 值小于 18.5 的备孕妈妈，要适当增加食物的摄入量，可以在三餐之间，有一两次加餐，吃一些补充高蛋白的食物，比如牛奶等；另外要注意补铁，预防贫血。较胖或低体重的备孕妈妈都应该调整体重，尽量使BMI值达到18.5～23.9的正常范围。另外，建议备孕女性从准备怀孕前3个月开始，每天补充400微克叶酸。

● 备孕期间补充叶酸

从准备怀孕前 3 个月开始

每天补充 400 微克

 备孕期间有什么饮食禁忌呢

在孕期，建议每天摄入咖啡因不要超过200毫克。对咖啡或者其他含咖啡因饮料疯狂热爱的女性，可以从备孕期就开始控制一下摄入量，不要过量饮用。另外，由于烟酒影响精卵发育，建议在孕前6个月至1年，夫妻双方开始戒烟戒酒。

备孕期间，还要注意改正一些不良饮食习惯。偏食挑食会造成营养单一；无节制地进食导致孕前肥胖；食品过精、过细会造成维生素B类不足。备孕和孕期都应该避免。

现在网上流传的很多助孕食谱，大家肯定想知道这些靠不靠谱。例如：网上有的说法建议多吃黑豆、水鱼汤、红糖姜水等，但其实这些食物有助于怀孕的说法，是没有得到科学验证的，备孕女性不必刻意多吃。还有"阿胶红枣适合气血虚人群，血旺者不宜食用"这种说法，也是没什么证据的。大家只要摄入足够的营养就好了，没有必要用特定的助孕食谱。

第 8 课
备孕生活习惯

请扫描二维码，观看本课视频

为了提高我们的精卵细胞质量，更健康地怀上宝宝，备孕期要养成一些好习惯。

● 高温影响精子质量，避免蒸桑拿

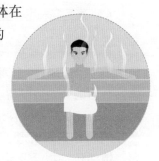

首先，作息要规律，不能熬夜，身体在极度疲劳或患病时，会影响精子和卵子的质量，所以，应注意充分休息。吸烟喝酒的习惯也要改掉，如果一方经常饮酒抽烟，可能会导致受精卵异常，或者出现流产。桑拿的高温可能会影响精子质量，因此，备孕期要尽量避免蒸桑拿。

● 坚持监测基础体温

帮助确定排卵期和排卵日

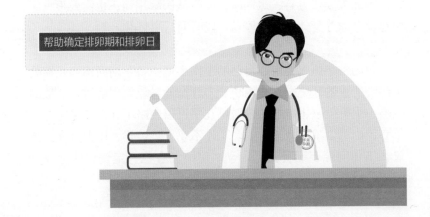

19

要保持适当的运动，适量的体育锻炼可以增强体质，不但可以降低流产风险、促进胎儿发育，还可以减轻分娩时的难度和痛苦。此外，还要注意调整体重，合理的 BMI 值范围是 18.5 ~ 23.9，过胖或者过瘦都会影响身体的内分泌功能，因此，要积极调整饮食和运动，努力达到正常体重。最后，可以坚持监测基础体温，它可以帮助确定排卵期和排卵日，在排卵日附近同房可以大大增加受孕概率。

备孕期间要注意调整性生活频率，以每周 2 次左右为宜，在排卵期前后可以适当增加。性生活频率过高会降低精子质量，使受孕的机会降低，因此要适度。

● 避免自行服用药物

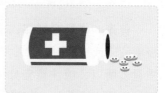

备孕期还应远离一些可能对怀孕有负面影响的东西。例如一些不合格的染发烫发药水，可能对身体有害，影响备孕。为了保险起见，建议备孕女性最好不要染发烫发。再比如甲醛，它可能会导致胎儿先天畸形、新生儿智力发育迟缓、多动症等多种问题。情绪压抑也会影响精子或卵子的质量，影响胎儿的生长发育。再一个就是要避免生病后自行服用各种抗生素或其他影响备孕、怀孕的药物，患病期间服用的药物可能会导致新生儿有缺陷，因此夫妻双方有人患病时，要听从医嘱用药，也需要根据医生建议考虑等身体康复、停药一段时间后再怀孕。

职场备孕妈妈要留心自己的工作环境。备孕期间不要长期处于污染严重的环境，在室内也要多开窗通风。说到辐射，一般的电脑、手机、家用电器的辐射量几乎可以忽略不计，如果实在不放心，也可以减少使用时间。工作不要太过劳累、压力过大，建议在工作间隙多起身走动走动。应酬场合也一定要记住远离烟酒、尽量不化太浓的妆哦。

好习惯，好心情，为宝宝，益终生。

请扫描二维码，观看本课视频

第9课
备孕期用药

 在备孕的关键时期，有哪些药能吃、哪些不能吃呢

我们知道，有些药物能够影响精子和卵细胞的发育和质量，影响受孕。还有些药物可能导致胎儿发育异常，甚至会出现畸形或胎死腹中。而药物在人体内的代谢周期有长有短，如果长期服药，影响可能更大。所以为了宝宝的健康，孕前3个月，夫妻双方都不宜服用药物，尤其是不良反应较大的药物。

 哪些药可以吃呢

我们先来明确几个用药原则。首先就是用药一定要遵循医生指导。生病去看医生，一定要说明自己正在备孕，平常买到的非处方药，也要阅读说明书，如果有"孕妇禁用"之类的字样，一定先咨询医生，不要擅自使用。能少用的药物我们绝对不多用，可用可不用的就不要用。根据医嘱，尽量缩短用药疗程，及时减量或停药。不过也不能自己随便停药，会影响治疗效果。

如果只是轻度感冒腹泻这些常见的小毛病，与其用一些可能对胎儿有影响的药物，不如相信我们人体的自愈能力。多摄入含矿物质、维生素的食物、优质蛋白质，保持心情愉快、睡眠充足，都能增加抵抗力，加快自愈。

● 用药考虑对生殖细胞和胎儿的影响

如果必须用药，尽可能选用对怀孕、对胎儿影响最小的药物。这里列出的药物都可能影响生殖细胞从而影响怀孕，或者直接影响胎儿发育，所以一定不能随便吃。

影响生殖细胞质量	影响胎儿发育	
激素类药物	解热镇痛药	
某些抗生素	抗癌药	类固醇
止吐药	咖啡因	利尿药
抗癌药	吗啡	壮阳药物
安眠药		

如果为了治疗用了一些，一定要咨询医生，停药一段时间后再考虑怀孕。

● 慎用广告新药、偏方秘方

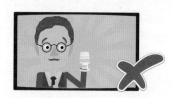

备孕的时候，可能会受一些号称对怀孕有用的新型药品、保健品，甚至民间偏方、秘方的影响，这些药物我们一定要非常谨慎地使用。新药对于胎儿的影响有可能尚不明确。保健品除了叶酸等，其他的没有必要多吃。民间的各种秘方就更不要盲目相信了。

● 建议接种的疫苗

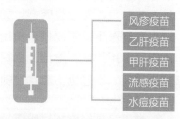

如果患上风疹等疾病，容易增高流产风险，还可能传染给腹中胎儿或造成胎儿畸形等。所以没接种过相关疫苗的女性，最好在怀孕前对可避免的疾病进行免疫接种。一般建议在怀孕之前 3 个月接种。建议接种的疫苗包括风疹疫苗、乙肝疫苗、甲肝疫苗、流感疫苗、水痘疫苗等。

对于有流产史的女性，为安全起见，不建议进行接种。另外，也不是所有的疫苗都是安全的，比如麻疹、腮腺炎疫苗就是孕妇慎用的。所以接种疫苗之前，牢记第一原则：咨询医生。

第10课
准爸爸备孕

请扫描二维码，观看本课视频

备孕对准爸爸同样重要。为了更好地备孕，男同胞们可以根据自身情况，有选择地进行检查。

精子的质量对怀孕来说很重要，精液检查有助于了解男性的生育力。生殖系统检查主要为了排除会影响生育的生殖系统疾病。染色体异常检查主要用来排除遗传病风险。如果最近没有做过全面体检，肝功能等检查建议也一起做了。

● 含锌较多的食物

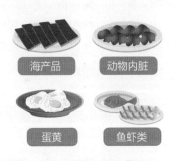

海产品　动物内脏
蛋黄　鱼虾类

准爸爸在备孕期要注意补充营养。尤其是维生素 E 和锌。维生素 E 的水解产物是生育酚。生育酚能促进性激素分泌，使精子活力和数量增加。奶、蛋、肉等动物性食品和莴苣、卷心菜这些蔬菜里，含有较多的维生素 E。由于维生素 E 在人体内吸收率不高，可以通过维生素 E 制剂进行补充。可以在医生指导下每天服用 10 ~ 20 毫克维生素 E 制剂，不可过多。锌可以维持精子活力，提高精子质量。中国营养学会建议成年男性每天摄入锌 12.5 毫克。锌在很多食物中都存在，如果不偏食，一般不会缺锌。海产品、动物内脏、鱼虾类、蛋黄含锌较多，可以适当多吃一些。

准爸爸还要养成良好的生活习惯。首先，要戒烟酒，烟草中的有毒有害物质会使精子质量严重下降，而过量饮酒会影响胎儿智力发育，最好戒烟戒酒半年以上再生育。其次要注意远离高温，高温会影响精子生成，少穿牛仔裤、紧身裤，不要蒸桑拿，从事厨师、冶金、电焊等高温作业者，应做好日常降温工作。平时参加一些强度适中的锻炼，避免剧烈运动。

● 高温会影响精子生成

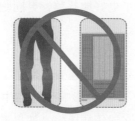
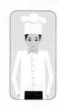
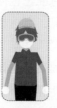

准爸爸在用药上也要格外注意。抗组织胺药、抗癌药、咖啡因、吗啡、类固醇、利尿药、壮阳药可能导致新生儿出生缺陷、发育迟缓、行为异常等。开始备孕后用药要谨慎，在医生指导下进行。如果已经服药一段时间了，最好咨询一下医生，可能需要停药一段时间再生育。

● 备孕期用药遵循医生指导

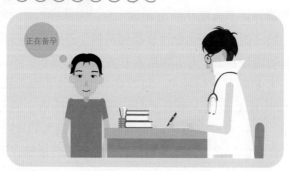

正在备孕

备孕期间，丈夫要给妻子更多关怀。丈夫要照顾妻子，主动承担责任和义务，多和妻子沟通，让她保持平静愉悦的心态，给妻子最大的精神支持。

第11课
怎样做好备孕期营养补充

请扫描二维码，观看本课视频

为了孕育出健康的宝宝，备孕期要做好营养补充。

我们先了解一下叶酸对备孕的重要作用。

叶酸有防止贫血、预防胎儿先天性疾病的作用，可以把胎儿神经管畸形的发病率降低70%。叶酸缺乏会影响胚胎细胞增殖分化、增加流产风险。

常见的富含叶酸食物

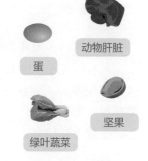

动物肝脏

蛋

坚果

绿叶蔬菜

常见的富含叶酸的食物有：动物肝脏、蛋、绿叶蔬菜、坚果等。据调查，我国育龄妇女膳食中叶酸摄入量平均为266微克/天，如再减去50%~90%的烹调损失，预计摄入量不足200微克/天。远不及中国营养学会对计划怀孕和怀孕女性叶酸每日400微克和600微克的推荐摄入量。仅靠食物作为补充叶酸的来源是不够的。我们在常吃富含叶酸的食物的同时，还需要服用专门的叶酸补充剂。

怀孕前3个月开始补叶酸

怀孕前3个月开始补

至少补到孕3个月以后

每天400微克

一般建议怀孕前3个月就要开始服用叶酸，每天摄入400微克，至少补到孕3个月以后。如果有过反复流产、死胎、畸形儿等不良孕产史，还需要根据医生建议适当增加叶酸补充量。

哪些女性尤其需要补充维生素C

除了叶酸，维生素C也少不了。维生素C可以帮助我们改善体质、提高免疫力，保护牙齿和牙龈，促进铁、钙、叶酸的吸收。如果备孕女性有抽烟习惯、患有坏血病、体内缺铁，或长期服

有抽烟习惯

患坏血病　　　　体内缺铁

长期服药

药，更需要补充维生素C。维生素C的个体需求差异比较大，一般建议每天摄入100～200毫克。因为维生素C广泛存在于新鲜蔬菜水果中，只要保证多吃蔬菜水果，通常不需要额外补充。

备孕期间还要注意锌的摄取。锌是免疫器官胸腺发育的营养素，只有锌充足才能有效保证胸腺发育，促进细胞免疫功能，增强人体免疫力。建议每天摄入锌10毫克左右。锌在很多食物中都存在，如果不偏食，一般不会缺锌。海产品、动物内脏、鱼虾类、蛋黄含锌较多，可以适当多吃一些。

除了这些，还需补充什么营养呢

糖类、脂肪、蛋白质等的补充也很重要。糖类有维持身体热量需求的作用，每天吃200～300克谷薯类食品，对保证热量供给有重要意义。备孕女性体脂过高或过低都会大大降低怀孕的可能性。所以食物中的脂肪太高、太低都不好。孕妈饮食上不要刻意过度进补导致太过油腻，也不要为了保持身材过度减少脂肪摄入。缺少蛋白质会导致雌激素、黄体酮减少，严重的甚至会导致妊娠中断。此外，还要注意矿物质的补充，如补铁，能够预防缺铁性贫血；补钙，能促进胎儿骨骼发育。

备孕期营养均衡，对顺利怀孕和之后胎儿健康成长有重大影响哦。

第12课
备孕有哪些误区

请扫描二维码，观看本课视频

 ### 误区一：健康夫妻可不做孕前检查

孕前检查是科学备孕的重要环节，能诊断出许多对孕期有影响的疾病。及时治疗可以减少流产和胎儿畸形的发生。另外，孕前检查也有助于排除不利因素，让女性在比较好的身体状态下怀孕。调查表明，我国先天残疾儿童总数高达80万~120万，占每年出生人口总数的4%~6%。所以即使是健康夫妻，为了宝宝的健康，最好也做一下孕前检查。

 ### 误区二：排卵期频繁进行性生活

排卵期是排卵日的前5天、当天以及后4天，在此期间受孕概率确实更高。但性生活频率过高会影响精子质量，并且，美国的《生理与行为》上发表的文章指出，规律性生活可帮助调节女性免疫系统，提高女方受孕条件。一般建议每周2次左右性生活。

 ### 误区三：35岁前何时怀孕都一样

从综合因素考虑，女性的最佳生育年龄是25~29岁，这段时间生育力旺盛，卵子质量较好。母婴健康顾虑少，产后恢复快，婴儿畸形概率也更小。30岁以后女性生育能力开始下降，受孕时间更长。较易患子宫肌瘤等疾病，分娩过程中的危险性也会增加。

误区四：孕前营养补充越多越好

孕前需要补充蛋白质、钙、铁、锌、维生素、叶酸等营养物质，但切记适量、合理。盲目乱补会适得其反。比如过量维生素A会增加宝宝发生异常的可能性。所以不论在备孕期、还是孕期，合理饮食、合理使用补充剂，都是保证准妈妈和胎儿健康的基础。

误区五：怀不上是女人的问题

如果备孕 1 年仍未怀孕应该双方都去医院检查，不是只有女性才会患不孕不育疾病，由男性因素或者男女共同因素导致的怀不上孩子的情况，也占了很大一部分。比如精子质量差、染色体异常、输精管梗阻都可能是没能成功怀孕的原因。

误区六：停吃避孕药 6 个月才能受孕

● 影响停用避孕药后怀孕时间的因素

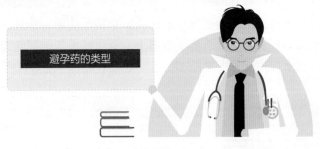

避孕药的类型

停用避孕药后过多久才可以怀孕，这个要根据避孕药类型的不同来判断。一般短效避孕药，停服后下一月经周期结束就可以准备怀孕；但长效避孕药停药后或者皮下埋剂取出后，建议等 6 个月再怀孕。

第13课
高龄妈妈如何备孕

请扫描二维码，观看本课视频

许多夫妻选择等事业发展稳定后再生宝宝，这就导致出现越来越多的高龄孕产妇。下面我们来了解一下高龄妈妈备孕的相关知识。

分娩时年龄在 35 岁及以上的孕妈都属于高龄孕妇，由于卵子的质量和卵巢的功能都会随着年龄的增长而降低，所以怀孕更难、更容易流产，宝宝出现缺陷的概率更高。和年轻的孕妈相比，高龄孕妈的受孕率会降低，从开始备孕到怀孕所用的时间平均也会更长。

● 高龄女性受孕率降低，怀孕更难

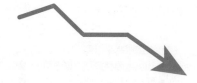

如果 35 岁以上的女性最终还是选择要一个宝宝，那在怀孕前就要更加注意各方面的问题。首先，要和丈夫一起做一个全面的孕前检查，包括生殖器基本情况、有没有感染，还有相关的内分泌、免疫等方面的检查。如果出现异常要先积极治疗，把身体调整到健康状态再开始备孕。还要注意饮食健康，夫妻双方都要尽量戒烟戒酒，女性要避免过度减肥，多吃一些鸡蛋、牛奶、瘦

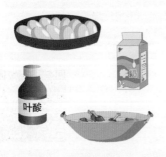

肉等富含优质蛋白的食物，还要在孕前至少 3 个月开始进行叶酸补充。

另外，夫妻双方还要保证充足的睡眠和适当的锻炼，以增强生殖系统的功能。同时，良好的心态也是必不可少的，对于怀孕这件事情不要有太大的压力。最好还要进行遗传咨询，并了解一下产前筛查和产前诊断的方法。

有的妈妈为了尽快怀孕，使用促排卵药物来刺激排卵，虽然这样的确能够有效地刺激人体排卵，帮助高龄备孕妈妈怀孕，但是还存在很多禁忌和风险。首先，促排卵药物对高龄备孕妈妈来说成功率并不高，而且还会引起很多不良反应。例如使备孕妈妈雌激素水平过高，加速乳腺肿瘤和卵巢囊肿的生长，严重的会造成肝、肾衰竭、胸腹水，甚至休克。另外，还会增加怀多胞胎的概率，而多胞胎则更容易引起各种妊娠并发症，对高龄妈妈就更加危险了。除此之外，使用促排卵针和排卵药还会增加出现卵巢早衰和早绝经的风险。

促排卵药物可能的不良反应

- 雌激素水平过高
- 加重乳腺肿瘤和卵巢囊肿
- 肝、肾功能衰竭

因此，高龄的备孕妈妈不要盲目使用促排卵针或排卵药，如果存在受孕困难，可以在医生的指导下做 B 超监测排卵，适当应用促排卵药物。

第14课
流产后再怀孕应该注意什么

请扫描二维码，观看本课视频

经历过流产的孕妈一定十分期待再一次怀孕，但并不是流产之后就能马上怀孕的。这中间需要注意什么呢？

一般情况下，流产后6周内就会恢复排卵，也就有怀孕的机会。但流产也会对子宫内膜造成损伤，需要时间修复。所以流产后不宜立即再次怀孕，建议先等待一段时间。

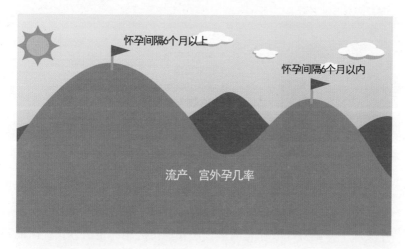

怀孕间隔6个月以上

怀孕间隔6个月以内

流产、宫外孕几率

不过也有统计显示，两次怀孕间隔6个月以上的孕妈和间隔在6个月以内的相比，流产和宫外孕再次发生的几率会明显较低。妈妈们流产过后，也不用等待太长时间，导致心理负担加重，反而不利于怀孕。流产后具体应该等多久再怀孕，根据流产后身体的恢复情况有所不同，建议孕妈向医生进行咨询。如果医生觉得咱们的身体已经恢复得差不多了，就可以再次开始准备怀孕了。

一次流产也没什么大不了，连续两次流产的概率只有不到5%。但是在连续两次自然流产后，再次怀孕，流产的概率会大大增加，就要引起重视了。

 怎样做才能够降低再次流产的风险呢

有过两次流产史的妈妈，再次怀孕前最好能进行全面的身体检查，尤其是染色体检查、血液检查、卵巢功能检查、甲状腺功能检查。找一找流产的原因，积极配合医生治疗，争取在再次怀孕前把身体调理好，提高宝宝存活的可能性。在怀孕前还要学习先兆流产等方面的知识，以便持续监测自己的身体状况，发现异常后及时寻求医生帮助。

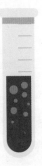

- 染色体检查
- 血液检查
- 卵巢功能检查
- 甲状腺功能检查

另外，从决定备孕开始，准妈妈就要开始加强对叶酸的补充，为宝宝的生长提供良好的环境。补充一段时间后到医院检测叶酸水平，调整叶酸补充剂量。还要保持健康的生活方式，保证规律的作息。但是要改变过分强调休息的观念，坚持适当的体育锻炼。还要合理饮食，调整饮食结构，丰富食物类别，从而保持健康的体重。肥胖和消瘦的准妈妈要格外注意对自己体重的调整。除此之外，备孕妈妈的情绪也是影响怀孕成功率的重要因素，因此要调整自己的情绪，不要过度紧张或焦虑，努力放松心情。

● 烟草酒精会影响精子质量

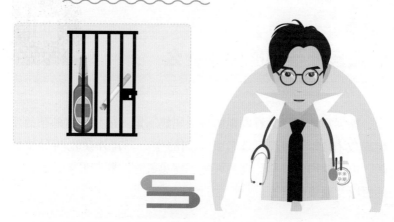

怀孕从来不是一个人的事，一旦决定要备孕，准爸爸也要给予充分的支持。烟草和酒精都会影响精子的质量，从而影响宝宝的发育，甚至导致流产。所以准爸爸要尽早戒烟戒酒，以降低精子畸形的概率。同时要和备孕妈妈一起保持规律的作息和适当的运动。另外，准爸爸在和妻子一起备孕的过程中也要进行身体检查，对生育能力做一个正确的评估，以便及时发现问题。

总的来说备孕爸爸妈妈要牢记四要：运动要适度、熬夜要少、心情要好、性生活要有规律。做到这些才能降低再次流产的风险。如果是流产后再次备孕，切记不要有太大心理负担。

导致宫外孕的原因是什么

请扫描二维码，观看本课视频

提到宫外孕，常看电视的备孕妈妈一定不陌生，宫外孕的发病率仅有 2%，却很可能危及孕妇的生命。宫外孕也叫异位妊娠，包括输卵管妊娠、宫颈妊娠、卵巢妊娠、腹腔妊娠、阔韧带妊娠以及瘢痕部妊娠。

最常见的宫外孕是输卵管妊娠，也就是受精卵在输卵管着床。造成输卵管妊娠的原因很多，其中输卵管炎症是主要病因，像输卵管黏膜炎、输卵管周围炎、结节性输卵管峡部炎等会使管腔变得狭窄，受精卵很难通过这里、进入宫腔，只好在输卵管或卵巢着床。

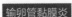

输卵管黏膜炎

输卵管周围炎

结节性输卵管峡部炎

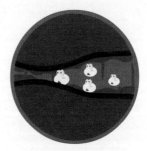

另外，如果有受精卵游走的情况，时间太长的话也可能造成输卵管妊娠。除此之外，之前有过输卵管妊娠情况的女性，再次怀孕时宫外孕的可能性会增加，而输卵管发育不良或者功能异常、避孕失败、一些肿瘤和病症等均可成为输卵管妊娠的原因。

为了不让宫外孕发生在自己身上，我们就需要在平时的生活中做一些预防措施。不抽烟酗酒不仅是对自己的身体健康负责，对预防宫外孕也是很有帮助的。烟中含有的尼古丁和酒中含有的酒精成分会影响输卵管纤毛的摆动，从而诱发宫外孕发生。

● 拒绝抽烟酗酒

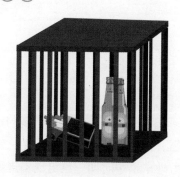

避免反复人流也是我们需要注意的。根据相关数据统计，女性人流次数越多，患宫外孕的几率越大。所以如果暂时不想生育的话，一定要做好避孕措施，这样对我们、对以后的宝宝都是有益的。有过宫外孕史的女性，再次发生宫外孕的概率很大。理论上来说，曾发生过宫外孕的女性中，有10%~15%的人将再次发生宫外孕。所以现在不想要宝宝的话，还是要把避孕工作做好，让自己可以在适当的时候做一个放心的妈妈。

在避孕中，我们也要注意不要经常服用紧急避孕药。紧急避孕药会影响雌、孕激素的水平，激素失调会影响受精卵的运送而发生输卵管妊娠。一定不能把紧急避孕药作为常规避孕手段。

另外，我们一定要注意个人卫生。尤其是性生活卫生，得了妇科疾病应该及时治疗，这样可以减少盆腔炎尤其是输卵管炎的发生，有效预防宫外孕。

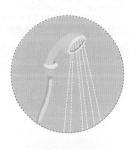

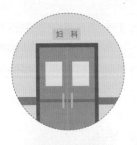

注意个人卫生

妇科疾病及时治疗

 如果有过一次宫外孕，再次备孕时我们需要注意什么呢

如果患有输卵管炎等疾病，一定要在治疗痊愈后再考虑怀孕；如果再次妊娠，最好在怀孕 6～8 周做一次 B 超检查，确定有没有宫外孕；另外，早孕时期一旦出现不规则的阴道出血，要及早就医，排查宫外孕的可能性。

● 孕 6～8 周做 B 超确定是否宫外孕

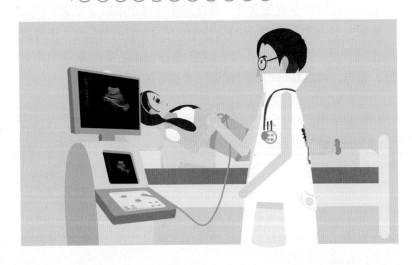

第16课
得了多囊卵巢综合征还能生育吗

请扫描二维码，观看本课视频

说到多囊卵巢综合征，它可是不少女性不孕的元凶。

多囊卵巢综合征英文缩写为 PCOS，因 B 超可以看到一侧或两侧卵巢有 12 个以上的小卵泡回声而得名。它是育龄妇女最常见的妇科内分泌疾病之一，能引起排卵障碍性不孕。这种病大多从青春期起病，有 6%~8% 的女性会得，集合了多病因、多系统，因此不同患者的临床表现可能各不相同。主要表现为月经失调、雄激素过量和肥胖。

月经失调是 PCOS 的最主要症状。最常见的就是月经稀发，一个月经周期从 35 天到 6 个月，甚至闭经。也有部分女性出现不规则子宫出血，月经周期、持续时间或月经量没有规律性。

● 月经失调是 PCOS 的最主要症状

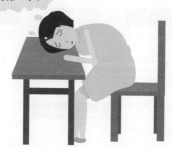

PCOS 患者的卵巢还会分泌过量雄激素，导致高雄激素血症，出现多毛、痤疮的表现。PCOS 还会导致胰岛素的敏感性降低，而胰岛素是用来调节血糖的，所以 PCOS 患者一半以上比较胖，BMI 超过 25，且大多是腹部肥胖。另外，阴唇、颈背部、腋下、乳房下这些部位的皮肤皱褶处，可能会出现灰褐色色素沉着。

 ### 有多囊卵巢综合征了还能怀上宝宝吗

不孕也是多囊卵巢综合征的症状之一，患者的卵巢激素水平出现异常，导致无排卵或稀发排卵、卵泡停止发育，从而导致了排卵障碍性的不孕。但是 PCOS 患者只是妊娠概率相对较低，经过治疗，这个几率也会有所提高。

治疗方式分为药物治疗和手术治疗，对于肥胖患者，还需要调整生活方式以减轻体重。

药物治疗中，口服避孕药可以降低雄激素水平，二甲双胍和噻唑酮类药物可以提高胰岛素的敏感性。这两种药联合使用可以改善内分泌和代谢紊乱。在这个基础上再用一些促排卵药物，就能明显提高怀孕率。此外，一些抗雄激素的药物也经常会被用到。

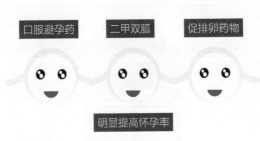

手术治疗目前普遍采用的技术是腹腔镜下通过电或者激光对卵巢打孔，破坏产生雄激素的部位，从而调节激素水平，增加怀孕的几率。这种方法创伤小，90%的患者卵巢可恢复正常，70%的女性能够成功怀孕，但存在术后盆腔粘连和卵巢功能低下的风险。

综合对比这两种治疗，各有利弊，医生会根据个体情况选择治疗方案。

● 肥胖患者需控制饮食、增加运动

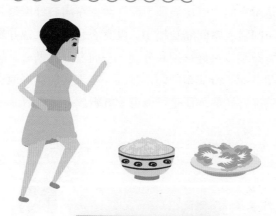

调节激素水平，增加怀孕几率

对于肥胖型患者，除了上面的治疗手段，还需要控制饮食和增加运动，降低体重、缩小腰围，从而增加胰岛素的敏感性，降低胰岛素和雄激素水平，恢复排卵和生育功能。

PCOS女性减重或者接受治疗后，是很有希望怀上健康宝宝的！

第17课
有心脏病可以生育吗

请扫描二维码，观看本课视频

心脏病患者准备怀孕前需要针对具体病情，也就是心脏病种类、病变程度和治疗等，判断耐受妊娠能力。

并不是所有的心脏疾病都不能怀孕。左向右分流型先天性心脏病中，房间隔、室间隔缺损小，没有心衰史和其他并发症的患者，大多能顺利度过妊娠期和分娩。右向左分流型心脏病患者一般不宜怀孕。而无分流型中病情较轻、心脏功能良好或者经过手术治疗、情况好转的，还是可以继续妊娠。

● 左向右分流型先天性心脏病可妊娠条件

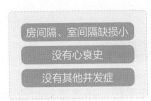

房间隔、室间隔缺损小

没有心衰史

没有其他并发症

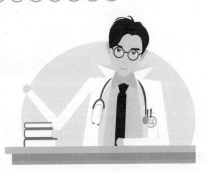

风湿性心脏病患者，也是病症轻的患者可以妊娠，伴肺动脉高压或者主动脉瓣狭窄严重的，应手术矫正后再考虑。妊娠期高血压如果诊断及时，治疗得当，妊娠分娩问题不大。患过围产期心肌病、心力衰竭的要避免再次妊娠。病毒感染导致的心肌炎患者，如果情况好转还可以在监护下妊娠，否则妊娠期易出现生命危险。

孕前要如何判断自己适不适合要小孩呢

患病女性可以通过孕前咨询确认自己的病情、心功能状态。提前做体征检查、心电图、负荷试验、B型超声心动图等，都可评估心脏病的严重程度。

如果心脏病患者没有及时接受治疗，或者病情严重仍旧坚持妊娠，怀孕后的诸多危险可是会让孕妈们悔恨不已。患病孕妈可能出现缺氧发绀、心力衰竭、肺水肿或肺栓塞等突发情况，严重的会直接导致孕妈和胎儿死亡。

心脏病盲目妊娠有诸多危险

不宜妊娠的孕妈，有可能孕后心功能恶化，发生流产、早产、死胎、胎儿受限或窘迫的风险增高，药物治疗也会损害胎儿的健康。再加上先天性心脏病遗传因素较多，后代发病或出现其他畸形的机会比普通人要大得多。

 面对这样危机重重的妊娠，孕妈该如何预防呢

重视各项检查是关键，定期产检能早发现心衰症状。孕妈最好在孕20周前每2周检查一次，此后每周检查1次，发现心力衰竭应立即住院治疗。除了检查，还要保证充足的睡眠休息，合理高蛋白、高维生素和铁剂补充，保证合理的体重增长，即每周增重不超过0.5千克，孕期不超过12千克。

此外，预防呼吸道感染，治疗贫血、心律失常，定期B超检测心功能状态等，都是有必要的。

第 **18** 课
促排卵药物

请扫描二维码，观看本课视频

 促排卵药物都有哪些呢

最广泛的、临床首选的是枸橼酸氯底酚胺，也就是大家平常说的克罗米酚。剩下的还有来曲唑、人类绝经期促性腺激素、尿促卵泡素、促性腺激素释放激素和溴隐亭。

克罗米酚

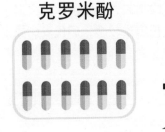

枸橼酸氯底酚胺

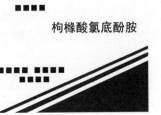

 促排卵药物是如何起到作用

我国不孕症发病率为 7% ~ 10%，在这些群体中，有相当一部分是由于排卵障碍导致的不孕。促排卵药物可以抵抗女性体内雌激素的作用，减少对促卵泡素的抑制，从而促进卵泡发育，使卵泡得以成熟排出。

很多人会问，由排卵异常导致的不孕都可以通过使用促排卵药物解决吗

其实不是的，促排卵药物只是促进卵泡成熟，所以可以诱发排卵，而受孕过程还是要受其他机体因素调控。

 促排卵药物可以对哪类不孕人群产生效果呢

第一类是因内分泌紊乱或者异常引起的排卵障碍的群体。第二类是需要应用辅助生殖技术的时候，比如做人工授精或者试管婴儿，这时候加用促排卵药物可以促进卵泡发育成熟。使用促排卵药物后，有可能出现的副反应包括以下几种。

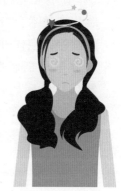

最主要的影响是多胎妊娠和卵巢过度刺激。我们主要说一说克罗米酚，过度使用会引发卵巢过度刺激综合征，这是一种体外受孕的主要并发症，表现为卵巢增大，有腹水、水肿。其次是潮热，10%的使用者会发生。还有可能出现恶心、头晕头痛、腹部不适、乳房胀痛、脱发、抑郁、失眠等反应。最罕见的是视力模糊，一旦出现应当立即停药。

促排卵药物容易导致多胎妊娠，怀上双胞胎或者多胞胎的概率与正常怀孕比起来大大增加。多胎妊娠属于高危妊娠，容易导致宝宝早产和体重偏低，妈妈也比较容易出现贫血或高血压。如果出现多胎妊娠，准妈妈们需要医生严密观察，一定要听从医生的指导。所以为了保证安全，一定不能擅自滥用或者超剂量使用促排卵药物。如果是采用了辅助生殖技术，导致怀了三胎及更多宝宝，可以选择减胎术，这样可以降低风险。

如果大家有需要，可以在医生指导下科学使用促排卵药物。

第19课
试管婴儿是怎么回事

如今科技越来越发达，很多无法怀上宝宝的夫妻也能通过各种先进的技术成功实现当父母的愿望。在诸多辅助生殖技术中，试管婴儿是最有名的也是应用极其广泛的一种，下面我们就说说试管婴儿的那些事。

试管婴儿的学名叫作体外受精-胚胎移植技术。指的是从妈妈体内取出卵细胞，在体外与精子受精后培养至早期胚胎，然后移植回妈妈子宫内继续发育，并成长为胎儿的过程。

如今，试管婴儿技术几经变革，已经越来越成熟。最初，它只是用来解决女性不孕的问题，后来，第二代的试管婴儿技术采用了卵母细胞胞质内单精子注射（ICSI）技术，解决了男方精子数量少的难题。

至今，试管婴儿技术已经发展到第三代，除了以上技术外，还可以在胚胎移植前进行遗传物质的

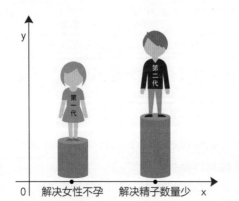

检测，即植入前胚胎遗传学诊断（PGD），以保证胚胎的质量和成活率。但无论如何，试管婴儿的原理都是一样的。所以，其主要步骤就包括促排卵、取卵、体外受精、胚胎移植等过程。

 那么，哪些人可以利用试管婴儿技术来实现要宝宝的愿望呢

前面提到，试管婴儿的关键是体外受精。所以，首先就适用于女方因为各种因素导致的卵细胞运输障碍，比如输卵管阻塞等。

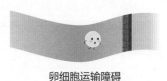

卵细胞运输障碍

其次，女方因排卵障碍、子宫内膜异位症而不孕，可以尝试试管婴儿。男方因少、弱精子症而不育的，也可以选择试管婴儿技术。最后，如果一直要不上孩子又找不到原因的话，也可以尝试试管婴儿技术，看能否妊娠成功。

最后，谈一下大家可能都比较关心的价格问题。

目前，国内能够做试管婴儿的医疗机构越来越多，价格也参差不齐。但一般来讲，加上前期的检查费用和后续的各种操作，最后总价在 3 万 ~ 7 万元不等。

● 试管婴儿价格参差不齐

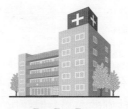

大家在选择医疗机构时除了考虑价格因素外，请一定要确保机构正规，才能安心备孕，生个健康的宝宝。

第 **20** 课
试管婴儿和普通宝宝一样吗

请扫描二维码，观看本课视频

尽管试管婴儿技术给怀不上孩子的夫妻带来了新的希望，但对于试管婴儿的安全性等问题大家还存有疑惑。

试管婴儿？

最让各位夫妇担心的问题应该就是试管婴儿跟正常受孕的宝宝有没有不同了。

首先，要说明的是，有不孕病史的夫妇无论是通过试管婴儿而怀孕还是正常怀孕，宝宝出生缺陷的发病率都会高于没有不孕病史的夫妇。研究显示试管婴儿可能会增加宝宝患先天性心脏病、食道闭锁、肛门闭锁和生殖器官畸形等先天畸形的风险，对儿童的神经和行为发育也可能存在负面的影响。也有一些学者认为试管婴儿是否会患病主要与实行试管婴儿的夫妇本身的因素有关。但就目前的结果而言，通过试管婴儿出生的绝大多数宝宝非常健康。

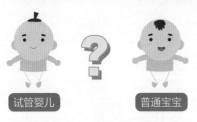

试管婴儿　　普通宝宝

随着试管婴儿技术的发展，PGD 等相关技术也不断完善。许多夫妇可能会动了选择宝宝性别的心思。但我国《人类辅助生殖技术管理办法》第十七条明确规定："实施人类辅助生殖技术的医疗机构不得进行性别选择。法律法规另有规定的除外"。

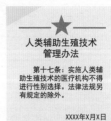

★

人类辅助生殖技术管理办法

第十七条：实施人类辅助生殖技术的医疗机构不得进行性别选择。法律法规另有规定的除外。

XXXX年X月X日

孕产 280 天 一日一课

也就是说，除非有规避性别相关遗传性疾病的需要，否则是不允许通过试管婴儿选择宝宝性别的。

> 还有的夫妇会想到，既然试管婴儿可以体外培育胚胎，那是不是就可以培育多个胚胎从而生多胞胎了呢

事实上，由于在胚胎移植环节需要移植多个胚胎增加妊娠成功率，试管婴儿确实增加了多胎妊娠的风险。但是多胎妊娠显著增加了孕妇妊娠高血压、妊娠剧吐、妊娠期糖尿病等并发症的风险，对胎儿来说，也成倍增加胎儿宫内生长受限、新生儿窒息、颅内出血等风险。故多胎妊娠一直是实施试管婴儿的大夫希望避免的结果，如果胎儿数量过多应该考虑减胎治疗。

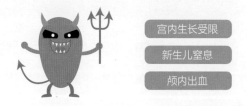

宫内生长受限

新生儿窒息

颅内出血

试管婴儿成功率在30%～40%，使用冷冻卵母细胞技术成功率也可达到30%。提高试管婴儿成功率需要备孕的夫妻双方和医生的共同努力。

首先，夫妻俩应当选择一家具有试管婴儿技术实施资质的医院。让信赖的医生选择合适的促排卵方案，并对不孕女性原有的子宫内膜异位、排卵障碍等问题进行治疗。备孕的夫妇则要戒烟、保持良好的情绪，还需要注意生活环境的清洁，此外，肥胖的女性尤其应当注意通过运动和合理饮食减轻体重。

试管婴儿已是一项十分成熟的辅助生殖技术，备孕的夫妇可以通过这项技术获得健康的宝宝。

女性不孕怎么办

请扫描二维码，观看本课视频

一般来说，如果婚后没有避孕、有正常的性生活、夫妻同居了 1 年但仍然没有怀孕，医学上就定义为不孕症了。不孕的因素可能与双方都有关，这里我们主要讲一下女方因素所导致的不孕症。

为了搞清楚女性不孕的原因，我们先来了解一下受孕的过程。受孕是指卵子从卵巢成熟排出，进入输卵管后与从阴道进入的精子结合形成受精卵，之后移动到子宫腔着床定植，吸收营养不断长大的过程。

 在受孕的过程中，哪些地方出问题会导致女性不孕呢

主要有排卵障碍和盆腔问题，另外还有免疫因素以及原因不明的。正常女性每个月经周期会排出一个成熟的卵子，如果内分泌紊乱或者异常，比如多囊卵巢综合征患者，就可能导致排卵障碍，不能排出正常的卵子，进而造成不孕。这种情况需要监测排卵、查激素水平，必要的时候使用促排卵药物进行治疗。

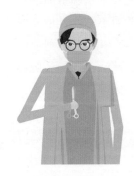

● 输卵管闭塞可通过手术疏通

输卵管在受孕过程中用来运送精子、摄取卵子以及把受精卵送到子宫腔，如果输卵管闭塞或者运送的功能有障碍，就可能会导致不孕。如果检查发现输卵管闭塞，可以通过手术的方法再通。

如果宫颈和子宫出现了异常，也可能会导致不孕。比如子宫内膜异位症，它严重时会导致输卵管或者宫腔的粘连，或者卵巢功能异常，从而造成不孕。超声或者腹腔镜检查可以确诊，可以通过腹腔镜手术治疗。

● 子宫内膜异位症会导致不孕

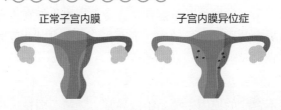

正常子宫内膜　　　　　子宫内膜异位症

女性不孕还可能是因为女性体内产生了一些特殊的抗体，这种抗体会对精子和子宫内膜造成损伤，导致无法正常受孕。对于这种情况，主要用免疫抑制剂抑制抗体的作用或者进行人工授精。

● 可考虑尝试辅助生殖技术

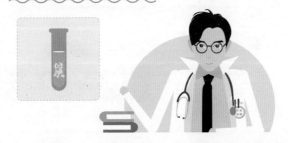

此外，受孕是一个复杂的过程，在目前的检测手段下，如果不孕夫妇没查到明确的病因，或者各类不孕原因接受了治疗但效果不明显，可以考虑尝试辅助生殖技术，比如人工授精和试管婴儿。

不孕的原因有很多，高龄备孕妈妈发病率更高；过于肥胖、消瘦也会影响激素水平，影响怀孕；高度紧张也可能导致不孕。所以一定要放松心情，积极检查治疗，老公们也要多多配合，照顾好老婆大人哦。

第22课
男性不育怎么办

请扫描二维码，观看本课视频

导致不孕症的原因既可能在女方身上，也可能在男方身上，有时还是男女共同因素导致的。下面我们来讲讲哪些原因可能导致男性不育。

男性不育症的原因主要是精液异常，无精、弱精、少精或者精子发育停滞、畸精症等；性功能异常，男性的精子不能正常射入阴道内；免疫异常，射出的精子不能成功穿过女性的宫颈黏液，和卵子结合。

● 药物使用不当、汽车尾气影响精子

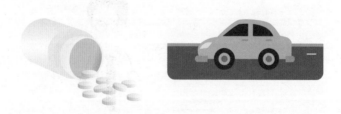

临床上常见的不育症多是由遗传物质引起的。染色体数目异常和染色体结构异常是导致男性不育的最为常见的直接病因。此外，环境污染是影响精子质量的次要因素。农药、洗涤剂、重金属化合物等都会损害精子质量，进而影响怀孕率，即使怀孕了，流产风险也会上升。药物使用不当、汽车尾气也会影响精子健康。

除了这些，抽烟酗酒、不良饮食、房事过频、生殖系统的相关疾病都可能导致男性不育，心理压力或多或少也会影响。

因此，男性在日常生活中，要尽量避免可能对生育造成不良影响的环境因素。遗传因素我们或许无法避免，但是不接触重金属、化学制剂、放射性元素等，保持良好心态、放松心情却能改善病情。

除了这些生活中的注意事项，我们还能通过药物、手术治疗男性不育。对于生殖系统问题引起的不育，男性可以到泌尿科就诊，采用药物或手术治疗。而对于细菌性、支原体、衣原体感染等因素引起的不育，应根据具体原因，用理疗、抗生素或其他药物治疗。

● 染色体异常引起不育，可人工授精

如果是染色体异常引起的不育，在女性因素正常的情况下，夫妻可考虑辅助生育技术人工授精来帮助怀孕。但对于免疫问题，由于目前案例少见，治疗方法也处在试验阶段，不能保证完全治愈。

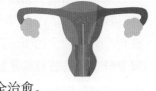

经过治疗，不育症多少可以得到缓解，但也不能保证马上受孕成功。夫妻双方应该多了解患病原因和治疗方法，配合医生治疗，缓解心理压力。妻子这时候要关心和开导丈夫，多鼓励多支持，帮助对方消解抑郁情绪，这也可以帮助病情治疗。

有不育症的男士，要避免接触化学制剂、重金属及其他有害物质，生活上规律饮食作息，调整好心态，配合医生好好治疗。

第23课
提高精子质量

请扫描二维码，观看本课视频

 备孕爸爸应该怎样提高精子质量呢

精子质量差是导致男性不育的原因之一，包括少精、弱精、精子不液化、精子畸形等病症。很多男性饱受精子质量差的困扰，怎样才能尽量避免成为那其中的一员呢？

首先我们要知道该怎么判断精液的质量。

正常的精液，精液量超过 1.5 毫升，呈灰白色或略带黄色，pH 值为 7.2 ~ 7.8。正常精液射出后，在前列腺液化酶的作用下液化，大多数人在 30 分钟内液化，如果超过 60 分钟仍未液化，属于异常。将玻璃棒接触已经液化的精液，轻轻提起，正常情况下会形成长度小于 2 厘米的精液丝。

● **正常精液黏稠度小于 2 厘米**

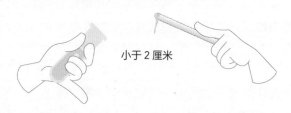

小于 2 厘米

 精子质量低有哪些表现呢

除了以上我们肉眼可以看到的表现之外，在医院医生可以做一些更精确的检查。拿到检查结果后，看前向运动的精子，32%

以上能算及格；正常形态精子的百分率，也需要在 4% 以上。精子浓度也可以表现精子质量，及格线是每毫升 1500 万个，低于及格线时，属于"少精子症"。

● 质量合格的精子特征

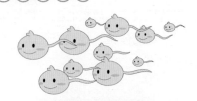

前向运动精子 >32%

正常形态精子 >4%

 哪些因素影响精子质量

1. 年龄越大，精子的质量也就越低。

2. 长期的高温会对精子质量产生很大影响。

3. 长期不吃动物性食物可使体内含锌量和蛋白质含量下降，影响精子的质量。

4. 长期生活在化学物质多的环境中，内分泌系统会受到干扰。

5. 过度抽烟、喝酒会影响到精子的质量。

● 过度烟酒影响精子质量

6. 情绪不好会影响神经系统和内分泌系统，使睾丸生精功能发生紊乱，不利于精子存活。

应该如何提高精子质量呢

　　多参加一些强度适中的锻炼，避免剧烈运动。不要蒸桑拿房、穿紧身裤，这些都会提高阴囊温度，伤害精子，抑制精子生成。戒烟、适度饮酒，避免接触麻醉剂和毒品等。多吃绿色蔬菜、蛋类食物，利于精子成长。放松心态，精神压力过大也对精子的成长有负面影响。定期体检，接受衣原体、前列腺的相关检查。还可以进行自我检测。

　　请注意，传说的豆制品、可乐、葵花籽、大蒜等能杀精，是没有科学依据的，不用恐慌。

　　如果要成为准爸爸，一定要做好准备，提高精子质量，争取生出优质的宝宝！

第 **24** 课

生化妊娠是怎么回事

请扫描二维码，观看本课视频

早早孕试纸看到阳性的两道杠，一定就是怀孕了吗

那可未必，也许刚刚看到了浅浅的第二道杠，转天就来了大姨妈，这可能就是发生了生化妊娠。

生化妊娠指的是发生在下次月经期之前的流产，你血中的人绒毛膜促性腺激素（hCG）可能同样升高，早早孕试纸也是阳性，但其实受精卵并没有正常地着床发育，超声检查的时候也并不能看到孕囊，升高的 hCG 也会很快降回正常水平。

少数人出血时伴随轻微腹痛

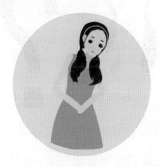

生化妊娠并不少见，孕 12 周之前的早期流产中，2/3 都属于生化妊娠。不过，对于大多数女性，生化妊娠只是表现为月经来

潮推迟，出现和月经量差不多或者稍多的阴道流血，也不会有烂肉样的组织排出。只有少数人会伴随轻微的腹痛。因为，生化妊娠的出血时间和月经时间相差不大，所以经常会被误认为是月经。如果没有严格备孕，没有做 hCG 监测，其实很难发现。

为什么好好的一个宝宝偏要离开我们呢

其实，胚胎染色体异常是导致生化妊娠的主要原因，发生生化妊娠的受精卵大多是本身有一定缺陷的。另外，妈妈的卵巢功能不好、子宫发育不良、子宫肌瘤、息肉、宫腔粘连，孕妈妈生病、吸烟、饮酒、接触毒物、情绪异常等，都有可能影响受精卵在子宫内的着床，进而导致生化妊娠。所以说生化妊娠可以减少有先天缺陷的宝宝出生，也能保证妈妈的身体条件适合宝宝在子宫里面发育，对我们来说未必不是好事。

不过，很多备孕的妈妈会担心，生化妊娠既然算是一种流产，对我们的身体有没有伤害，会不会影响继续备孕呢

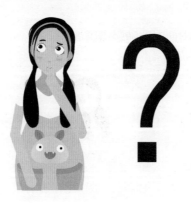

实际上，由于受精卵没有着床，子宫没有受到妊娠影响，卵巢也就是和往常一样排了次卵而已，并没有什么分别，因此，对身体并没什么伤害。正常女性并不会反复出现生化妊娠，所以即

使发现也不要担心，该怎么备孕就怎么备孕，更不需要坐小月子调养，也许下次排卵就会怀上宝宝。如果很不幸，正常性生活一年以上都没有成功怀孕，就需要进入不孕症诊断流程了，这个我们在后面会单独讲。而如果发生过 2 次及以上自然流产，包括生化妊娠，最好去医院进一步检查，查明原因。

● 自然流产 2 次及以上，需就医

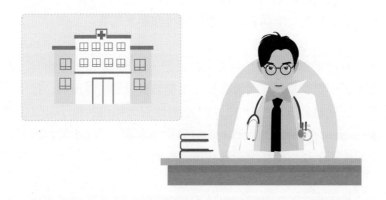

生化妊娠的确对身体没什么伤害，但是也不要看到少量阴道流血就认为是生化妊娠了。着床出血、宫外孕、先兆流产都会发生阴道出血的现象。而着床出血属于怀孕过程中的正常现象，宫外孕和先兆流产需要我们及时发现、采取措施，都要区别于生化妊娠。所以，我们用早孕试纸发现怀孕之后，一定要去医院抽血检查 hCG 是否隔日加倍，通过孕早期 B 超判断孕囊是不是在子宫中正常扎根成长。只有这样才能准确地判断我们和宝宝当前的状况。

综上所述，早孕试纸出现阳性的两条杠，不一定是怀孕，也有可能是生化妊娠哦。

第 **25** 课
算准排卵期，就能怀孕吗

请扫描二维码，观看本课视频

精卵结合才能受孕，所以备孕女性一向很在意自己的排卵期。因为，排卵期同房可以大大提高怀孕概率，我们也叫它易受孕期或危险期。下面就跟大家聊聊排卵期怎么算。

月经正常的女性，一般下次月经开始前 14 天为排卵日，但卵子不一定乖乖地在当天排出，可能略微提前或者推后。排出的卵子能在输卵管内生存 12 ~ 24 小时，射入体内的精子可以维持 2 ~ 3 天的受精能力。所以，一般认为排卵日的前 5 天、当天以及后 4 天，都可能怀孕，都在排卵期内。

如果月经不正常，一般认为排卵期第一天是最短月经周期天数减 18，最后一天是最长月经周期天数减 11，这中间的时间段都属于排卵期。比如最短周期 28 天，最长 37 天，28 减 18 是 10，37 减 11 是 26，所以从上次月经日算起，第 10 ~ 26 天都是排卵期。除了根据月经周期计算，观察白带也能估计排卵期。一般白带又清又亮又多的时候就是排卵期了。

● **月经不正常女性排卵期计算举例**

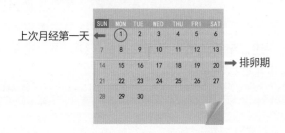

上次月经第一天 ← ① → 排卵期

孕产 280 天一日一课

如果希望精确知道排卵日，以便更精细地安排同房时间，那基础体温或排卵试纸可以帮到你。一个月经周期中，基础体温会前低后高，开始变高的那天对应排卵日。排卵试纸由强阳变到弱阳，就说明排卵了。

除了上面几种操作方便的办法，还有一种虽然麻烦但最准确的方法——B超监测法。这种方法能够动态监测卵泡发育、排卵情况。但毕竟B超不是随时随地都能做的，所以预测排卵期一般用不着它。它更多地被运用在不孕症的治疗上。

了解自己的排卵期后，建议保持排卵期内两天1次的行房频率。太频繁反而会降低精子活力，不易受孕。

● 行房太频繁会降低精子活力

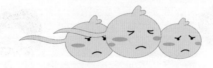

跟排卵期相对的概念是安全期。

传统的有"前七后八"的说法，就是说下次月经的前7天卵子已死亡，上次月经的后8天卵子未排出，都不会怀孕。

但安全期即使对于月经周期规律的女性，也只是一个非常粗略的估计，因为排卵时间很容易受情绪、健康状态等因素影响。更不用提对于月经周期不规律的女性的准确度了，我们临床上见过很多排卵日在月经刚结束甚至就在月经周期中的患者。所以如果你暂时不想怀孕，千万要记住，安全期避孕是不安全的！

希望大家可以科学计算排卵期合理备孕，或者抛弃安全期的知识，科学避孕哦。

第 **26** 课
基础体温与备孕

请扫描二维码，观看本课视频

基础体温是休息 6～8 小时后，躺在床上不进行任何活动，也不说话，将体温表放在舌头下面 5 分钟左右所测得的体温，通常是一天中的最低体温。它的变化与女性排卵有关，所以可用于确定女性的排卵期、黄体期、是否怀孕等。

● 基础体温是什么

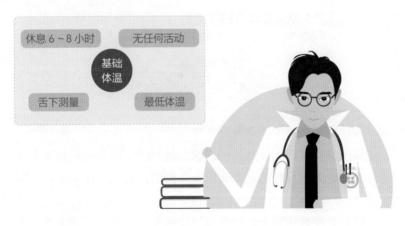

休息 6～8 小时　　无任何活动

基础体温

舌下测量　　最低体温

 基础体温在什么范围内变化才算正常呢

一个月经周期以本次月经第一天为开始，以下次月经到来为终止。在一个完整的月经周期内，基础体温的变化大致呈现两种样态，我们称为低温相和高温相。

月经周期体温变化分为 3 个阶段：第一个阶段呈低温相，是从第 1 ~ 13 天，此时体温范围是 36.3 ~ 36.8 摄氏度。第二个阶段是一个过渡阶段，大概是从第 13 ~ 15 天，这个阶段是体温快速上升期。第三个阶段呈高温相，是从第 15 ~ 27 天，这时候的体温会比平时上升 0.3 ~ 0.5 摄氏度，之后又迅速下降到低温相。

 ## 测量基础体温有什么用呢

从低温相进入高温相之前，基础体温会降至一个最低点，称为最低体温日。大多数女性在自己的最低体温日前后排卵。如果想要备孕，应该连续监测 3 个月经周期以上的体温，确定自己的最低体温日。在最低体温日前后 3 天行房，可以提高怀孕概率。

● 排卵日

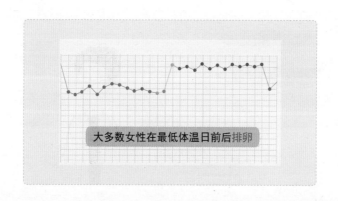

大多数女性在最低体温日前后排卵

如果某个周期没有高温相，说明这个周期并没有排卵。如果高温相上升缓慢、天数少，或者温度差小于 0.3 ~ 0.5 摄氏度，可能提示黄体功能不全，这可能导致不孕或自然流产，需要及时就医。

通过观察基础体温的变化还可以判断自己是否怀孕。如果体温一直维持在高温相，到下次该来月经时温度还没有下降，月经也没有来，这就说明可能怀孕了。高温相持续 18 天以上怀孕的可能性更高。高温相持续超过 20 天，且确定怀孕后基础体温突然下降，说明已经发生流产或可能发生流产，要引起警惕，建议及时就医处理。

 应该怎样测量基础体温呢

每天测量时间最好固定，一般是在早上起床前，如果值夜班，可以在睡眠 6～8 小时后测量。前一天将体温表甩到低点，清醒后不要起床做任何活动，将表放在舌下 5 分钟然后读数就行了。

● 基础体温测量时间

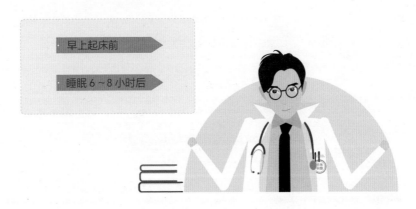

早上起床前

睡眠 6～8 小时后

为了更好地记录基础体温的变化，可以下载相应的手机APP，也可以画基础体温曲线。画曲线首先要制作表格：每一小格为边长不小于 3 毫米的正方形，一小格表示 0.1 摄氏度。将温度记录下来，连成曲线。连续观察 3 个月经周期以上，每日监测，如果有特殊值，准确记录即可。感冒、失眠、饮酒、服药、行房等可能影响基础体温的因素也应该记录，便于分析。

第 **27** 课
排卵试纸怎么用

请扫描二维码，观看本课视频

找准排卵期是成功受孕的重要因素，那么备孕准妈到底该如何抓住自己的排卵时间呢？所谓的排卵试纸到底应该怎么用呢？

 排卵试纸的检测原理

一般来讲，排卵日的前 5 天、当天以及后 4 天属于排卵期，更容易受孕。而排卵前后，体内的黄体生成素的值会达到顶峰。排卵试纸正是通过检测体内黄体生成素的含量来判断是否处于排卵期的。

● 排卵期的时间和表现

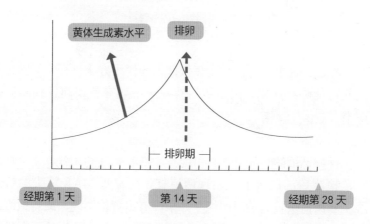

黄体生成素水平　排卵

排卵期

经期第 1 天　　第 14 天　　经期第 28 天

排卵试纸的使用方法相信是每个备孕妈妈想要了解的。首先，我们要知道，排卵日通常在下次月经前14天左右，而想要抓住排卵日，测排卵就更需要抢先一步，在月经前17、18天最好就开始，每天测一次。排卵试纸测试的样本是尿液，为了确保结果的准确性，推荐每天同一时间进行检测，检测时间最好在早上10点到晚上8点之间。另外要注意，检测前2小时内不要喝水。检测时，用干燥洁净的容器收集尿液后，将试纸带MAX箭头标志线的一端浸入，注意浸入深度不要超过标志线。默数3秒后，取出试纸平放10分钟左右，就可以进行观察啦。

● 排卵试纸的使用方法

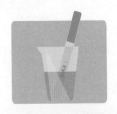

3 秒后取出

平放 10 分钟后观察

不过，这里讲的只是大多数试纸的使用方法，有时不同品牌之间可能略有区别，所以也需要备孕准妈在使用前仔细阅读说明书。

排卵试纸的结果有3种可能：阴性、阳性和无效。正常情况下，检测后的试纸上会出现两道杠，更靠近MAX箭头的检测线，和离箭头较远的对照线。如果没有出现检测线，或者检测线颜色明显比对照线浅的话，结果就是阴性，说明此时不在排卵期。如果检测线颜色与对照线一样，甚至比对照线更深，那么就是阳性了。在测出阳性时，最好缩短检测间隔，每 4 ~ 6 小时就测一次，直至检测出颜色最深的高峰值。

排卵就发生在强阳转弱阳的 24 ~ 36 小时内。如果没有出现对照线，那就表明结果无效，可能是使用方法不对，也可能是试纸失效了，就需要再测一次。

● 没有出现对照线结果无效

|MAX| |　　　　　　　使用方法不对

|MAX|　　　　　　　　试纸失效

但备孕准妈也要知道，排卵试纸的准确率并不是百分之百。医学上排卵试纸只是监测排卵的初筛办法，如果想要精确测定的话需要采用 B 超等其他手段。不过，在日常生活中，排卵试纸检测依然是预测排卵的重要手段，如果只是为了监测排卵期，想要更好地备孕的话，排卵试纸不失为一种不错的选择。

试纸检测做辅助，测准排卵期，才能更好备孕。

第 **28** 课
多胞胎是怎么来的

请扫描二维码，观看本课视频

多胞胎是怎么来的，有没有办法让自己怀上多胞胎呢

多胞胎的形成分为两种情况：一种是自然受孕，另一种采用了一些辅助生殖技术。自然受孕怀上多胞胎的概率只有 1%，而且大多是双胞胎。多胞胎有同卵和异卵的区别。以双胞胎为例，同卵双生是指一个受精卵分裂成了两个，然后各自形成一个胎芽，最终形成了两个胎儿。

同卵双胞胎如何产生

这样出生的两个宝宝的遗传物质来自同一颗卵子和精子，所以不仅性别相同，外貌也十分相似。异卵双胞胎指的就是女性当月排出了两颗卵子，它们同时或者相继受精，因为胚胎来自不同的卵子和精子，所以出生的宝宝相貌不同，性别也可能不一样，那么龙凤胎就肯定是异卵双胞胎了。

辅助生殖技术如试管婴儿，更容易怀上多胞胎。这是因为在胚胎移植过程中，为了保证成功率，医生们往往会移植 2~3 个甚至更多的胚胎。当移植的胚胎全都或者有两个存活下来，就形成了多胞胎。所以通过试管婴儿技术怀上的多胞胎通常是异卵的。

孕产 280 天 一 日 一 课

66

家族遗传的影响

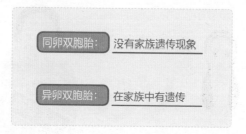

> **同卵双胞胎：** 没有家族遗传现象
>
> **异卵双胞胎：** 在家族中有遗传

对于自然受孕来说，影响怀上双胞胎或多胞胎的因素有很多。

首先是家族遗传，同卵双胞胎往往没有家族遗传的现象，而异卵双胞胎往往在家族中有遗传，且大多发生在妈妈这边。如果女性的家族史中出现过异卵双胞胎，那么她怀上异卵双胞胎的概率会显著提高。

年龄影响多胞胎概率

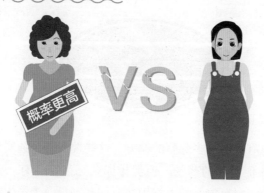

其次是偏大的年龄，统计显示，30 多岁的女性会比年轻一些的女性有更高的几率怀上双胞胎或多胞胎。研究认为这可能和促性腺激素水平升高以及多次排卵有关。

营养水平增加也会增加怀多胞胎的概率，有统计显示，较胖、较高的女性怀上双胞胎的可能性比其他女性要多出 25%～30%。

● 营养好，增加多胞胎概率

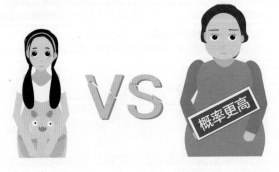

如果不是自然受孕，而是采用了辅助生殖技术怀孕，接受试管婴儿治疗的女性，怀多胞胎的概率大约在 25%。而使用促排卵药物的女性，由于使用之后很可能排出更多卵子，怀上多胞胎的概率高达 30% 以上。

● 试管婴儿多胞胎几率 25%

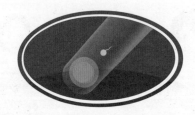

民间也有很多怀多胞胎的偏方。这些偏方要么纯属没用，要么就是一些促排卵的药物。但促排卵药物往往会有一些不良反应，自己使用时可能掌握不好用药时间和剂量。为了生多胞胎而随便服用药物，对准妈妈和孩子的健康都是无益的。另外，多胎妊娠本身就是高危妊娠，流产率比正常妊娠高 10%，早产率高 20%，胎儿死亡率更是增加 35%，还容易引起妊娠并发症。所以啊，咱们最好还是遵循自然规律来生育，别给自己增加风险。

第29课
什么是假性怀孕

请扫描二维码，观看本课视频

有些女性会出现这种情况，发现自己月经推迟了不少时间，小腹似乎也微微隆起了，但去医院检查却被告知并没有怀上，这种情况往往是"假性怀孕"。这到底是怎么回事？

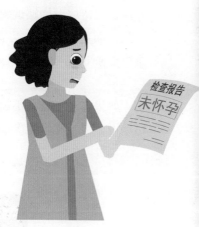

假性怀孕指女性在没有真正怀孕的情况下强烈地认为自己已经怀孕，并且逐渐出现怀孕的各种表现。假性怀孕在大龄、迫切期待怀孕的女性中较为多见。

出现这种情况的原因目前公认与心理因素有关。假性怀孕可能出现的表现多种多样，最常见也最容易引起注意的表现就是月经紊乱和停经，另外，还有恶心、呕吐等早孕反应的表现，许多女性还会有体重增加、腹部膨隆增大，甚至能感受到胎动。但这些类似怀孕的症状很多时候都是由于内分泌失调和胃肠功能紊乱或胃肠炎等其他方面的原因造成的。

需要引起重视的一点是，某些疾病也可以造成类似于怀孕的表现，例如一些具有内分泌功能的肿瘤、酒精性肝病等，甚至一些药物也具有这种作用。虽然这些情况发生的概率很低，但如果把这些情况当成怀孕，可能会延误相应疾病的治疗。

症状类似于怀孕的疾病

有内分泌功能的肿瘤

酒精性肝病

那么用什么方法能区别假性怀孕和真怀孕呢

最简单的方法，就是利用早孕试纸进行检测。但试纸存在一定的偏差，如果试纸检测出可能怀孕，应该尽快到医院进行一系列检查。留尿做妊娠试验可以检测出体内与怀孕相关激素水平的变化，而更直接的办法就是进行妊娠 B 超检查。除了这些，抽血检查血 hCG 也是鉴别是否真的怀孕的好方法。

如果这些检查都不能看到任何怀孕的迹象，我们就只能很遗憾地说，对不起，这次没有怀上了。

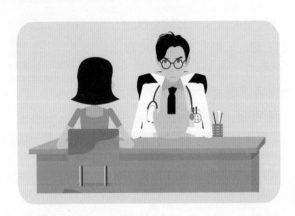

对于备孕期间的夫妇而言，放松身心、减少精神压力不仅对受孕有利，也能减少假性怀孕的发生。当发现自己有怀孕的迹象时，应该尽快利用早孕试纸进行检测或到医院接受检查。如果积极备孕一年以上都没有成功怀上宝宝的，也应该赶紧到医院接受不孕症方面的筛查。

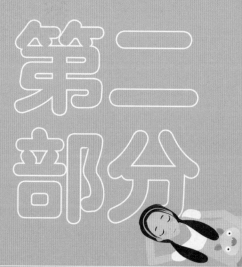

第二部分

孕早期

第30课
怀孕后会有哪些表现

请扫描二维码，观看本课视频

宝宝降临到妈妈肚子里总是悄无声息的，像是要跟妈妈玩捉迷藏，大人很难发现它。但其实，宝宝也会留下许多线索，下面就让我们一起找寻一下宝宝到来时留下的蛛丝马迹。

1. 停经

在怀孕之后，孕妈会出现的最主要表现就是停经。受精卵形成的囊胚大约在受精 6 ~ 7 天后就会着床到孕妈的子宫内膜上。此后就在子宫内膜上扎根并茁壮成长起来，子宫内膜不会再发生周期性的脱落，也就造成了停经。平时月经周期规律、有性生活史的生育年龄健康女性，一旦月经过期 10 天以上就应该怀疑是不是怀孕了。如果停经 8 周以上，怀孕的可能性就更大了。当然，停经并不意味着一定是有宝宝了，有些情况例如内分泌紊乱，服用避孕药等药物也会造成停经。

● 月经过期 10 天以上怀疑是否怀孕

2. 早孕反应

大概有一半的准妈妈会在
怀孕第 6 周的时候感觉头晕、乏

大姨妈呢

力、食欲异常，往往会感觉更想睡觉，还经常会有恶心、呕吐。这也就是我们常说的"早孕反应"。现在认为早孕反应是由孕妇体内产生的一种叫作人绒毛膜促性腺激素的东西造成的，简称 hCG。不过准妈妈们不必过于担心，随着 hCG 水平的下降，大约在怀孕第 12 周以后，早孕反应就会逐渐消失。

● 早孕反应过于严重及时就医

如果孕吐过于频繁和严重，甚至出现了体重明显下降，准妈妈们就要及时去看医生了。

孕吐过于频繁严重

体重明显下降

3. 其他症状

除了停经和早孕反应，怀孕的女性还可能出现一些其他的症状。有的准妈妈会感觉小便变得频繁了。这是因为怀孕时子宫增大，压迫到了躺在子宫前面的膀胱上。不过，随着子宫越来越大，并由盆腔进入到了腹腔，不再压迫膀胱，小便频繁的感觉就会消失。此外，还有一些准妈妈会在怀孕第八周左右感觉乳房发胀，这是因为怀孕时体内的雌激素、孕激素、胎盘生乳素等激素都会升高，促进了乳腺腺管和腺泡的发育，为孕妈将来的哺乳做好充分的准备。

● 子宫压迫膀胱，造成尿频

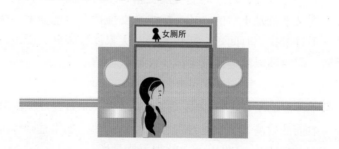

女厕所

当然，出现上面介绍的这些表现，也不能绝对说明怀孕了。如果女性怀疑自己怀孕，可以使用早孕试纸测试或者直接去医院验血，就会更清楚有没有怀孕啦。

第31课
判断自己怀孕的几个方法

请扫描二维码，观看本课视频

不论是备孕准妈妈，还是其他有性生活的女性，一定都很在意自己的经期。医生们一般建议，对于有性生活史且月经规律的女性，月经过期 10 天以上应该怀疑妊娠，如果停经两个月，那怀孕的可能性就更大了。

什么是漏经

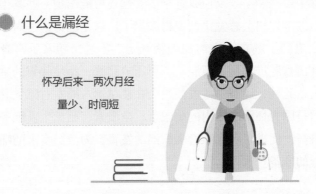

怀孕后来一两次月经
量少、时间短

也有一些例外，月经周期可能受精神压力、服药等影响，停经五六周又来也是正常的。还有极少数女性怀孕后也会来一两次月经，不过量少、时间短，叫作漏经，大家注意区分。所以月经推迟后，需要辅以其他检测手段才能确认怀孕。

基础体温的变化也可以用来判断怀孕，一个月经周期的基础体温一般前低后高，下次月经前会恢复到低值。如果基础体温一直居高不下，持续 18 天以上，就很可能是怀孕了。

还有人通过早孕反应判断怀孕。出现恶心呕吐、嗜睡等症状后怀疑自己怀孕。这种敏感度是好的，不容易遗漏。但这可能是

孕产 280 天　一日一课

胃肠不适或者感冒，甚至可能是精神压力导致的假性怀孕。所以如果出现这些反应，一定还要借助其他手段确诊。

人绒毛膜促性腺激素检测法，也就是 hCG 检测，是目前最先进的妊娠试验。受精 6 天左右 hCG 就进入母体血液并快速上升。差不多受精后 10 天就可以从孕妈血清中测出来。结果超过 5 就考虑与怀孕有关，超过 10 且隔天加倍，基本可以确定宫内早孕。如果你怀的是双胞胎或者多胞胎，数值可能更高。而如果只有 5 ~ 10，就需要考虑胚胎发育不良或宫外孕等。提醒大家，抽血验 hCG 是不需要空腹的哦。

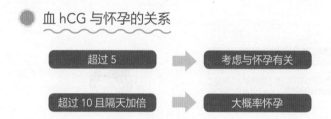

● 血 hCG 与怀孕的关系

| 超过 5 | ➡ | 考虑与怀孕有关 |
| 超过 10 且隔天加倍 | ➡ | 大概率怀孕 |

早孕试纸的原理就是验尿液中的 hCG。一般需要同房 14 天以后，月经推迟 3 天以上检测，准确率更高。如果对照区和检测区都出现色带，就说明已经怀孕了。早孕试纸的准确率差异很大，根据检测的时间、方法等，可能出现假阴性或假阳性。所以这种检测虽然便捷且相对准确，但也不能完全信赖。

停经 6 周后可以用 B 超检测，如果子宫内看到孕囊，就说明怀孕了，而且是宫内孕。B 超检查虽然贵点麻烦点，但一般来说是比较准确的。

说了这么多判断方法，如果您发现自己月经推迟后，首先用早孕试纸检测，如果是阳性，去医院验血、B 超确诊。如果是阴性，可以过两三天再次检测。如果实在心急，也可以在同房 10 天左右，去医院验血检测。

第**32**课
如何计算预产期

请扫描二维码，观看本课视频

准妈妈在怀孕之后，第一个关心的问题往往都是宝宝到底会在哪天出生。下面就来教大家计算自己的预产期。

我们都知道，孕期一共是"怀胎十月"。这"十月"可不是公历的 10 个月，而是对应 40 周、280 天。

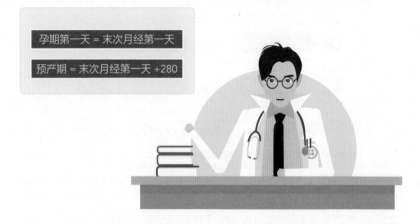

孕期第一天 = 末次月经第一天

预产期 = 末次月经第一天 +280

对于月经周期规律、稳定在 28 天的准妈妈来说，孕期的第 1 天就是末次月经的第 1 天，而预产期就是末次月经的第 1 天加上 280 天对应的日子。但这个算法不太容易口算出具体的日期，就有人发明了一个简便的公式：用末次月经的第 1 天，月份减 3 或加 9，日子加 7。

举个例子，假如末次月经的第一天是 2017 年 1 月 1 日，月份加 9、日子加 7，预产期就是 2017 年 10 月 8 日。而如果末次月经是 2016 年 9 月 30 日，月份减 3、日子加 7，那么预产期成

孕产 280 天 ❶ 日 ❶ 课

76

了 2017 年 6 月 37 日，日子满了就要向上进一位，所以预产期其实应该是 2017 年 7 月 7 日。这个公式直接认为每个月都是 30 天，所以计算非常简单，最终的误差顶多也就一两天，不用在意。

● 月经规律但不是 28 天，怎样调整

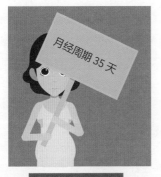

月经周期 35 天

预产期要后推一周

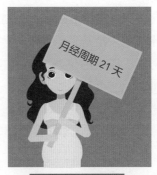

月经周期 21 天

预产期要提前一周

对于月经比较规律，但不是 28 天的准妈妈，需要将前面的计算结果再适当调整。比如月经周期是 35 天的，预产期就要往后推一周；周期是 21 天的，预产期则需要提前一周。

对于月经周期不规律，或者不记得末次月经时间的准妈妈，医生常用 B 超检查推算预产期。B 超检查可以测到胎宝宝头臀长，也叫顶臀径或者 CRL。头臀长，以厘米为单位，再加 6.5，就是怀孕的大概周数了，用当前日期减去已经怀孕的周数，再加上怀孕 40 周，就可以推算出预产期。

● 头臀长估算预产期

怀孕周数 = 头臀长（厘米）+ 6.5

预产期 = 当前日期 - 怀孕周数 + 40 周

除了准确的 B 超推算，还有其他几种不太准确的方法也能大致得到预产期。孕吐一般出现在怀孕 6 周末，向后再加 34 周就是预产期。一般胎动在怀孕后的 18 ~ 20 周出现，初产妇胎动日加 20 周；经产妇胎动日加 22 周，就得到了预产期。宫底高度也可以用来估计预产期：从怀孕 4 个月末到怀孕 9 个月末，宫底高度不断上升。4 个月末时在肚脐和耻骨上缘中间，5 个月末到了肚脐下 1 横指，6 个月末到达肚脐上 1 横指的高度；7 个月末在肚脐上三横指，8 个月末会在剑突和肚脐之间，9 个月末到达剑突下 2 横指的位置。根据这个对应关系也能推测出大概的预产期。

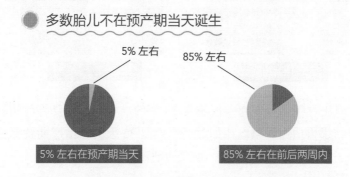

多数胎儿不在预产期当天诞生

5% 左右

85% 左右

5% 左右在预产期当天

85% 左右在前后两周内

整体来说，预产期只是分娩日期的预测，宝宝不一定会在预产期当天降生。其实自然临产的妈妈中，只有 5% 左右是在预产期当天分娩，85% 左右在预产期前后两周内分娩，这都是正常的。所以预产期只是让准妈妈提前知晓宝宝出生的时间段，以便早做准备。即使不记得自己的末次月经了，利用前面讲到的办法大致估算，也是没有问题的。

第**33**课
孕期概览

请扫描二维码，观看本课视频

整个孕期一共 40 周、280 天。分为三个阶段：① 13 周以内是孕早期；② 14～27 周是孕中期；③ 28 周以上属于孕晚期。

不同阶段有不同的反应。孕早期是胎儿的主要系统和器官形成的关键时期。到了孕中期，早孕症状基本消失，胎儿完全成形并开始长大。到孕晚期时，孕妇的身体开始为分娩做准备，胎儿的体重和身长继续增加。

怀孕后会发生许多变化。

1～4 周：受精卵形成，子宫变大变软，胚胎开始发育。到孕 5 周时，大家一般都会注意到自己已经停经 5 周了，这时候就可以检测是不是怀孕了。

6～8 周：可以做 B 超，检查是不是正常妊娠，6、7 周左右会出现"早孕反应"，你会感到疲劳，味觉和嗅觉可能发生改变，乳房感到胀痛。

10～13 周：可能你的情绪波动会比较大，尿意更加频繁，不过随着 12 周后子宫上升出了盆腔，尿频症状就会消失。12 周时需建立胎儿档案，正式开始定期产检。孕 11 周～13 周 +6 天时，需要做 NT 检查，筛查胎儿是否有染色体异常。13 周时，胎儿的重要器官和结构完全发育，标志第一时期结束，这个时候，流产的可能性较孕早期有所降低。

14～17 周：孕妈可能会有便秘的困扰，15～20 周时需要进行唐氏筛查，确定生出唐氏儿的风险高低。到了孕 20 周左右，很多孕妈能够自己感觉到胎动了，如果是经产妇，感觉到胎动的时间可能更早些。

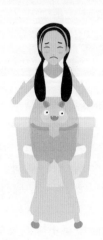

14～17 周：可能出现便秘

15～20 周：唐筛

18～24 周：孕妈需要进行 B 超排畸，来筛查胎儿是否存在畸形。23～27 周可能会消化不良，你的心情比较放松愉快，但是盆底肌紧张，有可能会导致压力性尿失禁。

24～28 周：需要到医院进行口服葡萄糖耐量试验（OGTT）检查，看看自己是否患妊娠期糖尿病。

28 周：开始进入孕晚期。随着胎宝宝的长大，你的双腿会感到沉重而疲倦，需要经常休息，也会常常感到憋气，这是因为你每次呼吸会吸进更多的氧气、呼出更多的二氧化碳。

28～32 周：开始会检查胎位，如果不太合适也不要着急，医生会给出相关建议的。

36 周及以前：孕妈需要 4 周做一次产检。

37 周及以后：产检频率为每周一次，高危孕妈可以酌情增加。

37～40 周：已经属于足月分娩了，分娩前的焦虑、睡眠不足而疲劳、还有结束怀孕的渴望混杂到一起，可能会陷入抑郁。一定要在关注宫缩、破水、见红这些分娩征兆的同时，放松自己的心情，用好心态迎接宝宝。

41 周后：如果还没有分娩，一定要去看看医生，可能需要催产。

第34课
孕早期B超，宝宝的第一次亮相

请扫描二维码，观看本课视频

 胎芽和胎囊

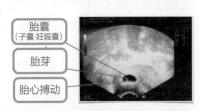

胎囊（子囊 妊娠囊）
胎芽
胎心搏动

怀孕6~8周建议做一次B超，确认妊娠是否正常。

如果是宫内好孕，我们就可以在B超图像中看到宫腔内有清晰的胎囊，也就是妊娠囊，还可以看到胎芽以及胎心的初始搏动。

一般来说，通过B超会看到宫内的一个胎芽，如果看到两个胎芽，甚至多个胎芽，那么恭喜你可能怀了双胞胎，甚至多胞胎。

正常胎囊是圆形或者椭圆形、形状比较清晰，位置在子宫宫底、前壁、后壁，上部或者中部；如果胎囊形状不规则且模糊，位置在子宫下部，同时有腹痛或者阴道流血，就会有流产的可能。

● 胎芽大小判断孕周

对于月经周期不规律、不能直接计算预产期的准妈妈，可以通过胎芽大小来判断孕周。

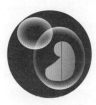

头臀长 —→ 1.5厘米
（CRL，顶臀径）+6.5= 孕8周
误差范围2周

胎儿头和臀之间的距离叫头臀长，也叫CRL或者顶臀径。头臀长加6.5就是估计的孕周。比如1.5厘米就对应怀孕8周左右。有的准妈妈可能会发现自己怀孕8周头臀长只有1厘米，这个不用担心，偏差范围在两周内都是合理的。

胎心和血流：活胎

胎心的搏动是表明胎儿发育良好的最重要的现象，一般孕 7 周就可以通过 B 超看到跳动的胎心，正常每分钟 110～160 次。做 B 超的时候还可能顺便做 CDFI——彩色多普勒血流显像。如果显示有胎囊血流信号，就更加证明宝宝的健康了。但是，如果有胚胎发育 6 周以上但看不到胎囊、有胎囊但变形皱缩、胎囊已经超过 4 厘米但看不到胎芽，或者胎芽的头臀长大于 0.7 厘米但看不到胎心的搏动这些异常现象，有可能是这个月排卵晚了几天所以延迟受孕，也有可能是胚胎异常的表现，需要密切观察。

 胎囊形状

网上有人说胎囊形状可以判断胎儿性别。其实，胎囊形状是由怀孕时间、营养、着床位置、宫腔大小等很多因素共同影响的，跟生男生女没有关系。甚至有的人做 B 超时憋尿久一些，子宫被压得更扁，胎囊也就更扁了。所以这个说法千万不要轻信。

 宫外孕

那万一不是宫内好孕，有什么表现呢？如果在宫腔内没有看到胎囊胎芽，而是在输卵管等其他位置看到了胎囊或者包块，就很可能是宫外孕了。

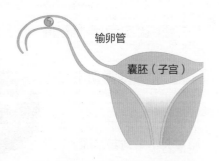

输卵管

囊胚（子宫）

如果在宫腔内没有看到胎囊，也没有胎儿结构和胎心搏动，而是粗点状或者落雪状的图像，就很可能是葡萄胎。如果是这两种情况，一定要及时采取后续治疗。虽然这次备孕失败了，但是放宽心，继续以积极的心态备孕。

总而言之，怀孕 6～8 周的第一次 B 超真的很重要！

第35课
如何应对宫外孕

请扫描二维码，观看本课视频

　　每个备孕的准妈妈都期待能顺利怀上健康的宝宝，但是有时老天却不遂人意，受精卵虽然形成了，却走到了子宫外，这就是宫外孕。

 如果发生宫外孕，该如何应对呢

　　正常的情况下，精子和卵子大多都在输卵管峡部和壶腹部的连接处相遇，形成受精卵后再逐渐移动至宫腔，并着床到子宫体的内膜上。如果受精卵在子宫以外的位置着床，就形成了宫外孕。

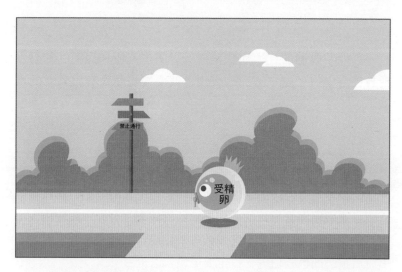

禁止通行

受精卵

　　根据受精卵着床部位的不同，宫外孕可以分为输卵管妊娠、卵巢妊娠、腹腔妊娠、阔韧带妊娠等。在这其中，输卵管妊娠最为常见，占到宫外孕所有类型的90%～95%。

宫外孕的确切病因目前还不是特别明确，可能与输卵管炎症、输卵管发育不良或功能异常、使用节育器避孕失败等有关。宫外孕的发病率约为 2%，近年来，由于辅助生殖技术的应用，宫外孕的发生率也有所增加。虽然世界上也曾有过腹腔妊娠并生下宝宝的先例，但这种可能性微乎其微，绝大多数宫外孕仍然需要及早发现并及时处理。

● 宫外孕妊娠成功的可能性极小

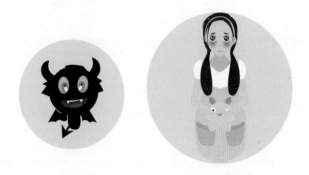

宫外孕典型的三大症状是停经、阴道流血和腹痛。如果发现自己身上有了这三方面的表现，就要警惕是否有宫外孕的可能了。

阴道流血大多量少、点滴不尽，呈现暗红色，一般超过 7 天，但也有少部分人流血量多，类似月经。而剧烈的腹痛则是宫外孕的报警信号。腹痛是由于在输卵管内生长的胚胎，膨胀输卵管或是胀破输卵管导致的。如果输卵管破裂，会导致腹腔内大出血，危及生命，此时会有突发的腹部剧痛，多伴有恶心、呕吐、里急后重、面色苍白等，一定要尽快就医抢救。

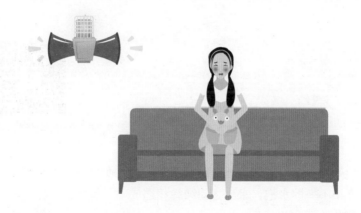

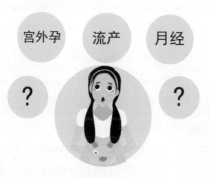

女性朋友们可能会问，正常的月经来潮或是流产也会有阴道流血和腹痛。要如何区分它们呢

　　流产也会有停经史，但是发生流产时，阴道流血量大，同时有白色肉样物排出。而对于月经来潮和宫外孕的区分，停经史和腹痛的程度是重要的鉴别点，宫外孕表现为停经后的阴道出血和明显的腹痛，严重的甚至出现头晕休克。所以，出现停经的女性应尽早到医院接受超声检查，从而弄明白到底有没有怀孕，以及妊娠囊的位置是否正常。

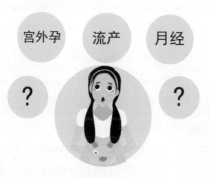

宫外孕　　流产　　月经

?　　　　?

　　宫外孕一旦发生输卵管破裂，需要及时就医并接受手术处理。所以，最好在宫外孕的早期阶段，仅有少量出血或没有出血时，就在医生的指导下进行药物治疗，尽早灭活异位的胚胎，减少出血和破裂的风险。

第**36**课
什么是葡萄胎

如果怀孕以后胎盘绒毛没有正常发育，而是增生、水肿，形成大小不一的水泡，水泡之间结缔相连成串，像葡萄一样，就叫作葡萄胎了。葡萄胎分为完全性和部分性葡萄胎，它不仅不能发育成胎儿，而且还有可能像肿瘤一样侵犯周围组织或者向远处其他部位转移。在我国，完全性葡萄胎的发病率是 0.78‰，局部侵犯和远处转移的发生率分别是 15% 和 4%；而部分性葡萄胎虽然发病率和完全性葡萄胎差不多，但局部侵犯发生率只有 2%～4%，一般不发生转移。

 ### 怎样才能尽早发现葡萄胎呢

完全性葡萄胎有这些典型症状：一般在停经 8～12 周会出现阴道流血，严重的甚至会大出血，导致休克死亡；葡萄胎患者的 hCG 会异常升高，妊娠呕吐往往出现较早且严重持久；大量hCG 刺激还会使卵巢形成单侧或双侧、大小不等的卵巢黄素化囊肿；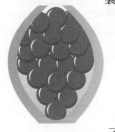葡萄胎迅速增长以及宫腔积血会导致子宫异常增大变软，子宫过度快速扩张还会导致腹痛；还会有一些子痫前期征象或者甲亢征象，比如怀孕早期就可能出现高血压、蛋白尿和水肿现象，或者出现心跳加快、多汗和震颤的症状。部分性葡萄胎除了阴道流血之外，没有其他的典型症状。

在临床上需要依靠超声影像进行葡萄胎的诊断。典型葡萄胎最早可以在停经 5 周左右发现，B 超在宫腔内找不到孕囊，而是"落雪状"或"蜂窝状"的图像；再辅以血 hCG 动态监测，如果有异常升高且持续上升，可能性就更大了。孕妈们即使一切正常，停经 6 ~ 8 周也需要进行一次 B 超检查，排除异位妊娠、葡萄胎，确认妊娠是否正常。如果出现了阴道流血等症状，一定要尽快去医院查 B 超和血 hCG 来鉴别、确诊。越早发现、治疗，对孕妈身体的伤害越小。

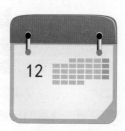

停经 6 ~ 8 周

葡萄胎一经发现，一定要及时清宫。原则要一次吸刮干净，对于子宫较大难以一次刮净的患者，一周后还要二次刮宫。如果有局部侵犯和远处转移的高危因素，有可能还需要先接受预防性化疗，一定要听医生的安排。

由于有 60% 的妊娠滋养细胞肿瘤的发生和葡萄胎有关，尤其在葡萄胎清宫术之后半年内发病率很高，所以葡萄胎的随访和避孕非常重要，清宫后 1 ~ 2 年都定期到医院复查 hCG 和 B 超。还要记住，至少 1 年内不能再次怀孕，可以用避孕套和口服短效避孕药来避孕，不要使用宫内节育器。如果你的 hCG 下降比较慢，还需要延长避孕时间。

大家要了解葡萄胎的危险，积极配合医生的检查和治疗。

第**37**课
吃了药，宝宝能不能要

请扫描二维码，观看本课视频

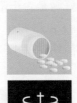

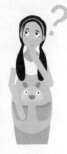

有的女性没及时发现自己怀孕，无意中吃了一些药物或者做过 X 线检查等。等到发现怀孕后，难免就会担心，胎儿是否已经被伤害到了，犹豫这个宝宝还能不能要。

事实上，受精 2 周以内，或者说孕 4 周内，大多数药物对胚胎的影响遵循"全或无"原理。这段时间内，不小心吃了药或是照了 X 线，胚胎要么自然流产，"挥一挥衣袖，不带走一片云彩"；要么，完美闪避不利影响，安然无恙地继续发育。总之肯定不会带着畸形的身躯将就下去。

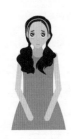

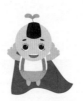

有少数药物，如利巴韦林、异维 A 酸等需要很长时间才能从体内完全排出。即使是在孕 4 周内，甚至备孕期间服用了它们，也可能造成胎儿畸形，孕妈们对此千万不可大意。

孕 4 周后，到孕 12 周左右，是药物的致畸敏感期。胚胎、胎儿的主要器官在这时处于高度分化、迅速发育、不断形成的阶段。如果在这期间擅自用药，可能造成胎儿组织或器官畸形。所以，在致畸敏感期，最好不要用药，不得不用时，也要十分谨慎，遵照医嘱。

孕 12 周以后直到分娩，胎儿大部分器官已形成，药物致畸作用明显减弱，但对生殖系统、神经系统的影响还会存在。孕妈还需继续保持警惕，不要在没有咨询过医生的情况下擅自用药。

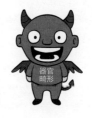

对于孕期吃过药，但仍选择继续怀孕的孕妈，要坚持定期产检，有需要的时候，医生可能还会建议做一些产前诊断。例如：①孕 10～12 周的绒毛活检；②孕 11～13 周 +6 天的孕早期 NT 超声筛查；③孕 15～20 周的唐筛；④孕 16～21 周之间的羊水穿刺；⑤孕 22 周以后的脐血穿刺检查；⑥孕 18～24 周的 B 超排畸等，都能帮助孕妈随时了解自己和胎宝的健康状态。

孕妈要听从医生的建议，选择自己需要的项目，进行检查。

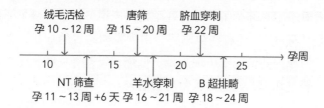

那么，除药物之外的其他医疗检查手段，对宝宝的影响又是怎样的呢

经常让孕妈担惊受怕的 X 线，也遵循上面讲的"全或无"原理。在孕 4 周之前，被 X 线照射过，但已经怀孕成功的女性，不必过于担心胎儿的安全。另外，美国妇产科医师学会联合美国放射学会等部门发布的指南指出，除了个别特例外，X 线检查、CT 扫描或者核医学成像检查，带来的辐射暴露剂量，远低于对胎儿产生危害的剂量。所以，如果有采用这些检查的必要，即使是在孕期，孕妈也不要过于排斥，要相信医生的选择。当然了，在不是很必要的情况下，为了保险起见，这些检查还是不能随便做的。

怀孕不易，怀了就要珍惜，可别吃点药就给生命判死刑。

第38课
孕早期身体变化

请扫描二维码，观看本课视频

随着胎宝宝的到来，你身体在悄悄发生着变化。那么在孕早期，孕妇的身体会有怎样的变化呢

如果发觉过了大姨妈的日子，月经还迟迟不来，就建议用验孕棒看看是不是怀孕了。对有些孕妈妈来说，怀孕的最早征象之一便是"孕吐"。还有些孕妈妈会出现类似感冒的症状，常常在没有任何原因的情况下出现头晕、低烧、畏寒等症状。先别急着吃药，等过几天，这些症状会自动消失。

● 经期推迟，可能是怀孕了

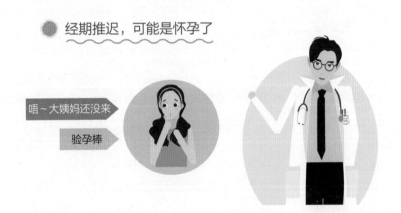

唔~大姨妈还没来

验孕棒

你还可能感到异常疲劳、嗜睡、情绪不稳定。嗅觉和味觉也发生变化，食欲缺乏、喜食酸物、厌恶油腻等。这些早孕反应都是孕期的激素波动引起的，虽然它可能给你带来你一些不舒服，但

都是正常的生理变化。早孕反应一般在孕 12 周左右会自行消失。

● 孕妈身体局部颜色会加深，皮肤变干燥

孕妈可能还会感觉到乳房胀
满、柔软，乳头有时还会有刺痛
和抽动的感觉。仔细观察，还会
察觉到乳头和乳晕的颜色在逐渐

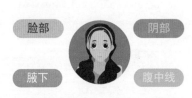

变深，乳晕有深褐色的小结节突出。你还会发现外阴也比平时湿
润，白带增多。孕妈妈脸部、腋下、阴部、腹中线等一些部位的
皮肤颜色会开始变深，皮肤也会变得比以往干燥，甚至会脱落一
些皮屑。这些症状都是孕激素、雌激素等激素水平改变的结果，
做好清洁和基础养护就可以了，产后这些症状都会自然消失。

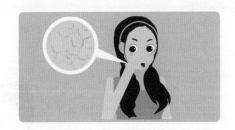

怀孕之后，前倾增大的子宫在盆腔内压迫膀胱，会导致有的
孕妈小便频率增加，超过怀孕以前。孕 12 周后子宫上升进入腹
腔以后，尿频症状就消失了。孕妈妈还会注意到，自己的腰变粗
了，指甲增长更快，而且也会变脆；头发可能会脱落更多。这些
现象一般都不会持续太久，也都不用担心。

最后我们要强调几点，虽然孕吐是正常的早孕反应，但是如
果持续出现恶心、频繁呕吐、不能进食、明显消瘦的症状，孕妈
妈就要提高警惕，及时就诊。如果出现腹痛和阴道流血，孕妈妈
可能是遇到了先兆流产或宫外孕，不论出现哪种症状，都应立即
去医院就诊，不能盲目地采取卧床保胎的措施。

第39课
怀孕后激素的改变

请扫描二维码，观看本课视频

怀孕后孕妈体内会有哪些激素发生怎样的变化呢

人绒毛膜促性腺激素，也就是 hCG，胚泡开始植入子宫后由胎盘分泌；孕激素，怀孕前较低，怀孕后大幅增加；雌激素的水平在怀孕期间也会大幅提高。

● hCG 的作用

- 维持妊娠
- 防止月经来潮
- 使黄体酮保持较高水平

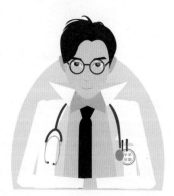

hCG 非常重要，它可以触发其他激素活动，从而维持妊娠、防止月经来潮，还能使孕激素保持一个较高的水平。而孕激素能维持胎盘的稳定，抑制子宫强烈收缩。怀孕期间，雌激素能够增加体内的血容量，保证子宫接受受精卵并成功着床。

孕产 280 天 一日一课

激素不正常会有哪些影响呢

在孕期，孕激素水平不足就可能导致流产。雌激素低的女性可以表现为卵泡不发育等，是有可能影响受孕率的。正常女性的 hCG 值是 0~5 毫摩尔每升，高于 10 则很有可能怀孕，该值逐渐增高，至孕 8~10 周血 hCG 达到高峰，如果 hCG 值没有呈隔日加倍增长，就可能是胚胎发育不良或者宫外孕。

● **雌激素影响受孕几率**

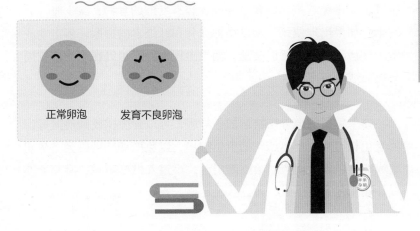

正常卵泡　　发育不良卵泡

这些激素的变化会给孕妈带来一些问题。像孕早期的孕吐，因为 hCG 的关系，很多准妈妈在怀孕初期，会晨起恶心呕吐。但不必太过忧虑，通常孕 12 周后，这个症状就会减轻或消失。黄体酮促进水钠排泄，导致尿频，还会让血液流速减缓，如果站立时间久，容易出现静脉曲

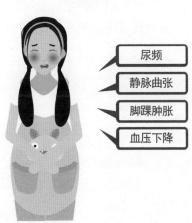

尿频

静脉曲张

脚踝肿胀

血压下降

张、脚踝肿胀，甚至血压下降。雌激素使孕妈的韧带变得松弛、关节支撑能力下降。还会促进皮肤色素相关的激素分泌，导致孕妈妈滋生妊娠斑。

 ## 孕妈要如何应对这些激素变化带来的影响呢

改善 hCG 导致的孕吐可以少食多餐，选择易消化、清淡的食物，也可以补充维生素 B₆。严重的妊娠剧吐就需要就医治疗了，以免引起脱水和体内电解质紊乱。为缓解黄体酮增加引起的胀气，要避免吃蛋白质含量高或者容易发酵的食物，减少胀气的发生。如果出现便秘，可以增加水分和纤维素的摄取，多走动或者适度运动，增进肠道蠕动。如果出现水肿，可以在水肿部位局部热敷或者按摩。

如果觉得阴道分泌物增加不舒服，可以勤擦拭或勤换内裤，要避免长时间使用不透气的卫生护垫，以免增加感染机会。孕期造成的黑色素沉淀产后会逐渐消退，不过要做好防晒，避免紫外线加速黑色素的生成，而让状况更糟。

孕妈们，怀孕后激素的变化是正常的，我们知道合理变化范围、做好应对措施，就能保证孕期健康。

第**40**课
如何缓解孕吐

请扫描二维码，观看本课视频

对于很多孕妈来说，孕吐可能是孕早期最磨人的了。

孕吐发生时间

| 孕 6 周前后开始 |
| 8～10 周到高峰 |
| 3 个月后消失 |

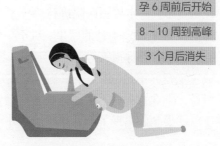

孕吐是早孕反应的一种，表现为没有任何原因就发生呕吐，在早上和晚上尤其明显。体内 hCG 增多、胃肠功能紊乱、胃酸分泌减少和胃排空时间延长都有可能导致孕吐。大多数孕妈在怀孕 6 周前后开始出现孕吐，在第 8～10 周会达到高峰，过了怀孕前 3 个月，孕吐的症状就会自行消失。

在这几周里，大部分孕妈都只是轻度孕吐，只是有呕吐的症状，但是这种症状不影响生活，孕妈通过调节饮食和适当休息就能缓解。而少数孕妈出现不能进食、喝水，只要吃喝就会发生持续孕吐，甚至吐出血性物或者胆汁。这种严重呕吐造成代谢紊乱、肝功能异常，已经影响到孕妈的身体健康和正常生活，就可能属于妊娠剧吐了，只有不到 1% 的孕妈会发生。

如果出现孕吐应该怎么办呢

首先，孕妈要从"吃"上进行自我调节，尽量选择促进食欲、营养丰富多样、容易消化、烹调方式适当的食物。还可以吃一些较酸的食物，如酸梅、柚子等，来促进肠胃消化。吃一些含糖的食物，防止频繁呕吐造成的低血糖。孕妈还应该注意少食多餐，吃得太饱可能会使孕吐加重，更不要因为胃口不好而不吃东西。

除了饮食之外，孕妈可以适当补充一些复合维生素 B 来减轻孕吐症状，但是维生素也不能盲目补充，具体的用量需要咨询医生后确定。另外，适当的运动和美丽的心情也可以帮助孕妈缓解孕吐。

如果孕妈经过自我调节还是有十分严重的孕吐，甚至体重明显减轻，那就一定要去医院进行治疗了。长时间的妊娠剧吐会给孕妈和宝宝带来许多不良的后果。对于孕妈来说，会造成脱水、抽搐、心肌损伤、肝肾损害等；对于宝宝来说，妈妈的严重孕吐会直接造成宝宝营养不足，以至于影响宝宝在宫内的生长发育和将来的智力发育，严重的营养不良还会直接导致流产、早产，甚至胎儿死亡。所以如果孕妈出现了十分严重的孕吐，一定要及时到医院治疗。

● 严重孕吐对胎儿的影响

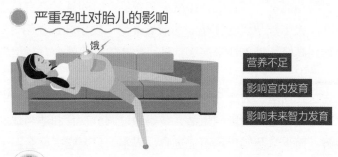

饿

营养不足

影响宫内发育

影响未来智力发育

可能有的孕妈会疑惑了，自己已经过了孕早期，可是并没有出现孕吐的症状，难道胎宝宝出了什么问题

其实每个孕妈的早孕反应都是不同的，如果各项检查指标都显示没有异常，那么孕早期没有孕吐症状也是正常的，孕妈不用过度担心。

出现孕吐症状后，孕妈要注重饮食调节，如果难以缓解，一定得去看看医生。

第**41**课
孕期感冒了可以吃药吗

请扫描二维码，观看本课视频

 很多妈妈都很担心孕期感冒了怎么办，能吃药吗

普通感冒的早期症状包括咳嗽、打喷嚏、鼻塞、流清水样鼻涕等，一般没有发热及全身症状，或者只有低热。这种轻度的感冒对胎儿不会有大的影响，不要太紧张。作为一种自限性疾病，普通感冒一般 5~7 天就能自行痊愈，用药只是缓解症状，日常生活中稍稍注意也能做到。

每天用温盐水漱口多次，可以缓解咽喉疼痛或沙哑。多喝热水或者喝点蜂蜜可以缓解咳嗽，每次小半勺、2 毫升左右就可以了。吃易消化、少油的食物，多吃水果、蔬菜等含维生素 C 较多的食物。如果咳嗽影响睡眠，可以在睡觉时垫高枕头。用海盐水喷雾剂洗鼻或者吸入湿热蒸汽能缓解鼻塞。流涕的时候，倒杯白开水，呼吸下热的水蒸气，也有一定的缓解。至于打喷嚏，可以试试用毛巾热敷或者用热蒸汽熏蒸鼻子。

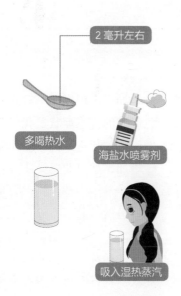

2 毫升左右

多喝热水

海盐水喷雾剂

吸入湿热蒸汽

如果实在不舒服，建议孕妈在咨询过医生后用一些安全的药物，不要自己盲目用药。

常见的抗感冒的西药里，大多是复合制剂，含有多种成分，大都含组胺药，孕期不宜服用，特别是早孕期。另外，感冒药主要是对症药物，治标不治本，而且大部分不属于孕期安全用药，所以建议孕妈最好不用抗感冒西药。至于中药，成分也比较复杂，孕妈不要自行服用，除非医生给出明确的指导建议，才能服用。

如果1周后感冒症状还没明显好转，并且体温超过38.5℃，建议选择对乙酰氨基酚或者合适的物理降温方法退烧。如果体温持续超过39℃，一定要尽快就医。挂内科或者呼吸科的号，告诉医生自己怀孕，在医生指导下用药治疗。

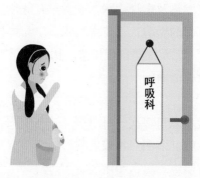

如果出现发热、喉咙疼痛、咳嗽、不适、疲劳、衰弱、呼吸急促等的流感症状，我们要尤其注意。孕妈感染流感病毒后重症发生率、死亡率高，胎儿流产、早产、宫内窘迫、胎死宫内的风险增加，孕早期感染还可能会增加胎儿畸形的风险。

虽然目前不排除孕期使用抗病毒药物会对胎儿产生不利影响的可能性，但孕妇患流感之后更容易发展为重症，甚至死亡，而流感的治疗最佳时期是开始发病的48小时，因此一旦出现流感症状，自行调整生活方式后无法缓解，一定要尽早治疗。

有条件的孕妈可以选择注射流感疫苗，有效降低流感的发病率。这是美国疾病控制与预防中心强烈推荐的，在美国使用非常广泛。

第42课
孕期感觉上火的科学解释

请扫描二维码，观看本课视频

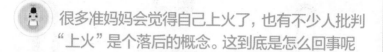

很多准妈妈会觉得自己上火了，也有不少人批判"上火"是个落后的概念。这到底是怎么回事呢

我们俗称的上火表现为面红目赤、口唇干裂、咽喉肿痛、牙龈出血等。对应到现代医学，主要是因为精神状态、饮食、活动发生改变，打乱了生理规律，然后细菌、病毒或过敏原就会入侵人体，导致多个组织器官发生炎症或者过敏反应。

有很多孕妈在怀孕初期，感觉自己怕热、体温升高，担心这是上火的表现。其实这是正常的生理现象，卵巢排卵后，卵泡形成黄体，分泌孕激素，而孕激素能使体温升高。卵子受精后，黄体继续分泌孕激素，所以体温一直维持在较高水平。

那么是不是孕妇会更容易上火呢

孕妈们要知道怀孕与所谓的上火并没有必然联系，但是怀孕后身体有一些变化，可能更容易生病，比如，由于体内激素波动，很多孕妇容易情绪不稳定；有些准妈妈孕期口味变化大，喜欢辛辣、油腻、温补类食物。这些都容易让你有上火的感觉。

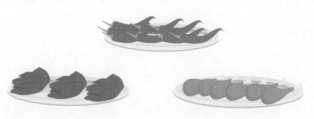

99

孕妈可能还担心上火会对宝宝产生影响。事实上，没有任何研究证明上火会影响到宝宝，但是上火的原因或症状可能对胎儿是有影响的。如情绪不好、挑食偏食等。准妈妈也不用太为上火这件事着急，只要找准了原因，对症下药，就能轻松度过孕期。

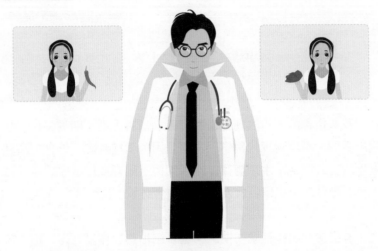

　　上火的原因，中医认为主要有 4 种。

　　①饮食不当，爱吃辛辣、油腻、温补类食物，就容易上火；②容易情绪不稳定、急躁易怒的孕妈也容易上火；③晚睡、作息不规律的孕妈，内分泌紊乱，容易上火；④干燥炎热的天气或环境也容易导致上火症状。

　　针对这 4 种原因，有几点需要准妈妈们注意的。

　　孕妈们要少吃油腻、辛辣、温热类食物，适当多吃粗粮、蔬菜和水果，并保持冷静、乐观的良好心境；早睡早起，养成良好的作息习惯。在炎热干燥的天气，注意补水，尽量避免外出。

第43课
导致孕早期阴道出血的原因

请扫描二维码，观看本课视频

　　孕期要是出现阴道出血，一定会吓到不少准妈妈。引发阴道出血的原因很多，可能是正常的生理现象，也可能是异常状况需要就医。导致孕早期阴道出血主要包括以下4种比较常见的原因。

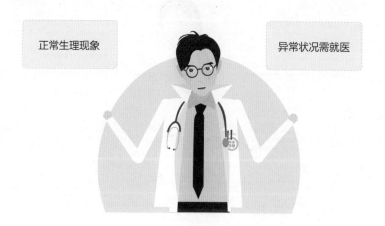

正常生理现象　　　　　　　　异常状况需就医

1. 着床出血

　　一般发生在受孕后7天左右。如果在排卵之后7～10天发现出血，就有可能是受精卵在子宫内膜上着床导致的。受精卵着床时大多数女性没有特别明显的反应，少数女性会流出一些红色或粉红色的血，一般没有其他伴随症状。这种出血并不会影响胚胎发育，更不需要治疗，保持清洁就可以了。

2. 早期流产

一般发生在孕12周之内的流产属于早期流产。早期流产的全过程都会伴有阴道流血。先兆流产会出现少量阴道流血，可以观察到暗红色或者带血的白带，还会有一阵一阵的腹痛或者腰背痛。这时候让医生根据具体状况，及时采取措施，保住宝宝的可能性还是很大的。而如果继续发展，阴道流血量增加、腹痛加剧，就难免会出现流产，宝宝可就保不住了。但即使这样，也一定要打起精神去医院做个B超，看看子宫内是不是还有没流出来的残留物，避免不全流产造成进一步伤害。

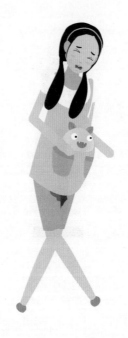

3. 宫外孕

如果受精卵在输卵管、腹腔等位置着床，就是异位妊娠，也就是宫外孕。宫外孕一般会在停经6～8周时有不正常阴道出血，这种出血颜色暗红、量少，并且淋漓不尽，一般不超过月经量，还可能排出蜕膜管型或碎片。宫外孕还会伴随腹痛，早期可能不明显，继续发展异位妊娠位置破裂会有严重腹痛，还可能因为腹腔内大量出血而导致休克，危及生命。

4. 葡萄胎

葡萄胎是一种胎盘滋养细胞疾病，发生率极低，也会引起阴道出血、腹痛，偶有继发大出血、感染、败血症等严重的并发症。葡萄胎患者在停经一段时间后，会发生不规则的阴道流血，开始的时候量少，所以容易被误诊为先兆流产；之后量逐渐增多，还可能经常反复大量流血，有时也可能排出水泡样组织。除了出血症状，当葡萄胎增长迅速、子宫急速膨大时可能会引起下腹胀痛；在排出时，子宫收缩也会引起下腹阵发性疼痛。

建议各位准妈妈在停经 6 周后如果出现出血的症状，需要到医院通过 B 超确认自己是不是宫内孕，排除宫外孕和葡萄胎的可能性。还需要医生检查明确是否存在宫颈息肉或宫颈糜烂表面出血以及阴道炎症。确认正常怀孕之后，如果有少量出血，比如内裤上有一些血性分泌物，可以先适当休息、继续观察，如果出血量多、持续时间长、反复出血，都要及时就医。

第 **44** 课
孕期合理用药

请扫描二维码，观看本课视频

人难免有生病的时候，孕期也不例外。孕妈们总是担心孕期使用的药物会影响到宝宝，生了病也死扛硬忍。但母子连心，妈妈受苦的同时，肚子里的宝宝也备受煎熬。

 那么孕期到底该不该吃药，到底该吃什么药

药物对胎儿的作用受到很多因素的影响，而胚胎发育时期不同，药物的作用也不同。受精 2 周以内，或者说孕 4 周内，大多数药物对胚胎的影响遵循"全或无"原理，要么导致胚胎自然流产，要么不对胚胎造成影响，一般不增加畸形风险。孕 4 周后，到孕 12 周左右，胚胎、胎儿的主要器官迅速发育，是药物的致畸敏感期，如果在这期间擅自用药，容易造成胎儿组织或器官畸形。

● **孕 5 ～ 12 周是致畸敏感期**

孕 12 周以后，直到分娩，胎儿大部分器官已形成，药物致畸作用明显减弱，但对生殖系统、神经系统的影响还会存在。

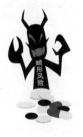

 那孕期就不能吃药了吗

当然不是，并非所有的药物都存在致畸风险。如果怀孕期间患病，疾病本身可能对胎儿造成影响，甚至流产、早产等。所以需要及时去正规医院进行治疗，不能硬扛着不治疗。

孕产 280 天一日一课

孕妈该如何判断某种药是否是安全的呢

美国食品药品监督管理局（FDA）将药物分为 A、B、C、D、X 五类，妊娠期间推荐使用 A、B 类，慎用 C 类，不用 D、X 类。

就拿我们熟悉的抗生素为例，常用的青霉素类、头孢类和红霉素、林可霉素以及治疗滴虫常用的甲硝唑都属于 B 类药物。而喹诺酮类，即名为"某某沙星"的药物属于 C 类，需慎用。四环素会导致宝宝牙釉质破坏，链霉素可以损伤宝宝听力，都属于 D 类药物，孕期不能使用。抗病毒药如利巴韦林属于 C 类，在怀孕期间需要慎用。而镇静和抗失眠的安定多数属于 D 级，孕期不能使用。我们常见的止痛药阿司匹林，小剂量使用的话属于 C 级，要谨慎使用，但长期大量使用则属于 D 级，是绝不推荐的。

 有的孕妈可能会问了，这些分级都是针对西药的，那么中药安全吗

实际上，由于中药的复杂性，至今并没有公认的对中药安全性进行评价的系统。因而这里无法明确指出哪些中药可以使用，哪些不可以。

关于孕期用药的大方向，孕妈们只需要记住以下两点：可用可不用的药物尽量不用，必须用的药物需经过医生的指导，权衡利弊。

● **孕期注意保持身体健康**

当然了，孕妈们也要注意平衡膳食、适当锻炼、防寒保暖，避免接触有毒有害物质，定期产检，保持身体健康、少生病、少用药，健健康康地迎接宝宝的到来。

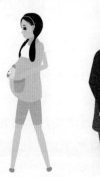

第 **45** 课

hCG 和孕酮值说明了什么

请扫描二维码，观看本课视频

● **hCG 在孕期的变化**

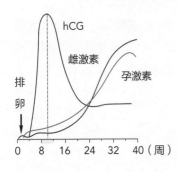

hCG 全名叫人绒毛膜促性腺激素。受精后的第 6 天胎盘滋养层细胞就开始分泌，之后以隔天加倍的速度上升。到了妊娠 8 ~ 10 周时，hCG 达到高峰，持续约 10 天后下降。

通过检测 hCG 在人体血液、尿液中含量的变化可以判断怀孕、流产等。一般在受精后 10 天，可以从母体血清中测出。用早起第一次晨尿测试，早孕试纸有两条线，也就是阳性，基本就说明怀孕了。如果抽血测试，正常人血 hCG 的正常值小于 10，β-hCG 的正常值小于 3.1，如果化验报告单上 β-hCG 超过 5 就说明可能怀孕，如果超过 10 并且隔天加倍，基本就可以确定怀孕了。

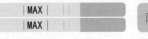

阳性

有的孕妈看到自己的 hCG 值比相同预产期的孕妈低，就很紧张，担心会不会先兆流产、胎停育。实际上 hCG 的正常值因人而异，如果过度紧张影响到宝宝就不好了。我们只要在医生指导下关注 hCG 的相对变化情况就可以了，一般不用太在意绝对数值。

如果 hCG 停止隔天加倍升高，可能说明妊娠出现了异常。但 hCG 并不是一个可以确诊的指标，还需要结合其他检查查明情况。

孕酮是由卵巢黄体和胎盘分泌的一种天然孕激素，又叫黄体酮。它可以保护女性的子宫内膜，从而维持妊娠。

怀孕之前黄体酮含量会随着月经周期变化，卵泡期也就是月经第一天到排卵日，黄体酮值很低，一般不到 2 纳摩尔每升。排卵后卵巢黄体会产生大量黄体酮，在排卵之后极速上升并会持续 10 ~ 14 天，如果没有怀孕，就会骤然降低，到月经前 4 天降回到卵泡期的水平。而如果怀孕了，黄体酮浓度则会维持在 60 纳摩尔每升，或者 20 纳克每微升以上，一直到足月，血清黄体酮水平随着孕期增加稳定上升。合理的黄体酮浓度有利于受精卵着床，保证受精卵和胎儿能在子宫腔内安全地生长，同时还能促进乳腺发育，为泌乳做准备。

● 排卵后未受孕孕酮的变化

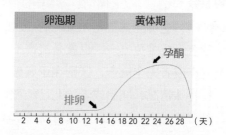

孕早期的 3 个月建议大家也进行黄体酮的检查，以便及时发现可能存在的问题。对于有过流产经历或者是月经不规律的女性来说，更要尽早检查黄体酮。黄体酮值和 hCG 值一样，不同人之间的差异很大，所以也不要和别人去比较，主要也是看自己的上升趋势。即使黄体酮值低于正常范围，孕妈也不要过于担心，更不要自己吃黄体酮保胎。先让医生根据你之前的检验结果确定是否真的异常，再结合其他检查，给出合理的诊断和治疗。

第**46**课
自然流产的原因及预防

请扫描二维码，观看本课视频

对于孕妈来说，最担心的应该就是遇上流产了。下面我们就来讲讲流产都是哪些原因造成的。

自然流产按照发生的先后顺序分为先兆流产、难免流产、不全流产和完全流产。

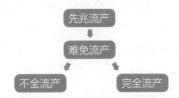

大概过程是这样的：孕28周前，孕妈出现少量阴道流血，随后感觉腹部疼痛，这可能就是先兆流产的症状。如果治疗不及时或情况严重就会形成难免流产，也就是流产不可避免，继续发展就发生不全流产或者完全流产，区别在于妊娠物是否完全排出体外。还有一种特殊情况，胚胎或者胎儿已经死亡，但滞留在宫腔内，没能及时自然排出，这就属于稽留流产了。

自然流产的原因分为胚胎因素、母体因素、父亲因素和环境因素。

胚胎因素中的染色体异常是引起早期流产的最常见的原因。父亲的精子染色体异常也会导致流产。环境中过度接触放射线和有害化学物质，也都可能引起流产。

● 染色体异常是早期流产的常见原因

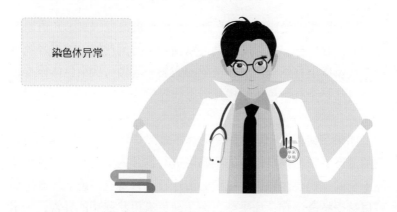

染色体异常

母体作为胎儿生长和发育的场所，她的不良状况是造成流产的重要因素。首先是患有全身疾病，如严重贫血、高血压和血栓性疾病；其次是生殖器官异常，如子宫畸形、子宫肌瘤等，宫颈功能不全则会引起孕12周以后的晚期自然流产；另外还有内分泌异常，如黄体功能不全、甲状腺功能减退和糖尿病孕妈血糖没控制好的。

之前做过手术或者腹部遭受过严重撞击、过度紧张焦虑这种强烈应激，以及过量喝咖啡、吸烟、酗酒这些不良习惯也有可能导致流产。

● 可能造成流产的其他因素

- 做过手术
- 腹部受过严重撞击
- 过度紧张焦虑
- 不良生活习惯

除此之外，免疫功能异常，母体对胎儿产生排斥反应，也是造成流产的原因。

有没有办法预防自然流产呢

接受医生的健康检查，仔细分析流产的高危因素，知道原因后对症治疗，在一定程度上是可以预防自然流产的。如果曾经有过 2 次及以上自然流产史，备孕的夫妻一起做一次染色体检查，明确自己是否有染色体结构及形态的异常。

如果孕妈是 Rh 阴性血，要做好血型管理，减少因溶血而导致的流产；子宫内口松弛的孕妈可进行宫颈内口环扎术；黄体功能不全的孕妈要注意进行持续的治疗；有自身抗体或血栓性疾病可以接受抗凝治疗；如果孕妈在孕前就有甲状腺功能异常，一定要等治疗稳定后再怀孕。

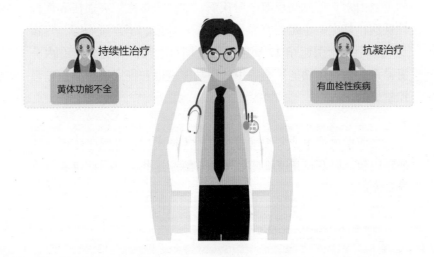

怀孕期间还要减少不良环境的影响，孕妈要多休息，适当运动，减少接触射线的工作。除了孕妈，准爸爸也要加强锻炼，提高精子的质量，必要时适当接受药物治疗。

第47课
为什么会发生先兆流产

请扫描二维码，观看本课视频

大家可能总听别的孕妈说起"先兆流产"，那么先兆流产最终会不会流产呢出现先兆流产症状要怎么处理呢

胚胎着床后 31% 都会发生自然流产，也就是说在怀孕 28 周之前、胎宝宝体重不足 1 千克的时候，并没有采取人工手段地结束了妊娠。

自然流产一半以上都属于生化妊娠，发生在月经期之前，很多人还不知道自己怀孕，都以为只是一次普通的月经。等到确认自己怀孕之后，流产这个话题才会越来越多地被孕妈重视。

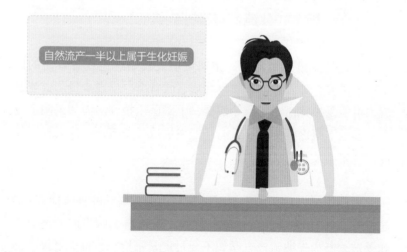

自然流产一半以上属于生化妊娠

自然流产从发展阶段来划分，先是出现可能流产的征兆，我们叫先兆流产。先兆流产通过适当休息、及时治疗，有可能好转，可以继续妊娠，但如果继续发展，流产就不能避免了，我们叫难免流产。大家都希望自己的孕期一切顺利，那么就得关注自己的身体状况、及早发现先兆流产的症状、及时就医。

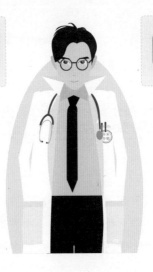

先兆流产及时治疗，可以继续妊娠

先兆流产发展为难免流产，流产不可避免

 那么先兆流产有哪些症状呢

　　首先是少量阴道流血，孕妈可能发现暗红色或者带血的白带；还可能有阵发性的下腹疼痛或者腰背痛。出现少量阴道流血就很可能是先兆流产了，孕妈要马上跟医生报到。而如果阴道流血增多或下腹疼痛加剧，就有可能发展成难免流产，这时候再找医生就来不及了。

　　来到医院之后，医生会通过询问病史、基础的身体检查、B超检查，还有 hCG 和黄体酮的化验，来诊断孕妈当前的情况。如果被诊断为先兆流产，孕妈不要过度紧张担心，首先要保证自己的情绪安定、信心十足，这对留住宝宝非常重要。医生会根据孕妈的病史和检查结果，分析原因。如果是胚胎自己的因素导致的流产，孕妈不用执意挽留，这是自然淘汰的结果，都是为了让你生出一个更健康的宝宝。而如果是妈妈的身体因素造成的，医生就会给出一些有针对性的治疗措施和建议。

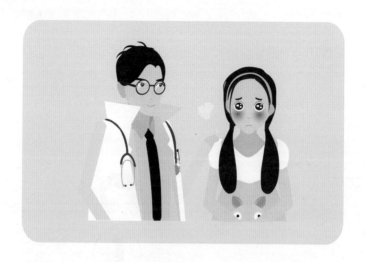

这个时候，孕妈应该适当休息，并且杜绝性生活。

对于黄体功能不全的孕妈，可以口服地屈黄体酮，或肌内注射黄体酮，也可以同时口服维生素 E，进行保胎治疗。对于甲状腺功能减退的孕妈，可以口服小剂量的甲状腺片。

如果治疗两周以后，阴道流血停止、B 超检查也能看到胚胎存活，这个宝宝可算是保住了。而如果症状加重、B 超发现胚胎发育不良、hCG 不升反降，就说明流产不可避免，爸爸妈妈不要伤心，在医生的帮助下，分析好流产原因，准备迎接下一个更加健康的宝宝吧！

孕妈要警惕先兆流产的症状，发现阴道流血要及时就医检查。

请扫描二维码，观看本课视频

第48课
胚胎停育

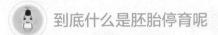

到底什么是胚胎停育呢

受精卵发育异常并自动终止发育

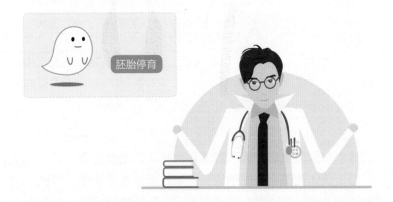

胚胎停育

如果在最初的阶段，受精卵出现了发育异常的情况并自动终止了发育，我们将这种情况称之为"胚胎停育"。一般多发生在怀孕 8 ~ 10 周，80% 以上发生在孕 12 周以内。

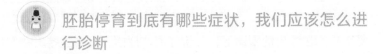

胚胎停育到底有哪些症状，我们应该怎么进行诊断

在妊娠早期，阴道有流血，呈暗红色血性白带，并伴有下腹疼痛，那就很有可能是胚胎停育的征兆了。有些孕妈出现妊娠反应逐渐消失，像不再恶心、呕吐等的早孕反应消失，乳房发胀的感觉减弱的情况，也可能是出现了胚胎停育。碰到这种情况，孕

妈们应该及时就诊，做 B 超检查评估胚胎的生长发育情况。并且再次请医生核对你们的末次月经，必要的时候进行血 hCG 和黄体酮的检查以进一步确定诊断。

● 必要时检查血 hCG 和孕酮

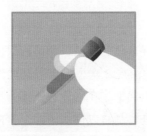

还有一部分胚胎停育的孕妈症状不明显，需要通过常规的 B 超检查来发现。一般在孕 7 周左右、胎心出现的时候去医院进行 B 超检查，观测胚胎的发育情况。

为什么会出现胚胎停育呢

胚胎本身的染色体异常，这是胚胎停育最主要的原因。例如怀孕早期无意间接触到了有害化学制剂、药物或者电离辐射等，都是导致染色体异常的原因。

● 可能导致胚胎染色体异常的原因

- 有害化学制剂
- 药物
- 电离辐射

孕妇内分泌失调：正常内分泌功能很重要，在内分泌系统的任何一个环节出问题都有可能导致胎儿夭折，如黄体功能不全等；免疫因素：母亲对胎儿的排斥过强也会导致胚胎停育；孕妇子宫异常：子宫内膜太厚或者太薄、子宫过小、子宫畸形；还有生殖道感染、环境因素、精子异常以及其他情况都有可能导致胚胎停育。

 如果出现了胚胎停育的情况，我们应该如何处理呢

首先，要调整好自己的心情，正确面对。根据统计，只有不到 5% 的女性会连续流产 2 次，大多数胚胎停育是自然"优胜劣汰"的结果，有利于优生。在确诊胚胎停育后，需要在医生指导下进行流产处理。进行刮宫以彻底清除子宫内的胚胎组织，防止术后宫腔粘连、宫内感染或子宫内膜受损，以免影响下次怀孕。如果多次发生胚胎停育的情况，就需要做身体检查了。与同一伴侣 2 次或 2 次以上出现胚胎停育现象的话，建议双方共同到医院进行全面检查。

胚胎停育发生后，孕妈可以向医生说明自己的情况，咨询医生下次怀孕的合适时间。如果出现"胚胎停育"，准妈妈们一定要正确面对！

第49课
先兆流产，如何保胎

请扫描二维码，观看本课视频

怀孕相当不易，因此当不幸出现流产征兆时，如何抉择就成了一道难题。是应认准我命由我不由天呢？还是应信奉胎儿要走莫强求呢？

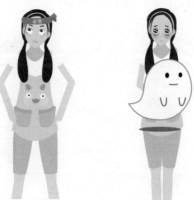

出现先兆流产的原因有很多，胚胎缺陷和母体疾病都可能是流产的"幕后凶手"。其中胚胎缺陷引起的流产占了大部分。如果先兆流产是由胚胎缺陷引起的，那么这属于自然的淘汰与选择，有利于减少新生儿先天缺陷的发生率，这种情况下不建议盲目保胎。但如果是非胚胎因素导致的流产，很多时候就有必要进行积极的保胎治疗了。

 非胚胎因素都有哪些呢

内分泌功能障碍是最常见的病因。此外，生殖系统的炎症或畸形也很容易导致流产，结核等慢性病增加孕妇负担，免疫问题引起的流产也不少见。

出现非胚胎因素引起的先兆流产到底该如何保胎呢

在出现先兆流产的迹象后，孕妈应该及时就诊，测 hCG、黄体酮值以及做 B 超都是必要的检查，下一步该怎么做需要在医生的指导下进行。如果这些指标基本正常，一般不需要打针或者吃药，自身调理就足够。

● 各项指标正常可自身调理保胎

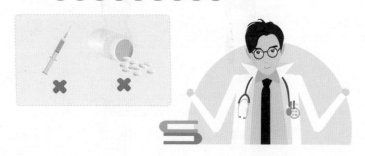

保胎时要注意减少活动多休息，并注重饮食均衡、补充必要的营养。此外，保胎期间还要禁止性生活和不必要的阴道检查。但如果检查结果显示 hCG 或黄体酮比较低，就说明可能是内分泌的问题，这时就需要采取手段进行治疗了，口服或肌肉注射黄体酮或者注射绒毛膜促性腺激素是十分有效的手段。而对于其他疾病引发的流产来说，治疗炎症、结核、自身免疫病等基础病才是保胎工作的根本。

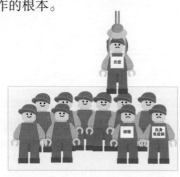

如果保胎成功，欢喜之余也别忘了定期产检。一般保胎 1 ~ 2 周后，要及时到医院检查胚胎发育情况，以后也要定期产检直至宝宝出生，以确保胎儿发育正常。如果宝宝的各项指标都很差，必要时我们还是要听从医生建议、实行人工流产。

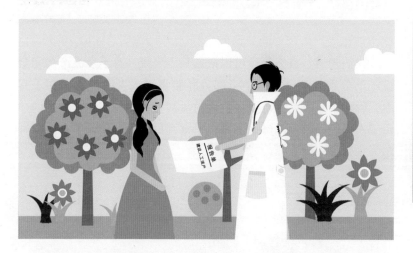

即使出现先兆流产，孕妈也不必太过紧张，一般来说保胎治疗的成功率是很高的，只要能及时就诊并给予及时治疗，大多数孕妈还是可以保胎成功、顺利生下宝宝的。孕期的情绪状态对孕妈和胎儿都十分重要，保持好一个健康放松的心态也有助于让自己和宝宝尽快恢复到最佳状态。

虽然胚胎缺陷引起的流产通常难以保胎，但对于母体原因导致的流产，我们应该坚持科学保胎观，打好保胎大作战。

第**50**课
自然流产的处理和康复

请扫描二维码，观看本课视频

我们知道，自然流产可以根据临床表现，有不全流产和完全流产的分别。不全流产是指部分胚胎组织或者胎盘遗留在子宫内，影响子宫收缩，可能导致大出血甚至休克。而完全流产的孕妈子宫内的妊娠物已经全部排出，宫颈口完全关闭，子宫恢复到接近正常大小。

● **完全流产**

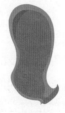

宫内妊娠物全部排出

宫颈口完全关闭

子宫恢复接近正常大小

只靠我们自己是很难判断是哪种类型的流产的，所以，出现阴道流血和阵发性腹痛这些流产症状时，一定要立刻去往正规医院检查。

如果 B 超检查证实宫腔内没有残留物，也没有任何感染的症状，可以不用特殊处理。而对于不全流产以及难免流产的妈妈，为了避免感染、发热、大出血等不良后果，对孕妈的生命造成威胁，要尽早促进胚胎组织排出。

12 周之前的早期流产一般通过负压吸宫术或钳刮术等方式排出妊娠物。12 周及之后的晚期流产，还要促进孕妈宫缩，帮助胎儿、胎盘全部娩出。娩出后，医生要检查胎盘胎膜是不是完全，如果还有残留的部分，要刮宫来清除宫内残留物。如果已经出现了大出血和休克，要同时输血输液，用抗生素预防感染。

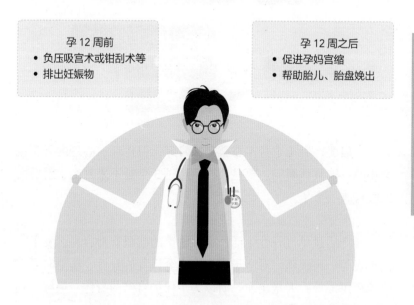

孕 12 周前
- 负压吸宫术或钳刮术等
- 排出妊娠物

孕 12 周之后
- 促进孕妈宫缩
- 帮助胎儿、胎盘娩出

如果出现稽留流产，死亡的胚胎没有自然排出，有发生凝血功能障碍的可能，在刮宫过程中可能发生大出血，所以需要住院治疗。而如果出现流产合并感染，也需要住院，在控制感染的同时尽快清除宫内残留物。

经历了流产的孕妈，不止身体经历了一次不正常的分娩，心理也遭受了巨大的伤害，需要一段时间来安抚身心。在这期间，孕妈应该保持安定平和的心态，注意休息，减少体力劳动和过激的体育锻炼；时常清洁会阴部、避免盆浴、勤换洗内裤；要是阴道持续出血超过 10～14 天，或下腹痛不止、分泌物增多，一定要再去医院复查；另外如果出现泌乳现象，可以减少汤汁类饮食或回奶；规律作息、饮食，适当锻炼，比如散散步，也会对恢复身体有帮助。

● 注重会阴清洁，留意异常现象

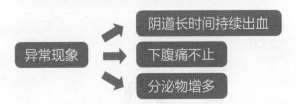

清洁会阴、避免盆浴、勤换洗内裤

异常现象 ➡ 阴道长时间持续出血

➡ 下腹痛不止

➡ 分泌物增多

　　一般流产后 1 个月左右就会来月经，但生理、心理的影响也会小幅影响具体时间。要是流产后超过 3 个月不来月经，就要去医院检查一下了。

　　流产后过早进行性生活，带入阴道的细菌非常容易引发子宫内膜炎等妇科疾病，对于子宫没有完全恢复的女性，高潮时子宫收缩还可能导致大量出血。所以为了保护自己的身体，最好等到 1 个月之后再同房。

　　流产后，建议过一段时间，等身体恢复好了再怀孕。如果很快再次怀孕，很可能因为子宫还没完全恢复而再次流产，所以最好先做好避孕措施。不过万一再次中招，也不用太过焦虑，听从医生指导、定期产检是正理。

　　经历了流产的孕妈要合理作息、注意休息、调养身体，准备再次怀孕。

第51课 复发性流产

请扫描二维码，观看本课视频

如果与同一配偶发生连续 3 次或 3 次以上的自然流产，就属于复发性流产了。它是一种临床上常见的妊娠并发症，在育龄妇女中的发病率大约有 1%~5%。

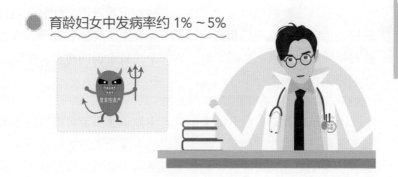

育龄妇女中发病率约 1%~5%

一些准妈妈担心，发生过一次自然流产会不会变成复发性流产。其实这两件事并没有必然的因果关系。如果只有过一次自然流产，变成复发性流产的概率是比较小的。但是如果连续发生 2 次自然流产后，再次怀孕时流产率会高达 50% 以上，这就已经需要重视了。

复发性流产的原因和偶发性流产基本一样，比如胚胎染色体异常、有单基因病变，妈妈的免疫功能异常导致无法对胚胎产生足够的耐受，以及黄体功能不全、甲状腺功能低下等内分泌功能异常，子宫结构异常、凝血功能异常等都可能导致复发性流产。

另外，接触过多的有毒有害化学物质及放射线，严重的噪声，吸烟、酗酒等不良嗜好都可导致自然流产。

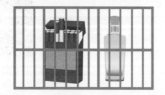

导致复发性流产的原因

有害化学物质及放射线

严重的噪声

吸烟酗酒等不良嗜好

不过，随着流产次数的增加，胚胎染色体异常的原因占比下降，我们更需要关注其他原因。

复发性流产的原因复杂多样，有时候很难查清。针对不同的病因，治疗方法也不尽相同。如果不幸发生了复发性流产，准爸爸妈妈要及时寻求医生的帮助，做一个比较全面的检查，找出流产的原因再对症治疗。

子宫结构异常、内分泌失调或者生殖道感染等可以通过手术或者药物进行治疗或控制，部分可以达到完全治愈的效果，但是也有一定的复发的可能性，比如生殖道可能会发生反复感染。而如果夫妻中有染色体异常或者单基因疾病，就很难针对流产采取治疗，即使顺利分娩也有可能生下异常的宝宝，还需要在孕中期通过产前诊断等手段对胚胎进行筛选。除了采取医疗手段治疗，保持良好的生活习惯还可以预防一部分复发性流产。

主要做到这几点：改变不良的生活习惯，比如戒烟、酒，不过量饮用咖啡等；养成个人卫生习惯，预防生殖道感染；远离环境中的有害物质、放射线、噪声；避免不必要的人工流产。另外也要积极参加婚检和孕检，这能帮助大家提前发现问题，及时在医生的指导下进行治疗和控制。

部分复发性流产是可以通过一系列措施预防的，咱们能避免就避免，如果不能避免，一定要及时治疗。

第52课

孕期为什么会嗜睡

请扫描二维码，观看本课视频

　　孕期嗜睡常发生在停经 6 周以后，一般持续到怀孕 3 个月。在进入妊娠第 14 ～ 15 周后，嗜睡感就会减轻。孕期嗜睡是一种正常现象，足够的睡眠对孕妇十分重要。所以，准妈妈在怀孕初期出现嗜睡是不必担心的。如果嗜睡症状严重，或者是到了怀孕中期还有明显的嗜睡现象，那准妈妈就需要到医院就诊了。

● 孕期嗜睡是正常现象

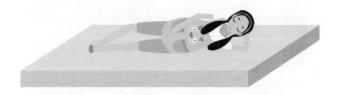

　　有坊间传言说"孕妇嗜睡容易生女儿"，这是毫无科学依据的。胎儿性别由父亲染色体决定，与孕妇是否嗜睡这种早孕反应症状是没有任何关系的。

是什么导致的准妈妈嗜睡呢

　　怀孕后，准妈妈的体内会分泌黄体酮，黄体酮可以保护胎儿、减少流产的可能性，但同时还会对准妈妈产生一种麻醉的作用，让人想睡觉；孕妇的基础代谢率比一般人高 25%，所以体内的热量消耗也快，可能会造成血糖不足，也会犯困；准妈妈体重增加会加大子宫内的压力，进而导致心脏输出血量增加；烦躁、焦虑等不安情绪会降低孕妇的睡眠质量，所以需要更多的睡眠。这些都是导致准妈妈感到疲倦、想睡觉的因素。

醒来后觉得头晕乏力是正常的吗

醒来后头晕乏力的原因有很多，要仔细辨别。如果属于早孕反应，那就是正常的。如果是由密闭空间导致的缺氧引起的，就多到空气流通的地方呼吸新鲜空气。由低血糖引起的，可进食一些高糖高热量的食品。贫血也会引起头晕，注意补充蛋白质类食物和铁。

对于嗜睡严重的准妈妈，可以小睡片刻，缓解疲劳，但白天每次睡眠最好不要超过 1 小时。

白天每次睡眠最好不超过 1 小时

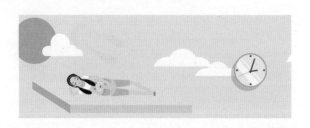

可以多培养些兴趣爱好，比如做小手工、画画等，这样可以转移注意力，缓解嗜睡症状。另外要养成规律的作息时间，提高睡眠质量，切记不要熬夜。还可以适当进行运动，呼吸新鲜空气，人也会变得精神起来。饮食调理也是有用的，多喝牛奶，吃富含维生素的水果，但不要随便喝提神的饮料，防止摄入过多的咖啡因，像咖啡就是不能多喝的。

睡不醒的准妈妈们，过分的担心是不必要的。改善饮食，调整状态，嗜睡症状就会随着时间慢慢消失的。

第53课
日常生活中哪些东西有毒害

装修材料中的甲醛、苯、酚、氡、氨等物质，还有一些大理石中的射线极易对孕妈及胎儿造成严重影响，可能会导致流产和胎儿停止发育，或者造成胎儿畸形，严重的发生胎死宫内。

所以我们一定要警惕装修污染，主要注意以下几点：

1. 要科学选材，特别关注木地板中的甲醛含量、石材的放射性以及涂料的二甲苯含量是否超标。

● 注重科学选材

> 木地板的甲醛含量

> 石材的放射性

> 涂料的二甲苯含量

2. 提倡简约装修，尽量减少装修材料的使用量，家具体积不要超过房间的50%。还要重视通风，装修好之后至少要通风15～30天，按照国家标准检测合格后再入住。入住之后也要经常通风换气，一般可以在早上10点以后，分早、中、晚3次各通风20～30分钟。

爱美的女士要注意了，怀孕之后美发美甲最好放弃哦！染发剂中的对苯二胺是强致癌物，会破坏骨髓造血干细胞，并间接影响宝宝，染发时

软化剂 致癌

127

用的软化剂和定型剂也是非常明确的致畸物质。

　　指甲油也不可小觑，虽然闻着芳香扑鼻。但其实含有多种芳香类有机化合物，会导致流产或胎儿畸形。它们可以通过呼吸道进入体内，所以孕妈除了避免直接接触，最好也不要在有这些气味的环境中过久逗留。

　　杀虫剂和空气清新剂的主要成分都是有毒性的有机化学品。可通过食物、呼吸或者皮肤接触进入体内，这些有机化学制剂进入孕妈体内后，可通过胎盘进入胎儿体内，危害正在发育中的胚胎，使胎儿生长发育迟缓，造成先天畸形、智力低下，严重的可使胎儿发育完全停止，发生流产、早产和死胎，孕妈应避免接触。整个孕期不宜喷洒室内杀虫剂和清新剂。平时买的水果和蔬菜一定要清洗干净，最好经过一定时间的清水漂洗，以免误食有机农药。

　　蚊香燃烧的烟里含有许多对人体有害的物质，点一卷蚊香放出的微粒和烧 100 根香烟的量都差不多了，有可能诱发哮喘等疾病。蚊香燃烧释放的有机污染物还可能影响胎儿智力发育，也容易使大脑神经系统出现障碍。所以，孕妈最好不要用蚊香，也不要用其他化学品驱蚊，最好用蚊帐来防蚊。如实在必要，可以试试国外低毒、低浓度的蚊香，不过即使使用低毒蚊香也一定记住不要把蚊香放在孕妈头部附近。

第**54**课
怀孕可以化妆吗

哪有女人不爱美，怀孕的准孕妈也是如此。可是宝贝的健康和孕妈的美貌似乎常常不能兼得。许多孕妈为了宝宝忍痛割爱，整日素面朝天，但心中仍有一个美美的梦。其实，孕期并不是完全不能用护肤品和化妆品。

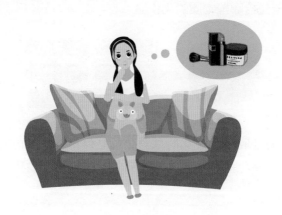

我们先来谈谈护肤。怀孕期间由于体内激素的波动，更容易出现肌肤问题。

如皮肤干燥粗糙、长雀斑、妊娠纹等，所以需要更多的呵护。但要记住，保养的原则是基础、温和。针对干燥粗糙，孕妈们可以选择温和的乳液或面霜。针对雀斑，孕妈们可以增加维生素 B 和维生素 C 的摄入。但注意，孕期一定要避免美白祛斑等功能性产品的使用，这类产品常常含有铅和激素，是造成胎儿畸形的元凶之一。

聊完了孕期怎样护肤，咱们再一起来看看关于化妆的那些事儿。

首先，孕妈们要知道，不恰当的化妆品确实是可怕的凶手，有致畸、致残等危险。

成分选择上，不能选择含酒精、激素、重金属、矿物油、化学香精等成分的产品，尤其要远离含汞产品。其次，化妆品主要是涂抹于皮肤表面的，然后通过皮肤吸收。

● 避免含哪些物质的化妆品

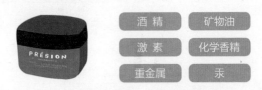

吸收的量取决于涂抹的量和化妆品停留在脸上的时间。因此，孕期最好化淡妆，并且彻底卸妆，防止化学物质的残留和堆积。

另外，在怀孕期间，孕妈涂抹口红可要非常谨慎。因为口红可以通过喝水、吃饭等进入体内，化学物质被吸收后可能影响宝宝健康，所以孕期尽量不擦口红。

● 孕期尽量不擦口红

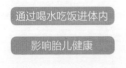

除此之外，很多孕妈都会贫血，而涂口红可能会掩盖贫血的表现，影响医生作出诊断。如果孕妈们确实需要，可以选择可食用的天然口红，并在饮水和进食前擦干净，避免有害物质的吸收。

说完如何选择面部使用的护肤品和化妆品，那么脱毛膏、染发剂、指甲油、香水这些产品要如何选择呢

我们建议是尽量远离！

因为和护肤品、化妆品比起来，这些产品往往成分更复杂。例如，脱毛膏中含有巯乙酸、染发剂中含有苯胺，这些可都会对宝宝健康造成威胁。

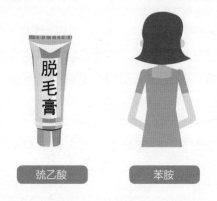

孕期只有合理选择化妆品，才能做美丽孕妈，生健康宝宝。

第 **55** 课
孕期需要远离手机电脑吗

请扫描二维码，观看本课视频

"孕期接受来自电子产品的辐射对孕妇和宝宝有害"，不知从什么时候起，这种说法就已经悄然成风了。许多孕妈宁可信其有，不可信其无，纷纷开始了防辐射大计。

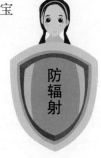

防辐射

 那么，孕期真的不能玩手机和电脑吗

辐射分为电离辐射和非电离辐射，我们日常生活中谈论辐射的危害时指的都是电离辐射。电离辐射能够使物质发生电离现象，包括 X 射线、γ 射线、α 射线、宇宙射线等。

在谈论电离辐射之前，我们有必要了解一下用来衡量辐射量的单位——当量剂量，它反映了电离辐射引起生物学效应的大小，单位为希沃特（Sv）。

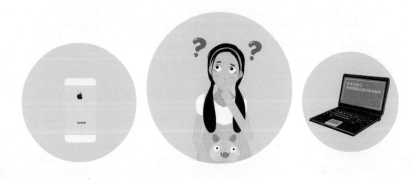

孕妈们最关心的应该就是生活中日用品的辐射了。

事实上，正常人在生活中都会接受辐射：一是自然界的天然辐射，这部分会占到总辐射量的89%；其次才是人工辐射，占到总辐射量的11%。而世界卫生组织（WHO）认为，正常生活环境的电磁辐射量并不会增加流产、胎儿畸形等不良事件的风险。电脑屏幕、电吹风等电器确实会产生一定剂量的辐射，但这种辐射剂量很小。国家也制定了严格的行业标准，对这些产品作出了严格的规定，防止它们对人体造成损害。

● 日用电器辐射剂量很小

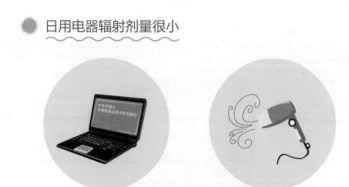

孕妈们看到"辐射会造成宝宝发育障碍、智力落后，还容易引发流产"的说法后往往胆战心惊。但实际上，只有极大量的辐射才会确切导致宝宝发育问题。研究表明，辐射剂量超过1希沃特时，宝宝会出现明显的生长发育迟缓。但就算不吃不喝连续面对显示器一年，造成的辐射量也只是和吃上10根香蕉是差不多

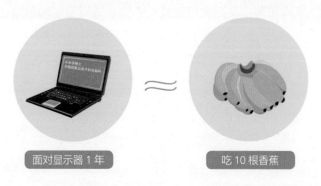

面对显示器1年　　　　吃10根香蕉

的，这个剂量仅仅是造成损害的剂量的百万分之一。至于接打手机时产生的辐射剂量，可以说几乎是零。

目前坊间流传着种种防辐射的方法，其中最热门的就是防辐射服了。孕妈们听信商家宣传，不惜在防辐射服上砸下重金。但实际上，防辐射服对孕妈来说，更多是一种心理安慰。生活中的射线并不像在医院拍X线，都来自一个方向，而是来自四面八方。其中有一部分会通过防辐射服的袖口、衣领等位置钻进防辐射服中，所以并不能完全屏蔽辐射。

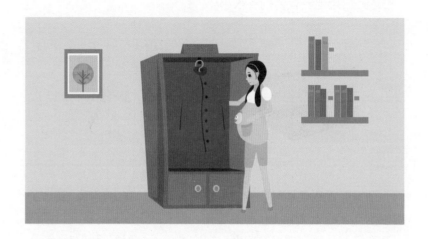

当然最重要的还是生活中的辐射剂量很小，至今没有证据证明会伤害孕妈和宝宝的健康。正常生活中的电离辐射不会对妈妈和宝宝造成伤害，孕妈大可以放松心情，这对宝宝的健康才是最好的。

第**56**课
孕期遇到空气污染怎么办

请扫描二维码，观看本课视频

　　这些年，环境问题可是全球的焦点，首当其冲的就是空气污染问题。孕妈们走出家门，如果面对的是灰色的天空和灰蒙蒙的景色，总会让人不住地担忧起肚子里的宝宝。

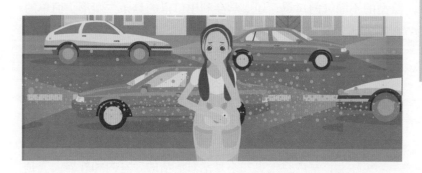

　　接下来给大家介绍一下孕期中空气污染会造成怎样的影响以及该如何应对。

　　研究显示，空气中各种污染物如 PM10、PM2.5、二氧化硫、氮氧化物等可能增加准妈妈们怀孕期间发生各种不良事件的风险。例如，妊娠期高血压、早产、出生体重过低等，甚至可能增加胎儿先天性心脏病和其他出生缺陷的发病风险。而针对空气污染的防护，最简单的方法当然是佩戴口罩啦。别看小小一个口罩，学问却大着呢。

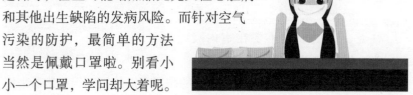

　　口罩是否能起到防护效果，首先要看它本身的功能。孕妈们

一定要购买正规厂家专用于空气污染的口罩。这种口罩一般都标有过滤规格，字母代表行业标准，中国是 KN，美国是 N，欧洲是 FFP，后面的数字是过滤的比例，组合起来就是诸如 KN95，N95 这样的标志，说明是对空气污染有防护作用的口罩。而那些医用一次性口罩和棉布口罩，很难发挥过滤作用。另一方面，要看口罩与面部的贴合性。如果口罩不能很好地把你的嘴巴和鼻子密封起来，那么再高级的材料也无济于事。

因此，孕妈们也要通过尝试和多方面的对比，找到适合自己脸型的不漏气的口罩，还要学会利用口罩的鼻条去塑形，简单的判断方法是戴口罩后深呼气，感受一下口罩的缝隙处是否有气流。同时，在网上也有许多测评可以供孕妈们参考。

说到这里，孕妈们可能要问了，既然室外这么危险，那就多待在室内不就行了吗

实际上，室内空气也并不是绝对清洁的，室内和外界大气是流通的，所以外面雾霾天中含有的有害物质室内同样会有。而且，室内还可能因为吸烟、烹饪、装修材料挥发等原因而含有其他的一些有害物质。所幸，只要避免接触，室内的污染源是非常容易杜绝的。

室内可能存在的其他有害物质

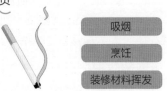

因此，家里有孕妇的家庭要注意，家庭成员不要在室内吸烟，做饭时记得打开抽油烟机，并且不住新装修的房子。有条件的孕妈可以使用空气净化器来更好地保护自己和宝宝的健康。

空气污染对宝宝有害，孕妈们要学会聪明应对。

第**57**课
孕期如何养宠物

请扫描二维码，观看本课视频

许多有宠物的孕妈在怀孕之后都会面临一项痛苦的抉择，不得不为了宝宝的健康而送走宠物。那怀孕和宠物能不能兼得？

关于孕期养宠物，大家最不放心的有两点：一是担心感染弓形虫引发流产、死胎、胎儿畸形；二是怕宠物导致过敏、抓伤或咬伤。

其实，怀孕时大可不必谈宠物色变。正常成人感染弓形虫病，通常是因为接触了猫粪或吃了没熟的肉。但接触猫粪感染上弓形虫的几率比吃未熟的肉类要少，而后者注意饮食卫生的话，不难预防。

在怀孕期间发生弓形虫初次感染才有可能传染给胎儿。如果孕妇在怀孕前感染过弓形虫，那就不再有传染的风险。除此之外，与宠物交流能让孕妈身心愉快、减少抑郁症的发生率。而强行与宠物分开，很容易让孕妈情绪低落，对宝宝的发育更不利。因此，怀孕期间是可以养宠物的。

 那孕期养宠物有哪些注意事项呢

对于家里养狗的孕妈，需要注意下面的这些问题：

1. 平时不要让狗狗吃生肉，并且让狗狗远离流浪动物。

2. 狗狗老往身上扑，对孕妈的肚子可是个不小的挑战。因此在怀孕后，要让狗狗知道这样是不可以的，聪明的狗狗会懂得主人的用意的。

3. 在散步时，要小心牵狗。为了避免被狗狗拽倒在地，把牵狗的任务交给他人是最安全的选择。

● 尽量不要牵狗，避免被拽倒

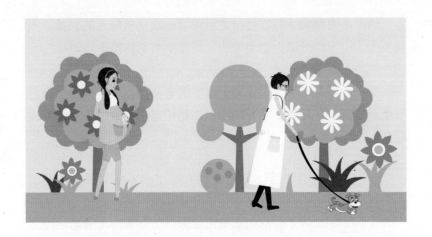

4. 孕妈平时和狗狗接触时，要避免亲吻这样的亲密动作。

家里养猫的孕妈，需要注意的问题和家里养狗的孕妈有差别。平时要做好猫咪的清洁卫生，避免让猫咪和流浪动物接触，经常给猫咪洗澡，定期给猫咪体检、驱虫。不要给猫咪喂生食，猫咪的饭碗一定要单独摆放、每天清洗。当然，像给猫咪洗澡、清理猫砂、清洗猫咪饭碗这些事情，最好交给其他家人进行，孕妈不要去做。孕妈每次与猫咪接触后，一定要用洗手液仔细清洗双手。家里的床单等寝具要经常换洗，地毯 2 ~ 3 周清洗一次，减少过敏原的残留。

● 床上寝具等经常清洗

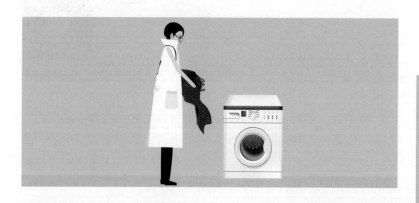

　　和养狗一样，养猫的孕妈也要避免和猫咪亲吻这样的亲密动作。除此之外，为了避免感染弓形虫，还可以在孕前做个 TORCH 检查。如果显示既往感染过弓形虫，那就不必担心了。如果从未感染过，则表明没有免疫力，那整个怀孕期间要格外注意喂养宠物的方式和自己的饮食卫生。如果化验结果显示正在感染，则暂时还不能怀孕。怀孕 3 个月时要复查一次，确保妈妈和宝宝的身体健康。

　　另外，如果家里的宠物以前没进行过预防接种，建议尽快带宠物进行预防接种。

　　宠物是人类的好朋友，只要做好防护工作，并注意孕期检查，孕期宝宝和养宠物都能兼顾。

第58课
孕期常见谣言

怀孕后，孕妈一方面要面临各种身体上的不适和心理上的压力，一方面还要提防来自四面八方的谣言。各种老人口中的"禁忌"把你吓得每天坐立不安，生怕触犯了哪一条，伤害到自己和胎儿。接下来，就让我们来为你破除这些谣言！

很多孕妈怀孕后都想知道自己的宝宝是男是女，也听说过很多辨别男女的方法。但是很遗憾，这些基本都是不可信的。

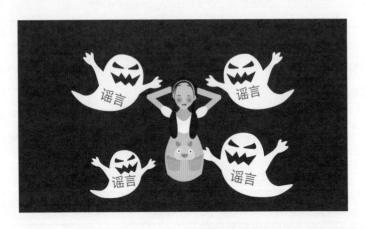

例如，"肚子尖怀的是男孩，肚子圆怀的是女孩"，其实孕妈肚子形状很大程度上是由胎儿的大小和位置决定的。另外，孕妈自身的体型也会影响到肚子的形状。靠肚子形状判断胎儿性别的方法，全是瞎蒙。关于饮食的各种禁忌和谣言就更多了。比如，我们常听到的"螃蟹等海鲜会损伤胎儿导致流产"。这种说法是没有依据的，海鲜本身并不会损伤胎儿。只是孕妈吃的时候要注意，海鲜可能会有寄生虫，所以要保证吃的海鲜新鲜卫生，并且完全煮熟。还有

"孕妇每天要吃够5种水果"，孕期其实并不需要每天吃这么多水果，尤其是一些含糖量高的水果，吃多了还有可能导致血糖升高，得妊娠期糖尿病。还有关于生活中的那些"不可以"。如手机、电脑、微波炉、电吹风、打印机等都有辐射，孕妈不能接触，一定要穿防辐射服。目前并没有科学依据证明手机、电脑、微波炉等发出的电磁波会影响胎儿健康，所以孕妈不必太担心它们的辐射伤害，防辐射服更是没有必要穿。但鉴于玩手机太久对视力不好、容易使孕妈熬夜等，还是建议孕妈尽量减少玩手机的时间，多散散步。

● 减少玩手机的时间，多散散步

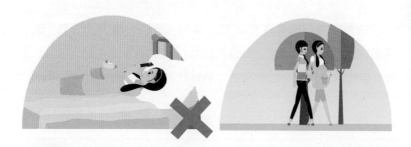

怀孕期间不能用护肤品的说法，也不是绝对的。怀孕期间更要做好基础的补水、保湿和防晒工作，只要使用的产品成分安全、质量有保证，一般是没问题的。不过要注意，孕期不要用一些有祛痘祛斑、抗皱、美白功能的护肤品。想实现这些功能，一般都得添加对孕妇和胎儿有害的化学物质。孕妈买护肤品时，记得认准"孕妇专用"。

孕妈们务必不要轻易被谣言蛊惑，对于自己不清楚的事，多向医生咨询。

第59课
孕期需要补充哪些营养

请扫描二维码，观看本课视频

 很多孕妈认为，孕期要多吃、多补。那么，孕期到底需要哪些营养物质呢

孕期营养是胎儿正常成长的基础。孕妈要摄入的营养，除了满足自己的代谢需求，还要通过胎盘转运给胎儿，供给胎儿生长发育。相比没有怀孕的同龄女性，孕妈自然就需要更多的营养摄入。

● 孕期营养要满足孕妇和胎儿需求

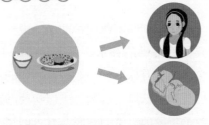

营养不良会使胎儿的生长发育缓慢，早产儿发生率增高，还会影响到胎儿的脑发育；孕期某些营养素缺乏或过多，还可能会导致先天畸形。孕期营养合理、充足，可以保证母体和胎儿的营养供应，还可以有效减少营养不良性贫血，妊娠期高血压、糖尿病，骨质疏松症等的发生，从而减少母体因素对妊娠分娩的不良影响，也会为产后母乳喂养奠定基础。

为了满足孕期代谢的需要，孕早期的热量摄入和孕前保持一致，孕中期相比孕前，每天增加 300 千卡左右的热量摄入，孕晚期和孕前相比，每天增加 450 千卡左右的热量摄入。孕妈不能因为早孕反应而不吃东西，更不能一味胡吃海塞。可以在正常的三

餐之外适当加餐，不饿、不撑、体重增长合理，就是最好的饮食摄入标准。

● 不能不吃东西也不能胡吃海塞

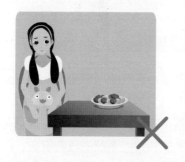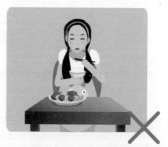

蛋白质、脂类、碳水化合物是人体的三大营养物质，都能为身体供能。每天的摄入中，推荐蛋白质提供能量占比 15% 左右、脂类 20% ~ 30%、碳水化合物 55% ~ 60%。

● 三大营养物质供能占比

蛋白质 15%　　脂类 20% ~ 30%　　碳水化合物 55% ~ 60%

我国营养学会提出，孕中期和孕晚期相比怀孕前，每天要增加 15 克和 30 克的蛋白质摄入，也就是每天要达到 70 克和 85 克。如果这个时候蛋白质摄入不足，会影响胎宝宝的脑部发育。而碳水化合物是供给热量的主要食物，孕妈每天正常吃主食就能满足需要，大约为 0.2 ~ 0.3 千克。除此之外，尽量少吃高糖高脂食物，减少孕期身体代谢方面的负担，减少妊娠期糖尿病及高脂血症等妊娠并发症的不良影响。

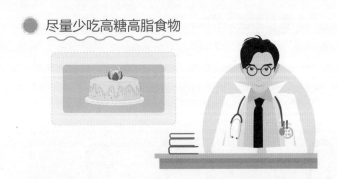

● 尽量少吃高糖高脂食物

铁、钙、锌、碘、硒、钾等微量元素对孕期健康也非常重要。缺铁影响孕妈血红蛋白的合成，容易造成缺铁性贫血；钙会用来构

补铁　补钙

铁钙可能需补充剂

其他微量元素饮食补充

建胎儿的骨骼，锌是蛋白质和酶的组成部分，碘与胎儿甲状腺和神经系统的发育有关，都对胎儿的生长发育非常重要；在孕期硒的缺乏容易导致胎儿或孕妈的心肌炎；怀孕后血钾浓度下降，如果过低也会造成孕妈身体不适。这些微量元素中，除了铁和钙可能需要服用专门的补充剂，其他都可以在日常饮食中得到补充。

怀孕这个生理过程当然也少不了维生素的参与。维生素 A 的缺乏可能导致夜盲、贫血、早产、胎儿畸形等；B 族维生素，尤其是其中的叶酸，对胎儿神经系统发育非常重要；维生素 C 用来形成胎儿的骨骼、牙齿、结缔组织；维生素 D 帮助钙的吸收，缺乏会影响胎儿的骨骼发育。

孕妈要从怀孕之前的 3 个月就开始补充叶酸，至少补充到孕 12 周以后。如果孕妈存在贫血，则需要补充铁剂，同时需要口服维生素 C 促进铁的吸收。而维生素 A 日常饮食中多加注意就足够了。孕妈从饮食中补充维生素 D 的同时，要适当晒晒太阳，但是孕妈中缺乏维生素 D 的比例很高，应该到医院检测维生素 D 水平，如果缺乏，建议单独补充维生素 D，从饮食中摄入是不够的。

第60课
孕期体重增加多少是合理的

请扫描二维码，观看本课视频

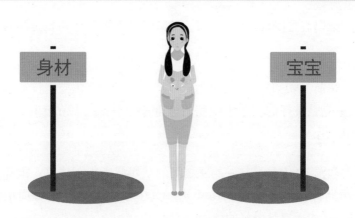

身材　　宝宝

　　孕妈一张嘴关系着两条生命，很多孕妈在身材与宝宝之间选择了宝宝，却又为产后身材走样而苦恼不已。孕期发胖难以避免，那么是否像人们所说的，孕期发胖无伤大雅，甚至有益于胎儿的营养吸收呢？

　　其实，这是很不科学的观点。

　　孕期体重增加过多或过少，都可能造成很多的不良影响。比如更容易发生子痫前期、妊娠期糖尿病，并且增加剖宫产、早产、低出生体重及巨大儿、胎儿窘迫、围生儿死亡等危险事件的发生率。而且更长远地来看，对孕妈和宝宝的身体素质也很不好。因此，孕前体重过高或过低的准妈妈，在孕前及孕期要将体重控制在正常增长范围内，以防前面提到的"不速之客"的到来。

怎样才能知道自己的体重是否处于正常范围之内呢

在医学上孕期体重管理观念由来已久。现今的观点认为用体重指数，也就是 BMI 来评估孕妈的营养状况是比较准确的。

孕妈们可以自己计算一下，BMI= 体重（千克）÷ 身高的平方（米^2）。

孕前 BMI<18.5 的孕妈为低体重，整个孕期体重增长 12.5 ～ 18 千克是最好的。孕中晚期的体重增速应该控制在 0.44 ～ 0.58 千克 / 周。

孕前 BMI 在 18.5 ～ 24.9 之间的孕妈属于正常体重，推荐整个孕期体重增长 11.5 ～ 16 千克。其中孕中晚期体重每周增加 0.35 ～ 0.5 千克是最好的。

孕前 BMI 在 25 ～ 29.9 之间的孕妈属于超重，整个孕期体重增长要在 7 ～ 11.5 千克之间。

孕前 BMI ≥ 30 的孕妈为肥胖，体重增长范围为 5 ～ 9 千克。

对超重的孕妈来说，孕中晚期体重增速要控制在每周 0.23 ～ 0.33 千克，对于肥胖的孕妈来说，孕中晚期体重增速要控制在每周 0.17 ～ 0.27 千克，体重每周增加最好不要超过 0.5 千克，否则可能增加孕期风险。

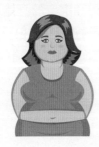

超重：0.23 ～ 0.33 千克 / 周

肥胖：0.17 ～ 0.27 千克 / 周

孕妈们，赶紧拿起手机计算器算一算，现在知道自己属于哪个组了吗？建议各位孕妈每天定时定点测体重，从怀孕早期就注意自己的体重变化。体重在手，宝宝不愁！

如果体重过高或者过低该怎么办呢

为了获得适宜的体重增长，孕妈要在饮食、运动、生活方式等方面多多注意啦。尤其要强调平衡健康的饮食，避免不适当的热量摄入。孕期身体状况允许的条件下可以进行适当的有氧运动，如散步、快走、骑车、游泳等，起到减轻体重的作用。对于怀孕，我们的口号是：只长肚子不长肉，孕期照样美美哒。

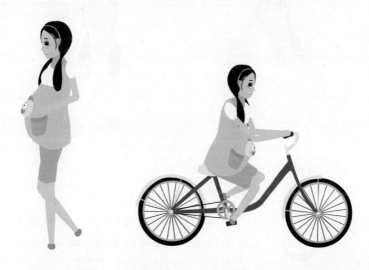

孕期体重增长不可掉以轻心，平衡饮食、适当运动才能做健康孕妈。

第**61**课
孕早期饮食注意事项

请扫描二维码，观看本课视频

　　孕初期的准妈妈们大多有恶心、呕吐、食欲缺乏等现象，但孕初期是胎儿主要器官发育形成的阶段，特别是神经管及主要内脏器官的发育，通过适当饮食为宝宝提供生长发育需要的营养，可是妈妈的重要责任。

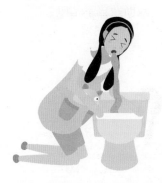
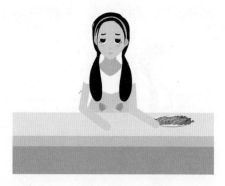

　　胎儿的器官发育离不开碳水化合物、蛋白质和脂类这三大营养要素，以及足够的维生素和矿物质，尤其是优质蛋白，维生素，铁、碘等微量元素的补充格外重要。蛋白质是生长发育的基础，对孕早期的胎儿发育和孕妈健康都十分重要。

碳水化合物

脂类

蛋白质

维生素和矿物质

　　孕早期适当补充含维生素 B 族的复合维生素，既可减轻早孕反应，还能补充其他多种维生素。怀孕后铁质更是孕妈不可缺少的营养，像是肉类、肝脏等都含有丰富的铁。碘是孕妈不可缺少的营养物质，碘缺乏会影响胎儿的智力发育，可以适当

孕产 280 天 一日一课

多吃一些含碘丰富的食物，如海带、紫菜、海鱼以及其他海产品。

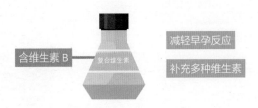

含维生素 B　　复合维生素　　减轻早孕反应

补充多种维生素

怀孕初期，饮食上要注意以下几条原则：

　　在食物的选择上，尽量选能够促进孕妈食欲的食物。多数孕妈都会因为早孕反应食欲下降或者口味改变，首要任务就是要让自己吃饱、吃好。在保证健康卫生的前提下，无论是酸、辣、咸、淡，都要迎合孕妈自己的喜好，不要忌口太多。苹果、桃子、牛奶、大豆之类的食物都非常适合孕早期的孕妈。而对于油腻、没胃口的食物，大可不必勉强吃下去。

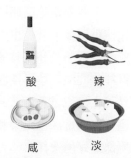

酸　　辣

咸　　淡

　　对于出现早孕反应的孕妈，要尽量抓住稍有食欲、吃得下去的机会进食，少量多餐，保证营养摄入。身边常备些点心、牛奶等，不要让自己空腹，同时注意补充水分。但如果孕妈属于少数没有早孕反应的幸运儿，孕早期依旧保持怀孕前的饮食量就足够了，孕早期不用刻意多吃。

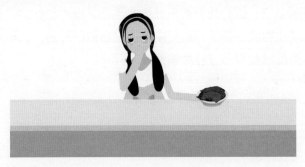

还要选择容易消化的食物，比如粥、面包干、馒头、苏打饼干、甘薯等，可以减少孕吐。

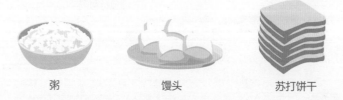

粥　　　　　　　馒头　　　　　　　苏打饼干

孕妈要拒绝高脂肪、高糖的饮食，防止血糖、血脂升高，避免体重明显上升。也不要随便服用补品，远离霉变的食物，戒烟戒酒，限制茶和咖啡的摄入。很重要的一点是，孕妈们一定要记得补充叶酸。孕早期服用叶酸能降低胎儿神经管畸形的概率，世界卫生组织推荐每天补充 0.4 毫克。孕妈除了服用叶酸补充剂，还可以通过深色蔬菜和新鲜水果获取叶酸，如菠菜、胡萝卜、芦笋都是好的选择。

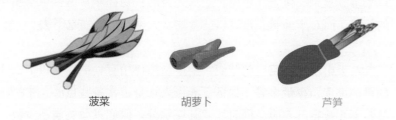

菠菜　　　　　　胡萝卜　　　　　　芦笋

轻度的孕吐是孕早期正常的生理现象，但也会影响营养平衡，如果我们不去注意，就可能造成营养不良，影响胎儿的发育和自身的健康，因此我们要积极缓解孕吐、摄入足够的营养。如果出现严重呕吐，甚至导致完全不能吃东西的时候，就要及时就医，必要的时候要通过静脉输液补充营养。

第62课
孕期谨慎对待烟酒茶咖啡

请扫描二维码，观看本课视频

孕期在生活习惯，尤其是在要进嘴的食物饮品上有一些禁忌，但更多的禁忌只是没有科学根据的老黄历。为了能清晰分开能进嘴的和不能进嘴的，在这里帮你把孕期需要严格限制的东西挑出来。

1. 孕妈最好别碰香烟

烟草中含有的焦油、烟酸、一氧化碳等有害化合物，会对孕妇和胎儿的健康产生负面影响。其中烟酸和一氧化碳会刺激神经末梢，释放能使子宫缺血的物质，影响胎儿生长发育。另外一氧化碳也会阻碍氧和血红蛋白的结合，导致胎儿宫内缺氧、生长发育缓慢。

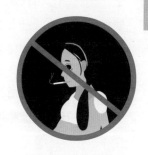

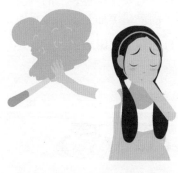

孕期抽烟还会增加自然流产率、胎膜早破、新生儿窒息等严重问题。有数据显示，吸烟的孕妈孕期早产率、流产率、死胎率，比不吸烟的孕妈多出40%。不仅不能自己吸，二手烟也是要避免接触的。孕妈吸二手烟也会给自己和胎儿造成很大危害，所以有吸烟习惯的家属要注意，吸烟时一定要远离孕妇。

2. 孕妈在孕期也不能喝酒

酒精会对胎儿造成永久的神经系统损害。怀孕的前3个月是大脑形成的关键时期，孕妈饮酒后，酒精随着血液进入胎盘，不仅会阻碍胎儿成长，还会破坏神经元及脑部结构，影响学习和记忆功能，引发心智或行为问题，甚至可能造成一种叫"胎儿酒精综合征"的永久出生缺陷。有国外研究表明，孕妈酗酒是造成宝宝智能障碍的主要原因。

● 可能造成"胎儿酒精综合征"

3. 咖啡因也会对母婴产生影响

咖啡和茶可以喝，但不能多喝。虽然目前临床上尚未发现孕期咖啡摄入量和幼儿智商或行为问题有直接联系，但美国有研究显示，孕妈日常咖啡因摄入量超过200毫克时，流产率会加倍，少于200毫克时，流产率并没有升高。所以孕妈怀孕期间，要节制地饮用，总的咖啡因量不超过200毫克就可以了。这大概相当于每天一杯半过滤咖啡，或两杯速溶咖啡的量。

除了茶、咖啡，还有一些含咖啡因的食物孕妈也要注意。可乐、巧克力、功能饮料比如红牛等，食用时要注意包装上的咖啡因含量，根据成分表计算一下摄入量，同样一天加起来不要超过200毫克。如果有孕妈觉得咖啡因对自己和宝宝影响大，就要尽量避免摄入。

咖啡因量≤ 200毫克

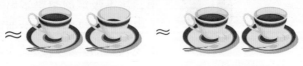

过滤咖啡　　　　　　　　　　速溶咖啡

第63课
叶酸补起来

请扫描二维码，观看本课视频

相信孕妈对叶酸都不陌生，这一节我就来给大家介绍一下孕期到底应该怎么补充叶酸。叶酸是一种水溶性 B 族维生素，最初是从菠菜叶子中提取出来的，所以叫"叶酸"。水果、蔬菜、肉类以及坚果类食品中都含有丰富的叶酸。

 那么，准妈妈为什么要补充叶酸呢

叶酸是机体细胞生长和繁殖所必需的物质，孕期叶酸缺乏会带来很多危害。对孕妈来说，叶酸缺乏会增加先兆子痫和胎盘早剥的发生率，可能导致胎儿发育不良，进而发生自然流产。而对于患有巨幼红细胞性贫血的孕妈，还容易出现出现胎儿宫内发育迟缓、早产、出生体重低以及巨幼红细胞性贫血。

● 孕期缺叶酸的危害

增加先兆子痫、胎盘早剥发生率

可能导致胎儿发育不良

可能引起自然流产

更重要的是，孕早期是宝宝中枢系统发育的关键时期，此时如果缺乏叶酸，很容易引起神经管畸形，影响宝宝早期发育。

孕早期缺叶酸的危害

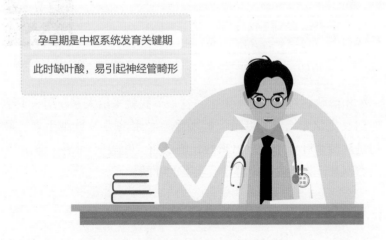

孕早期是中枢系统发育关键期

此时缺叶酸，易引起神经管畸形

神经管是胎儿的中枢神经系统，将会发育成脑、脊髓和脊椎，所以神经管畸形就会造成无脑畸形和脊柱裂等中枢神经系统的发育畸形。无脑儿一般在出生前就已经死亡，形成死胎或者死产；脊柱裂主要有显性和隐形两种，主要通过超声和血清学筛查来检查胎儿是否存在显性脊柱裂。有研究发现，孕前及孕期坚持补充叶酸，可以将新生儿神经管畸形发生率降低 70%，也有利于降低妊娠高脂血症发生的危险。

孕妈在孕期对叶酸的需求较高，食物中的叶酸容易在贮存和烹调过程中损失掉大部分，而人工合成的叶酸能够更好地被身体吸收和利用，所以除了食物中的叶酸，孕妈还要额外补充叶酸补充剂。

叶酸的补充要从计划怀孕或可能怀孕前 3 个月开始，至少在孕前一个月开始，这样才能更好地纠正体内叶酸缺乏的状态。世界卫生组织推荐准妈妈每天摄入 0.4 毫克，如果一两天没吃也不太要紧，不过最好要坚持吃。如果不慎多吃，只要每天不超过 1

毫克也是没有危险的。如果准妈妈之前有不良孕产史的话，例如曾经生出神经管畸形胎儿，以及患有糖尿病、癫痫等影响叶酸代谢的疾病，或者发现叶酸代谢障碍基因缺陷，则需要补充更多的叶酸，每天的摄入量可增加至 5 毫克。

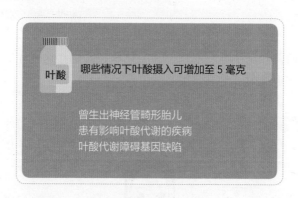

叶酸　哪些情况下叶酸摄入可增加至 5 毫克

曾生出神经管畸形胎儿
患有影响叶酸代谢的疾病
叶酸代谢障碍基因缺陷

但是，过量补充叶酸也会引发不良反应。

例如，可能影响锌的吸收，导致锌缺乏，从而使胎儿发育迟缓，成为低出生体重儿，另外还会干扰抗惊厥类药物的作用、掩盖维生素缺乏的症状等，影响孕妈和宝宝的健康。所以没有医生的指导，一定不要擅自增加叶酸的补充量。

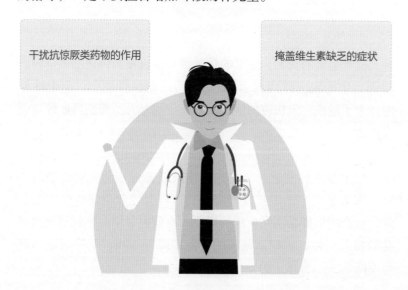

干扰抗惊厥类药物的作用

掩盖维生素缺乏的症状

第 **64** 课
孕期怎样补钙

请扫描二维码，观看本课视频

　　孕期营养是孕妈们都逃不开的话题，而钙作为人体的常量元素之一，更成为了孕妈们关注的重点。

 孕期需要补钙吗，应该怎样合理补钙呢

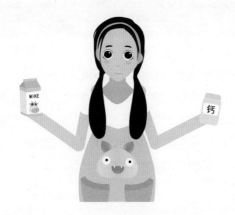

　　随着宝宝的长大，宝宝的骨骼和牙齿也逐渐钙化变得坚固。刚刚出生的宝宝体内约有 30 克的钙沉积在骨质中。孕中晚期时，为了适应宝宝快速的生长发育，孕妈每天所需的钙比怀孕前要更多。

　　如果孕期钙缺乏，孕妈的身体只能通过主动溶解骨骼内的钙，来满足宝宝的生长发育需要。这样会导致孕妈骨骼密度下降，也会增加妊娠期高血压的风险。有研究显示，孕妇增加奶制品的摄入可使妊娠期高血压的发生率降低 35%，子痫前期的发生率降低 55%，早产的发生率降低 24%。

需要提醒孕妈的是，孕妇在整个孕期对于钙的需求不是持续不变的。首先，要知道孕期补钙的基本原则是以食物为主要来源，不足部分才用钙剂补充。食物中最好的来源就是奶类，每100克的奶大约可补充钙100毫克。

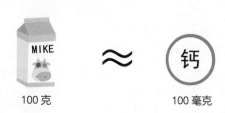

孕早期时，宝宝长得相对慢一点，所需要的营养物质也不是很多，所以备孕期良好的营养储备足够维持孕妈和宝宝的需求。因此孕早期只需要保证基本的能量供应即可，无须过早增加钙的摄入。

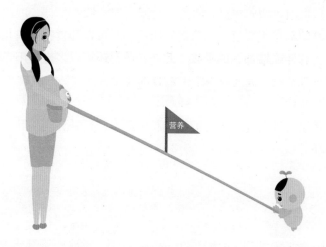

到了孕中晚期，宝宝的生长速度加快，从孕妈身体里"夺走"了不少营养。建议孕中晚期，应在孕前平衡膳食的基础上，每天增加一些奶或奶制品的摄入。从而使孕中晚期每天钙的总摄入量达到1000毫克。

奶的选择多种多样，可以选用液态奶、酸奶，也可以用奶粉冲调。但有的孕妈对奶制品过敏，有的则存在妊娠期高血压的风险，对于存在上述问题的孕妈，推荐预防性地每日额外口服一些钙剂，具体口服的量听从医生建议。

● 可以选择哪些类型的奶

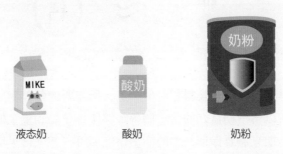

液态奶　　　　　　酸奶　　　　　　　奶粉

需要注意的是，不是吃进去多少钙，身体就会吸收多少。钙摄入量低时，吸收率高，钙摄入量较高时，吸收率低，因此每次服用钙的剂量不要过大。孕妈服用钙剂时可以和食物一块儿咀嚼服用，这样能增加钙的吸收。此外，孕妈还可以多进行阳光浴、增加户外活动，提高体内维生素 D 的含量，促进钙的吸收和利用。

孕期合理营养是宝宝健康成长的前提，而补钙则是其中重要的一环。

第 **65** 课
孕期怎样补铁

请扫描二维码，观看本课视频

 很多准妈妈一怀孕就贫血，这是为什么呢

铁元素在人体内主要用于制造血红素，血红素构成血红蛋白，是血液的一个很重要的成分。那么对孕妇来说，怀孕 6 ~ 8 周起，孕妇的血液总量会增加。另外，分娩也会需要大量的铁，满足胎儿和胎盘的需要也消耗铁。那么在这个时候，孕妇缺铁会比普通成年人缺铁更容易导致缺铁性贫血。

 孕期缺铁性贫血有什么后果呢

贫血会导致孕妈抵抗力低下，对分娩、手术和麻醉的耐受能力差，增加孕期和分娩时的风险。在和孕妈竞争铁时，胎儿更占优势，一般胎儿缺铁程度不会太严重。但当孕妈重度贫血时，容易造成胎儿生长受限、胎儿窘迫、早产或死胎等后果。世界卫生组织有统计说 40% 的孕妇会发生缺铁性贫血，而这个数字在我国的部分地区可以达到 50%，所以孕妈一定要引起重视。

● **缺铁性贫血对孕妇的危害**

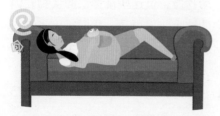

- 抵抗力低下
- 对分娩、手术和麻醉的耐受能力差
- 增加孕期和分娩时的风险

第二部分　孕早期

159

有没有什么快速补铁的好办法呢

　　首先，我们得知道该补多少铁，因为补铁过多可能会导致胃肠不适、便秘这些状况。一般来说成年女性每天需要摄入 20 毫克的铁，孕早期不用增加，孕中期和孕晚期分别需要 24 毫克和 29 毫克。这些铁从食物中补充也就够了。如果需要补充更多的铁，建议去医院检查血常规、铁蛋白，医生看了报告确认缺铁之后，再在医生的指导下补充。

　　● **怀孕不同时期每日摄入铁的量**

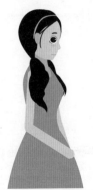 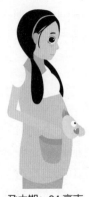 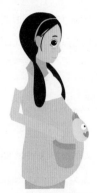

孕早期：20 毫克　　　　孕中期：24 毫克　　　　孕晚期：29 毫克

 补铁小技巧

　　补铁的时候我们一定是食补优于药补的。所以，在日常生活中，我们要多吃红肉、肝脏、动物血、蛋这些富含铁的食物，因为动物性食物中的铁比植物中的铁吸收率更高。我们每天多吃一两瘦肉，每周吃一次鸭血或猪肝，一般来说就够了。主食而言，面食中的铁比大米中含量更高，吸收更好。在补铁的时候补充一些维生素 C 也能促进铁的吸收。

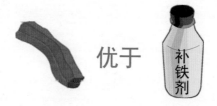

优于

补铁剂

远离补铁陷阱

日常生活中经常会听到"铁锅做菜能补铁"的说法，这是有一定道理的。铁锅做菜时会有少量铁屑溶进菜里。虽然这种形式的铁量很少，在人体内的吸收率也不高，但由于咱们孕妈每天所需的铁也就是二十几毫克，所以铁锅也能算是一个补铁的来源。但这种方式补铁的效率还是比较低的，一般是推荐经济贫困，不太吃得起富含铁的动物性食物，也买不起补铁制剂的人群采用。孕妈在有条件的情况下，还是不要太依靠铁锅补铁了。

有人说补铁的时候不能喝牛奶，这个说法是对的。因为牛奶里的钙会影响身体对铁的吸收，所以不要用牛奶送服补铁剂。如果一定要同时补充，一定要间隔 2 个小时以上，这样就能避免影响了。

补铁小贴士

有人补铁后大便发黑，这个也是刚开始补铁之后一个正常的不良反应。如果有其他现象，那我们要随时咨询医生。

第 66 课
孕妇有心脏病怎么办

请扫描二维码，观看本课视频

妊娠期合并心脏病是导致孕产妇死亡的一个重要原因，除了直接产科原因死亡外，它的致死率排名第一。而我国妊娠合并心脏病的发病率有 1% 左右，这部分孕妈一定要加以重视。随着孕周增加，母体代谢提高，孕妈血容量会有所变化，心脏的负担也会加重。从孕 6 周起，孕妈总血容量会持续增加，到 32 ~ 34 周左右达到高峰，总体增加 30% ~ 45%。血容量增加又会引起心脏排血量和心率的变化。孕早期和孕中期主要是排血量增加，孕中晚期心率的增加会更加明显。

到了产前 1 ~ 2 个月，心率每分钟会增加 12 ~ 20 次，致使孕妈的心脏负担越来越重。总的来看，孕 32 ~ 34 周、分娩期和产后 3 天是孕妈心脏负担最重的时期，这期间孕妈一定要注意休息。

● 孕妈心脏负担最重的时期

> 孕 32 ~ 34 周
>
> 分娩期
>
> 产后 3 天

如果发现轻微活动后就出现胸闷、心悸、气短，心跳加速，休息时每分钟超过 110 次，夜间胸闷、呼吸不畅等，就可能是心衰的早期征象。一旦发现要立即就医，住院治疗。

● 心衰的早期征象

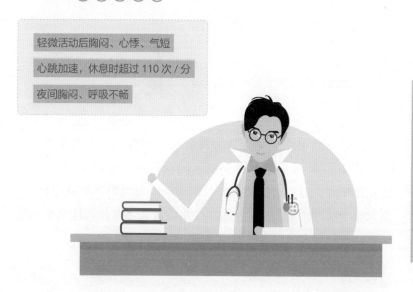

轻微活动后胸闷、心悸、气短

心跳加速，休息时超过 110 次 / 分

夜间胸闷、呼吸不畅

对于已经查出合并心脏病的孕妈，患病种类不同，受到的影响也有差别。我们一般说的妊娠期合并心脏病主要包括先天性、风湿性、妊娠高血压疾病性心脏病，还有围产期心脏病和心肌炎。程度较轻的还可能继续分娩，胎儿也相对安全。严重的就会导致心力衰竭、肺水肿，最后还会危及孕妈和胎儿的生命，流产、早产甚至死胎的概率都会大增，围产儿死亡率达到正常妊娠的 2 ~ 3 倍。而如果孕妈的心脏病属于多基因遗传病，宝宝患病或出现畸形的可能性还会比普通人高出 5 倍。

为了尽力保证孕妈和胎儿的健康，有心脏病的孕妈应该先经过医生的检查和评估，确定能否继续妊娠。如果不能，尽量在孕 12 周前进行治疗性人工流产。如果可以继续妊娠，一定要定期产检，对妈妈和宝宝的异常状况早发现、早诊治。孕 20 周前每 2 周产检 1 次，20 周以后每周都要产检。为了降低风险，到了 36 ~ 38 周，患有心脏病的孕妈就需要提前住院待产了。

孕妈产检频率随孕周延长而增加

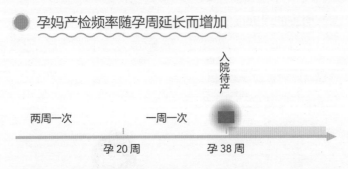

正常生活中孕妈要注意规律饮食，高蛋白、高维生素、低盐、低脂。孕 16 周后，每天摄入的食盐不要超过 4～5 克。保证充足睡眠，避免过度劳累或情绪激动。每周增重不超过 0.5 千克，整个孕期不超过 12 千克。另外还需要合理补充铁剂来预防贫血，预防心力衰竭、呼吸道感染。

有心脏病的孕妈有没有可能顺产呢

这主要和心脏病类型、患病程度、心脏功能有关。心脏功能不太差、胎儿不大、胎位正常、孕妈宫颈条件好的情况下，可以考虑在严密监控下尝试顺产，如果状态不好，就要听医生建议，选择剖宫产。

患有心脏病的孕妈要多休息，按时产检，配合医生治疗，依据自身情况选择合适的分娩方式。

哪些微量元素和维生素不用吃补充剂

市面上专为孕妇生产的微量元素或维生素补充剂有很多。但实际上许多微量元素和维生素，只要孕妇在日常饮食中有意识地多摄取就能够满足需要了，不必非得吃补充剂。这样的微量元素和维生素包括碘、锌、维生素 A、C、D、E。下面就为孕妈们逐一讲一下。

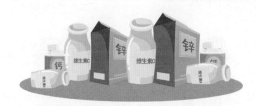

怀孕期间，对碘的需求量会增加，提倡在整个妊娠期吃含碘食盐。通过每天食用含碘食盐，可以提供孕妈所需碘的很大一部分。剩下的部分通过每周食用 1~2 次富含碘的海产品就可以补充。海带、紫菜、裙带菜、贝类、海鱼等都是不错的选择。同时也不能补碘过多，不然可能造成孕妇甲状腺功能亢进，并引发胎儿甲状腺功能损伤。

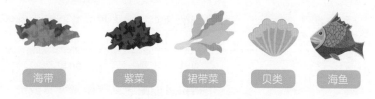

| 海带 | 紫菜 | 裙带菜 | 贝类 | 海鱼 |

推荐孕妈在整个孕期，每天从饮食中摄入锌 10 毫克左右。海产品中牡蛎含锌最丰富，动物瘦肉中富含锌，坚果类食物如花生、核桃也含有比较多的锌。日常膳食中有意识地搭配一些锌含

量较高的食物，基本能满足孕妇身体对锌的需求。

维生素 A，又称为视黄醇，推荐每日膳食中孕妇视黄醇当量为孕早期 700 微克，孕中晚期 770 微克。如果维生素 A 补充过量会增加胎儿致畸风险，一般通过饮食补充维生素 A，不推荐大量服用维生素 A 制剂。动物的肝脏、鱼肝油、奶类、蛋类及鱼卵是天然维生素 A 的最好来源。胡萝卜、红心甜薯、菠菜、杏、芒果中胡萝卜素的含量较多，可在体内转变为维生素 A。

维生素 C 是形成骨骼、牙齿、结缔组织必需的，通过多吃新鲜蔬菜和水果可以摄取到足够的量。青椒、鲜枣、柑橘、西红柿、猕猴桃都是不错的选择。

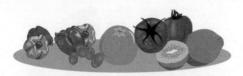

青椒　鲜枣　柑橘　西红柿　猕猴桃

维生素 D 的需求量为每天 10 微克，正常饮食、多晒太阳通常就能获得足够的维生素 D，多吃富含脂肪的鱼类如鲑鱼、鳟鱼、金枪鱼等也有利于补充维生素 D。

维生素 E 广泛存在于动植物食品中，植物油中含量尤其丰富，保持饮食多样性，一般就不会出现维生素 E 缺乏。

如果是已经在吃复合补充剂的孕妈，或者想吃复合补充剂图个心安的孕妈，也不必过于担心，只要按照正常剂量服用复合补充剂就没问题。另外，如果孕妈被医生指出可能缺乏某些微量元素或维生素，在医生指导下进行补充就行了。

因此，并不是所有的微量元素和维生素都需要吃补充剂来补哦。

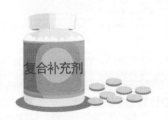

复合补充剂

第 **68** 课
孕期 X 线、B 超对胎儿有伤害吗

请扫描二维码，观看本课视频

第
二
部
分

孕
早
期

　　我们来介绍一下 B 超、胎心监护、X 线、核磁共振（MRI）这些检查在孕期的适用范围和安全性问题。

1. B 超

　　B 超，也就是 B 型超声检查，这是一种无创伤性的影像检查技术。B 超是孕妈妈在孕期必要的检查，可以直观反映孕妇和胎儿的情况。可以诊断是不是怀孕、监测胎儿发育，还可以检查一些胎儿结构畸形、了解胎盘和羊水的情况。

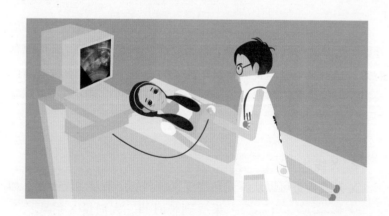

　　在整个孕期，准妈妈都需要做几次 B 超，如果有特殊情况，医生会根据实际情况增加检查次数。B 超是一种能量检查，不存在 X 射线或者电离辐射，B 超检查使用的超声功率不高，所以也不会带来过多热效应，它的安全性是可以保障的，世界卫生组织（WHO）也认为 B 超是孕期的一种安全检查手段，所以准妈妈们可以放心。

167

2. 胎心监护

胎心监护的时候用到的多普勒胎心仪也是一种超声设备。正规医疗器械的胎心仪也会严格控制超声功率，不会对胎儿造成影响。有些准妈妈对家用胎心仪感兴趣，选择的时候也一定要注意是来自正规厂家。在孕早期，胎儿处于器官分化阶段，也要严格把握使用指征。

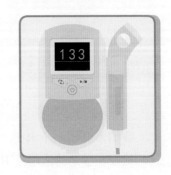

我们一般不建议准妈妈在孕 15 周前进行自我监护。要严格把握多普勒胎心仪的使用时间。15 ~ 28 周，每天 3 次、每次 1 分钟的监护是安全的。28 周以后，胎儿器官分化比较完全了，可以加长监护的时间和次数。

不过从临床上来说，要进行胎心监护的话，一般是从 34 周开始。太早进行只能知道胎儿是否存活，不能判断胎儿宫内储备能力，也就是承受不良因素影响的能力，也不能知道有没有宫内缺氧。所以只要按要求产检、数胎动就可以了，家用胎心仪不是很有必要买。

3. X 线

X 射线检查可以从不同角度观察脏器的形态及功能改变。如

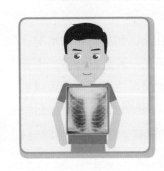

果受到长时间、大剂量 X 射线检查照射，的确有可能引起染色体畸变，产生遗传效应，对宝宝也可能造成不良影响。虽然孕晚期理论上可以接受 X 射线检查，但一般还是建议能不用就不用，实在需要可以用 MRI，也就是核磁共振成像。

4. 核磁共振（MRI）

MRI 是利用磁力与人体内的氢原子发生反应，产生微弱的电子信号，再转化成影像来观察。它可以用来检查神经系统的病变，如先天畸形，也能检查脊髓、脊椎的病变。

一般来说，怀孕 28 周后，胎儿各个器官都能在 MRI 下很好地显像。而且在胎儿头部骨头钙化后，超声不能清楚观察胎儿头部的病变，所以在这种情况下，MRI 是检查胎儿头部最好的方法。另外，在诊断胎儿神经系统、心脏畸形方面，MRI 的正确率也明显比 B 超高。除了检查胎儿情况，MRI 在诊断胎盘位置，比如有没有胎盘植入、胎盘植入的深浅，都可以看得很清楚，在诊断胎盘疾病上很有价值。

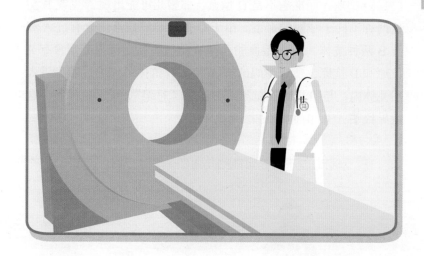

目前为止，没有确实的证据证明短期的核磁检查会导致胎儿畸形。不过核磁是用于解决超声检查发现的特殊问题的，一般情况下没有必要做。尤其在孕早期，美国放射学会是建议要慎用的。

准妈妈们要了解这些检查的意义和风险，不用盲目恐慌。

第 **69** 课
ABO 溶血和 Rh 溶血

请扫描二维码，观看本课视频

当孕妈和胎儿血型不合时，可能引起抗原抗体反应，造成血细胞破坏，引发胎儿溶血。其中 ABO 溶血最常见，Rh 溶血其次。下面就来介绍一下这两类溶血病。

1. ABO 溶血

ABO 溶血很有针对性，一般找 O 型血孕妈来祸害。如果孕妈是 O 型血，而准爸不是 O 型血，那胎儿可能出现 A 型或 B 型这两种不同于孕妈的血型。由于 O 型血孕妈血液内含有抗 A 和抗 B 两种抗体，而 A 型血胎儿和 B 型血胎儿血液内分别含有 A 抗原和 B 抗原，所以孕妈的抗 A 和抗 B 抗体可能通过胎盘进入胎儿体内，与胎儿的 A 抗原或 B 抗原"打架"，破坏红细胞。这就导致了 ABO 溶血的发生。

● 母胎血型不合，可能胎儿溶血

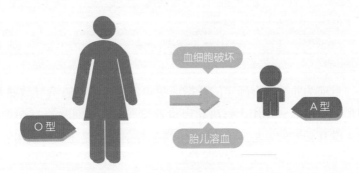

血细胞破坏

胎儿溶血

O 型

A 型

并不是说只要孕妈是 O 型血，同时胎儿是 A 型或 B 型血，就一定会导致 ABO 溶血。在母胎 ABO 血型不合中，只有 1/5 会发生 ABO 溶血病。而且，即使胎儿真的不幸被 ABO 溶血找上了，带来的后果一般也不严重。通常仅仅表现为新生儿黄疸较重，在医院及时进行蓝光照射就能很快好转。由于 ABO 溶血导致水肿、核黄疸等严重后果的情况是很罕见的。所以，O 型血的孕妈不必过于担心。

● ABO 溶血后果通常是新生儿黄疸较重

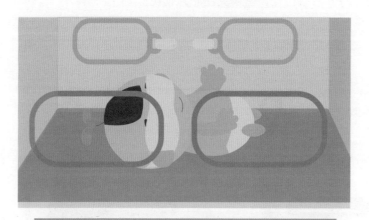

及时进行蓝光照射能很快好转

　　在孕期可以进行 ABO 溶血检查，但检查结果只能大致预测胎儿出现 ABO 溶血的风险高低，并不能准确诊断。由于检查难以给出准确诊断，而一般来说 ABO 溶血造成的危害又较轻，所以这项检查不是产检必查项目，不要求自己是 O 型血、老公不是 O 型血的孕妈都得做检查。不过，如果孕妈以前出现过不明原因的死胎、流产等，或者分娩过重度黄疸的新生儿，保险起见还是应该做一下检查。

2. Rh 溶血

Rh 溶血只发生在孕妈是 Rh 阴性，准爸是 Rh 阳性，胎儿恰好是 Rh 阳性的情况下。

Rh 阴性血的人群在汉族里占比不到 1%，只在塔塔尔族、乌孜别克族等少数民族中占比稍高，可能达到 5% 以上。因此 Rh 溶血发生概率比较低。但 Rh 溶血造成的后果却比较严重。治疗不及时可能造成胎儿贫血、水肿、胎死宫内、新生儿核黄疸、新生儿死亡等。所以，有 Rh 阳性老公的 Rh 阴性孕妈，在孕期要进行 Rh 溶血检查，密切关注胎儿情况。

● Rh 阴性血人群占比

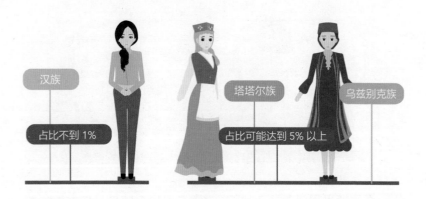

O 型血的孕妈和 Rh 阴性血的孕妈，赶紧问一下老公的血型吧，看看有没有发生母胎血型不合的可能。

第70课
孕妇奶粉要不要喝

请扫描二维码，观看本课视频

　　孕妇奶粉在普通奶粉的基础上，添加了叶酸、铁、钙、锌、DHA、维生素 B_{12} 等营养元素，既为孕妈提供了营养，也有利于胎儿的健康发育。对于职场孕妇和孕吐严重、营养不良的孕妇，孕妇奶粉因为能方便快捷地补充各类营养素，是一种不错的选择。

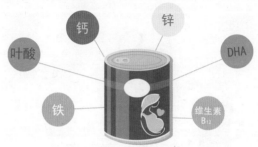

　　但并不是所有孕妇都需要喝孕妇奶粉。对于平时有补充叶酸、维生素等营养元素的孕妇，喝普通牛奶就好，平时也可以多吃深海鱼类，补充奶粉广告中所宣传的 DHA。千万不要不顾自身实际情况，盲目喝孕妇奶粉。患有妊娠期糖尿病的准妈妈在选择孕妇奶粉前最好去医院复查血糖，如果血糖正常是可以喝孕妇奶粉的，但如果血糖仍然偏高，最好先拿着具体的奶粉咨询一下医生是否能喝。也不要过多饮用孕妇奶粉，不然容易胎儿营养过剩造成胎儿巨大，容易难产，也可能造成自身营养过剩，体重超标，同样不利于生产。

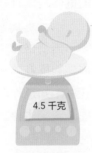

4.5 千克

● 巨大儿

通常来讲，从孕中期开始，准妈妈每天喝一到两杯孕妇奶粉就可以了，一般一杯是 200 毫升，最好是在营养专家或医生的指导下决定具体的饮用量，以免某些营养素过量，甚至引起中毒，损害了健康。

挑选适合自己的孕妇奶粉也是一门学问。孕妈要了解自己的营养状况，根据自身情况和医生建议选用孕妇奶粉。其次要看自身的孕期反应，应根据孕妇自己的口味偏好来选购。优质的孕妇奶粉颜色一般是乳白或乳黄色，颗粒均匀，无可见杂质，也没有结块现象，并且具有奶香味和轻微的植物油味，甜度适中。把奶粉用温开水冲调，静置几分钟后水与奶粉就会溶在一起，不会有沉淀。

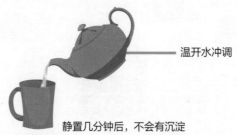

温开水冲调

静置几分钟后，不会有沉淀

服用维生素补充剂时不要同时喝孕妇奶粉，孕妇奶粉基本上可以满足准妈妈对各种营养元素的要求，如果和多种维生素同时补充，很可能会造成某些营养成分摄入过量，这对胎儿和准妈妈的健康是没有好处的。

需要格外注意的是，如果孕妇存在贫血、缺钙严重等状况，应该根据身体状况和医生诊断适量补充铁剂和钙等。这时一定要让医生知道你在喝孕妇奶粉，并保证所有营养元素的服用量都在安全范围之内。

第71课
一孕真的傻三年吗

请扫描二维码，观看本课视频

怀孕后，很多孕妈觉得自己变"笨"了，不是丢三落四就是很快忘记一些事情，这是为什么呢？难道真如老人们常说的"一孕傻三年"？

● 激素变化导致的问题

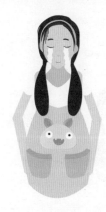

健忘

思维处理能力慢

注意力难集中

孕妈在孕期感觉自己"变傻"主要是由于激素变化引起的。尤其是孕早期，黄体酮激素稳步上升，甲状腺水平开始下降。这种激素变化能够导致孕妈健忘、注意力难以集中、思维处理能力放慢。到了孕晚期，孕激素的影响开始显著减少，但雌三醇激素水平的升高会导致孕妈大脑在"临时记忆"方面出现问题。

孕妈有时会变得很难回忆起最近刚发生过的事件。除了激素水平的改变，营养的缺乏也会让孕妈觉得自己"傻傻的"。

胎宝宝的大脑和神经发育需要从孕妈身体里汲取营养。如果这时孕妈食物中的营养供应不足，在把营养物质给了宝宝之后，会导致自身营养素的缺乏。尤其是必要的脂肪酸和磷脂的缺乏会影响到脑细胞的健康状态，导致记忆力下降、注意力难以集中。

讲到这里，许多孕妈就会担心，自己是否会像大家常说的那样"一孕傻三年"？"孕期变傻"虽然有一定的生理基础，但更多的和其他一些外在"干扰因素"相关。

首先，怀孕生孩子并不是一件轻松的事情，很多孕妈精神上难免比平时紧张一些，晚上睡眠状况也比平时差，自然会影响到记忆力。

● 精神紧张睡眠差，影响记忆力

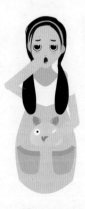

另外，怀孕使孕妈的注意力完全转移到了宝宝身上，其他琐事没有宝宝重要，因此有时忘了事儿并不奇怪，改变的不是智商，而是注意力。

还有一个因素是"心理暗示"。美国杨百翰大学 Michael Larson 团队的研究表明，没有发现孕期和生产后的女性有任何认知受损的迹象。所谓孕妇们主观感觉上的"傻"，更多是因为社会影响、传统观念使得孕妈给自己预设了"变傻"的判断。而孕期一些暂时性的生理改变，也使得这种观念被强化了。

到此，我们已经可以将"一孕傻三年"这个说法归结为没有科学依据的谣言了。所以，孕妈们无需过于担心自己的智力会受到怀孕的影响，更不要把"一孕傻三年"这句调侃挂在嘴边对自己进行心理暗示。

● 给自己预设了"变傻"判断

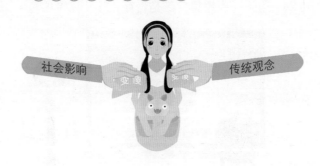

如果出现了记忆力下降的情况，孕妈无须焦虑，只要保持良好的睡眠，放松心情，缓解压力。摄入足够的含有磷脂和脂肪酸的食物，如大豆、蛋黄、瘦肉等，保证营养，适度运动，记忆力会得到很大改善。

孕妈并不会真的"一孕傻三年"，千万不要太过焦虑哦。

第**72**课
妊娠风险筛查，你中枪了吗

请扫描二维码，观看本课视频

 哪些情况会增加妊娠风险呢

孕妈们不清楚也不用着急，国家卫生计生委帮咱们列出了一个《孕产妇妊娠风险筛查表》，下面我们就对此逐项讲解一下，孕妈们可以一边听一边想想自己是否存在这些风险项。

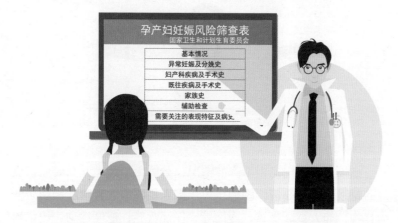

首先，咱们来把自己的一些基本情况做个对照。孕妈年龄在35 岁及以上或者 18 岁及以下，身高不超过 145 厘米，存在对生育可能有影响的躯体残疾，体重指数 BMI 超过 25 或者小于18.5，又或者孕妈血型是 Rh 阴性，以上情况中的任意一种，都会导致妊娠风险升高。

以前的怀孕或分娩情况，也会影响到本次怀孕。如果曾经有过剖宫产史、不孕史或不良孕产史，那本次怀孕的风险也会增加。其中，出现过流产 3 次及以上、早产、围产儿死亡、出生缺陷、异位妊娠、滋养细胞疾病、既往妊娠并发症及并发症这些情况的，都属于不良孕产史。另外，

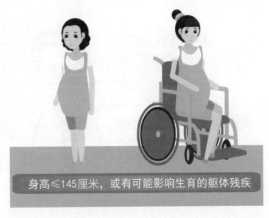

身高≤145厘米，或有可能影响生育的躯体残疾

和上次生育间隔小于 18 个月或者大于 5 年，本次怀孕是多胞胎或通过辅助生殖技术怀上的，也都需要加以重视。

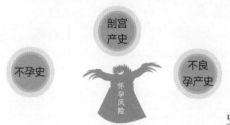

除了妇产科相关的疾病和手术外，其他一些既往疾病及手术史也需要引起注意。这方面包括了各种重要脏器疾病史，恶性肿瘤病史，药物过敏史，以及其它特殊、重大手术史，也都属于妊娠风险筛查项目。

关注完了自身的疾病及手术史，还得关注一下家族里其他人的病史。如果有高血压家族史且孕妈目前血压达到或超过 140/90 毫米汞柱，孕妈直系亲属中有人患糖尿病，家族中有人患凝血因子缺乏或者严重遗传性疾病，都会增加孕妈怀孕期间的风险。

孕妈在孕期应该坚持定期产检，如果产检中发现了以下异常，也说明妊娠风险增高。包括血红蛋白 < 110 克 / 升，血小板计数 ≤ $100×10^9$/ 升，血清铁蛋白 < 20 微克 / 升，梅毒或艾滋病病毒（HIV）筛查阳性，清洁中段尿常规异常持续两次以上，尿糖阳性且空腹血糖异常。

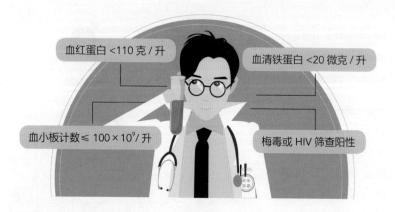

血红蛋白 <110 克／升

血清铁蛋白 <20 微克／升

血小板计数 ≤ 100×10⁹／升

梅毒或 HIV 筛查阳性

除了依靠检查外，平时孕妈身体出现的一些不适表现，也要引起重视。心悸、胸背痛、哮喘、咳嗽、咯血、心脏异常及病史、血压升高、胸廓畸形，以及长期低热、消瘦、盗汗等症状，可能提示心血管系统及呼吸系统疾病。当患有消化系统疾病时，常常表现出严重食欲缺乏、乏力、剧吐的情况，可能还会上腹疼痛、肝脾肿大、皮肤巩膜变黄、便血等。

如果孕妈眼皮水肿、少尿或尿液异常、有慢性肾炎或肾病史等，要警惕泌尿系统疾病。

当牙龈或鼻子出血次数较多、流血时难以止住、身上多处淤点淤斑、有血液病史时，要留意一下是否有血液系统疾病。内分泌及免疫系统疾病的表现，包括多饮、多尿、多食、多汗，心悸烦躁，口渴眼干。明显关节酸痛、脸部蝶形或盘形红斑、不明原因高热这些表现也要注意。如果外生殖器出现异常，或者之前就有性病史，要留心性传播疾病。当出现交流困难、智力障碍、精神抑郁或躁狂，以及反复头痛、恶心、呕吐时，提示精神神经系统疾病，尤其是有过癫痫史或不明原因晕厥史的孕妈，要更加留意。另外，吸毒史也会增高妊娠风险，有这种情况的孕妈要特别注意。

国家卫生计生委的《孕产妇妊娠风险筛查表》内容就是上面这些。孕期无小事，建议孕妈将自身情况和上面讲的这些筛查要点对照一下，如果"中枪"严重，要及时去医院进行检查。

第73课
怀了多胞胎，有哪些注意事项

请扫描二维码，观看本课视频

多胞胎似乎总让人感到欢喜和羡慕，许多备孕的准妈也有着怀一对双胞胎的愿望。

但事实上，多胞胎幸福美好的背后，也有不小的风险。下面就介绍一下怀多胞胎的风险和注意事项。

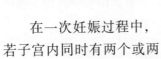

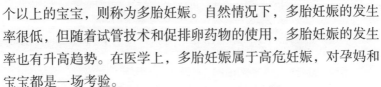

在一次妊娠过程中，若子宫内同时有两个或两个以上的宝宝，则称为多胎妊娠。自然情况下，多胎妊娠的发生率很低，但随着试管技术和促排卵药物的使用，多胎妊娠的发生率也有升高趋势。在医学上，多胎妊娠属于高危妊娠，对孕妈和宝宝都是一场考验。

首先，怀多胞胎的孕妈比起怀单胎的孕妈，更容易发生妊娠期高血压。怀了多胞胎后，子宫需要比一般情况增加更多的容纳空间，因此会变得更大，也更容易发生缺血，从而导致妊娠期高血压。而妊娠期高血压又会带来许多其他的麻烦，如早产、产后出血等。其次，宝宝不止一个，那么从孕妈体内摄取的营养物质就会增加。尤其是铁、叶酸等生产血细胞的原料，因此孕妈发生贫血的概率也会大大增加。对于宝宝而言，在子宫内的生长也是一场营养和空间的争夺战。

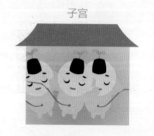

子宫

如果将妈妈的子宫比作一个小房间，当只住一个宝宝时，房间会很宽松，而一下子住进去两个甚至更多宝宝时，房间将会变得非常拥挤，羊水和营养的分配也将捉襟见肘。如果宝宝的营养得不到保障，会很容易出现生长发育迟缓，体重低下，严重时甚至可能出现发育异常和胎儿畸形。所以说，从医学角度看，妊娠过程中"多子并不意味着多福"。

不过，已经怀了多胞胎的孕妈也不需要太过担心，只要孕期做好检查和护理，也能安全地迎接宝宝降生。

妊娠过程中，多胎妊娠的孕妈首先需要调整食谱，以摄入更多的营养来保证宝宝的生长发育。包括足够的碳水化合物、蛋白质、脂类、矿物质、维生素，以及足够的铁剂和钙剂等。

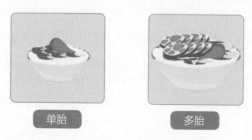

单胎　　　　　多胎

其次，孕妈要注意在妊娠后期多卧床休息，适当地减少体育活动，以保证子宫的血流量。

另外，孕妈要增加产前检查的次数，定期做 B 超检查来监测胎儿的生长发育情况。还要定期监测胎心、在家按时记录胎动，来确保宝宝在子宫内的安全。

最后，如果孕妈感到不适，或发现宝宝有任何异常时，需要及时就医，接受专业处理。

多胎妊娠是有风险的，但只要悉心照料，每个宝宝都能健康出生。

第**74**课
高龄孕妈应该注意什么

请扫描二维码，观看本课视频

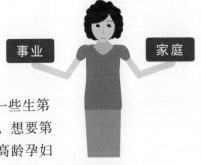

事业　　　　　　家庭

现代女性越来越追求事业和家庭的兼顾，不少家庭为此推迟了生孩子的年龄。

而"二孩政策"出台后，一些生第一胎时就已经年纪不轻的女性，想要第二胎时免不了要高龄生育。做高龄孕妇不是不可以，但健康问题要上心。

关于高龄妊娠的定义，国际上一般将分娩时孕妈年龄在35岁及以上妊娠定义为高龄妊娠，我国也采用了这个定义。

 为什么要强调高龄孕妇的概念呢

这是因为，高龄孕妈们无论在孕期还是在分娩时，出问题的概率都比较高。妊高征、糖尿病等孕期并发症，流产、早产、难产及剖宫产的概率，还有产后出血等问题都更加"青睐"高龄孕妈。此外，高龄孕妈的宝宝发生染色体异常的机会也比较高，尤其在我国最常见的唐氏儿，也是多见于高龄孕妈。因此可以说，35岁是个坎儿，过了这个年纪的孕妈一定要格外当心。

 高龄孕妈们在怀孕前和怀孕时都需要注意些什么呢

首先，达到或超过35岁准备怀孕的话，要做好孕前准备。怀孕前夫妻两人先一块儿去医院做个全面检查，以排除潜在风险，检查的前几天最好禁欲。如果医生认为不适合怀孕的话，最好不要贸然自行备孕。其次，高龄孕妈在孕期中，一定要坚持按时进行产检。产检项目中包含了孕 11 周～13 周 +6 天进行的 NT 检查，和孕 15 周～孕 20 周 +0 天进行的唐筛。这两项都是为了筛查唐氏综合征的。由于高龄孕妈风险较大，建议在孕 16～21 周时，直接进行羊膜腔穿刺，来筛查有无唐氏综合征。

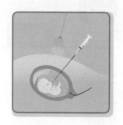

羊膜腔穿刺本身风险不大，但是如果孕妈实在担心有风险，或者自身存在不适合羊膜腔穿刺的情况，也可以先选择无创 DNA 技术来检测宝宝的遗传物质。这些方面，孕妈要信任自己的医生，听从医生的建议。

还有一项检查是孕 18～24 周的排畸 B 超。高龄孕妈要知道这项检查除了给宝宝拍个照之外，还是检测宝宝成长状况、是否存在畸形的重要检查，不能掉以轻心。

除了医学检查，高龄孕妈要注意健康饮食、适量运动、规律作息。除此之外，和年轻妈妈相比高龄孕妈并没有特殊禁忌。所以，高龄孕妈们大可以放松心情，不要太过紧张。

● 放松心情，不要太过紧张

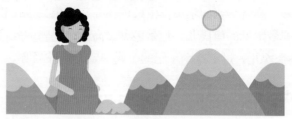

总结起来，送给高龄孕妈们一个"十六字箴言"：孕前体检，按时产检，听从医生，放松心态。做到这几点，高龄孕妈也能生个健康的宝宝。

第 **75** 课
肥胖孕妈应该注意什么

请扫描二维码，观看本课视频

　　孕妈第一次去医院产检时，经常会被问到孕前体重，而体重超标的孕妈，往往就会被列入高危孕妇的范围特殊对待了。

　　我们判断体重是否超标，常用的指标是 BMI，身体质量指数，用体重千克数除以身高米数的平方，25.0～29.9 之间算是超重，在 30 及以上属于肥胖。有研究显示，我国孕妇有 20%～40% 在孕前超重或者肥胖，这个数字还在逐年上升，远远高于世界的平均水平。BMI 值超过正常范围，会使孕妈在孕期面临更多的风险。BMI 越大，孕期一些疾病和危险发生的概率也就越大。

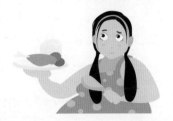

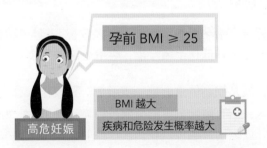

孕前 BMI ≥ 25

高危妊娠

BMI 越大
疾病和危险发生概率越大

 肥胖会给妈妈和宝宝带来哪些伤害呢

　　对于妈妈来说，肥胖容易引起各种并发症。比如泌尿道感染概率增加，进而引起胎膜感染，导致胎膜早破。妊娠期高血压、妊娠期糖尿病、睡眠呼吸暂停综合征等的发生率也都会增加，也因此大大增加了剖宫产率。即便没有并发症发生，肥胖的孕妈想要安全顺产也不容易。

因为，肥胖会造成软产道肥厚，对于初产妇还会降低宫颈的松弛度，再加上胎儿的体重不断增加，最终导致软产道相对狭窄，从而增加了阴道分娩的难度。由于肥胖孕妈盆腔脂肪的堆积，再加上狭窄的产道，容易发生相对头盆不称，也就是胎儿的头不能正对着骨盆口；同时腹部脂肪的堆积会导致分娩时其极易出现腹压不足和宫缩无力的现象。除了这些，肥胖引起的整体肌肉力量的不足还容易导致产程延长和产后出血。

● 肥胖导致的胎儿相对头盆不称

孕妈肥胖对宝宝也是有影响的，可能造成巨大儿、胎儿宫内窘迫、胎膜早破、胎儿畸形、新生儿窒息等不良妊娠结局，还会增加宝宝成年后患高血压、糖尿病的可能性。

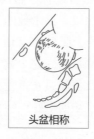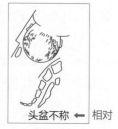

头盆相称　　　头盆不称 ← 相对

虽然超重会给孕妈和宝宝带来更多危害，但是我们还是能通过自己的努力，降低这个风险值，生下健康的宝宝。

首先，就是控制体重的进一步增加。要规律饮食、养成健康的生活方式。没有运动禁忌的孕妈可以做一些散步、游泳、瑜伽这样的低强度运动，也可以在初次产检时咨询医生，根据自己的身体状况、饮食习惯和职业特点制定有针对性的体重调控方案。产检时各项指标都要多留意。要特别关注体重和血压的变化情况，密切观察有没有高血压、水肿、蛋白尿，以便及早发现妊娠期高血压隐患；还要定期监测空腹血糖、口服葡萄糖耐量试验、糖化血红蛋白，来筛查妊娠期糖尿病。产前监护也要加强，及时了解胎儿、胎盘情况。一旦发现这些病症或异常，要马上进行干预。

第76课

靠辅助生殖怀孕，需要注意啥

请扫描二维码，观看本课视频

辅助生殖技术包括人工授精和体外受精胚胎移植技术。

人工授精就是说用性交以外的方式，把精子放进女性生殖道，精卵在体内自然结合实现受孕，而体外受精胚胎移植，也就是一般说的试管婴儿技术，是将卵子和挑选处理过的精子，在体外结合发育成早期胚胎再放回子宫。

● 体外受精胚胎移植：试管婴儿

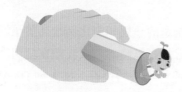

一般来说，选择辅助生殖技术的夫妻，大多面临着高龄，或有过不明原因的多次流产、死胎的经历。而且，由于辅助生殖和自然生育不同，体外受精的早期胚胎发育缺乏和母体细胞的相互作用，发育进程也更易受到干扰。

除了这些，由于使用促排卵药物、植入多个胚胎等原因，孕妈患有卵巢过度刺激综合征、血栓，或者出现多胎妊娠以及宫外孕、流产，还有宝宝畸形的风险都会增加。所以，通过辅助生殖技术怀孕的孕妈属于高危孕妇的范围，需要更加严密的关照。

在受精卵移植后的48小时内，准妈妈要多躺下休息，避免过多走动或者提重物、跑步等大幅度运动，最好还能避免长时间看电视和手机，减少疲劳。休息一周以后可以逐渐恢复活动。如果心理压力比较大，我们是推荐每天在家人陪伴下散散步，放松一下的。

● 术后 48 小时其他注意事项

- 避免长时间看电视和手机
- 休息一周后可逐渐恢复活动

移植 2 周后需要测血或尿 hCG 水平确定是否妊娠，移植 4 ~ 5 周后做 B 超检查，确定是不是宫内孕。如果没什么特殊情况，孕 3 个月以后，就可以像大多数孕妈一样，游泳、瑜伽、孕妇操、快走之类的运动都是可以的了。不过要是出现胎盘低、高血压、心功能减退等问题，或者之前在孕中期出现过多次流产，还是要继续多加注意。

采用辅助生殖技术的孕妈相当比例是高龄孕妇，高龄孕妇本身存在着染色体异常的高风险。那么我们在定期产检之外，就要特别注意有关胎儿遗传物质的检查，如无创 DNA 或羊膜穿刺、超声排畸检查等。这样才能尽早发现胎儿遗传病、先天畸形或者流产的风险，并采取对应的措施。

不过孕妈也不用担心过度，辅助生殖技术已经出现了 40 年，有了无数成功案例。只要保持良好心态，放松心情，规律饮食和作息；按要求定期产检；注意自己的身体变化，有任何问题及时和医生沟通交流，就能安稳地度过孕期了。

● 日常生活注意事项

- 保持良好心态
- 规律饮食和作息
- 定期产检

第 77 课
医院选择有讲究

请扫描二维码，观看本课视频

很多孕妈怀孕之后很头疼的一件事就是去哪儿建档、产检、生孩子。这一节就来讲讲医院的选择。

孕妈一定是要根据自己的情况选择生产医院。对于大多数孕产妇，二级以上医院的技术水平就能保障妈妈和宝宝的安全。所以环境舒适、离家较近的医院就是最好的选择，没有必要非要去知名三甲医院排队。

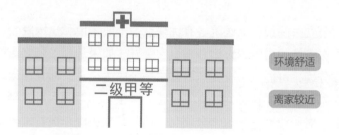

但如果有高危妊娠等因素，建议尽量选择三级医院。比如孕妈有妊娠合并糖尿病、高血压、甲亢、自身免疫疾病、血液系统疾病、心脏病等。如果孕妈在选择医院前一切正常，但在产检过程中发现存在有妊娠期高

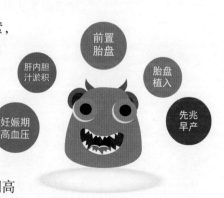

血压、肝内胆汁淤积、前置胎盘、胎盘植入、先兆早产等情况，也建议孕妈转诊到三级医院。在技术力量雄厚的三级医院，多学科配合会让我们的孕期和分娩更加顺利。

还有一些孕妈有各类肝炎、梅毒、艾滋病等合并传染病，最好去传染病专科医院产科待产。

有些孕妈对分娩条件有更高的要求，比如是否能自主选择分娩方法，像是水中分娩、无痛分娩、导乐分娩等，这就需要我们事先了解医院的设施和规定，有条件的话还可以实地参观一下。还有一些大家可能感兴趣的点，比如是否提供助产分娩、分娩过程能不能有亲人陪伴、医院是不是强调母子同室、分娩全过程医院会不会提供胎心监控，有没有洗澡、游泳、按摩抚触这些新生儿服务等。这些如果你有偏好，也早点跟医院询问清楚比较好。

公立医院和私立医院各有优缺点。一般来说私立医院会提供更多服务性的内容，设施环境也会更好。如果选择去私立医院产检、分娩，可能从检查到产后都由一个医生负责，而且面谈时间不受限制，这样让准妈妈有安定感。医生工作时间也可以延长到晚上，对职业女性来说十分便利。但是私立医院一般费用较高，高端私立医院产检到分娩需要 4 万 ~ 10 万。

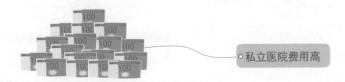

○私立医院费用高

另外，如果遇到突发事故，在私立医院可能会无法及时采取措施。而公立医院因为部门科室众多，在出现紧急状况时，可以及时会诊治疗。不过一般公立医院患者更多，很难精心顾及到每一位孕妈。

第 **78** 课
生孩子要花多少钱

请扫描二维码，观看本课视频

要想生个健康聪明宝宝，除了得集齐怀胎十月 B 超单，准爸准妈还必须"送出"一大堆银子。从怀孕到生孩子大概要花多少钱？我们一起来算算这笔账。

怀孕都需要在哪方面花钱呢？营养品、产检、生产、母婴用品、产后护理等都是花钱的主力军。

1. 营养品

营养品是孕期必不可少的，需要孕妈自掏腰包。孕期适当补充叶酸和维生素有助于宝宝神经系统的发育，避免畸形的发生。有些孕妈营养吸收不好，身体负担过大，因此常常会喝些孕妇奶粉补充营养。

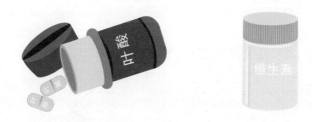

这些东西每月需要 200 ~ 500 元，怀胎十月至少 2000 元。

2. 产检

大大小小的产检是孕期花费的大头。孕早期一般需做 2 次 B 超，加上血检尿检及妇科检查，需 1100 ~ 2000 元；孕中期做唐筛、彩超、大畸形筛查、优生四项及孕妈的各项身体检查，需

700 ～ 1000 元；孕晚期的 B 超、胎心监护、血尿常规加起来也得 700 ～ 1000 元。整个孕期总共要 2500 ～ 4000 元。

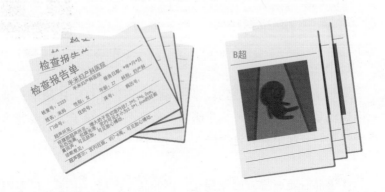

3. 分娩

分娩的费用和分娩方式和所在城市有关。常见的分娩方式有顺产和剖宫产两种。公立医院分娩费用城市之间的差别不大。

以北京为例，一级医院采用顺产花费 3000 元以下；剖宫产花费在 4500 ～ 6000 元；二级医院采用顺产花费 3000 元左右；剖宫产花费 6000 ～ 7000 元；三级医院采用顺产花费一般在 3500 元左右；剖宫产需要 8000 ～ 10000 元。

● 北京各级别医院分娩费用比较

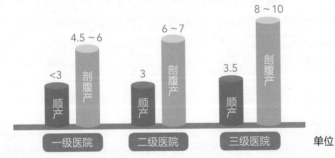

私立医院的费用不分城市，总体在平均线往上走，采用顺产方式需要 10000 元左右，剖宫产则需要万元以上。

孕妈可以根据自己的需求选择合适的医院。公立医院更专业和权威，但需和别人共享资源。私立医院环境好，服务态度好，可以享受 VIP 待遇，但可能没有多辅助科室的支撑。如果是患有高血压、心脏病等疾病的孕妈，建议去综合性公立医院，如果希望得到更贴心的服务，保持孕期好心情，而经济条件又允许，私立医院也是不错的选择。除了以上介绍的主要花费，还有一些费用要看各位孕妈和准爸爸的喜好了。

4. 母婴用品

母婴用品的消费恐怕是最让准妈们兴奋的事情了，四季孕妇服若干，孕妇内衣内裤，待产包，加之宝宝的童车、童床、衣服，这些小零小碎的东西就算 2000 元好了。

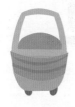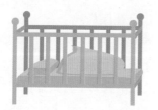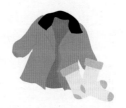

产后护理费用因人而异，请长辈照顾或者雇佣月嫂都是常见的选择。这里就不把它计入总账单中了。一笔流水账记下来，孕期的总花费最少最少也得一万大洋。其中产检和生产至少需 5500 元，其他非医疗花销在 4000 元左右。

生孩子和养娃确实是一条看不见终点的"烧钱"路，当然也会从中得到无与伦比的快乐，即将升级做爸妈的你们准备好了吗？

第**79**课
社保生育保险怎么用

请扫描二维码，观看本课视频

各位有正式工作的准爸爸准妈妈大都交了五险一金，五险就包括社会生育保险。缴纳社会生育保险可以维护女性的基本权益，使她们在生育和流产期间得到必要的经济收入和医疗照顾。

● 生育保险

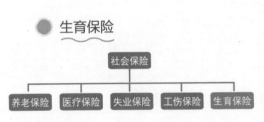

以北京地区为例。北京社保局规定，分娩前连续缴纳生育保险满 9 个月的女职工，可报销生育费、计划生育手术医疗费和生育津贴，也就是产假工资。连续缴费不满 9 个月只能报销前两项。不过如果分娩后又连续缴费满 12 个月，生育津贴会补发给你。这些费用和津贴都不用交个人所得税。另外二胎的标准和一胎是一样的。而如果用男性的生育保险报销，按照政策规定只能拿到生育费和计划生育手术医疗费，并不能拿到生育津贴。所以如果夫妻双方都缴纳了生育保险，最好使用女方的生育险。如果是全职妈妈，用老公的生育保险也是能有基本的生育费用保障的。从怀孕到分娩整个过程，北京的生育保险会支付的费用包括产前检查的医疗费和分娩的医疗费。如果怀孕过程由于各种原因做了流产手术，生育保险也会支付一定的费用。

医疗费用按定额标准支付，不同分娩方式、在不同级别医院分娩，支付的费用也不同。能拿到的生育津贴的数目与你所在单位的上年度平均税前月工资，也就是缴纳社保的工资相关。一般是单位上年度平均税前月工资除以30，再乘以你的产假天数。如果你的工资高于平均水平，单位需要给你补齐产假工资。如果你的工资低于平均标准，单位也不能克扣。

● 生育津贴的标准

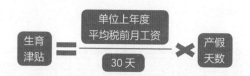

举个例子，如果单位上个年度的平均税前月工资是6000元，北京的产假天数一般是128天。所以生育津贴金额就是25600元。如果税前月薪有15000元，她可以拿到64000元的产假工资。而如果税前月薪只有3000元，她还是可以拿到25600元。

在北京办理报销时，所需要的资料包括：《北京市生育登记服务单》或《北京市外地来京人员生育服务联系单》；定点医疗机构出具的婴儿出生证；女性的引产、流产证明；医学诊断证明书；还有《北京市生育保险申领待遇职工登记表》。

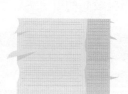

- 北京市生育登记服务单
- 北京市外地来京人员生育服务联系单
- 婴儿出生证
- 引、流产证明
- 医学诊断证明书
- 北京市生育保险申领待遇职工登记表

整个流程基本上都是由单位代办，费用也会由社保机构支付给单位，再由单位发给个人。准爸准妈们准备好相关材料就可以了。

我们拿北京为例，讲了生育保险的各项福利。准爸准妈们要早些跟单位人事或社保部门了解当地政策哦。

第**80**课
手把手教你建档

请扫描二维码，观看本课视频

建档难，建档苦，建档还得拼速度，孕妇多床位少的残酷现实迫使着孕妈们尽早建档。

虽然理论上孕 12 周之前建档都合适，但事实上一些火爆的三甲医院，孕 5、6 周时去就已经很难预约到了。所以能建档就赶紧建，别等没位再后悔。

 那么问题来了，建档，到底怎么建呢

现以北京地区为例为大家讲解。

建档得分两步走，先预约建档，再正式建档。完成了预约建档，医院床位基本就可以订上，正式建档也就不用愁了。然而，预约不是你想约就能约上的。各医院根据预约建档的门槛高低不同，可以分为三类。门槛最低的第一类，怀上就能约。门槛稍高的第二类，需要《母子健康档案》。门槛最高的第三类，不光要

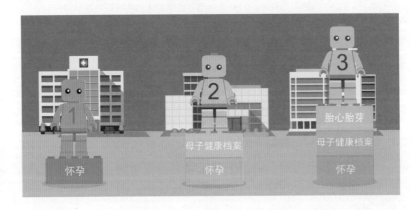

《母子健康档案》，还得 B 超看到胎心胎芽。如果选定心仪医院后，记得打电话问问属于哪一类。

备孕结果想要早知道，经常用验孕棒测测很重要。一旦测出怀孕苗头，马上挂号验血验尿。检查确认怀孕后，第一类医院就可以预约建档了。如果看上的是第二、三类医院，就要等孕 6 周后去当地社区医院办《母子健康档案》。等待过程可提前挂好产科号，孕 43 天拿档案，最好第二天就能空腹去医院。对于第二类医院，拿着档案并进行产科检查后就能预约建档。对于第三类医院，还得做 B 超看胎心胎芽。如果看见，预约建档走起！如果没看见，只好再约下次 B 超。

去社区医院办《母子健康档案》需要带好夫妻双方身份证、结婚证、医院检查单，北京户口的带上户口本，外地户口的带上暂住证。

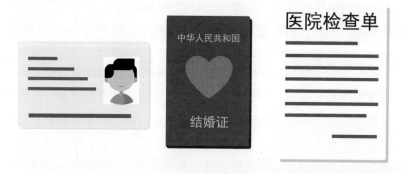

预约建档时，需要怀孕后各种检查的检查结果和所在医院的病历本。对于第二、三类医院，《母子健康档案》也不能少。预约建档大功告成，正式建档也就胜利在望了。咱们聪明的孕妈们按照医院要求一步步进行，一般不会出岔子。各个医院规定的建档最晚时间不同，不小心错过了心仪医院，还可以退而求其次。即使都错过了，可以试试找还有空床位的医院申请补建档。但这些听起来简单做起来麻烦，最好还是早建档、早轻松。

第81课
孕期要做哪些产检

请扫描二维码，观看本课视频

在整个孕期中，孕妈一共要进行 9～11 次产检，至少也要进行 5 次产检，高危孕妈需要根据具体情况增加产检次数。检查项目包括必查和备查两大类，备查项目会根据孕妈的状况和医院的医疗条件进行调整。

首次产检要在孕 6 周～13 周 +6 天进行，主要目的是了解孕妈的妊娠基本情况，确定孕周和预产期，评估有没有高危因素。必查项目包括血常规、尿常规、ABO 和 Rh 血型、肝肾功能、空腹血糖，乙肝、梅毒和艾滋病筛查，还要进行心电图和 B 超 NT 测量，如果孕前一年内没有进行宫颈细胞学检查的，这次产检也要检查。备查项目包括丙肝、Rh 阴性血孕妈的抗 D 滴度检查、有疑似糖尿病症状的孕妈要进行的 75 克葡萄糖耐量筛查，还有生活在我国南方沿海地区的孕妈要注意进行地中海贫血筛查；之前有过不良妊娠结局的孕妈要进行甲状腺功能检查，甲功在很多地方也已经被列为必查项目；曾经有过早产史的还要进行细菌性阴道病检测；如果进行了早期唐筛，并且出现异常，要在 10～12 周进行绒毛活检来检查胎儿染色体情况。

第二次产检在孕 15～20 周之间进行。必查项目除了血压、体重、宫高、腹围、胎心率之外，要尤其重视唐氏筛查。备查项目有羊水穿刺和无创 DNA 产前检测。如果孕妈年龄在 35 岁及以上，或者唐筛高风险，又或者之前怀过染色体异常的宝宝，需要进行这些备查项目的检查。

● 第二次产检备查项目

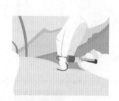

无创 DNA 产前检测

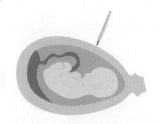

羊水穿刺

第三次产检要在孕 20 ~ 24 周之间进行。从这次产检开始，血压、体重、宫高、腹围、胎心率，以及血、尿常规都属于每次的必查项目。此外，孕妈都要进行胎儿系统 B 超筛查，也就是大排畸，检查胎儿是否存在严重畸形。有早产风险的孕妈还要通过 B 超测量宫颈长度。

孕 24 ~ 28 周之间要进行第四次产检，口服 75 克葡萄糖的糖尿病筛查，也就是 OGTT，是这次的重点。备查项目包括 RH 阴性血的抗 D 滴度的复查；排畸 B 超有异常者要进行二次排畸；有胎儿心脏发育异常可能的最好在这个阶段做胎儿超声心动图；有过早产史或早产高危孕妈要进行宫颈阴道分泌物 FFN 检测，来判断早产风险。

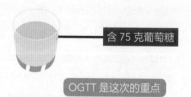

含 75 克葡萄糖

OGTT 是这次的重点

第五次产检在孕 28 ~ 32 周之间进行。必查项目包括骨盆测量，了解骨盆有无异常；还要做一次产科 B 超检查，了解胎儿生长发育和胎位情况。

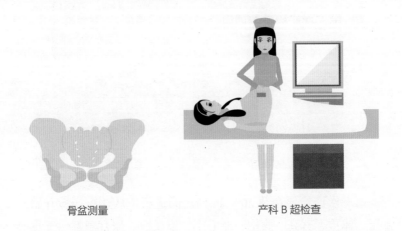

骨盆测量   产科 B 超检查

有早产可能的孕妈也要酌情通过宫颈长度测量或 FFN 检测预知早产风险。

第六次产检在孕 32～37 周之间进行。孕妈需要空腹抽血复查生化，侧重了解血清总胆红素指标，用来排除妊娠合并肝内胆汁淤积症；如果孕妈存在妊娠期并发症，那在 34 周之后每周要做一次胎心外电子监护，如果孕妈一切正常，则听从医生建议即可。除此之外，早产高危孕妈要进行 B 族链球菌筛查，高危孕妈也需要心电图复查。

从孕 37 周到分娩，孕妈每周都要检查，差不多需要 4～5 次产检。除了必要时进行的胎心外电子监护来了解胎儿的储备能力，孕妈又要做 B 超了，医生可以通过这次 B 超和查体情况估计胎儿体重，初步确定分娩时机和方式。

了解这些以后，孕妈就能有准备地面对每次产检啦。

第 **82** 课
产检的流程

请扫描二维码，观看本课视频

　　产检关系到宝宝和妈妈的健康，需要注意的事情很多。下面就来介绍一下产检的流程。

　　我们先从挂号说起。孕妈的第一次产检在孕 6 周～13 周 +6 天进行，每家医院预约挂号的流程会有不同，可以通过 114 电话挂号或者微信和 APP 网上挂号，这个需要提前了解清楚。如果没有预约挂号，可让家人按照医院的规定时间到窗口排队挂号，不过每家医院的放号时间可能不同，也是需要提前了解的。所有检查项目都需在产科进行，所以一定要挂产科的号。产检当天应该穿着较为宽松的衣服，上衣的袖子应该容易卷起到肩膀、下摆能卷起到胸前，裤子避免太紧身，要易于褪除，冬天注意保暖。

● 孕妈产检流程指南

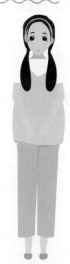

袖子易卷

上衣容易撩起

裤子易穿脱

如果产检中有需要空腹的项目都应该上午去。比如6~14周要抽血测血糖、肝功能、肾功能，24~28周妊娠期糖尿病筛查等。其他的产检都可以根据自己的时间和医院的要求来安排，最好能有家人陪同，避免孕妇劳累。

产检的频率根据孕期不同有所变化，孕36周及以前，每4周一次产检；37周及以后，每周一次产检；高危孕妇酌情增加。整个孕期一共要做9~11次产检，高危孕妈可能更多。几乎每次都查的项目有血压、体重、体重指数BMI、胎心率、测量宫高和腹围这些。整个孕期一般来说需要做4~5次B超，有特殊情况的，还可能酌情增加。每个月要复查血、尿常规。从34周开始，可以做胎心监护，有妊娠期糖尿病或妊娠期高血压等高危因素的孕妈，可能会酌情提前。医生还会根据你的具体情况，必要时增加一些项目。

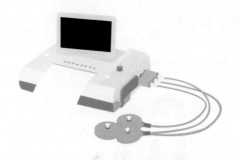

总的来说这些检查项目一共有三大部分。

1. 基础测量

如血压和体重，这些比较简单，护士直接测量就可以了，可以先测，不用排队。

2. 医生检查

如宫高、腹围、胎心率等，这些要在医生诊室里测。

3. 医生开具检查单

血常规、尿常规、产科超声等，可以开完检查单再一起去。

除了这些基础检查，比较特殊和重要的有两项。

首次产检因为要对孕妇进行全面评估，所以会查血型、空腹血糖、肝肾功能以及查是否有乙肝、梅毒和艾滋病，这些项目都是抽血的，可一起进行；第二次产检要做的唐筛，一般是抽血筛查。第一次检查抽血要空腹，最好在 10 点之前就抽完。如果年龄大于 35 岁，第二次产检时还要进行羊水穿刺，要预留一定的时间。

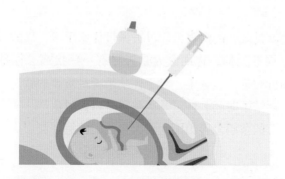

每次产检完，可以为下次产检做些准备。根据医生对这次产检结果的分析，了解自己在日常生活中要注意的事情，预约下次产检的时间，提前了解自己需要检查的项目，方便合理安排时间，避免等待太久。

第**83**课
产检医生会问的那些敏感话题

请扫描二维码，观看本课视频

孕妈从怀胎到分娩的时间长达 40 周，这期间，大大小小的产检不下十次。虽说是为了宝宝的健康，可还是会止不住担心，产检时被问到尴尬的问题怎么办？

 产检时到底会被问到哪些问题呢

产检时，医生问的问题大体可以分为两类——你的"过去"和你的"现在"。

过去就是既往的病史：你过去做过什么手术，你的月经初潮是几岁、周期如何，你的家人是否患有一些疾病，你是否对药物、食物过敏等。这其中，对于怀孕来说最重要的就是婚育史，婚育史包括结婚时间、怀过几次孕、是否做过流产、末次月经的时间等。有的孕妈总害怕医生看出自己的堕胎、流产史，但是过

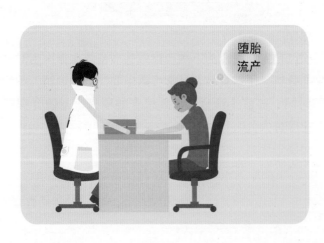

孕产 280 天 一日一课

往的生育史和流产史对于本次怀孕非常重要。如果隐瞒的话，有可能使得医生忽略一些严重的健康隐患，威胁孕妈和宝宝的健康。如果另有隐情，可以选择单独地坦诚告知医生，医生会尊重和保护你的隐私的。

第二部分就是"现在"的情况，也就是本次怀孕的相关状况。关于这一部分，医生会问到你的性生活状况、孕期用药史、胎动情况、产检的情况、孕期有无不适等。这其中让孕妈们"脸红"的事情主要有两件：一件是和性生活相关的问题，另一件是一些孕期可能遇到的难以启齿的变化。

和性生活相关的问题，所有孕妈都会害羞。可要知道，医生不是在八卦，性生活时间和末次月经时间是推断预产期的重要依据，孕妈不必觉得不好意思，尽管大大方方说出来。

另外，孕期的一些变化孕妈可能不好意思说出来。比如有些孕妈孕期阴道分泌物增多，自己深受困扰，却又不好意思说出来，其实大可不必如此。怀孕期间有这样的情况是十分正常的，分泌物颜色、质地与分泌量的变化，关系到身体是否健康。如果因为害羞而隐瞒，可能会影响医生对某些疾病的判断，那就是真的因小失大了。所以在这里提醒孕妈，一定要放宽心态积极产检，才能保证自身与宝宝的健康。

总之，产检时出现的各种尴尬状况都是孕妈们自己的"脑洞小剧场"。妇产科的医生无论是男是女，都是专业人士，都会以严谨的工作态度对待你和宝宝，不会因为你的病史"奇怪"而把你区别对待，更不会八卦你的隐私，他们的注意力可都在你的健康上呢。

孕妈们要诚实提供病史，把担忧放到一边，安心待产、好好养胎才是正事儿。

NT 检查不错过

请扫描二维码，观看本课视频

说到 NT 检查，很多孕妈一头雾水，也不明白到底有什么用。NT 是筛查胎儿先天异常的重要指标。NT 指的是宝宝的"颈项透明层"。

● 什么是 NT

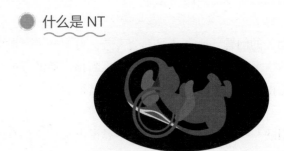

宝宝的淋巴系统健全前，少量淋巴液会聚集在颈部，形成透明层，就是 NT 了。NT 检查就是通过 B 超来测量颈项透明层的厚度。

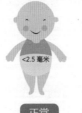

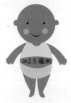

正常　　　NT 增厚

孕妈一般需要在孕 11 周～13 周 +6 天之间测定。一般来说，厚度小于 2.5 毫米为正常，等于或大于 2.5 毫米就是 NT 增厚。

 为什么要测这个 NT，它的结果能反映什么呢

有数据表明，NT 增厚的胎儿中有一小部分会出现染色体异常，其中最常见的就是唐氏儿。

此外，NT 增厚的胎儿发生先天性心脏病、畸形等疾病的风险也会增加。而且 NT 增厚越明显，胎儿异常可能性越高，异常程度也越严重。NT 检查现在已经成了常规产检项目，最主要用来筛查唐氏儿，是十分方便、准确率也比较高的检测手段。

NT 增厚一定代表宝宝是唐氏儿吗

也不尽然。其实 NT 增厚只是一个筛查手段，代表的是宝宝发生异常的风险会比一般人高。研究显示，NT 增厚的宝宝中大部分只是虚惊一场，进一步检查并没有什么异常。所以，如果孕妈被告知 NT 增厚也不用太过担心，对待 NT 增厚的正确态度是不焦躁、不忽略，查出 NT 增厚后仔细听取医生建议，进行下一步的检查即可。

最后，再提醒一下大家做 NT 检查时的注意事项。NT 检查是通过 B 超来完成的，测量时，医生需要变换孕妈的体位或者转换探头的位置，找到最合适的姿势，才能得到最准确的结果。

所以，有时候肚子里的宝宝不太配合，取不到合适的姿势时，孕妈可能需要先遛遛弯，散散步，等宝宝换个姿势后再来做一次。如果好几次都不成功的话，可能需要预约第二次检查，因此，建议孕妈尽量在 13 周之前就进行 NT 检查，这样万一没成功，还能再去一趟。

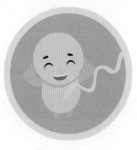

NT 检查大有学问，如何对待检查结果也是孕妈需要学习的必修课。

第**85**课
产检中的那些基础检查

请扫描二维码，观看本课视频

产检在孕妈的整个孕期当中扮演着十分重要的角色，它能帮助孕妈了解自己和宝宝的身体状况，排除潜在的危险。虽说每次产检的侧重点不同，但是一些基础检查是每次产检都会涉及的，下面就带大家一起了解一下产检中的基础检查。

产检时要做的基础体格检查有：血压、体重、宫底高度、腹围、胎心率，孕晚期还会检查胎位；要做的辅助检查有：血常规和尿常规。下面咱们就来分别了解一下。

血压检查也就是测量孕妈的高压和低压，主要为了检查孕妈是否有妊娠期高血压或者高血压合并妊娠的情况。检查血压前，孕妈要平静休息一段时间，保持安静的状态，以免测量结果误差较大。

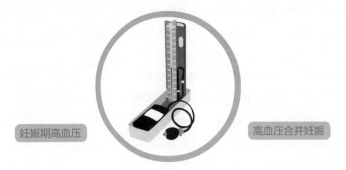

妊娠期高血压　　　　　　　　　　　　　高血压合并妊娠

体重测量是为了通过分析孕妈体重的增长情况，判断孕妈的营养补充是否不足或过多，使孕妈能够及时调整生活习惯，避免造成宝宝的身体缺陷。孕妈最好在早晨空腹时测量，并且在测量体重之前排空大小便，这样会使结果更加准确，但这也不是强制的要求。

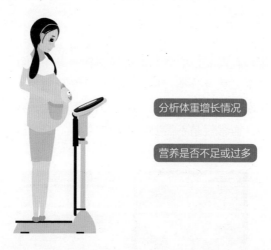

分析体重增长情况

营养是否不足或过多

　　宫底高度和腹围是判断子宫大小的数据，同时也能反映宝宝在子宫内的生长发育状况。宫底高度是指从下腹部耻骨联合上缘处开始，到子宫底的长度；腹围是测量孕妈平卧时绕肚脐一圈的腰围。进行这两项检查之前，都要求孕妈排空膀胱。

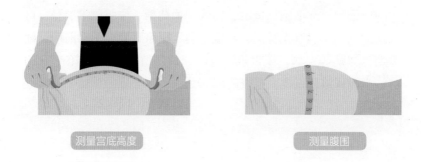

测量宫底高度

测量腹围

　　多普勒仪听宝宝的胎心率主要是为了初步判断宝宝在宫中是否缺氧，正常胎心率为每分钟 110 ~ 160 次，如果不在这个范围，则提示宝宝有危险状况，要尽快做 B 超等其他检查。需要测胎心率时，孕妈最好穿便于检查的衣服，还要保持放松的心情，避免引起测量误差。

孕晚期进行的胎位检查是医生判断孕妈是否适合顺产的重要依据，胎位检查和上面提到的宫底高度、腹围检查类似，检查前也需要排空膀胱。

　　血常规检查需要抽取孕妈的静脉血检查其中的红细胞、血红蛋白、白细胞总数及分类，还有血小板计数。通过血常规检查，可以初步判断孕妈是否有贫血、感染或者其他血液疾病。特别提醒大家的是，血常规是不需要空腹检查的。

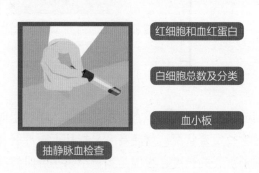

红细胞和血红蛋白

白细胞总数及分类

血小板

抽静脉血检查

　　尿常规检查需要保留孕妈的尿液进行检查。通过尿常规检查中的白细胞、红细胞、蛋白、酮体、葡萄糖、尿胆原等项目，可以辅助判断孕妈有无肾炎、其他肾病、尿路感染、子痫前期、妊娠期糖尿病等疾病。尿常规检查时，最好留取不少于 10 毫升的清洁中段尿液，以提高检查的准确性。

第 **86** 课
产检中哪些项目需要空腹或憋尿

请扫描二维码，观看本课视频

 很多孕妈产检之前会纠结，这次产检到底需不需要空腹或者提前憋尿呢

产检的时候很多需要抽血的项目是需要空腹的。比如孕 6 到 13 周 +6 天第一次产检时，血糖、肝功能的筛查；24 到 28 周第四次产检时的 75 克 OGTT 的检查，也就是妊娠期糖尿病的检查。一般建档后，医生会根据具体需要，注明哪次产检需要空腹；如果还是不清楚，也可以在预约产检时问问工作人员。

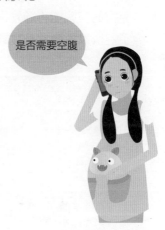

是否需要空腹

许多检查和化验的正常参考值都来源于正常人群空腹抽血的结果，如果抽血时不是空腹，那正常参考值就没有意义了。这也是因为要避免食物成分进入血液，对血液内一些成分的浓度造成干扰，从而影响检查结果的准确性。所以对于要求空腹的检查项目，我们一定得严格做到空腹。

 空腹的标准是什么呢

空腹时间一般为 8 ~ 12 小时，一般是前一天晚上 8 点之后不再进食。最好在检查当天 10 点之前抽血，如果抽血比较晚，可能导致空腹时间太长，测出来的血糖也就偏低了。

检查前一天，饮食不要有太大变化，也不要吃太油或者太甜、太咸的食物，以免影响结果。空腹是要禁食禁水的，如果非常口渴，可以喝口水润润嗓子，但是总量不要超过 100 毫升。如果怕饿，可以随身带点吃的，检查完立马就有东西吃。

还有一些产检项目是需要憋尿的。最主要的就是腹部 B 超检查。子宫和卵巢在盆腔的内部，做腹部 B 超时，肠道蠕动、肠道内容物、肠道气体会干扰子宫及卵巢的影像。而等到憋好尿，充盈的膀胱能将肠管推向上方，就能看到子宫和卵巢的准确影像了。所以说憋尿是腹部超声能够顺利检查的先决条件。

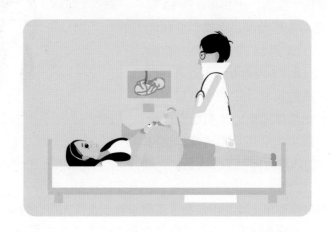

什么时候可以认为是憋好尿了呢

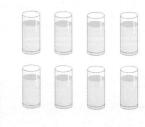

在检查前半小时到 1 小时需要喝 6 ~ 8 杯水，对于大多数人就足够了。一般来说，憋尿要憋到有尿意就可以了，并不是像很多人所"谣传"的那样需要憋到极限才最好。因为过度充盈的膀胱会压迫盆腔脏器，使其移位变形，又会掩盖掉一些细节，可能会导致诊断出现问题。

第三部分

孕中期

第 87 课
孕中期身体变化概览

请扫描二维码，观看本课视频

从孕 14 周开始，就进入了孕中期。在这个时期，那些不舒服的早孕反应会逐渐消失，孕妈会感到比较舒服。孕妈的肚子会逐渐隆起，能很容易被看出来是个孕妇了。随着孕期的进展，胎儿、胎盘及羊水形成并发育，子宫体逐渐增大、变软。

肚子逐渐隆起

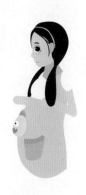

孕 12 周后，增大的子宫会逐渐超出盆腔，孕妈早上起来可以在耻骨的下方摸到增大的子宫。孕 18 ~ 20 周左右，孕妈开始感受到胎动，胎动随着怀孕的进展会逐渐增强。孕 20 周之后，孕妈就能隔着肚子触摸感觉到子宫内的胎儿了。

在孕 24 周后，还能进一步通过触摸区分胎儿的头、背部、臀部和肢体。胎头摸起来又圆又硬，好像摸到浮着的球一样；胎儿的背部和臀部摸起来宽而平坦；胎儿肢体摸起来感觉较小，而且经常会有不规则的运动。

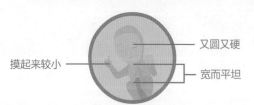

摸起来较小

又圆又硬

宽而平坦

由于受到一些激素变化的影响，孕妈的身体在这一时期也会有一些明显的变化。比如孕妈的乳头、乳晕、外阴等处会出现色素沉着，脸上也会长一些蝴蝶状的褐色妊娠斑，这属于正常的变化。孕妈在孕期做好补水和防晒，一般分娩后这些色素沉积造成的妊娠斑就会自行消退。孕期体内的糖皮质激素增多，这种激素会分解弹力纤维蛋白，使弹力纤维变性，再加上子宫增大使孕妈腹壁的皮肤张力增大，两种因素同时作用，皮肤弹力纤维很容易断裂，导致肚子上出现妊娠纹。孕妈可以通过多吃富含胶原蛋白的食物增强皮肤弹性，和适量运动控制体重不要增长过快，来预防妊娠纹的出现。

　　孕中期身体的变化，可能导致一些不太舒服的情况。逐渐增大的子宫影响到了消化系统，可能出现消化不良、胃部灼烧等不适感。可以尝试通过少食多餐、饭后散步的方法来缓解。孕中期肠蠕动会减弱，可能因此出现便秘，再加上直肠的静脉压增高，孕妈容易发生痔疮或使原有痔疮加重。建议饮食中增加纤维的摄入，平时坚持适宜的活动，来减少这种情况的发生。必要时可以寻求医生的帮助。

　　● 增加纤维摄入，坚持活动

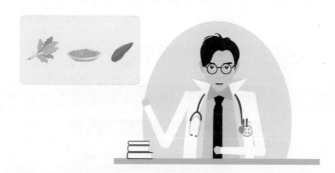

　　孕早期时孕妈的血压会相对偏低，孕 24～26 周后有轻度升高。孕妈休息时的体位会影响血压，仰卧时由于增大的子宫压迫下腔静脉，使血压下降，可能造成仰卧位低血压综合征。所以鼓励孕妈侧卧位休息，最好是左侧卧位。

孕中期饮食注意事项

请扫描二维码，观看本课视频

> 进入孕中期，早孕反应消失，很多孕妈就要开始进补了。孕中期在饮食上有哪些注意事项呢

孕中期正是胎宝宝快速生长的好时机，随着胎儿、胎盘以及子宫重量的增加，孕妈的体重也会开始明显增长。

我们知道，对于体重正常，BMI 在 18.5～24.9 之间的孕妈，孕中晚期每周体重增长 0.35～0.5 千克，BMI 在 18.5 以下的孕妈，孕中期晚期体重增长在每周 0.44～0.58 千克之间是合理的，BMI 在 25～29.9 之间的孕妈，孕中晚期体重增加应控制在每周 0.23～0.33 千克，而 BMI 在 30 以上的孕妈，孕中晚期每周体重增重就要在 0.17～0.27 千克之间了。

● 体重异常孕妈孕中期体重增速

BMI<18.5：0.44～0.58 千克/周

25≤BMI≤29.9：0.23～0.33 千克/周

BMI≥30：0.17～0.27 千克/周

体重增长是我们饮食的最高指导原则，如果孕妈每周体重增加过少或过多，就要调整饮食结构，增加或减少摄入，维持体重在合理的增长范围。要达到合理的增重速度，我们推荐，孕中期

相比孕前，如果你的活动水平没有发生变化，每天可以增加 200 千卡的热量。

● 合理控制体重增速

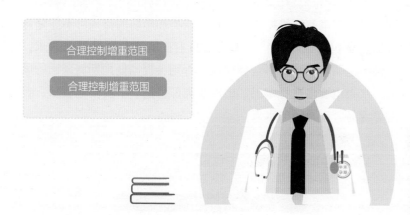

合理控制增重范围

合理控制增重范围

200 千卡是什么概念

如果孕妈体重正常，平常的生活状态一直是坐坐办公室、干一干简单家务这种轻体力活动，怀孕前的体重也一直较为稳定，那么你孕前的摄入量大概 1800 千卡左右，孕中期可以增加到 2000 千卡，也就是增加了 10% 的能量摄入。所以呢，多吃 10% 的食物就够了，千万不要放开膀子大吃大喝。

具体来说，200 千卡大概对应 4 两米饭，或者 2 两瘦肉，或者 3 个水煮蛋，或者 400 毫升牛奶。孕妈可以参考这个数字，在正常的三餐中间安排几次加餐。

孕中期胎宝宝的身体在不断生长发育，就需要更多的蛋白质来满足需要，如果摄取不足，会造成胎儿脑细胞分化缓慢，影响未来宝宝的智力。我国营养学会推荐孕中期每天的蛋白质摄入要

达到 70 克，优质蛋白主要来源于动物瘦肉和鸡蛋，植物中的豆
类、坚果、谷物也都含有蛋白质。举个例子，75 克猪里脊，200
克牛奶，100 克鸡肉，100 克豆腐，再加上 400 克五谷杂粮，就
能满足一天的蛋白质需要了。

孕中期虽然要维持体重增长，糖类和脂肪的摄入可不能随意
增加。孕妈每天吃 0.2～0.3 千克的主食就能满足糖类的需求，
不要多吃甜食、喝太多含糖饮料，否则会提高妊娠期糖尿病的风
险。水果也要多选择苹果、桃子之类低糖的，不要多吃菠萝、香
蕉等容易升高血糖的水果。

● 孕中期每天需要的主食量

0.2～0.3 千克／天

不吃太多甜食和含糖饮料

一些孕妈容易出现便秘的现象，这个时候我们要增加膳食纤
维的摄入，把精细粮食换成五谷杂粮，都能有效促进肠道蠕动，
缓解便秘。还有很多孕妈开始出现水肿。这个时候我们要注意饮
食低盐，还可以吃一些冬瓜、红豆之类的利尿食物，来缓解水肿
症状。

第**89**课
孕期失眠怎么办

请扫描二维码，观看本课视频

良好的睡眠质量是保证胎宝茁壮成长的重要条件，可偏偏有很多孕妈饱受失眠困扰，并因此忧心忡忡。据统计，大约有 80%以上的孕妈遭遇过孕期失眠的困扰，这是为什么呢？

主要原因是，随着孕期的进展，孕妈的子宫就像一个不断膨胀的气球，向上压迫肺部，增加呼吸的难度导致孕妈睡眠深度减低，容易醒来。向下压迫膀胱，使它的"库容量"减少，造成起夜频繁，睡眠过程不断被打断。

此外，孕晚期还会有心理上紧张的情绪、体型的变化、抽筋、眩晕等，这些也都是打扰孕妈睡眠的各种因素。

虽然孕期失眠很常见，但孕妈也不能置之不理。长期失眠会影响孕妈神经、消化和免疫系统的正常工作，从而影响到宝宝的健康。

● 轻度失眠导致倦怠、食量减少

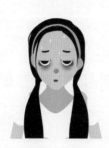
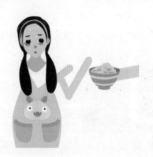

第三部分 孕中期

轻者会使孕妈神情倦怠、食量减少，使宝宝无法吸收到足够营养，出生时形体瘦小。

重者则会严重破坏孕妈的免疫系统，甚至造成流产。

对于饱受孕期失眠摧残的孕妈来说，应该怎么应对这个大麻烦呢

首先，我们可以试试"精神疗法"，紧张焦虑的情绪会使神经处于兴奋状态，难以入睡，这时不妨听一些舒缓的音乐放松心情。

● 缓解紧张焦虑的情绪

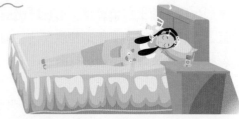

其次，适量运动有助于放松身心，促进血液循环，而且轻微的疲劳感能够促进睡眠。晚饭后和家人一起散散步，或是做一些瑜伽、孕期体操等运动，不仅能促进家庭和睦、让自己有个好体魄，更能在当晚有个好睡眠。

● 适量运动有助于睡眠

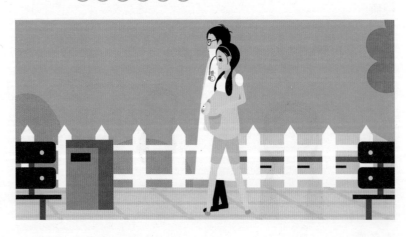

再次，运动不够嘴来凑，准妈妈可以试试"催眠食谱"。

在入睡前 3 小时食用少量面包、饼干、奶制品能起到很不错的预防失眠的效果。

● 睡前 3 小时食用少量食物

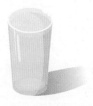

此外，也要提醒孕妈们，孕晚期是失眠的高发阶段，这时候要特别注意以下三点：

1. 子宫压迫膀胱，准妈妈会频繁起夜，因此在睡前 3 小时，最好少喝水。

2. 及时补钙，防止由于缺钙导致的腿抽筋影响睡眠。

3. 子宫压迫下腔静脉，可能引起孕妈仰卧位低血压综合征，所以一般要求孕妈左侧卧位睡觉。如果能够加一个枕头支撑腰部，就更好啦！

最后还要叮嘱一句，孕期用药需谨慎，就算失眠十分严重，也不要自己擅自服药，一定要在医生的指导下使用安眠药物哦。

孕期怎样睡个好觉

请扫描二维码，观看本课视频

俗话说得好，金窝银窝不如温暖的被窝。人每天 1/3 的时间都是在床上度过的，睡眠质量自然就决定了生活的质量。但自从怀了孕，不容忽视的大肚子使得睡个好觉成了一种奢望。不过别担心，这就来教教孕妈如何在孕期睡个好觉。

● 睡眠质量不好增加剖宫产率

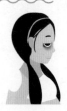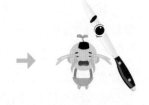

对于孕妈来说，充足的睡眠显得尤为重要，充足、良好的睡眠习惯可以使孕妈恢复精力、活力满满地迎接宝宝的到来。如果睡得不好，很可能还会有健康问题。长期睡眠不足，会影响身体的系统调节功能，从而对妈妈和宝宝产生不良影响。对于孕妈来说，可能会增加产后抑郁的发生率。对于宝宝来说，有研究数据表明，如果孕妈睡眠质量不好，会增加剖宫产的概率。

孕妈们要养成良好的睡眠习惯，才能规避这些潜在风险。

怎样才能在孕期保证良好的睡眠呢

首先，睡觉姿势很重要。孕早期时，仰卧侧卧都随意，只要孕妈感到舒服就可以，但像趴着睡、搂着东西睡这些不良睡姿应该逐渐改掉。

到了孕中晚期，子宫日益增大，压迫内脏和大血管，影响全身血液循环。此时，最适合孕妈的睡姿是左侧卧位。这种睡姿既可以避免子宫压迫到下腔静脉，又可减轻子宫血管张力，增加胎盘血流量，为宝宝的生长发育提供良好的环境。

● 孕中晚期采取左侧卧位的好处

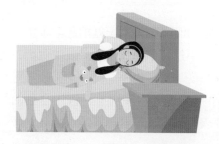

避免子宫压迫下腔静脉

减轻子宫血管张力

增加胎盘血流量

为胎儿提供良好环境

除此之外，也可以考虑用枕头等东西辅助。比如有的孕妈就觉得放一个枕头在两腿之间会睡得更好，有的孕妈则习惯睡觉时在背后再垫一个小枕头。只要自己感觉舒适，这样做都是可以的。

除了睡觉姿势，"睡前做什么"也很关键。一般来说，咖啡、茶等刺激性食物过了中午最好就不要再喝了。而且一定不能多喝。晚餐不要吃得过多，睡前更不要大量进食，也不要做剧烈运动，情绪也不能太过激动。孕妈可以在睡前做些能令人放松下来的事情，比如散散步、读读书、喝杯牛奶等，都能帮你睡个好觉。

此外，为了减少起夜次数，尽量在白天就完成喝水的日常任务，傍晚之后放下杯子少喝水。

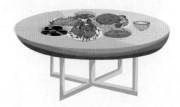

晚餐不要吃过多

睡前避免大量进食

禁止剧烈运动

避免情绪太过激动

最后一招就是"持之以恒"，形成固定的生物钟。所以，孕妈不要一天早、一天晚，要养成每天同一时间上床睡觉的好习惯。

请扫描二维码，观看本课视频

怀孕之后，要找一个合适的时间告诉大家好消息。很多人的做法是 3 个月之后告诉同事，不过怀孕前 3 个月易发生流产，也是胚胎发育的重要阶段。高强度加班、出差、二手烟不断等等都会影响胚胎发育。如果能早点告诉上司和同事，讲述自己的担忧，也对给大家造成的不便表达歉意、争取理解，可能会更好。

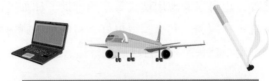

高强度加班、出差、二手烟影响胚胎发育

● **多休息，适当午休，避免久坐**

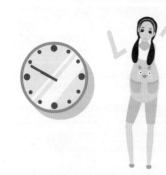

孕妈工作起来不要过分拼命，多注意休息，不然可能会使胎儿生长发育异常或者导致流产。如果工作压力太大，可以试试跟老板说明情况，提前商量好怀孕期间每天的工作量。另外也建议频繁休息、适当午休，尤其是孕晚期，久坐容易引起下身水肿和静脉曲张，所以最好工作半小时到 1 小时就起身活动活动。另外提醒一下，午休的时候不要趴在桌子上，这样会压迫到胎儿，影响发育，自己也不舒服。如果实在因为精力不足或者其他问题遇到困难，一定及时寻求同事帮助，相信大家都能理解。

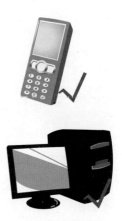

工作环境上，目前没有发现手机、电脑对胎儿发育有不良影响，可以放心。也有复印机影响胎儿健康的说法，这个也没有严格证明。甲醛的危害非常大，如果新搬办公室或者采购新家具，一定要注意。如果实在担心，可以平时放一个空气净化器在办公桌旁，同时别忘了开窗换气。

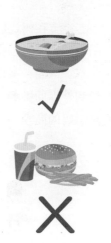

工作起来可能没法在家吃饭，需要外食或自带食物时，注意食物的选择。在外就餐得选择卫生有保证的餐馆，不要去街边小摊。最好选择一些蒸煮的菜，少吃油炸食品。如果实在选择有限难以摄取足够均衡的营养，建议咨询医生后补充一些复合维生素片或其他营养品。自带餐食的话，不要带剩饭剩菜，容易滋生细菌；尽量少带绿叶蔬菜，因为反复加热之后，营养素损耗比较多。我们已经知道孕妈不宜摄入过多咖啡因，如果你有喝咖啡的习惯，每天喝 1 小杯可以接受。另外可以手头准备几份有营养的点心，工作间隙补充能量。

公交、地铁上人多，空气不流通，孕妈容易出现头晕，甚至有人发生晕厥，如果抵抗力低还容易患病。所以最好避开上下班高峰乘车，必要时可以打车。如果必须在高峰时间乘公交、地铁，可以穿明显的孕妇装提醒其他乘客，乘车时双手护住肚子，需要的时候礼貌大胆地请求让座。有些孕妈自己开车，要注意安全带的系法，不要勒着肚子。怀孕 32 周以上安全起见就不建议开车了。

第 **92** 课
孕期可以有性生活吗

 请扫描二维码，观看本课视频

许多准爸准妈从孕期开始就做好了禁欲的准备，但事实却不是你选择吃斋念佛，就能拥有出家人一般的定力。接下来就跟大家讲讲，孕期是否可以有性生活，及其注意事项。

宝宝在妈妈肚子里的时候，是被"羊膜腔"这样一个结构包围着的，同时子宫的出口，也就是宫颈口，在怀孕期间是封闭的状态。因而，可以说宝宝是处在重重保护之下的，所以并不容易受到外界的影响。另外，各项研究都显示，无论是爸爸的丁丁还是妈妈的高潮，也都不会导致流产或早产的发生。

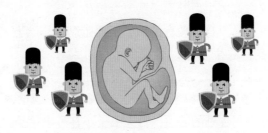

因此，不具有高危因素的孕妇是可以有性生活的。

听到这里，准爸准妈要疑惑了，什么是不适合进行性生活的"高危因素"呢？

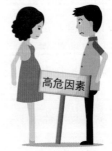

如果有以下情况之一的话，就不宜在孕期有性行为，或者需要先咨询一下医生。

1. 孕妈有过流产、早产经历，或者在这次怀孕期间，有过阴道流血、流液体或者感觉到子宫收缩的经历。

2. 做产检时，如果被告知胎盘位置比较低，或者诊断了"胎盘低置状态"或"前置胎盘"，也不适合进行性生活。

3. 产检时发现宫颈管长度较短，或者诊断了"宫颈机能不全"的，也不适合。

4. 如果准爸患有性传播疾病，如梅毒、淋病等，可能会导致孕妈的感染，继而也危害到胎儿的健康，甚至引起畸形或流产。

5. 当孕妈怀的是双胞胎或者多胞胎时，也不建议孕期进行性生活。

如果无法确定自己是否符合以上情况，可以咨询一下医生。

另外，怀孕 3 个月内和孕晚期最后 1 个月应该避免性生活。

怀孕 3 个月内，由于胎盘还没完全形成，过于频繁或激烈的性生活可能导致流产。孕 36 周以后激烈的性生活可能会导致胎膜早破等情况。所以，在这两个阶段，准爸准妈要尽量忍耐，避免性生活。

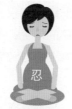

相对前两个阶段来说，孕中期进行性生活就相对安全多了。但也要尽量避免太激烈的性生活，并注意性生活的频率不要过高。

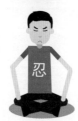

对于性生活的方式，也有一些注意事项要告诉大家。

如果准爸准妈想尝试口交，孕爸要注意不要往孕妈的阴道里吹气，以防气泡进入孕妈血液形成栓子。而肛交则是要尽力避免的，因为肛门里有大量细菌，可能引起感染，对于有痔疮的孕妈，肛交还会加重痔疮的严重程度。另外，如果准爸准妈有使用润滑油的习惯，请选用水溶性的款式。

体位方面，可以选择侧卧位或者后位，避免对孕妈的腹部过度压迫。因为，孕晚期的机械碰撞和压迫，有可能会诱发胎盘早剥，导致孕妈大出血，也危及宝宝的生命。

第 **93** 课
大肚子的不方便怎么化解

请扫描二维码，观看本课视频

在怀孕的前 3 个月，孕妈肚子的变化还不明显。但到了四五个月，肚子就开始凸出了。变大的肚子给生活带来了很多不便。下面就让我们一起想想办法，怎样化解这些不便。

上厕所的时候如果是蹲厕，那还挺让孕妈头大的。大着肚子下蹲，不仅自己不舒服，还容易压到宝宝。特别是很多孕妈有便秘的情况，一蹲就是很久，容易脚麻。如果家里是蹲厕，建议买一个可以放置在蹲厕上的坐便椅，坐在上面解决大小便问题。

● **买放置在蹲厕上的坐便椅**

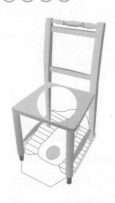

如果是在公司、公共场合，不方便使用坐便椅，可以选用半蹲的姿势，将腿分得开一些，两脚呈"八"字分开，给肚子腾出合适的位置。另外，尽量不要蹲太久，蹲一会儿就稍微直起身，调整一下姿势再继续。

● 孕妇半蹲姿势

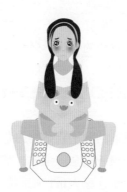

　　大肚子让洗澡和洗头也变得麻烦了。洗澡不建议盆浴，盆浴时细菌容易进入阴道。首选淋浴，淋浴更卫生。但要注意两点：第一，洗澡时间不要太长，站立太久容易腰酸腿疼；第二，要在脚下放置防滑垫，避免滑倒。如果孕妈只想简单洗个头，也要量力而行，肚子大，弯腰不方便的话，可以让家人帮忙，采取坐姿洗头。

　　肚子大了之后，很多睡觉姿势都会觉得不舒服。建议孕妈多采取侧卧姿势，左侧卧最好。如果左侧卧时间太长觉得累了，也可以稍微换一下右侧卧。尽量保证多数时间是左侧卧就行。可以拿抱枕垫高腿部，或者夹在两腿之间，能减轻胯部和腿部关节的负担。

● 抱枕垫高腿部，或夹两腿间

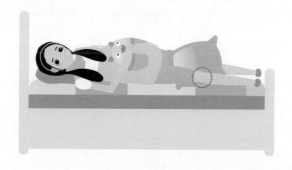

穿鞋、穿袜子、剪脚趾甲等事难免需要弯腰，大肚子给这些动作增加了很多难度。最好选择不用系鞋带的鞋子，这样穿脱比较方便。还可以买个长柄的鞋拔，穿起鞋来就更方便了。穿袜子时，可以试试盘起腿来穿，这样可以避免弯腰。至于剪脚趾甲这种"复杂"工作，咱们还是交给准爸来做吧。

　　肚子变大后，沉沉的肚子让孕妈的背部难以用力，拿高处的东西变得比较困难。出于安全的考虑，孕妈还是不要自己踩着凳子或桌子去拿了，尽量让家人帮忙吧。如果不想总是麻烦家人，可以定期整理一下家里的东西，把近期要用的物品放在容易拿到的地方。

● 让家人帮忙拿高处的东西

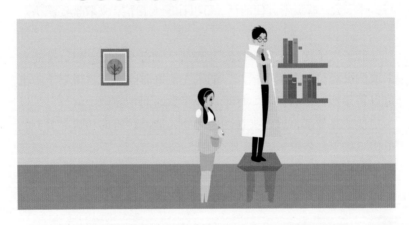

　　大肚子给孕妈带来了很多不便，除了用小窍门化解外，需要家人帮助时也别不好意思开口。

第94课
"下面"那些不舒服的事

请扫描二维码，观看本课视频

在孕期，阴道正常的分泌物会增多。白带是孕妈经常能注意到的一种阴道分泌物，正常情况下是乳白色，有黏性，无味或只有轻微的气味。怀孕后会比怀孕前更经常看到白带出现在内裤上。

为什么怀孕之后，正常的阴道分泌物会增多呢

正常阴道分泌物来自大小阴唇、前庭大腺、阴道，以及宫颈腺体，还有少量来自子宫内膜。怀孕后，体内处于高雌激素和高孕激素的状态。由于雌激素分泌增多、流到阴道部位的血流量增加，新陈代谢旺盛，阴道上皮细胞和宫颈腺体的分泌也会更加旺盛，使得阴道分泌物增多。

阴道分泌物的来源

正常阴道分泌物增多属于孕期生理现象之一，一般不需要治疗，孕妈平时多注意个人卫生就行了。选择透气宽松舒适的内裤，每天换

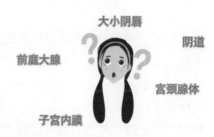

大小阴唇
阴道
前庭大腺
宫颈腺体
子宫内膜

洗，保持内裤干燥。用干净温水清洗外阴，不过不要听信广告，往里面加一些成分不明的消毒水或洗液，破坏身体原有平衡。擦拭大便时从前往后，避免将肛门处的细菌带到阴道。

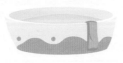

● 干净温水清洗外阴

但有时，阴道会出现一些异常的分泌物。这种情况需要引起警惕。如果白带呈黄白色、凝乳或豆腐渣状，考虑是真菌性阴道炎。一般还会伴随外阴瘙痒灼痛、坐卧不安、尿频尿痛这些症状。患有真菌性阴道炎的孕妈分娩时，胎儿也可能被真菌感染，引起鹅口疮、臀红这些病症。如果白带是黄绿色或黄白色，泡沫状，有腥臭味，考虑是滴虫性阴道炎。还会伴随外阴瘙痒灼痛，尿频尿急尿痛甚至尿血的症状。滴虫性阴道炎会增加早产和胎膜早破的风险，可能导致产褥感染、新生儿外阴炎或阴道炎。

● 滴虫性阴道炎的症状

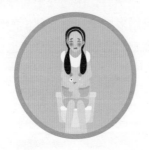

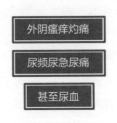

外阴瘙痒灼痛

尿频尿急尿痛

甚至尿血

如果白带灰白、灰黄或乳黄色，呈稀糊状，有臭鸡蛋味，考虑是细菌性阴道炎。可能导致胎膜早破，造成流产、早产、羊水感染。如果发现了类似上面所讲的这些情况，要及时就医。医生会根据孕妈情况选择合适的治疗时间和方法。如果在孕中后期分泌物出现血丝，甚至有咖啡色的出血，怀疑是产前出血。可能由子宫颈扩张、胎盘早剥或前置胎盘等引起，应尽快就医，防止出现意外。

孕妈一定要留心自己的阴道分泌物状况，及时发现异常。

第**95**课
孕期腹痛腰背痛怎么办

请扫描二维码，观看本课视频

孕期腹痛和腰背疼痛经常受到关注，这些疼痛都有哪些类型，有没有危害

随着宝宝的成长，不少孕妈会逐渐感觉到腹部的胀痛感。别担心，这在怀孕期间是正常现象。

宝宝的不断长大使得子宫也会相应变大，而变大的子宫拉扯到两侧的韧带就会导致胀痛感。孕妈可通过多休息来进行缓解。

有时，增大的子宫还可能会顶到胃部，出现餐后胃灼热、恶心呕吐等症状。不过这种情况是可以解决的，例如少吃高脂肪、重口味的食物，或在临睡前喝一杯热牛奶，效果都不错。如果腹痛不是生理性原因导致的，就需要引起重视了。可能是患了急慢性胃肠炎、阑尾炎、消化道溃疡、胰腺炎、胆囊炎等疾病，可以请医生帮忙鉴别。如果持续出现腹部剧痛，同时伴有阴道流血、头晕等症状，就要警惕胎盘早剥、子宫破裂等情况了。这个时候孕妈一定要及时到医院就诊。如果不重视，后果很严重，孕妈一定要谨记。

除了肚子不舒服以外，随着胎儿的长大，孕妈们腰酸背痛的情况也出现得越来越频繁。这是为什么呢

这是因为，怀了宝宝后身体重心会前移，背部及腰部的肌肉

第三部分　孕中期

233

经常处于紧张状态。再加上增大的子宫对腰背神经的压迫，出现这些疼痛也就不奇怪了。

那么，孕妈要怎么做才能预防孕期的腰酸背痛呢

首先，孕妈们要坚持适当运动，例如散步就是很不错的选择。还要注意腰背部保暖、穿轻便的低跟软鞋、睡硬床垫、避免拿较重的东西和长时间保持某一姿势。如果疼痛已经发生，可以采取仰卧姿势，在腰下放一个枕头会更舒服，不过这个姿势可不能保持过长的时间。另外，可以进行腰背部的局部按摩，或者湿毛巾热敷，这些都可以很好地帮助肌肉放松，减轻疼痛。

值得注意的是，有那么一部分折磨孕妈的腰痛是由于疾病引起的，都有哪些情况呢

如果孕妈在腰痛的同时还伴有发烧、尿频、尿急、尿痛等症状，就要当心泌尿系结石或感染的可能性了，必须马上去医院治疗。如果孕妈出现坐骨神经痛的症状，也就是从腰部向臀部、大腿后方、小腿外侧直到足部的放射性疼痛，就要当心是否有腰椎间盘突出的可能，也需要到医院就诊。

● 孕妈出现坐骨神经痛症状

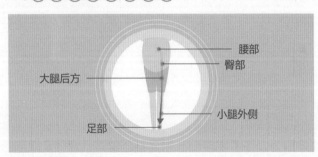

腰部
臀部
大腿后方
小腿外侧
足部

第**96**课
孕期为什么经常抽筋

请扫描二维码，观看本课视频

抽筋在医学上称为肌肉痉挛，是一种孕期常见的现象，据统计，一半以上的孕妈都会在孕期出现抽筋的情况。

一般来说抽筋大多会在怀孕 4~5 个月左右出现，大多发生在晚上，因为夜间血钙水平相对更低。平常可能小腿肚抽筋更多，不过要是早上起床伸个懒腰，脚底以及腹部、腰部肌肉也都有可能抽筋。

 抽筋是哪些原因导致的呢

孕妈在孕期中体重逐渐增加，身体重心改变，双腿负担加重，腿部肌肉经常处于疲劳状态，体内钙与磷比例也会不平衡，从而就会造成抽筋。

● **孕期对钙的需求量**

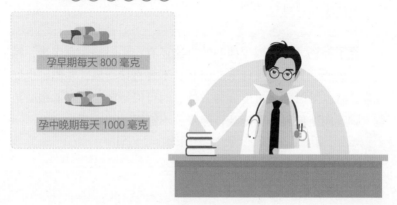

孕早期每天 800 毫克

孕中晚期每天 1000 毫克

怀孕后，孕妈对钙的需要明显增加。孕早期每天钙的需求量为 800 毫克，孕中、晚期增加到每天需要 1000 毫克。

如果膳食中钙和维生素 D 含量不足，或者缺乏日照都会造成抽筋。怀孕期间走太多路、站得太久，都会让小腿肌肉的活动增多，导致我们体内的钙不太够用，也会引起抽筋。血液循环不良或者寒冷也可能引起抽筋。

● 走太多、站太久容易导致抽筋

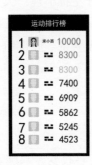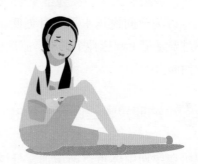

稍微出现几次抽筋，不会影响宝宝的健康。口服钙片补钙，能一定程度上缓解抽筋的症状。但如果已经经常性抽筋，说明有可能已经缺钙严重，这可能会影响胎儿骨骼发育，应该及时就医，听医生建议进行处理。

除了补钙，其他减少抽筋的方法还有：平时要注意保暖，睡觉的时候要尤其注意保持下肢温暖，不要直接受风，左侧卧也能减轻症状。平时不要过度疲劳，休息时可以平躺，把脚部稍微抬高，脚趾向上伸展，也能减轻肿胀、不舒服。

　　● 休息时可以平躺，脚稍微抬高

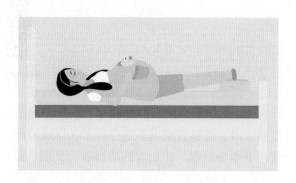

　　还可以多按摩下容易抽筋的部位的肌肉，也可以再搭配热敷。临睡前用 40℃左右的热水泡脚 10 分钟，泡脚盆深一点、水最好超过脚脖子，这样也能舒筋活血、解除痉挛。

　　多喝水对于减少抽筋也是有帮助的，不要等到口渴的时候再喝。另外，孕妈平时要多活动，每隔 1 小时左右走动走动。平时注意养成正确的走路习惯，让脚后跟先着地。

　　抽筋的时候，可以将脚掌向上弯，通过拉长抽筋部位的肌肉来缓解抽筋，可以再配合按摩或者热敷，进一步缓解。

　　● 抽筋时将脚掌向上弯

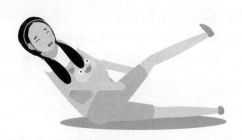

孕妈一定要注意及时补钙，避免抽筋。

孕期静脉曲张怎么办

请扫描二维码，观看本课视频

据统计有 1/3 的孕妈会出现静脉曲张。所谓静脉曲张指的就是指由于血液淤滞、静脉管壁薄弱这些因素，导致的静脉迂曲、扩张。最常在下半身出现。比如有的孕妈就会发现小腿上有蚯蚓一样盘曲的、凸出来的青筋，可能还伴随着腿部无力、皮肤发痒、肿胀，甚至有的孕妈可能出现皮肤颜色加深、粗糙，甚至烂腿。

哪些原因会导致静脉曲张呢

静脉曲张的表现

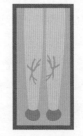

盘曲的、凸出来的青筋
可能伴随无力、发痒、肿胀

在孕期，子宫会随着孕周的增大而增大，对子宫周围盆腔、腹腔内大血管的压迫增加，孕激素又会致使血管壁扩张，再加上血容量增加，血管壁和静脉瓣承受的压力也会增加。这些都会导致静脉回流不畅，静脉压力升高，从而引起下肢以及外阴的静脉曲张。除了这些原因，有不少孕妈孕期活动量大大减少，使血液流速减慢。还有些孕妈容易便秘，排便时比较用力，使得腹压和血管的压力增加。这些也都会造成静脉曲张。如果家族中有人有静脉曲张病史，或者孕妈自己体重过大，静脉曲张的可能性更大。单纯的静脉曲张除了影响美观，以及稍微有些不舒服以外，基本不会影响孕妈和胎儿，而且分娩之后就会缓解或者消失，所以不用太担心。

不过，要是同时出现严重的下肢水肿，就可能是深静脉血栓导致的，需要及时就医。如果出现下肢疼痛、发热、红肿现象，

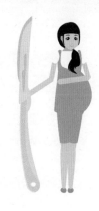

还伴有发烧、心跳加快、呼吸困难，有可能是腿部静脉的血栓掉落引起静脉栓塞，也要及时就医。一旦发生急性的肿痛或者静脉曲张破裂出血，一定要尽快到医院就诊。另外，如果有严重的外阴静脉曲张，为了防止分娩过程中曲张的静脉破裂出血，最好要选择剖宫产。

● 严重外阴静脉曲张，建议剖宫产

其实，静脉曲张也是可以通过我们的努力预防、缓解的。

首先，要坚持每天锻炼，至少步行半小时，参加适量体力活动，避免长时间的站立或者久坐。控制体重，减轻身体负担。左侧卧位睡姿能减少子宫对下腔静脉的压迫，减轻腿和脚承受的静脉压力。此外睡觉时也应该把脚垫高。平时方便的话也可以抬高腿部，促进血液回流。另外保持心情愉快、多吃蔬菜保持大便通畅对于预防静脉曲张也是有帮助的。

● 保持愉快，多吃蔬菜保持大便通畅

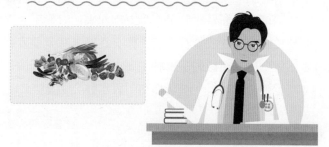

如果已经有一些静脉曲张的症状，我们也可以通过调整自己的习惯来改善一些。除了上面的预防措施要继续做到，还要注意比如不穿紧身衣、高跟鞋，不喝带酒精的饮品，远离高温环境，也不要搬运重物。必要的话可以买医用静脉曲张袜，促进血液回流，缓解症状。

缓解静脉曲张的方法大家记住了吗？

孕期水肿怎么办

请扫描二维码，观看本课视频

● **按压后皮肤明显下凹，不会很快恢复**

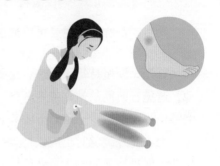

　　我们通常所说的水肿指的是组织间隙内的体液增多，导致很多孕妇在怀孕期间，出现手脚水肿的现象。孕期水肿一般发生在 28 周以后，这种生理性水肿是一种常见症状，75% 的孕妈都会遇到。

　　孕期生理性水肿主要出现在脚踝或者膝盖以下，最先出现在脚踝，用手指对肿起来的部位按压，皮肤明显下凹，并且没有很快恢复，这就可以判断是水肿了。早上刚起来的时候不会有明显症状，但是长时间站立或者行走后，你会在晚上睡觉前发现水肿变得明显，休息后又会减轻。水肿主要出现在身体最低的部位，当你半坐或者躺着的时候，腰骶部和阴唇水肿会明显。

● **水肿主要出现在身体最低的部位**

腰骶部和阴唇水肿会明显

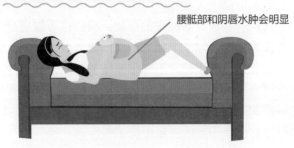

生理性水肿是怎么导致的呢

怀孕后子宫变大，压迫到下肢静脉，血流回流不畅，这是主要原因。此外，准妈妈胎盘分泌的雌激素及肾上腺分泌的醛固酮增多，造成体内钠和水分滞留，导致尿量减少，出现水肿。妊娠期血容量和血浆的增加也会导致水肿现象。

出现生理性水肿应该怎么办呢

注意休息，把腿部抬高，就能帮助血液回流。运动可以减轻腿部静脉血回流不畅的问题。注意饮食平衡，补充铁、维生素和微量元素。穿宽松的衣服和保暖，利于血液的通畅。按摩有助于血液循环。除此之外，穿医疗用弹性裤、袜，左侧睡都可以缓解水肿。

● 腿部抬高，帮助血液回流

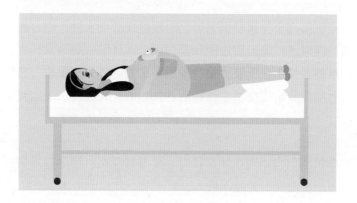

生理性水肿是正常的，但病理性水肿不同。

比如，妊娠期高血压，除了下肢水肿，或者看不出来但仍然能导致体重骤增的隐性水肿之外，还表现为血压增高、头痛胸闷、视物模糊等。当只有一条腿水肿，并伴随发红、疼痛、变粗时，很可能出现了血栓，这是准妈妈体内血液处在高凝状态造成的。

● 血栓导致的水肿

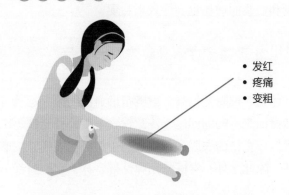

- 发红
- 疼痛
- 变粗

此外，心脏病导致的水肿首先出现在下肢踝部，还会伴有胸腹腔积水，以及心悸气短、肝脾肿大等症状。

肾脏疾病会导致孕妈妈晨起时眼睑或颜面水肿，而且面色多苍白，同时还可能出现血尿和蛋白尿。而肝脏疾病通常是先有腹水，水肿多发生在下肢，很少发展到全身，还伴有黄疸、肝脾肿大、肝功能异常等症状。这些病理性水肿一旦出现，一定要及时就诊。

准妈妈们当出现水肿症状时，要及时就医，排除病理情况，采取相应方法及时消除水肿。

第**99**课
产前抑郁症

产前抑郁并不是只发生在临产前，孕妈在整个孕期都可能受到影响，随着孕周增加，激素水平和身体状态的变化，生理不适和心理因素都会使孕中晚期的孕妈更容易出现抑郁症。报道显示，产前抑郁的发病率达到 10%～20%，而如果孕妈有过情感疾病史，发病率会高达 1/3。

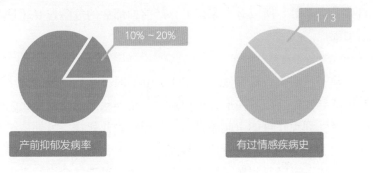

产前抑郁发病率　　　　　　　　　有过情感疾病史

● 工作和家庭的压力得不到缓解

生理方面，孕妈孕期激素变化引起的情绪不稳，容易导致抑郁。患有妊娠疾病的孕妈，也会因为担心健康问题，引发焦虑情绪。孕妈心绪敏感，如果得不到家人尤其是老公的关注，也会产生情感落差。还有的孕妈承受着工作和家庭两方面的压力，得不到缓解，或者怀孕后脱离原来的工作岗位，生活一下子空虚很多，也容易胡思乱想。

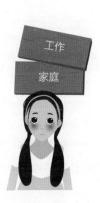

第三部分　孕中期

243

再加上身材改变引起对夫妻关系的担忧，以及对生孩子的痛楚的惶恐，都会使自己长期处在情绪低落期。至于那些本身情绪易波动、有过精神疾病史、家庭关系不协调的孕妈，就更容易出现产前抑郁了。

产前抑郁有什么明显症状呢

主要有 3 种症状：情绪低落、思维迟缓和运动抑制。孕妈经常会陷入莫名的感伤，同时脑子也会变迟钝，记忆力减退，思考能力下降，"孕傻"十分明显。另外腿脚也懒得动了，严重的不吃不动、生活不能自理。孕妈甚至还会做出伤害自己的行为，如自残、自杀等。所以有专家认为，产前抑郁症的危险性要超过产后抑郁症。

除了这些，有研究显示，孕 4～10 周时，孕妈剧烈的情绪波动可能导致胎儿口唇畸形，出现兔唇。精神状态的急剧变化，恐惧或者受到惊吓可能引起胎盘早剥，导致胎儿死亡。另外情绪不稳时，胎儿的胎动次数会比平常高三倍以上，从而造成胎儿体力不足、体重过轻等问题。妈妈的情绪起伏反过来又会导致激素分泌紊乱，随着血液循环进入胎儿体内后，也会影响宝宝的健康。

要预防产前抑郁的发生，从怀孕起，孕妈在心理上就应该及时调节，做好角色转换。

并且，要对孕期和分娩常识有所了解，减轻恐惧感和紧张感。平时适当活动，比如短途旅游、做孕妇操、瑜伽、游泳等；多参与一些社交活动，保持愉快的心情；保证充足的孕期营养也能避免心理疾病的发生。丈夫也要尽一切可能关心体贴妻子。

● 适当运动和社交，保持心情愉快

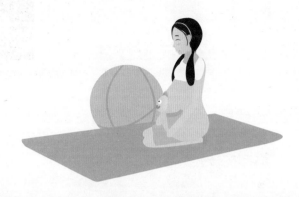

　　抑郁也是一种病，我们要及时发现、采取治疗。孕妈可以通过自查来判断自己的抑郁倾向：是否感到干什么都没意思，每天莫名沮丧，或是精力不集中，容易生气烦躁、伤心流泪，睡不好觉或者睡太多，没有胃口或者狂吃……如果这些症状你占了 3 种及以上，持续时间长达两周或者更久，那么请注意，你已经染上产前抑郁了，要尽快就医治疗。

● 通过自查判断自己的抑郁倾向

　　☐ 感到干什么都没意思
　　☐ 每天莫名沮丧
　　☐ 精力不集中
　　☐ 容易生气烦躁、伤心流泪
　　☐ 睡不好觉或睡太多
　　☐ 没有胃口或狂吃

　　孕妈要放松心态，预防产前抑郁的发生。

第**100**课
有哮喘的孕妈应该注意什么

请扫描二维码，观看本课视频

 怀孕后，孕妈或多或少都会感觉到呼吸没有原来那么顺畅了，那这种现象到底正常吗，会存在什么隐患吗

呼吸困难在怀孕的各个时期都有可能出现，根据是否有身体组织器官的病变，分为功能性呼吸困难和器质性疾病引起的呼吸困难。

● 怀孕后，呼吸没有原来顺畅

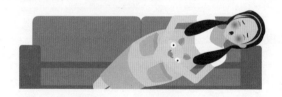

功能性呼吸困难更加常见，主要原因是孕期的身体变化。孕中晚期，子宫越来越大，宫底会逐渐向上顶到肋骨和胸腔，导致有效的呼吸空间变小，孕妈就会感觉到呼吸困难。到了预产期前2周左右，胎儿逐渐下降到骨盆后，这种情况会有所好转。

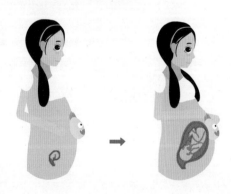

器质性疾病引起的呼吸困难主要有肺源性、心源性、中毒性、血源性、神经精神性和肌病性，这种呼吸困难需要孕妈的格外注意，及时就医。

孕期出现呼吸困难多数都是功能性的，属于正常现象，但是最好去医院检查，排除器质性病变。如果孕妈出现反复发作的呼气性呼吸困难，就要考虑可能患上了哮喘。哮喘本质上是一种过敏性疾病，是因为支气管受到外来物质的刺激后，气道的反应性过度增高。孕期哮喘的发病率在 3.7% ~ 8.4%。轻型的哮喘对妊娠的影响不大，而中度发作就会对宝宝产生不良影响了。可能会导致宝宝宫内发育迟缓、早产、体重较轻，孕妈出现先兆子痫，严重的甚至会威胁到孕妈和宝宝的生命。

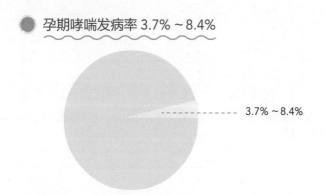

孕期哮喘发病率 3.7% ~ 8.4%

3.7% ~ 8.4%

如果孕妈在孕期患上了哮喘，应该注意些什么呢

由于哮喘是支气管受到了外来物质的刺激，所以孕妈要远离过敏原和可能促使哮喘发作的因素，如粉尘、香料、烟丝、冷空气等，同时要注意休息，放松身心，避免过度劳累，还要注意预防其他途径的呼吸道感染。

孕妈在怀孕之前已经患上哮喘怎么办呢

首先，孕妈还是要避免接触过敏原以及其他促使哮喘发作的因素，尤其是香烟。家人也要给予配合，不要让孕妈被动吸烟。过度干燥也会引起支气管不适，所以要注意保持室内湿度。孕妈外出时要记得戴上口罩，避免粉尘污染等。

● 保持室内湿度，外出时戴口罩

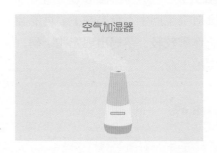
空气加湿器

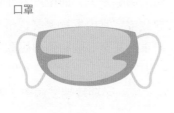
口罩

除了日常的注意外，孕妈还要时刻关注自己有没有哮喘发作的症状，发作时要及时接受氧疗。怀孕前的一些控制哮喘的药物需要在医生的指导下服用，孕妈一定不要自行服用，以免对腹中宝宝造成影响。另外孕妈要坚持定期产检，监测宝宝的状况。

呼吸困难是孕期常见的现象，如果出现哮喘的症状，孕妈要及时找医生寻求帮助。

第 101 课
唐筛是什么

请扫描二维码，观看本课视频

当妈不易，从宝宝在妈妈肚子里扎根，孕妈就开始迎接各类产前检查。而在诸多产检项目中，唐氏筛查是必不可缺的重点项目，下面就来介绍关于唐筛的那些事儿。

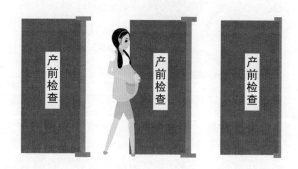

唐筛，顾名思义就是筛查唐氏综合征患儿的检查。唐氏综合征也叫 21- 三体综合征，是一种染色体疾病。得了这种病的宝宝会比正常人多一条染色体。别看只是一条小小的染色体，却会带来大麻烦。它会导致孩子智力的严重低下，而且由于遗传物质是不能被改变的，所以目前并没有很好的治疗方法。

在我国，唐氏综合征是最常见的一种染色体病，发生率为 1/800 ～ 1/600。全国各地的孕妈有千千万，这个发生率可以说是非常高的。而在所有孕妈中，超过 35 岁的高龄孕妇怀孕生出的宝宝患唐氏综合征的概率会更大。

既然没法治，那就想办法来预防它，因此有了唐筛。在我国，唐筛是产检项目之一，而唐筛的项目有不少，更有"早唐""中唐"等不少名字，很容易傻傻分不清。

其实，大家俗称的"中唐"指的是孕中期 15 ~ 20 周时通过抽血来进行筛查。检测的主要是孕妈血清中 3 种物质的量，分别是甲胎蛋白、人绒毛膜促性腺激素和游离雌激素。因为如果宝宝患了唐氏综合征，这 3 个值会发生变化，所以可以通过测定这 3 样东西，综合孕妈的年龄、孕周、体重等，计算异常胎儿的概率。

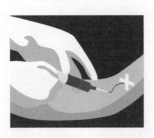

- 甲胎蛋白
- 人绒毛膜促性腺激素
- 游离雌激素

 那"早唐"又是怎么回事呢

早唐是在孕早期 11 ~ 13 + 6 周做的检查，利用 B 超来对唐氏儿进行筛查。

研究显示，染色体异常的宝宝颈项后透明层会增宽。所以可以在做 B 超时通过测量宝宝颈项后透明层的厚度来预测患唐氏综合征的危险高低。

那么，早唐和中唐是不是都有必要做，还是选择其中一个就可以

虽然有文献显示早唐的检出率要比中唐好一点点，但更多的数据显示二者并没有明显差异，都有一定的漏诊率和假阳性率。也就是说，这两种方法都不是绝对准确的。其实，无论是早唐还是中唐，都是用来筛查的手段。

所谓筛查，就是从茫茫人海中选出少数胎儿唐氏综合征患病可能性比较高的那些孕妈，引导她们做进一步的准确度更高的检测。如果能把早唐和中唐两种方法结合起来那就再好不过，既能提高检出率，也能降低出错的概率。

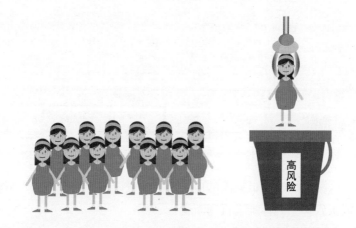

唐筛是一场筛选考试，如果不幸没通过的话，就要做进一步的检查，有关唐筛下一节再来继续讲解。

第102课

怎么理解唐筛报告单

请扫描二维码，观看本课视频

产检中，孕妈们拿到手的唐筛报告，通过检测孕妈血清的甲胎蛋白、β-hCG 和雌激素水平，可以计算出胎儿患唐氏综合征的风险。如果最后计算出来的风险值达到或者高于 1：250，也就是说孩子生下来有大于 1/250 的概率患病的话，在筛查结果一栏就会显示"高风险"。相反，如果风险值低于 1：250，则结果显示为"低风险"。

测试项目	标记物	结果	单位	MoM	校正 MoM
	AFP	38.41	U/ml	0.915	0.955
	F β hCG	27.17	ng/ml	0.312	2.580
	FE3	2.59	nmol/L	0.429	0.438

风险计算					
			截断值		
筛查项目	风险值	高险值	临界风险	低风险	筛查结果
21- 三体	1: 144	>1: 250	1: 250-1: 500	<1: 500	高风险

区分高风险、低风险的值，不同的医院可能稍有差别，孕妈根据报告单上的标准进行判断就行了。

然而，低风险不代表一定没问题，高风险也不代表一定患病。唐筛作为一种筛查手段，是无法明确诊断的。对于检查结果为"高风险"的孕妈来说，还需要通过检查唐氏综合征的"金标准"——羊水穿刺，来获得更准确的结果。

羊水中的脱落细胞，和组成宝宝的每一个细胞一样，都是由受精卵发育而来，因此，和宝宝有着相同的染色体构成。羊水穿刺就是通过抽取、培养羊水中的脱落细胞，检测这些细胞的染色体来看是否患有染色体疾病的。

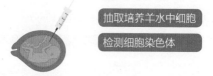

抽取培养羊水中细胞

检测细胞染色体

做羊水穿刺检查的最佳时间是妊娠 16～21 周，因为这时胎儿小，羊水多，穿刺安全，并且这时羊水中的细胞培养成活率高，诊断价值也大。

有许多孕妈担心羊水穿刺会损伤胎儿，导致流产。其实，随着医疗技术的发展，现在羊水穿刺大都在 B 超的引导下进行，基本可以确保避开胎儿和胎盘，大大提高了这项检查的安全性。因此，如果医生推荐做羊水穿刺来进一步确诊的话，不要过于担心。随着近几年检测技术日新月异的发展，出现了一项兼顾安全性和可靠性的新技术——无创 DNA 技术。这种技术可以对孕妈静脉血中的 DNA 片段进行测序，通过检测到来自胎儿的游离 DNA，从而得到宝宝的遗传信息。有几项大规模的临床试验都证实这一检查的准确率很高。

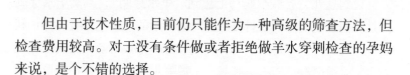

但由于技术性质，目前仍只能作为一种高级的筛查方法，但检查费用较高。对于没有条件做或者拒绝做羊水穿刺检查的孕妈来说，是个不错的选择。

想要避免"唐宝宝"的降生，需要做好产前筛查与诊断。其中唐筛是初筛，羊水穿刺是确诊手段。

第 **103** 课
产前诊断是什么

请扫描二维码，观看本课视频

在产检过程中，医生会让部分孕妈做产前诊断。什么是"产前诊断"呢

产前诊断又叫宫内诊断，是指胎儿出生前，采用先进的检测手段，了解胎儿有没有畸形和异常染色体，同时对先天性和遗传性疾病作出诊断。

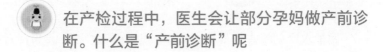

产前诊断的时间主要由具体方法决定。有创检查的羊膜腔穿刺术大多用于染色体异常的产前诊断，在孕 16 ~ 21 周进行，绒毛取材术多在 10 ~ 12 周进行，脐带穿刺一般在孕 22 周以后进行。

说到这儿，有些孕妈马上想到"羊水穿刺"，其实羊水穿刺只是产前诊断的一种取材方法。产前诊断的方法主要有四种：利用超声、胎儿镜、磁共振等观察胎儿结构是否存在畸形；采集羊水、绒毛、脐带血、胎儿细胞进行培养，检测胎儿染色体疾病；利用胎儿 DNA 检测胎儿基因的核苷酸序列，诊断

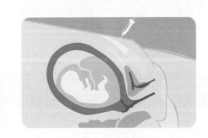

孕产 280 天一日一课

胎儿基因疾病；利用羊水、绒毛、脐血进行蛋白质、酶和代谢产物的检测，诊断先天性代谢疾病。

虽然可以检查出普通检查无法查出的胎儿染色体和基因问题，但一定要知道，产前诊断是有风险的！产前诊断大多是有创检查，由于要取羊水、绒毛或脐带血，需要器械进入子宫腔内，稍有不慎，就会造成流产、出血或感染，概率在 0.5% ~ 1% 之间，最好在有产前诊断资质的三甲医院做哦。

因为产前诊断的风险性，也不是随随便便就能做。如果你有这些情况，比如羊水过多或过少、胎儿发育异常或可疑畸形、孕早期接触过可能致畸的物质，或者夫妻一方患有先天性疾病或遗传性疾病、曾经分娩过先天性严重缺陷婴儿，又或者是 35 岁以上的高龄孕妈、产前筛查结果高风险，这时宝宝患有畸形或智力低下的概率大大高于正常孕妈，一定要听取医生的建议，进行适合自己的产前诊断。

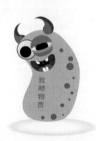

致畸物质

羊水过多或过少

胎儿发育异常或可疑畸形

孕早期接触过可能致畸的物质

在产前诊断的结果中，正常的占大多数，但还是有异常结果。如果产前诊断结果异常，需要尽快处理。产前诊断一旦确定胎儿有严重畸形或染色体异常、智力低下，父母可以选择尽早终止妊娠；如果畸形可以在出生后进行治疗，也可以选择继续妊娠。孕妈们一定要收拾心情，振作起来，听取医生建议，规避不良因素，为孕育下一个健康宝宝做好充分准备！

检查只是手段，一切都是为了宝宝的健康！

第104课
无创 DNA 检测技术

请扫描二维码，观看本课视频

唐氏筛查是产检的必查项目，检测方法也多种多样，这一节给孕妈讲讲一个近几年来的新技术——无创 DNA 检测。

无创 DNA 检测是近年来逐渐发展起来的一项产前检查技术。因为孕妈的血液中含有微量宝宝的 DNA 片段，所以采集孕妈的血液后做高通量基因测序就可以检测出来一些遗传疾病。

一般认为无创 DNA 的最佳检测时间是 12 ~ 26 周，需要进行检测的孕妈可以提前向医生咨询检测的时间。

 哪些孕妈可以做无创 DNA 检测呢

一些具有唐氏儿高危因素的孕妈如高龄妊娠、多胎妊娠、试管婴儿等，以及不适合做羊水穿刺的孕妈，如有乙型肝炎、梅毒等病毒携带、或者孕妈是 Rh 阴性血、羊水过少和之前有过先兆流产等情况，这些孕妈可以选择采用这种无创的技术来筛查染色体疾病。

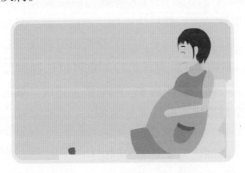

高龄妊娠

多胎妊娠

试管婴儿

有的孕妈会说了，无创 DNA 和普通的产前诊断羊水穿刺有什么不同呢

其实，无创 DNA 并不属于产前诊断，而是和唐筛一样，是产前筛查的手段。虽然无创 DNA 的准确度较高，但依然不能代替羊水穿刺。在唐筛结果为高危的情况下，孕妈可以选择无创 DNA 或者羊水穿刺进行进一步检测。如果孕妈只是想排除一下唐氏儿风险的话，无创 DNA 技术是可以做到的。

无创 DNA 不能代替羊水穿刺

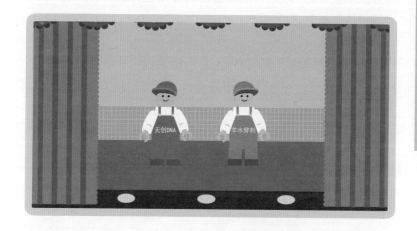

如果唐筛高风险同时合并胎儿组织结构异常，或者孕妈想要全面检查宝宝是否有遗传疾病的话，无创 DNA 是不能完全覆盖的。还需要进行羊水穿刺准确诊断。

异卵双胞胎的孕妈如果无创 DNA 检测结果有异常，是不能够确定具体哪一个胎儿有问题的，也需要进行羊水穿刺明确诊断。

无创 DNA 相较于其他的产前诊断方式有一定的优势。首先，无创 DNA 对于高龄、多胎妊娠或试管婴儿等高危孕妈来说，能够降低有创产前诊断的风险。其次，无创 DNA 技术取样简单，只需抽一管血即可，能规避其他产前诊断方式导致流产的风险。另外，无创 DNA 也是一种准确性很高的筛查手段。

当然，无创 DNA 技术也有一定的不足。首先，它毕竟是一种产前筛查手段，结果不能完全准确，而且检查内容有局限性，目前仅可检测 21- 三体、13- 三体、18- 三体 3 种染色体疾病。另外，无创 DNA 技术对医院的要求比较高，适用范围较小。从经济方面来说，进行无创 DNA 检测的价格也比较昂贵，给家庭带来的经济负担较重。

所以总结起来，无创 DNA 是一种新技术，取材方便、安全性好、准确度高，但同时价格昂贵且适用范围较为局限，所以需要孕妈根据自己的需求来选择。

● 无创 DNA 技术的特点

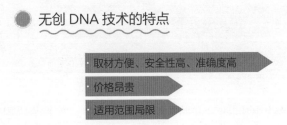

· 取材方便、安全性高、准确度高

· 价格昂贵

· 适用范围局限

无创 DNA 技术有利也有弊，孕妈要认真听取医生意见，谨慎做出选择。

第105课
产前诊断的流程与注意事项

请扫描二维码，观看本课视频

我们以最常用的羊水穿刺和绒毛活检为例，讲讲产前诊断的流程和注意事项。

首先，给大家讲讲进行羊水穿刺的流程。进行羊水穿刺之前，医生会借助超声来确定孕妈的孕周、胎儿姿势、胎盘位置、羊水池位置及深度等，进而找到一个避开胎儿和胎盘的部位准备穿刺。穿刺时，在选定的部位刺入，抽取 20～30 毫升羊水来进行一系列的检测。孕妈身上留下的穿刺孔一般会在24～48小时内闭合。

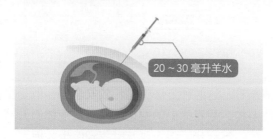

20～30 毫升羊水

绒毛活检的流程和羊水穿刺基本上是一样的，只是绒毛活检可以经过腹部、宫颈和后穹窿 3 种途径进行穿刺，具体使用方法取决于胎盘着床位置和医院的设备条件等。

这两种方法都属于侵入性方法，所以对孕妈自身的情况也有要求，以下几种情况的孕妈是不适合做羊水穿刺和绒毛活检的：有过先兆流产的；阴道、盆腔或宫内感染的；有出血倾向的；处于疾病的急性期，如急性肝炎、肾炎；精神紧张或存在精神意识障碍的；如果在穿刺前 24 小时内两次体温在 37.5℃以上，或者出现频繁宫缩，有胎儿窘迫迹象的，以及孕妈整体状况不佳的，也不适

第三部分　孕中期

259

合。如果孕妈存在以上情况，还是要选择其他的产前诊断方法。

 孕妈在做羊水穿刺和绒毛活检时需要注意什么呢

首先，孕妈要注意两种方式分别适用的时间，羊水穿刺的最佳时间为孕 16 ~ 21 周，而绒毛活检更适合在 10 ~ 12 周进行。其次，在进行穿刺前，孕妈不可避免地会出现紧张、焦虑等情况，这对进行手术和妊娠都是不利的，孕妈可以在术前和医生进行沟通，消除疑虑，保持轻松的心情。另外，孕妈要积极配合术前的各项检查，手术当天不要饿肚子，术前还要记得去一趟卫生间排空大小便。手术之后，要多卧床休息，一周之内就不要干体力活啦。

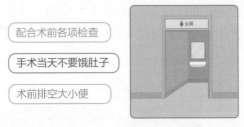

就目前来看，这两种方法都是比较安全的，但是孕妈们还是要注意自我监控，注意体温的变化，一旦出现体温升高、阴道流血、流液、腹痛等症状，一定要及时找到医生处理。

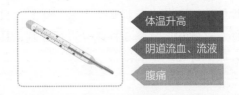

羊水穿刺一般需要 3 周的时间才能出结果，绒毛活检测只需要一两周，孕妈术后等结果期间要保持良好的心态，不要过于焦虑或猜疑，多和家人沟通，缓解自己的紧张心情。

产前诊断是为了让孕妈和宝宝都能健康度过孕期，孕妈们不要太紧张。

第106课
怎样预防出生缺陷

请扫描二维码，观看本课视频

十月怀胎，需要面临种种挑战，而如何预防出生缺陷则是考验准爸妈们的第一关。

那么究竟该怎么预防出生缺陷呢

预防出生缺陷需要孕妈从孕前就开始做准备，孕前检查就是预防出生缺陷的第一道防线。打算怀孕前，孕妈最好和爱人一起到医院仔细评估一下夫妻双方的健康状况。孕前检查的项目很多，包括询问病史、妇科检查、常规全身检查等。

做这么多检查，到底有什么用呢

对于一些有遗传病家族史的孕妈来说，好好做个孕前评估，医生才能弄清楚疾病的发病原因和遗传方式，进而给出合理的建议。此外，如果孕妈有一些慢性全身疾病，如心脏病、高血压等，孕前检查可以帮助仔细评估身体状况，为备孕做好最佳准备。孕前检查中，补充叶酸是很重要的一项。补充叶酸需要从孕前 3 个月开始，持续到怀孕后 3 个月。叶酸的补充可以明显降低宝宝出现神经管畸形的风险，也可以减少脐膨出、先天性心脏病等病的发病风险。可以说，小小的叶酸对于预防出生缺陷的功劳却是大大的，所以孕妈一定要按照医生的指导好好服用叶酸哦。

叶酸

261

过了备孕期，终于顺利怀上宝宝后，也不能掉以轻心，孕期的产检虽然繁琐，却是预防出生缺陷第二道防线。

产检中，孕早期的 NT 检查和孕中期的唐筛主要是为了检出染色体异常的宝宝，初筛结果为高风险的孕妈需要接受进一步的检查。

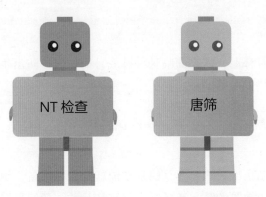

孕早期的甲功检查可避免甲状腺疾病对宝宝发育造成影响。

孕中期和孕晚期分别有一次 B 超筛畸，俗称大排畸和小排畸，一前一后，确保宝宝的各器官系统的发育都是正常的。

此外，孕期至少要做 4 次超声检查，临产前还要做超声了解胎位、胎儿大小，有的医院还会筛查先天性耳聋基因，这些也都是有助于预防出生缺陷的产检项目，孕妈们一定要认真对待。

其实，产检的作用怎么强调都不为过。我国是出生缺陷高发的国家，孕期各阶段定期产检是防止缺陷儿出生的关键。所以，孕妈切不可抱着侥幸心理，一定要重视产检这道保护关卡，一旦通过以上筛查或检查发现异常，也能及时、积极地采取应对措施。

除了做孕前检查、补充叶酸、重视产检，预防出生缺陷还能怎么做

预防出生缺陷的第三道防线，就是新生儿筛查。宝宝出生后及时进行检查，可以查出来某些遗传性疾病、先天性疾病等，如先天性甲状腺功能低下、苯丙酮尿症，对于这些缺陷宝宝，尽早诊断和治疗，才能尽可能减少疾病的影响，降低家庭负担。

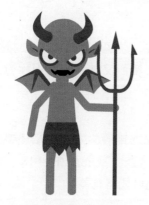
先天性甲状腺功能低下

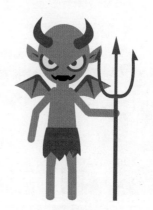
苯丙酮尿症

除此之外，预防出生缺陷还需要各位孕妈的身体力行，做好孕期保健。比如，改变不良的生活方式、戒烟限酒、孕期避免接触有毒有害物质、谨慎用药等。

认真守护好预防出生缺陷的多道防线，才能迎来健康宝宝的降生。

第107课
大排畸和小排畸

请扫描二维码，观看本课视频

 大排畸和小排畸相信孕妈都听说过，可不少孕妈还是会疑惑，两次排畸具体有哪些区别呢

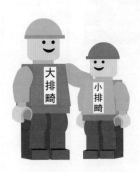

一般来说，孕妈在整个孕期要接受两次排畸检查，我们又把它们分别称为大排畸和小排畸。

先来说说大排畸。大排畸是怀孕中期进行的超声检查，一般都在孕 18～24 周做，各地医院可能略有差异。

大排畸能全面详细地检查胎儿每个器官，医生会从各个角度仔细观察胎儿颜面和各器官的发育情况，较早发现胎儿畸形，如唇腭裂、神经系统畸形、骨骼发育异常、心血管畸形等。

 既然做了大排畸，为什么之后又要做一次小排畸呢

小排畸一般在孕晚期才做，简单地说就是在胎儿又长大了些后，再次确认有无畸形。此外，小排畸还可以看孕妈胎盘、羊水的情况。

所以说，孕期两次排畸，一大一小，孕妈可千万别漏掉哦。

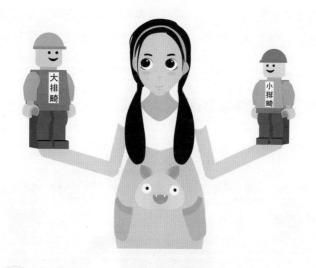

是不是用三维或四维彩超来做大排畸效果更好呢

其实，三维和四维彩超虽然成像立体，能让孕妈早早看到宝宝的样子，但从医学角度来说只是锦上添花，而不是不可缺少。所以，孕妈不用担心普通二维彩超的效果，当然，如果特别希望给宝宝照张相的话，选择三维或者四维的彩超也是可以的。

如果做了两次筛畸提示结果正常，宝宝就一定没有畸形吗

其实，筛畸并不能检查出所有畸形。畸形是一个动态的过程，没有发展到一定程度，通过超声是不能显示的。筛畸的主要目的是筛查出严重畸形，尤其是致死性畸形，如无脑儿、严重脑膨出、严重开放性脊柱裂、严重胸腹壁缺损合并内脏外翻、单腔心、致死性软骨发育不良等。

而像心脏的微小畸形、眼或耳畸形、手指或脚趾发育异常、肛门闭锁、外生殖器畸形、闭合性脊柱裂等情况就不那么容易被发现。

● 微小畸形不容易通过超声发现

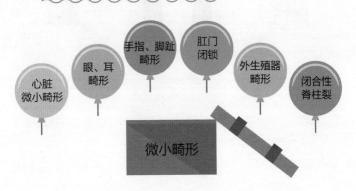

此外，超声仪器性能、孕周、胎儿体位、羊水量、孕妈腹壁脂肪厚度等诸多因素也都可能影响检查结果。

但孕妈也不用太过担心，B超大夫在筛畸时一定会从头到脚，从里到外，仔仔细细给宝宝检查的，所以孕妈们一定要在规定孕周范围内按时产检。要是排畸中发现异常，孕妈一定要重视起来，必要时做进一步检查，积极配合医生进行处理。

第 **108** 课
B 超有问题怎么办

请扫描二维码，观看本课视频

孕妈在孕期中会进行 B 超排畸检查，如果检查没问题，是不是就从此高枕无忧了，如果不幸胎儿有问题，又应该怎么办呢

首先，我们要知道，B 超的检查结果不是 100% 准确。像是孕妇腹部脂肪的厚度、胎儿的体位、羊水量、医生的经验和水平这些因素都会影响 B 超的结果。所以即使一次的 B 超检查没有发现问题，孕妈还是要按时参加以后的每次产检，把出意外的可能性降到最低。

● 影响 B 超准确率的因素

- 孕妇腹部脂肪厚度
- 胎儿体位
- 羊水量
- 医生经验水平

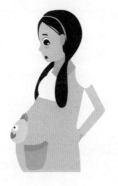

如果发现问题了呢

首先，不要过于紧张，检查结果不是一定准确。建议最好换一家更好的医院进行复查。如果复查结果仍然显示有问题，那胎儿应该就是真的有异常了。这种情况下，我们需要根据胎儿具体的问题，来决定下一步采取什么措施。

第三部分 孕中期

绝大多数孕妈可能遇到的是一些常见的微小异常，比如颈项透明层宽度增加、脑室扩张、肾盂增宽、单脐动脉等。我们把这些情况叫软指标。如果只出现一个软指标，大多不用担心，有15%的正常宝宝都会出现。不过如果同时出现两个以上软指标，或者合并其他异常情况或高危因素，那就得通过产前诊断和遗传学分析再决定宝宝的去留。

一些严重的致死性畸形，医生通常会建议直接引产。如无脑儿、脊柱裂、脑积水、连体儿、单心房、单心室等。

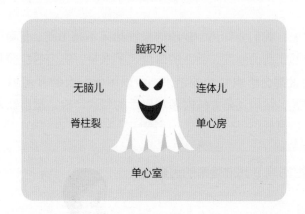

而像胎儿心脏的室间隔缺损、房间隔缺损、动脉导管未闭等异常，可以选择继续怀孕，等孩子出生后再通过手术进行治疗。

还有一些异常，可以在怀孕期间通过胎儿干预的方式进行治疗。目前应用较多的包括宫内分流手术、药物治疗、胎儿镜手术，以及子宫外产时处理技术。例如，胎儿尿路梗阻、先天性肺气道畸形可以做宫内分流手术；完全性心脏传导阻滞需要药物治疗；泌尿道梗阻、先天性膈疝、双胎输血综合征需要胎儿镜手术；胎儿颈部巨大肿块要做子宫外产时处理技术。

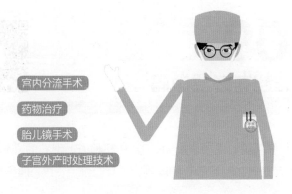

宫内分流手术

药物治疗

胎儿镜手术

子宫外产时处理技术

　　不过，胎儿干预的手术风险大、技术要求高，而且治愈的成功率和对孕妈的身体影响目前都还缺乏明确的研究结果。所以是否选择胎儿干预治疗，建议孕妈及家人和医生详细交流、评估后，再慎重决定。

　　无论孕前做过多少检查，有多么充分的准备，都难以完全避免胎儿异常的发生。发现异常后，要稳定心态，结合医生建议谨慎做出选择。

　　如果选择治疗，就一定要积极配合；如果继续怀孕，就以积极的心态去迎接宝宝；如果不得不终止怀孕，也要坚强起来，养好身体，做个全面检查，走出阴霾去迎接下一个健康宝宝。

第**109**课

四维彩超有必要做吗

请扫描二维码，观看本课视频

整个孕期我们需要进行许多次 B 超检查，细心的准妈妈会发现，B 超有普通 B 超和彩超的区别，还有二维、三维、四维的区别。

 那我们选哪种好，是不是一定要做四维彩超呢

我们先来说说普通 B 超和彩超的区别。

B 超就是用探头把超声波传递到人体内，超声波遇到不同的组织器官产生不同的反射，用仪器分析探头接收到反射回来的超声波，就能看到探头所在部位的脏器或者病灶的形态以及与周围器官的关系。

通过 B 超可以检测胎儿发育是否正常，有无胎儿畸形，还可以测定胎盘位置和羊水量等。

彩超在 B 超得到的二维图像上，叠加彩色的血流信号。彩超仪器的分辨率高于普通 B 超，功能更多，检查范围和内容也更细、更广。

如果我们想知道更多与血流相关的信息，比如获取母体和胎儿血管的血流超声参数，从而对胎盘功能进行综合评价，判断胎儿宫内慢性缺氧状态，发现胎儿循环衰竭征象等，就必须用到彩超了。三维、四维彩超就是采集多张二维 B 超的平面图像，经过软件生成立体图像，四维彩超还会加上时间维度，展示出动态效果。

孕产 280 天 一日一课

三维、四维彩超的优势

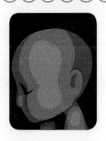

- 成像立体
- 四维彩超增加时间维度
- 可展示动态效果

三维彩超因为它的立体性，更适合观察胎儿外形和脏器结构，有助于提高胎儿体表及脏器畸形诊断的准确性。可以用于观察胎儿唇裂、腭裂、脑畸形、耳朵和颅骨畸形及心脏畸形。

总的来说，对于筛查畸形，超声医生的水平对检查结果的影响远大于选择二维、三维还是四维 B 超，对于有经验的医生，二维 B 超的检查就足够判断了。

三维彩超能够帮助医生看到更多细节，必要的时候，或者爸爸妈妈不放心的话也可以采用。医生会根据不同的胎儿畸形筛查重点、观察目的、母体胎儿实际情况等条件帮你选择适合的检查方法。

四维彩超从诊断意义上来说，大多数时候和三维并没有明显区别，而且往往超声功率更大、消耗时间更长。虽然并没有证据证明这对胎儿有害，有的医生还是担心会有风险，一般不建议采用。

正规医院只需要配备高分辨率的二维或三维彩超仪，满足临床诊断需要即可，除非有特定的检查目的，不然并不会强调四维彩超检查。但对于爸爸妈妈们来说，四维彩超能够让非专业人士清晰地看到宝宝的动态影像，也算有一定的价值。

大家可能都听说过兔唇宝宝，那么兔唇到底是怎么发生的、产检可以查出来吗

　　兔唇在医学上是唇腭裂的一种，是口腔颌面部最常见的先天性畸形，是可以通过后天手术治愈的。所谓先天性唇裂是因为胚胎时期上唇的发育受到阻碍，形成单侧、双侧或正中的裂隙。而先天性腭裂是因为胚胎时期向腭部融合的突起发育受到阻碍，导致腭部中央形成裂隙，造成口腔与鼻腔相通。我们将以上这两种统称为唇腭裂畸形，它的发生率为 0.182%。

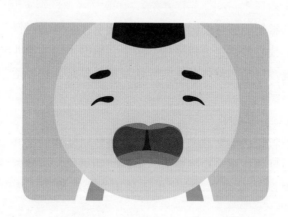

　　唇腭裂不仅严重影响面部美观，还因为口腔、鼻腔相通，直接影响发育，容易发生上呼吸道感染，并发中耳炎。严重的兔唇患儿会因为难以吸吮导致营养不良。患儿在生长发育期间说话时吐字不清，会影响到语言的发育。此外，由于外观的缺陷，进入学龄期后的宝宝有可能遭到周围小伙伴的嘲笑，产生自卑感，导

致心理障碍。

绝大多数唇腭裂的病因都不明确。目前的观点认为，唇腭裂的发生并不是单一因素导致的，而是由遗传和其他因素共同影响的结果。如果直系或旁系亲属中有类似畸形发生，就可能携带致病基因。而各种药物的不良反应、怀孕期间抽烟、饮酒，密切接触化学药物、过多接触放射线都可能造成宝宝先天性唇腭裂。

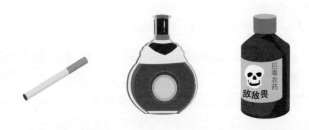

理论上唇腭裂在合适的条件下，是能用 B 超查出来的。

产检中"大排畸"的检查就包括对胎儿面部畸形的检查，一般在 18～24 周进行，所以大家一定要重视。如果宝宝检查出唇腭裂，孕妈一定要听从医生的建议，根据病情的严重程度决定流产还是生下进行治疗。

由于受孕妇腹壁厚度、胎儿体位、B 超仪器性能、医生个人能力等因素影响，B 超不一定能检查出所有的唇腭裂。数据显示，胎儿唇腭裂产前超声总检出率是 26.6%～92.5%。这部分宝宝出生以后也可以通过手术治疗。单侧唇裂，可以在 3 个月时进行手术；双侧唇裂手术，通常在 6～12 个月进行；腭裂修复术，在 12～18 个月进行。具体的手术年龄一般根据发育及健康状况、麻醉和手术条件而定。只要条件允许，应该尽早进行，特别是腭裂。早期手术虽然有可能会影响面中部的发育，但是可通过正颌手术再来纠正，要是手术过晚会影响宝宝的语言功能，这个影响更大。

第 **111** 课
孕期如何长胎不长肉

请扫描二维码，观看本课视频

 其实想要长胎不长肉，靠的都是孕期及生产后对饮食和运动的严格管理。具体该如何做呢

　　孕期体重可不是长得越多越好，盲目大补不仅增加妊娠并发症和巨大儿风险，还会增加难产、产后出血的发生率，严重危害母婴健康。为了维持标准体重，孕妈要控制好增长速度。

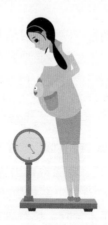

　　以平均增长 12.5 千克为例，理想的体重分配应该是孕早、中、晚期各增长 2 千克、5 千克、5 千克。当然，稍有波动也是可以的，重要的是稳定增长。

　　那么，如何才能做到孕期体重稳定增长，首先在饮食上要讲究。

孕期前 3 个月，宝宝长得慢，所需营养和平时差不多，切忌胡吃海喝、空长一身膘。这个时期孕妈要克服早孕反应、保持心情舒畅、坚持进食，但不要强制和无节制地进食。早孕反应消失后，孕妈食欲会变好，宝宝生长也开始加快了，这时候除了一日三餐外可以在下午再加一餐，但要注意多吃蔬菜水果，饮食也不要太过油腻。

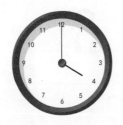 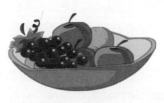

● 避免太过油腻

孕晚期宝宝长得就更快了，孕妈在这一时期要注意补充蛋白质和维生素。但要注意，晚餐后往往运动过少，热量堆积易发胖，所以适当控制晚上的饮食是很必要的。当然，除了吃得靠谱，还得动得勤快。适当运动、避免久坐久卧，才能向长胎不长肉的目标更近一步。

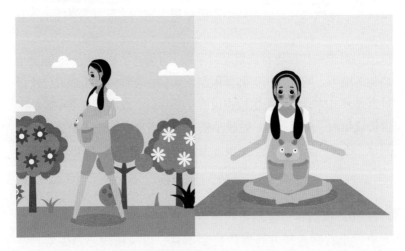

当然，长胎不长肉虽是理想状态，孕妈可不能光顾着追求好身材而吃得太少或者运动过度。

第 **112** 课
孕期可以运动吗

请扫描二维码，观看本课视频

 很多孕妈都有这样的疑问，怀孕之后还可以运动吗

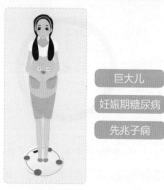

巨大儿

妊娠期糖尿病

先兆子痫

孕期是可以适当运动的，而且适当运动对妈妈和宝宝都是有好处的。在孕期适当运动，能够帮助我们缓解孕期疲劳症状、尽快适应孕期反应，还能够增进食欲、为肚子里的宝宝提供营养、预防缺钙。可以控制体重增加，降低巨大儿、妊娠期糖尿病、先兆子痫等疾病的可能性。运动还有助于自然分娩，产后妈妈也能更快恢复身材。除此之外，适当运动还能促进宝宝的大脑和身体发育。

但对于一些存在特殊情况的孕妈，可能并不适合运动。如果孕妈胸廓畸形、胸壁受伤等肺部限制性疾病，宫颈内口松弛或已经做过宫颈环扎术，或者医生检查说有早产风险，或者出现孕中晚期阴道持续出血、前置胎盘、胎膜早破、妊娠期高血压或子痫前期这些问题，还有怀三胞胎甚至更多宝宝的孕妈，都是严格禁止运动的。

如果孕妈之前过度吸烟，长期久坐不动，BMI 小于 12 或者超过 30，也就是重度消瘦或是重度病态肥胖，或者有自发性流产史，患有高血压并且血压控制不良，以及出现心律失常、贫血、慢性支气管炎、胎儿宫内生长受限等情况，还有怀双胞胎的孕妈在孕晚期，要根据自己实际情况，结合医生的建议，考虑能

不能运动，选择适当、轻度的运动方式。

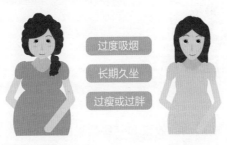

过度吸烟

长期久坐

过瘦或过胖

如果没有上面这些问题，孕妈就能放心运动了，不过也要注意运动方式。散步、游泳、低强度的有氧操，以及跳舞、瑜伽和伸展运动通常是有好处的，但处于怀孕后期的孕妈，一定要先向医护人员咨询一下。

跳跃和震荡性的运动千万要避免，万一摔倒或者撞到什么东西，容易撞击到胎宝宝，造成宫缩或破水，甚至发生流产或者早产。怀孕四个月后，仰卧起坐之类的运动也是绝对禁止的，不然容易压迫到宝宝。

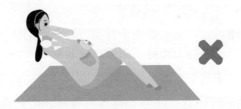

作为孕妈，一定不能让自己过度劳累、心跳过速，所以在运动时，也千万要注意运动强度。建议孕妈注意观察自己的心跳速率，一旦发现每分钟超过 140 次，就不要继续运动了。每天运动的时间建议不少于 30 分钟。每次运动的时间可以不必过长，运动一下，稍微休息一下，再继续。如果天气过分炎热，也要尽量避免户外运动，舒适、安全才是第一位的。

孕期运动不仅对孕妈和胎宝宝的身体健康有诸多好处，还能给孕妈带来更积极、更安全的生活方式。

第 **113** 课
孕期运动注意事项

请扫描二维码，观看本课视频

　　介绍完孕期运动的效果和一些禁忌的情况，接下来我们讲讲做运动的时候有什么注意事项。

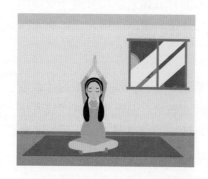

　　一般来说，怀孕后 4~7 个月，也就是孕中期，是最适合运动的时间。最适宜运动的温度大约是二十六七摄氏度，建议孕妈将运动时间尽量安排在下午至傍晚的时段，选择一个干燥舒适的场所，避免暴晒、潮湿。

　　在运动的时候，着装要便于行动，以宽大柔软、方便舒适为主。运动得穿运动鞋，拖鞋、高跟鞋之类的万万要避免，万一摔倒后悔可就来不及了。宽松透气的 T 恤、圆领长袖运动衫都比较适合孕期运动时穿着。纯棉衣物虽然吸汗，但是排汗性能比较差，容易升高体温，汗湿的衣服也容易让孕妈在运动后着凉。所以建议孕妈根据不同的运动，选择专用的运动服装。

　　此外，孕妈妈运动时不要穿普通内衣，最好是准备一两件合适的运动内衣，减少震荡，保护胸部。另外，在运动前也可以在乳头上擦点乳液，这有助于减少衣物对乳头皮肤的刺激。

　　孕妈妈在运动前，要了解自己的体能，和医生沟通沟通，看自己是否适合做运动、适合做什么运动以及运动时间。运动前要做好热身，先做一些低强度的有氧运动，比如散散步。此外，不要空腹运动，也不要饱腹运动，运动时间可以安排在餐后 1 小时以后。运动前 2 小时还可以喝约 500 毫升白开水，为了防止发生低血糖，随身携带一些小食品也是个好习惯。

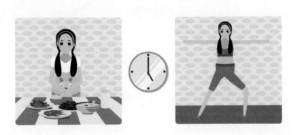

孕妈妈要注意运动强度，运动时心率需保证在每分钟 140 次以内，如果运动的时候一说话就会有上气不接下气的感觉，就表明运动强度太大了，应该停止运动。另外，我们也说过，要避免跳跃和震荡性运动、强烈的腹部运动、快速爆发的运动、骑马或者潜水，怀孕 4 个月后，千万不要做仰卧起坐运动。

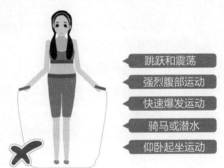

跳跃和震荡
强烈腹部运动
快速爆发运动
骑马或潜水
仰卧起坐运动

运动结束后，建议孕妈用 5 分钟做一下放松运动，拉伸筋骨。还可以在运动后适当喝一些白开水或者果汁，但可乐及运动饮料就不要喝了。

在运动过程中孕妈要多加留意自己的身体状况，如果出现阴道出血、有液体流出，不寻常的或者突发的疼痛，胸痛、呼吸困难，严重或持续的头痛头晕，甚至出现宫缩，就要停止运动、继续观察。如果在停止运动半小时后仍然有持续的宫缩，最好马上去医院检查。

第**114**课

孕期娱乐该注意什么

请扫描二维码，观看本课视频

孕期娱乐这件事，不同人有不同看法。有的孕妈奉行"禁闭式怀孕"，大门不出，二门不迈，隔着落地窗欣赏春暖花开，开着净化器享受清新空气。也有的孕妈怀孕前是自由小鸟，怀孕后依旧想飞多高就飞多高，认为自己玩高兴了胎宝宝才会一起开心。

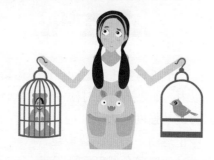

到底听哪边的好呢？

其实，这两种想法都过于极端。怀孕不代表要和娱乐绝缘，但咱们也得收敛着娱、克制着乐，考虑一下胎宝宝的感受。

孕期娱乐该注意些什么呢

咱们国内别的不敢说，人是相当的多。看个电影逛个商场，搭个公交坐个地铁，都免不了人如潮水将你包围。虽说人多的地方热闹，但毕竟空气流动不好，还容易被推到挤到，咱们孕妈少去为妙。世界那么大，多去开阔地儿看看。怀孕期间不适合过分追求心跳加速的感觉，孕妈心率超过每分钟 140 次，胎宝就可能感觉压力山大。坐过山车、看恐怖电影，吓不到孕妈但可能吓坏了胎宝；登山、打球、体操，孕妈流汗时胎宝可能正在流泪。这些危险、刺激、劳累的活动，建议等胎宝诞生后再进行。

虽说人生很大一部分乐趣在于突破自我、挑战极限，但可别

孕产 280 天 一 日 一 课

挑怀孕期间去进行这些实践。

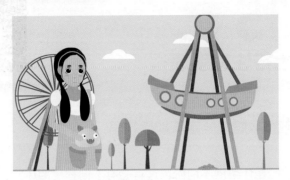

独自驾车旅个游，悬崖边上蹦个极，KTV里憋足了气儿飙一嗓子"呀啦索"，别人也许称赞一声"厉害了我的孕妇"，胎宝的心可是一直悬着呢。

孕期娱乐项目应该挑经常进行的、有把握轻松驾驭的活动，让胎宝、家人、自己都能放心。

娱乐诚可贵，睡眠价更高，任何以牺牲睡眠为代价的娱乐都要坚决说不！孕妈夜晚的睡眠时间建议比孕前延长1小时，至少也要保证8小时。每天中午也建议午睡1小时左右。

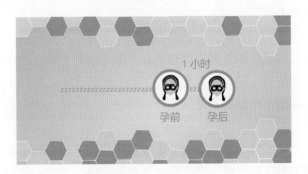

如果睡眠不足，食欲下降、精神紧张、抵抗力降低等问题就会找上门来，胎宝的正常发育也会受影响。

咱们讲科学的美孕妈们，玩归玩，可别黑着眼眶熬着夜。不过，怀孕也不是坐禁闭，适当娱乐有益身心。

第115课
孕妇出行注意事项

请扫描二维码，观看本课视频

 孕妇就一定不能远行吗

孕妈们在怀孕的不同阶段远行会有不同程度的风险，有孕期并发症的孕妈尤其需要注意。

孕早期时，孕妈由于体内激素水平的变化，常常会感到疲劳、嗜睡。此外胎盘尚在形成过程中，还不够稳固，重体力劳动和长途旅行容易造成流产，所以孕早期不适合旅行。孕晚期时，孕妈的肚子明显增大，行动变得困难。旅行中的精神和情绪的变化也容易影响到生产，所以孕晚期最好也不要出游。相比之下，孕中期就安全得多。美国妇产科医师学会认为，孕中期是旅行的最佳时机。孕中期进行旅行，孕妇面对的不良影响较少，流产的风险也大大减小。

但要注意，如果受到严重贫血、胎儿生长受限、胎盘早剥、妊娠期糖尿病、妊娠期高血压、多胎妊娠等其中任何一项困扰的孕妈，在整个孕期都不建议出行。

在交通工具的选择方面，火车对孕妈没有过多的限制。而如果选择飞机出行，就有许多需要注意的问题。

● 提前查询航空公司要求

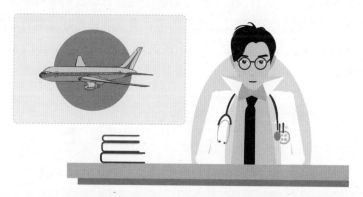

　　许多航空公司对于孕妈的出行都会有许多限制，孕妈出行前应当查询航空公司具体的要求。例如，国航要求怀孕 32～35 周的孕妈提供医院出具的适宜乘机的医疗证明。研究显示，航空旅行会增加孕妈静脉血栓、辐射暴露、低血氧的风险，还有感染异地传染病的风险，所以航空旅行前要仔细权衡利弊。

　　另外，经常开车的孕妈到孕晚期时需要注意，开车时长时间不变动姿势，盆腔和子宫的血液循环会比较差，不利于宝宝的氧气供给。开车过程中，方向盘容易撞击到腹部，有造成胎膜早破的风险。

● 孕晚期开车的危害

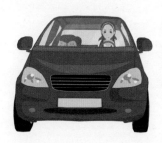

长时间姿势不变

血液循环较差

不利于氧气供给

最后，还有一些注意事项，要提醒一下准备出行的孕妈。孕妈在旅行前，应对目的地的医疗服务能力和母婴设施进行了解，并携带好自己的产科记录。这是为了在异地能够更好地应对可能存在的意外事件，并让那里的医生能够了解到自己孕期的医疗细节。

● 提前做好充分的医疗准备

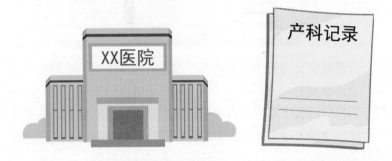

旅行时，孕妈应注意穿着静脉曲张袜，来预防静脉血栓的发生。贫血的孕妈如果无法避免航空旅行，应考虑补充氧气。此外，记得加上最信赖的产科医生的电话和微信，以便发生意外及时联系。

孕期旅行有快乐也会伴随着一定的风险，选择孕期旅游应量力而行，并做好充分准备。

第 **116** 课
凯格尔运动

请扫描二维码，观看本课视频

⬤ 盆底肌肉群松弛的危害

凯格尔运动又叫盆底肌锻炼。盆底肌肉群用来封闭骨盆底，一旦盆底肌肉群松弛无力，那由它固定的器官就无法维持在正常位置，从而出现相应的功能障碍，如大小便失禁、盆底脏器脱垂等，在分娩时不方便用力，产后也会出现阴道松弛的现象。

> 大小便失禁
>
> 盆底脏器脱垂
>
> 分娩时不方便用力
>
> 产后阴道松弛

我们通过自主、反复地收缩和放松盆底肌肉，就能增强支持尿道、膀胱、子宫和直肠的盆底肌肉的张力，从而帮助我们提高顺产的概率，在产后能够提高性生活质量，还是尿失禁的一种最常用且有效的非手术治疗方法。

⬤ 孕期坚持凯格尔运动的好处

如果怀孕期间坚持做凯格尔运动，提高盆底肌肉的张力和弹性，能够使阴道顺产更加顺利，减少新生儿窒息概率、降低产后出血率以及降低剖宫产率，促进产后康复。

> 提高盆底肌张力和弹性帮助顺产
>
> 减少新生儿窒息概率
>
> 降低产后出血、剖宫产率
>
> 促进产后康复

第三部分 孕中期

产后做可以修复妊娠和分娩造成的盆底肌肉及神经损伤，恢复肌肉的张力和弹性。还能降低压力性尿失禁发生率、改善阴道前壁脱垂的症状。有研究表明，坚持做盆底肌肉运动可以改善性生活质量。所以，不管你是在怀孕前、孕早期、孕中期、孕晚期，还是产后，坚持做凯格尔运动都会改善盆底肌肉的张力和弹性，带来一系列的好处。

 ## 应该怎么做凯格尔运动呢

我们可以想象小便时突然憋尿的动作，这就收缩到了目标的肌肉群。不要弄错发力的肌肉：不要收缩臀部、腿部以及腹肌，更不要做成解大便的动作。

刚开始做的时候可以把 1 ~ 2 根手指放入阴道内，感觉盆底肌肉收缩，如果随着收缩，指头受到来自侧方的压力，把指头包裹得更紧，还有种向上的力量，这就对了。当然了，手指可要记得清洗干净。如果在产后，还可以把另一只手放在肚子上，感知腹部肌肉是不是处于放松状态。

● 手指感受法的注意事项

刚开始练习时，平躺着可能会方便我们找到感觉。熟悉之后，凯格尔运动随时随地都能进行，也不限制练习时的姿势。

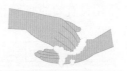

手指清洗干净

产后可同时感受腹部肌肉

现在我们学会了用力的方式，接下来可以尝试收缩 10 秒、放松 10 秒，重复 10 次，这样就是一组训练。每天进行 3 组，或者不刻意分组，自己方便的时间做也行。每次收缩和放松的时间可以慢慢延长，收缩的强度越大、保持的时间越长，效果也就越好。一般我们认为 6 ~ 8 周是 1 个疗程，就能感受到效果了。

第**117**课

孕期可以做家务吗

请扫描二维码，观看本课视频

做家务是一种非常好的孕期运动方式，不仅对准妈妈身体有好处，还有益于分娩和胎儿成长。适当做做家务能够增加产力，有助于缩短产程、降低剖宫产率，从而顺利分娩；可以改善盆腔充血状况，减轻水肿；还可以促进血液循环，胎盘血流增加了就能促进胎儿的发育；另外，还有增进食欲、促进代谢、保持合理增重；促进胃肠蠕动，减少便秘；锻炼心肺；缓解焦虑情绪、促进睡眠等作用。但也不是所有家务都是可以做的。

● 用吸尘器或长度在腰部的扫把

对于一切正常的孕妈来说，拖地、扫地都是可以的，但是最好使用吸尘器，或者长度在腰部、不需要弯腰的扫把，不然有可能起身的时候头晕。

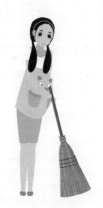

收拾碗盘、擦桌子也没有问题，但要注意不要将腹部紧靠桌面，双脚要勤移动。在日常生活中，叠衣服是比较简单的，但也不要久站久坐，要注意休息。不建议孕妇清洁厕所、浴室，很容易滑倒。尽量不要洗衣服，弯腰会压到腹部，交给准爸爸或者洗衣机就可以了。晒衣服的时候容易过度屈膝或过度伸展，是很危险的。孕妇不可以提重的垃圾，铺床单也尽量不要做，尤其是妊娠28周后腹部隆起，很不方便。

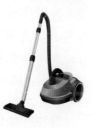

第三部分 孕中期

● 不建议孕妇清洁厕所或浴室

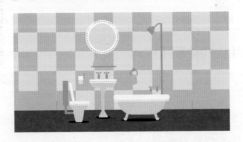

　　有些孕妈因为妊娠反应，闻到油烟味会恶心呕吐，所以是不适合做在厨房的家务的。还有的孕妇有糖尿病、高血压之类的并发症或者合并症，或者有胎儿发育不好、前置胎盘、先兆早产这些情况的，一定要遵从医嘱，多休息、不要随意活动。

　　随着妊娠周数的增加，准妈妈的身体不再灵活，所以做家务的时候动作一定要缓慢，而且不能直接压迫到肚子；不要长时间站立，也不要长时间弯腰或下蹲；一般建议准妈妈做 15～20 分钟家务后休息 10 分钟；冬天不要长时间使用冷水，要避免待在寒冷的地方；不要登高取物，更不要搬抬重东西；做家务的强度只要不影响孕妇身体的舒适就可以，但如果突然出现腹部阵痛，表示子宫收缩，也就是活动已经过量，此时要赶紧躺下休息，如果还不能缓解，或者出现阴道出血，就要赶紧就医了。

● 不要登高取物或搬重物

　　家人们不要过于担心孕妈，什么家务都不让做，但也要主动承担起家务劳动，尤其是孕妈不方便做的部分。在孕妈做家务的时候，旁边最好有人陪同，随时帮忙，保证安全。

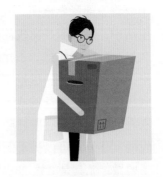

　　身体状况良好的孕妈要动起来，适量的家务也是有好处的！

第**118**课
孕期得了甲减怎么办

请扫描二维码，观看本课视频

先让我们来了解一下什么是甲减。

甲减，就是甲状腺功能减退症，是由低甲状腺激素血症或者甲状腺素抵抗引起的全身代谢综合征。轻度临床表现不明显，重度可出现黏液性水肿面容、表情淡漠、反应迟钝、皮肤粗糙等代谢降低的症状。有 0.9% ~ 2.3% 的孕妇患有妊娠合并甲减。

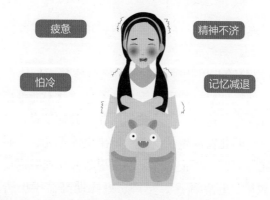

疲惫　　精神不济

怕冷　　记忆减退

为什么有这么多孕妈得甲减呢

最主要的原因是慢性自身免疫性甲状腺炎，简单来说就是免疫功能紊乱，机体产生了攻击自身甲状腺的抗体。另外，缺碘、甲状腺手术和碘 131 治疗等也可能导致甲减。

《妊娠和产后甲状腺疾病诊治指南》建议，在怀孕前和妊娠早期开展甲状腺疾病筛查，筛查指标选择促甲状腺激素（TSH）、血清游离甲状腺素（FT4）、甲状腺过氧化物酶抗体（TPOAb）。妊娠期临床甲减的诊断标准是血清 TSH 大于妊娠期参考值上限，并且血清 FT4 小于妊娠期参考值下限；注意，如果血清 TSH 大于 10，无论 FT4 是否降低，都会按临床甲减处理。

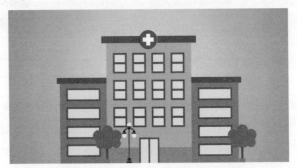

血清 TSH 大于 10，都会按临床甲减处理

甲减既然是一种病，势必会对孕妇和胎儿造成危害。

孕 13 周前胎儿甲状腺激素水平完全依赖于母体血清甲状腺激素水平，如果准妈妈的甲状腺功能不足，就不能维持胎儿正常的神经系统发育。这样不仅威胁到胎儿的大脑发育，导致智力降低，还会提高胎儿宫内生长受限、低出生体重儿、死胎、死产及新生儿病死的概率。不止如此，孕期甲状腺功能减退还增加了妊娠不良的风险，包括流产、早产、妊娠期高血压疾病、胎盘早剥、贫血、产后出血、血糖及血脂代谢异常。

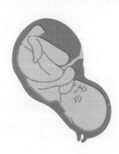

- 智力降低
- 宫内生长受限
- 低出生体重儿
- 死胎死产
- 新生儿病死

如果不小心在孕期得了甲减，也不必惊慌。

左甲状腺素可以纠正母体激素水平的不足，保证对胎儿甲状腺激素的供应，是常用的治疗药物。除了治疗，饮食上也要注意，要限制富含脂肪和胆固醇的饮食。

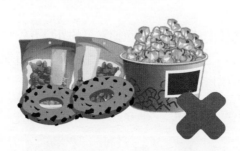

孕妈可以去医院检查一下体内的碘水平，如果缺碘，则要服用含碘盐甚至孕妇碘盐，每周吃 2~3 次海带、紫菜等含碘高的食物，选择含碘的多种维生素；如果检查发现碘过量，则要限制碘盐和含碘食物的摄入，并且选择不含碘的多种维生素，这样才能科学有效地应对甲减。

患有甲减的孕妈会担心甲减会不会影响自然分娩、会不会遗传。其实，甲减并不是剖宫产的指征，能否自然生产还是要看产力、产道、胎儿以及心理因素，只要这些正常就可以自然生产。但是甲减是多基因遗传病，有一定的遗传概率。

为了不让甲减影响到妈妈和宝宝，一定要早发现、早治疗哦。

孕期得了阑尾炎怎么办

请扫描二维码，观看本课视频

妊娠期急性阑尾炎是一种孕期常见的外科并发症，在我国的发病率为 0.1% ~ 2.95%，在怀孕的各个时期都有可能发生，尤其是前 6 个月发病居多。

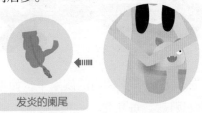

发炎的阑尾

得了妊娠期急性阑尾炎的孕妈会感觉发热、恶心、呕吐、右下腹疼痛，如果是在孕中晚期，出现右腹疼甚至腰疼，也都要警惕是否为阑尾炎。有的孕妈会把这些症状误认为是肠胃不适，而不及时就医，耽误治疗。而一旦出现妊娠期急性阑尾炎，由于孕期的血液循环旺盛，大网膜被子宫推移，炎症容易扩散，从而容易发展成阑尾穿孔、弥漫性腹膜炎、脓毒血症，甚至感染性休克，可能导致流产、早产或胎儿死亡。另一方面，炎症毒素也可能导致胎儿缺氧，甚至死亡。

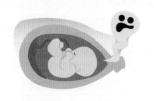

妊娠期急性阑尾炎不易发现，炎症又容易扩散，造成孕妈和胎儿病死率增高。所以孕妈在出现类似症状时，要引起重视，第一时间就诊。医生在诊断时也要根据具体情况，仔细检查后将阑尾炎和其他疾病相区分，如急性胆囊炎、胎盘早剥和子宫破裂等，避免诊断错误。

如果患上了妊娠期急性阑尾炎，要怎么治疗，需要手术吗

一般来说，因为妊娠期急性阑尾炎的扩散风险和严重后果，我们临床上不主张保守治疗，尤其是对于孕中晚期的孕妈。一旦确诊，就要在积极抗感染治疗的同时，立即手术治疗。即使暂时不能确诊，只要已经高度怀疑急性阑尾炎，必要的时候也要剖腹探查相关部位，及时果断采取手术治疗，以免耽误治疗时间，给孕妈和胎儿造成更大的危险。原则上来说，手术只处理阑尾炎问题，不会同时剖宫产终止妊娠。

有的妈妈会担心手术会不会引起早产。手术时，我们医生会尽量避免对子宫的刺激，降低早产可能性，绝大多数的宝宝都不会出现生命危险。但如果手术中发现很难让阑尾暴露出来，或者已经阑尾穿孔并发弥漫性腹膜炎，导致盆腔感染严重，甚至波及子宫，或者已经临近预产期、胎儿基本成熟，可以在宫外生存，那么我们就可以先进行剖宫产，安全取出宝宝，再处理阑尾炎。另外强调一点，如果手术后要继续妊娠，要用对胎儿影响小的广谱抗生素防止盆腔、子宫感染。还要用抑制宫缩的药物和镇静药物保胎治疗，进一步降低早产风险。

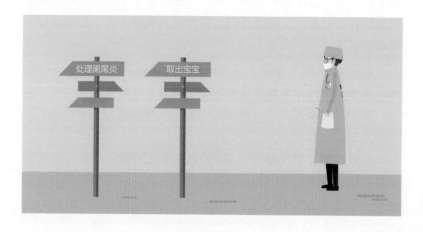

第120课
孕期贫血怎么办

请扫描二维码，观看本课视频

　　贫血是妊娠期常见的并发症，对孕妈和胎儿会造成不同程度的影响，属于高危妊娠的范畴。贫血孕妈的抵抗力低下，对分娩、手术和麻醉的耐受能力也差，妊娠和分娩期间的风险就会增加。

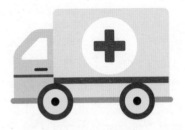

妊娠期高血压、心力衰竭、失血性休克、产褥感染等

　　容易发生妊娠期高血压、心力衰竭、失血性休克、产褥感染等。如果重度贫血，血红蛋白低于每升60克，还可能造成胎儿生长受限、胎儿窘迫、早产或者死胎，这时候需要定期输血来支持妊娠。

　　妊娠期贫血主要包括3种类型：

　　1. 缺铁性贫血最常见，也叫"生理性贫血"，占95%，主要由于怀孕后全身血容量增加，但红细胞数量基本没变，导致血液相对稀释。轻者皮肤黏膜苍白，重者还会头昏乏力、心悸气短、食欲缺乏。

　　2. 巨幼细胞贫血除了贫血症状，还会出现手足麻木、行走困难等神经系统异常以及恶心呕吐、舌炎等消化道症状。

　　3. 再生障碍性贫血还表现为皮肤、内脏出血及反复感染。

　　研究表明，整个孕期需要约1000毫克的铁，只通过日常饮食补铁很难满足需求，容易导致缺铁性贫血。妊娠后期需要更多的铁，因此更容易患缺铁性贫血，如果怀的是双胞胎，铁的需要也更多。另外，如果你月经时间长、血流失过多，或者长期偏食、孕吐剧烈有些营养不良，或者怀的双胞胎甚至多胞胎，一定要更加注意补铁。

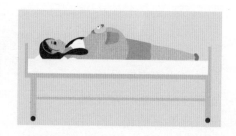

● 怎样避免缺铁的发生

针对这些情况，可以多吃猪肝、血制品等，并在孕期定期检查血常规来预防。一般建议孕 4 个月起口服硫酸亚铁 0.3 克，每天一次。如果已经出现贫血，需要 0.3 克，每天 3 次。也建议同时服用维生素 C 0.1～0.3 克来促进铁的吸收。

由于缺乏叶酸或维生素 B_{12}，红细胞出现 DNA 合成障碍，成为形态和功能上都有异常的巨幼红细胞，这些细胞寿命很短，造成了贫血。如果已经确诊，需要每天分 3 次补充 15～30 毫克叶酸，或者注射维生素 B_{12}。

再生障碍性贫血简称再障，是指骨髓造血干细胞数量减少或存在缺陷，不能生产足够的细胞来补充血液细胞的情况。怀孕不是再障的原因，但孕期可能病情加重，也有少数女性在妊娠期发病、分娩后缓解。再障孕妇易发生妊娠期高血压疾病，使病情进一步加重。分娩后易发生感染，甚至引起败血症，危及生命安全。整个孕期一定要在产科医生和血液科医生的密切监管下度过。

● 一般采取支持疗法

一般采取支持疗法，需要注意休息、增加营养，还需要根据医嘱间断吸氧、输血。

孕中晚期胃部不适怎么办

请扫描二维码，观看本课视频

其实，孕中晚期的胃部不适十分常见，大多数都不是病。

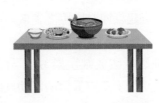

随着宝宝越长越大，增大的子宫压迫胃部，就会有不适感。加之孕期激素水平变化，胃肠蠕动减弱，胃部肌肉张力低，食物不易消化，会加重不适感。

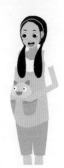

此外，胃贲门括约肌的松弛还会使得食物容易反流进入食道，孕妈可能会有反酸、胃灼热的感觉。

如果孕妈在怀孕前就有胃溃疡或者胃食管反流症等疾病的话，怀孕期间由于身体的一系列变化，更容易在孕中晚期发生胃部不适，所以，有相关病史的孕妈一定要保护好自己的胃哦。

如果胃部不适的症状不严重，孕妈可以通过调整饮食和生活习惯来改善。

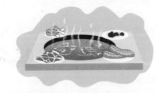

首先，虽然辛辣食物和富含油脂的食物本身对孕妈和宝宝没什么危害，但毕竟对胃有刺激，还不易消化，所以

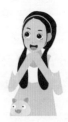

如果胃已经不舒服的孕妈最好还是戒掉。

此外，饮食习惯很重要，少食多餐、不要吃得太饱是重点，吃完饭后也不要立即平躺，适当运动可以帮助孕妈更好消化。睡觉时将头部的床脚抬高 15～20 厘米，使上身抬高 10°～15°，可以帮助缓解胃酸逆流导致的胃灼热感。

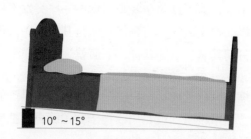

最后，孕妈要保持轻松的心情，因为心情好坏会影响神经系统，从而影响胃的蠕动和分泌。毕竟孕育新的生命是件美好的事情，孕妈不必过分紧张。当然，在千千万胃不舒服的孕妈中，会有一小部分是真的生病了。

到底该如何识别呢？孕妈可以牢记以下几点：

1. 生理性的孕期胃部不适一般都是比较缓慢的过程，如果胃部不适如腹痛等症状是突然发生的，最好还是及时到医院治疗。

2. 如果孕妈尝试了以上所有方式后，胃部依旧觉得不舒服，而且症状越来越重的话，也要及时就医。

3. 如果胃部疼痛难以忍受的话也需要在医生的指导下缓解疼痛。

4. 如果出现了一些报警症状，如发烧、剧吐、大便发黑等，很可能在提示孕妈真的生病了，这时候还是求助于医生最稳妥。

孕妈要仔细观察孕中晚期胃部不适的症状，这样才能轻松应对，从容地迎接宝宝到来。

第122课
宫颈环扎术

请扫描二维码，观看本课视频

孕期无小事，为了预防孕晚期出现的一些突发不良事件，有些孕妈需要提前接受治疗，宫颈环扎就是其中之一。很多孕妈对这个词都是只闻其名、不知其详，下面就为大家详细介绍一下。

缝合、缩小宫颈管内口，以防治晚期流产和早产的手术称为宫颈环扎术。通俗说来，就是用线把子宫颈缝合、抽紧，避免宫颈异常扩张后造成流产或早产的手术。

 哪些孕妈需要做宫颈环扎术来预防流产和早产呢

首先是宫颈功能不全的孕妈。这些孕妈的宫颈功能不是特别的好，没办法把好子宫那道"门"。随着孕周增加，孕妈的宫颈口异常扩张容易发生流产。此外，宫颈环扎还适用于中央性前置胎盘的孕妈，如果经各种保守治疗后仍无效，为了延长孕周、减少出血也可以做宫颈环扎。

自然流产

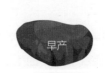

早产

 怎么做才能使宫颈环扎术的效果最好呢

一般认为，孕早期做这项手术可以阻止宫颈管的缩短和开大，起到预防早产或流产的效果。但如果手术时间过晚的话效果会打折扣。所以，对于需要做环扎的孕妈，推荐孕 12 ~ 16 周就进行手术，越晚进行效果越差，而且会增加刺激引起早产和胎膜早破的危险。

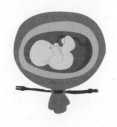

做这项手术之前，孕妈需要做一系列检查。

首先，要做 B 超确认宝宝的状态，还要提前 3 ~ 5 天用上抑制宫缩的药。此外，还要排除一些不适合做这项手术的禁忌证，如阴道流血、子宫收缩、胎膜破裂、严重的宫颈和阴道感染等。

手术做完后孕妈也不能掉以轻心，首先要卧床休息 1 ~ 2 周，根据医生建议继续口服镇静剂和宫缩抑制剂，并用抗生素预防感染。还要定期检查随访，一旦发生宫缩一定要及时就医。如果恢复良好的话，孕妈可以在孕 38 周拆除缝线，并在预产期前一周住院待产，以确保最终宝宝顺利降生。

有些孕妈还会担心这项手术是否会引起并发症。其实，只要是手术都会存在一些风险。

宫颈环扎是相对比较成熟的手术，在手术过程中可能会发生出血，但医务人员都会及时针对性地进行预防和早期识别，因此孕妈不用太过担心。此外，由于宫颈口被收紧了，因此，术后宫缩会有诱发早产或胎膜早破的风险，孕妈要密切注意自己的身体状况，牢记医嘱，发现异常及时就医。最后，孕妈要谨记，做了这项手术后 8 周内是不能进行性生活的。而是否能顺利生二胎则取决于孕妈的身体状况，如果下次怀孕仍然存在宫颈功能不全的情况，就需要做出相应的处理。

宫颈环扎可以预防习惯性早产和流产，但也需要根据具体情况来进行选择。

第**123**课
孕期得了子宫肌瘤怎么办

请扫描二维码，观看本课视频

● 妊娠合并子宫肌瘤症状

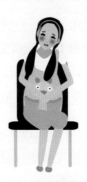

剧烈腹痛

恶心呕吐

体温升高

白细胞升高

子宫肌瘤是女性生殖器最常见的良性肿瘤，由平滑肌及结缔组织组成，常见于 30 ~ 50 岁的女性。出现妊娠合并子宫肌瘤的孕妈占所有孕妈的 0.3% ~ 0.5% 以上，在孕期肌瘤迅速增大、容易发生红色样变，出现剧烈腹痛伴恶心、呕吐，体温升高，白细胞升高，分娩后肌瘤会逐渐缩小。虽然子宫肌瘤是良性肿瘤，但如果孕妈出现这种状况，还是要引起重视。

子宫肌瘤可能发生在怀孕的各个时期，肌瘤的类型和大小也各不相同，因此造成的影响也会不同。黏膜下肌瘤和肌壁间肌瘤都有可能会引起流产；生长位置较低的肌瘤会妨碍胎先露部位下降，造成怀孕后期和分娩时胎位不正、胎盘低置或前置、胎盘早剥或产道梗阻，最终导致胎儿娩出困难或子宫收缩不良，引起大出血。另外，子宫肌瘤还会导致孕妈出现早产和其他一些产褥期并发症。

子宫肌瘤的处理方法也因为所处孕期阶段不同而有不同：

1. 在孕早期，如果肌瘤很小或没有其他症状，一般不做特殊处理，如果肌瘤很大并有引起各种并发症的可能，我们医生会告知孕妈风险，在孕妈要求进行人工流产的情况下，会在终止妊娠后摘除肌瘤。

孕产 280 天 ●日●课

2. 在妊娠中后期，一般不主张摘除肌瘤，而是采取保守治疗来防治早产，同时监测其他并发症的发生，保守治疗无效才会考虑进行手术。

但是如果孕妈出现以下情况就要考虑进行手术：肌瘤增长迅速并阻碍妊娠；之前由于肌瘤造成多次流产；肌瘤蒂扭转、肌瘤嵌顿或子宫扭转出现急腹症；肌瘤坏死、发生红色样变且保守治疗无效；无法分辨肌瘤和实质性肿瘤；肌瘤囊性变破裂出血。

总的来说，是否治疗和治疗方式的选择，我们都以医生的建议为准。孕妈如果检查出子宫肌瘤，从自身来说应该更加注意观察身体情况，如果出现异常及时找医生治疗。除了基础的产检，有可能需要根据具体情况增加产检次数，这个也一定要配合医生。

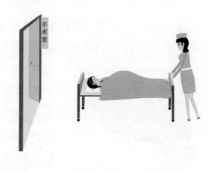

子宫肌瘤有这么多危害，得了子宫肌瘤的孕妈就不能顺产了吗

并不是这样的。大多数妊娠合并子宫肌瘤的孕妈都能够顺产，只是要注意预防产后出血。但如果肌瘤过大或者位于子宫下段，妨碍到胎儿下降，或者胎盘种植于肌瘤表面，那在分娩过程中就容易发生危险，所以如果遇到这种情况，孕妈还是选择剖宫产比较安全。剖宫产的时候，医生也会根据肌瘤大小、部位和孕妈情况，判断是否需要同时切除肌瘤、切除子宫。

如果有子宫肌瘤，孕妈也不要过于担心，及时检查、配合治疗才是最重要的。

第124课
妊娠合并病毒性肝炎

孕期的生理变化和代谢，会对孕妈肝脏产生影响。孕妈如果患有肝炎，在孕期病情容易出现波动。孕妈对营养物质的需求增加，使肝内糖原储备减少，同时雌激素和孕激素的水平升高，胎儿的代谢产物需要母体的肝脏完成解毒，以及分娩时会处在疲劳、缺氧、缺血的状态，这些都会增加肝脏的负担。此外，妊娠

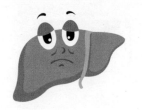

期内分泌系统变化也可能导致乙肝病毒的再激活。这些原因导致孕期患重型肝炎的概率比普通女性高 37 ~ 65 倍，妊娠合并重型肝炎是我国孕产妇死亡的主要原因之一，一定要加以重视。

病毒性肝炎对孕妈和胎儿的健康都会造成威胁，让孕妈十分头痛。

它一方面增加妊娠并发症的发病风险，如妊高征、产后出血以及重型肝炎引发的弥散性血管内凝血，让孕妈深受其害，导致病死率升高。另一方面，妊娠期合并肝炎容易引发胎儿窘迫、畸形、早产、死胎等问题，增加新生儿死亡率。

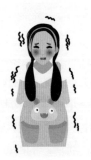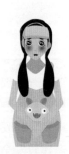

全身酸痛、畏寒、发热等流感症状

此外也会给患病孕妈带来一系列身体不适，有全身酸痛、畏寒、发热等流感症状。还有恶心呕吐、身体乏力、尿色深黄、右上腹疼痛或腹胀、腹泻等患病表现，此外皮肤、眼睛巩膜也会变黄。

病毒性肝炎这么来势汹汹，孕妈一定要注意检查和治疗。怀孕以后，第一次产检时会进行肝功能检验和乙肝的筛查，所以孕妈一定要重视产检，必要的时候也做做丙肝筛查。

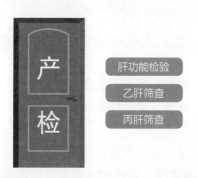

如果查出非重型肝炎，要采用护肝、对症治疗，治疗时严密监测肝功能及凝血功能。如果情况好转，才能继续妊娠，如果指标继续恶化，可能需要考虑终止妊娠。继续妊娠的孕妈，如果病情没有更严重、血清胆汁酸没有升高，也没有其他剖宫产指征，还是可以顺产的。

而对于重型肝炎的孕妈，要在护肝、对症治疗的同时，注意防治并发症和感染。此外，要严密监测病情变化，如果出现重症化倾向，要转往三级综合医院集中诊治。一般来说妊娠合并重型肝炎短期内难以康复，在积极治疗、控制病情24小时后，要迅速剖宫产结束妊娠。

另外，因为妊娠合并重型肝炎很可能在分娩时发生产后出血，加重病情甚至导致死亡，所以必要的时候可能需要切除子宫，挽救产妇的生命。患病孕妈最好有个心理准备，治疗时要听从医生建议。

孕妈产检时重视肝功能和乙肝检查，发现病毒性肝炎一定谨遵医嘱治疗。

第**125**课
妊娠期急性脂肪肝

请扫描二维码，观看本课视频

怀孕后，各种病症都有可能纷至沓来。这一节为大家介绍妊娠期急性脂肪肝这种孕晚期特有的致命性疾病。

妊娠期急性脂肪肝起病急骤，病情变化迅速，大多发生在孕35周左右的孕妈之中。初产妇、患有妊娠期高血压疾病、以及怀着双胎和男胎的孕妈更容易患病。

虽然它的发病率不高，上万名孕妈中可能才有1例，但非常危险，母胎死亡率很高。妊娠期急性脂肪肝会导致早产、死产、死胎，以及产后出血。如果孕妈患病之后暂时没有分娩，病情就会进一步发展，出现凝血功能障碍、意识障碍等精神症状，带来肝性脑病、肾功能衰竭，严重的时候就会导致急性死亡。

 我们有没有办法及时发现妊娠期急性脂肪肝呢

如果你在孕中晚期出现持续性的恶心、呕吐、乏力、厌油，以及上腹痛或者头痛，并在数天之后出现黄疸，也就是皮肤、眼睛巩膜发黄，而且黄疸持续加深。或者伴有高血压、蛋白尿和水肿等症状，就该引起注意并及时就医了。分娩之前病情都会继续进展，会出现皮肤瘀点、瘀斑，消化道、齿龈出血，低血糖、意识障碍、肾功能衰竭等症状，常常会导致短期内死亡。

● 妊娠期急性脂肪肝的症状

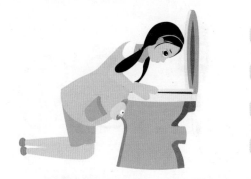

持续恶心呕吐

持续乏力厌油

上腹痛

头痛

那么，孕妈们一定要注意，如果确诊为妊娠期急性脂肪肝，无论病情轻重早晚，都应该尽快取出宝宝、结束妊娠。

除了结束妊娠之外，还需要积极采取其他一些治疗手段。包括卧床休息，采取低脂肪、低蛋白、高碳水化合物饮食，保证能量供应的同时保持水电解质平衡；必要的时候，医生会给予保肝药物，进行保肝治疗；进行血浆置换、成分输血；短期使用肾上腺皮质激素，保护肾脏的肾小管上皮；除了这些，可能还需要用胃药防止应激性溃疡。万一出现肾功能衰竭，利尿剂使用无效，可能还需要进行透析治疗。

● 日常生活中的注意点

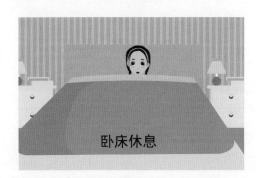

卧床休息

- 低脂肪

- 低蛋白

- 高碳水化合物

● 可能的治疗方式

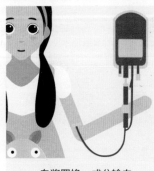

血浆置换、成分输血

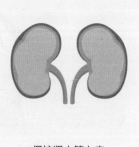

保护肾小管上皮

目前，妊娠期急性脂肪肝的病因还不是非常明确，我们推测，怀孕引起的激素变化，使脂肪酸代谢发生障碍，导致游离的脂肪酸堆积在肝细胞和肾、胰、脑等其他脏器，造成多个脏器的损害。也有人认为先天遗传性疾病、病毒感染、中毒、四环素等药物的使用、营养不良、妊娠期高血压疾病等的因素可能也有一定关系。

妊娠期急性脂肪肝是致命性疾病，一旦出现，需要立即停止妊娠，配合其他治疗，将伤害降到最低。

请扫描二维码，观看本课视频

第**126**课
妊娠期肝内胆汁淤积症

妊娠并发症我们已经讲了很多，这一节再给准妈妈们讲讲名字很长的妊娠期肝内胆汁淤积征，简称 ICP，也有人叫"胆淤"。

70% 以上的 ICP 发生于孕 28 周以后，少数患者孕中期就会发生，特点是妊娠期出现皮肤瘙痒和黄疸。我国上海、成都以及重庆等地发生率能达到 3% ~ 7% 之高，而北美及东西欧的一些国家和地区发病率很低，每一万人只有 1 ~ 2 人患病。

ICP 既会增加腹中胎儿的危险，也会对孕妈的健康造成威胁。

ICP 易造成胎儿窘迫、死胎、死产及早产等不良后果，如果发病没有得到及时处理，会影响胎儿的生长发育，使胎儿宫内发育迟缓。我国有临床研究发现，患有 ICP 的孕妈围产儿死亡率超过 3%。而对妈妈来说，除了皮肤瘙痒影响日常生活甚至被迫终止妊娠以外，还会影响维生素 K 的吸收，使凝血功能受到影响，引发产后出血。

得了 ICP 会有什么症状呢

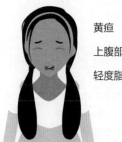

黄疸
上腹部不适
轻度脂肪痢

首先是没有皮肤损伤的瘙痒，一般从手掌和脚掌开始，然后向肢体近端延伸，甚至会发展到脸上。一般晚上瘙痒更严重一些，分娩后几小时到几天迅速消失。如果是重症患者，头皮也会瘙痒。少数患者会有皮肤变黄，也就是黄疸，以及上腹部不适、轻度脂肪痢等症状。一旦出现这些情况，都应该及时到医院进行相关检查。

如果确诊是 ICP，也要分症状轻重来处理。

70% ~ 80% 的患者属于轻症，血清胆红素和胆汁酸升高不多，对胎儿构成的危险小，门诊治疗就可以了。不过孕妈一定要密切注意胎动，如果出现异常，需要立即住院治疗，以防出现胎死宫内。

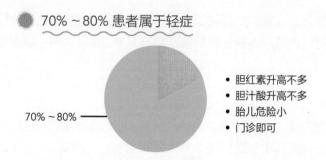

● 70% ~ 80% 患者属于轻症

70% ~ 80%

- 胆红素升高不多
- 胆汁酸升高不多
- 胎儿危险小
- 门诊即可

ICP 孕妈大多会在 40 周以前分娩，所以 40 周以前可以等待自然临产，孕 34 周起要做好胎儿监护，39 周以上就要住院待产了。

重症 ICP 患者的转氨酶和血清胆红素水平明显升高，孕妈和胎儿面临的危险也更大，一定要听从医生建议，进行相关治疗。

一般建议到孕 37 ~ 38 周时，考虑通过剖宫产终止妊娠。特别是重度 ICP 治疗无效，合并多胎、重度子痫前期等的孕妈，建议适时地通过剖宫产终止妊娠。

目前，ICP 的病因还不明确，但雌激素升高、家族遗传、母胎免疫平衡失调和微量元素硒的水平低都有可能与 ICP 有关。有 ICP 家族史或者自身有 ICP 病史，以及怀双胎或多胎的孕妈，应该特别警惕相关症状，争取早发现早治疗。

如果孕期出现皮肤瘙痒和黄疸，一定要去医院检查，确诊后尽早治疗。

第127课
孕期得了肺炎怎么办

请扫描二维码，观看本课视频

孕期肺炎是比较罕见的，不过对孕妈来说，病毒感染患上肺炎表现非常严重。曾有调查显示，流感暴发期，30%～50%的妊娠流感患者死于肺炎；疱疹感染性肺炎的妊娠期患者病死率达11%～35%。而孕34周以下的有孕期肺炎的孕妈早产率很高，产出低出生体重儿的比例也会高很多。

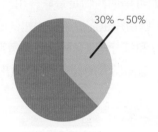

30%～50%

妊娠流感患者死于肺炎比例

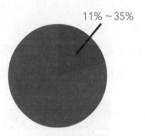

11%～35%

疱疹感染性肺炎的
妊娠期患者病死率

此外，孕早期病毒感染可能致胎儿畸形，晚期感染可能引起宫内垂直感染，影响到胎宝宝；产后2～5天感染病毒可能会引起新生儿感染，新生儿肺炎是导致新生儿死亡的主要原因之一。

在流感季节，孕晚期的妈妈们更容易患上这种病。如果孕妈发现自己开始咳嗽、咳痰或者原有的呼吸道疾病症状加重，另外还有胸痛或者发热、寒战的症状，就要怀疑是否得了肺炎，这个时候要积极就医。

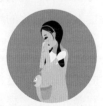

咳嗽、咳痰

呼吸道疾病加重

胸痛、发热、寒战

肺炎初期的症状很容易被忽视，拖到严

重程度会对妈妈和宝宝造成更大危害，孕妈一定要重视起来。

诊断肺炎主要根据病史、典型症状、体征和 X 线检查。诊断剂量的 X 线量较低，对遗传学方面的危害可以控制到比较小。不过孕 12 周之内属于胎儿器官的形成阶段，最好还是避免 X 线检查。

孕期肺炎的处理方法包括抗微生物治疗、维持妈妈呼吸功能和胎儿评估。

首先，要进行综合治疗和抗炎治疗。综合治疗是要提高免疫力，提供营养支持，纠正酸碱失衡和电解质紊乱。抗炎治疗要选择杀伤面更大的广谱抗菌药物，选择孕妇可用的药物足量联合用药。10% 的妊娠期肺炎会引起呼吸衰竭，所以治疗也需要维持妈妈的呼吸功能，包括减轻气道反应、肺部理疗和氧疗等。此外，因为病毒也可能影响到宝宝的健康，我们也需要监测胎儿的健康状况，做出评估。

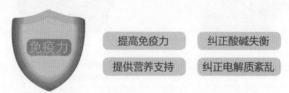

患病孕妈还需要注意以下几点：肺炎通过飞沫传播，所以记得戴上口罩，防止交叉感染；如果出现呼吸困难和紫绀，也就是皮肤缺氧、变紫，要吸氧并且采取半卧位；另外最好食用富含维生素的易消化的半流质或软食。

也可以通过以下方法，尽量预防妊娠合并肺炎的发生：在孕前注射疫苗，这样可以减少孕期病毒感染的机会；也要加强孕期营养和保健，提高免疫力；避免去人群密集的地方，减少呼吸道感染的机会；不吸烟，减少损伤呼吸道物质的吸入；进行系统的产前保健，积极治疗妊娠合并症及并发症；及早治疗妊娠期合并的呼吸道感染，防止进一步发展。

第 **128** 课
胎动是怎么产生的

请扫描二维码，观看本课视频

　　进入怀孕第 20 周，第一次生宝宝的孕妈会逐渐感受到肚子里的宝宝的胎动，之前生过宝宝的孕妈还可能稍早。这一节就来讲讲有关胎动的小知识。

　　怀孕 7～8 周时，随着胎心的搏动，在 B 超下，我们就能看到胎芽有轻微的运动，10 周以后就能出现飘动、浮动、跳动等更加强力的运动。但这个时候胚胎太小，它的运动幅度还不能被妈妈感知到。

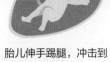

胎儿伸手踢腿，冲击到子宫壁形成胎动

随着胎儿不断生长发育，胎宝宝开始在子宫内伸手、踢腿，冲击到子宫壁，就形成了孕妈能感知到的胎动。初产妇一般 20 周自觉胎动，经产妇稍早，由于孕妈妈腹壁脂肪厚度以及自我感觉的差异，首次感到胎动的时间也因人而异。

　　随着孕周的增长，胎动还会有一定的变化，正常情况胎动每小时不少于 3～5 次，12 小时明显胎动次数为 30～40 次以上。有的胎宝宝甚至 12 小时可以动 100 次左右，只要胎动有规律，有节奏，与往常变化不大，就证明胎儿发育是正常的。

● 孕 32～34 周胎动相对活跃

　　胎动的次数并不是恒定不变的，随着孕周的增加，宝宝也越来越活跃，一般在孕 32～34 周，胎动会达到一个高峰。但到了 38 周以后，随着宝宝逐渐增大，宝宝在子宫内的活动空间越来越小，同时胎头也逐渐入盆了，这些原因导致胎动会相对减少。

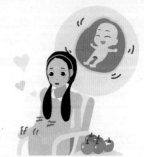

有人说胎动多说明宝宝是男孩，胎动少说明是女孩。这可没什么科学道理。胎动多少只能说明胎宝宝在肚子里的活跃程度，和出生以后的状态并没有什么关系。另外，谁说男宝宝就一定要比女宝宝活跃了呢？

还没有感受过胎动的孕妈一定会好奇，胎动到底是什么样的呢

宝宝的胎动有感觉比较强烈的全身性运动，比如翻个身，也有局部肢体的运动，伸伸胳膊、踢踢腿。不同的动作，持续时间不同，强度也会有差异，可能像是宝宝在肚皮上咚咚地敲门，也可能像是有条小鱼在肚子里游过来游过去，胎动剧烈的时候，妈妈的整个肚皮都会跟着宝宝的节奏晃动起来。

较强烈的全身性运动

局部肢体的运动

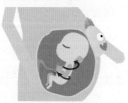
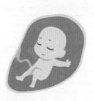

如果胎动一切正常，就表示胎盘功能良好，输送给胎宝宝的氧气充足，胎宝宝在子宫内状态良好，能愉快地活动着。而胎动异常，则预示胎儿目前遇到了困难或危险。所以孕妈一定要经常关注胎动的变化，进入孕晚期之后，更要坚持每天自数胎动，监测宝宝的健康状况。

第 **129** 课
胎动怎么数

请扫描二维码，观看本课视频

胎动是孕妈感受宝宝活动的主要途径，第一次怀孕的妈妈一般在怀孕 20 周左右会感觉到胎动，也有一部分孕妈稍早就能感觉到。

早期感觉到的胎动就像小鱼吐泡泡或者蝴蝶扇动翅膀，非常轻微。随着宝宝的生长发育，胎动的幅度也会越来越大，尤其是进入孕晚期以后，宝宝胎动逐渐有规律性了。

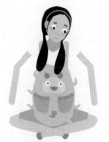

所以，胎动能够在第一时间内反映宝宝状况的好坏，孕妈从怀孕 28 周开始一直到临产，都要规律地观察和记录胎动，监测宝宝的健康状况。

 孕妈应该怎样科学地数胎动呢

目前最为提倡的是 12 小时胎动计数，也就是每天上午 8 ~ 9 点，下午 1 ~ 2 点，晚上 8 ~ 9 点，都要数 1 个小时胎动，3 次计数相加乘以 4，就是 12 小时的胎动数。如果孕妈实在做不到在每天 3 个固定的时间段计数胎动，也可以在每天同一时间数一次胎动，每次也要数 1 个小时。

上午 8 点

下午 1 点

晚上 8 点

313

孕妈在数胎动前，应该先排尿，保持心情愉悦，之后要选择安静的环境和最为舒适的姿势，最好是左侧卧位，然后把双手放在腹壁上专心进行胎动计数。注意，宝宝每次的胎动计算为一次，但是如果宝宝在短时间内连续动了数次，每次的间隔时间都比较短，那么就只计作一次胎动。

　　胎动会受到许多不同因素的影响。

　　首先，胎动会受到宝宝自身生物钟的影响，一般宝宝早晨活动较少，中午以后逐渐增加，18～22点胎动比较活跃。所以，孕妈应该尽量选择宝宝通常比较活跃的时间来记录胎动，晚饭1小时后是一个不错的选择。

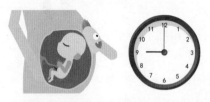

　　　　　　　　　　　　除此之外，胎动还受到孕妈运动、姿势、情绪、进食以及声音、光线和触摸腹部等的影响。所以用一个小时的胎动来推测1天的胎动，意义不是很大，比较不同日期同一时间段的情况更有价值。比如每天吃过晚饭之后宝宝都是很喜欢动的，但是有一天突然不怎么动了，就要引起妈妈的警惕。

到底胎动多少次才是正常的呢

　　用我们刚刚讲过的12小时胎动计数，那么一般情况下，每小时胎动超过3次或12小时胎动超过30次都是正常胎动，反之则为异常。

　　还需注意的是，如果宝宝一直烦躁不安地动来动去，也是异常胎动。胎动异常经常和胎盘功能下降有关，宝宝在母体内不能获得足够的氧气和营养，在缺氧早期，会表现出躁动不安，胎动明显增加；当缺氧加重时，胎动会慢慢减少减弱，甚至消失，胎动消失则预示着宝宝的性命已经受到威胁。孕妈一旦发现异常，要及时向医生寻求帮助。

胎动多少说明了什么

请扫描二维码，观看本课视频

准妈妈们第一次感受到胎动时，是不是幸福得有点眩晕，不过你可知道胎动多少说明什么

准妈妈可以在每天三餐后数 1 次胎动，每次 1 个小时。把每天 3 个时段的胎动数加起来乘 4，就是宝宝 12 小时的胎动数。

● 可能导致胎儿宫内缺氧的因素

正常状态下，宝宝每小时有 3～5 次胎动，12 小时应该 30～40 次或更多。如果 12 小

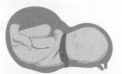

- 胎盘早剥
- 前置胎盘
- 脐带绕颈

时宝宝胎动不到 10 次，就是提示胎儿窘迫，宫内慢性缺氧了。一般来说，胎盘早剥、前置胎盘、脐带绕颈等情况都有可能导致胎儿宫内缺氧，严重的时候甚至会危及宝宝的生命。

但是胎动太多对孕妈和宝宝来说也不一定是好事。一般来说，胎动每小时不少于 3～5 次，但如果超过 10 次就要考虑为胎动频繁了。这可能是由于生理性原因或病理性原因造成的。

● 洗澡时身心放松，胎动更频繁

生理性原因比如饭后准妈妈体内血糖含量增加，胎动会增加一些；洗澡时准妈妈血液循环更畅通，身心比较放松，这种愉快的情绪传达给宝

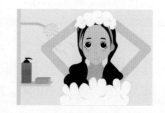

宝，胎动也会变得比较频繁；夜间感受到的胎动会比白天多一些，一是因为胎宝宝夜晚比较有精神，二是因为准妈妈此时更能静下心来感受宝宝的胎动。另外，孕晚期当胎宝宝听到父母的声音，或者受到音乐刺激时，就会用频繁胎动的方式表达回应。这些生理性原因导致的短期的胎动频繁，我们不用过于担心。

而病理性原因就得引起重视了。如果原本胎动一直很稀少，忽然频繁了，这可能表示胎宝宝缺氧或是受到一些疾病的侵袭。胎儿缺氧的初期，会变得烦躁不安、胎动增加，随着缺氧加重，胎动会逐渐衰弱、减少，如果不及时采取相应措施，可能出现胎动消失，甚至胎心消失而死亡。

异常的胎动不仅表现在次数上，还体现在胎动的形式和位置上。比如强烈的、持续不停地推扭式胎动或踢动，或者是非常微弱的胎动，都是不正常的。孕 28 周后，胎动部位大多在中上腹，很少出现小腹下部。如果小腹下部经常出现胎动，就可能表明胎位不正常，很有可能是臀位或横位，容易造成分娩困难，最好也要找医生看看。

● 劳累饥饿等影响胎动

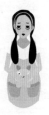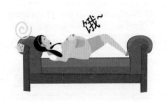

虽然胎动是反映胎儿活力的敏感指标，但也会受到外界因素的干扰，如果准妈妈长时间工作劳累、睡眠不好、饥饿或情绪波动，都可能改变宝宝胎动的规律。所以发现胎动异常后，首先要左侧卧位、放松精神，适当休息后再数一次，如果这次结果正常，暂且不用去医院，但仍要密切关注胎动；而如果重复后的结果也不正常，就一定要立即到医院就诊。

第131课
宝宝在肚子里做什么

请扫描二维码，观看本课视频

胎宝在"小黑屋"子宫里一住就是大半年，属于实打实的"资深宅"一族。可子宫里一摸不到手机，二碰不到电脑，空间狭小，没光没电，胎宝宅在这种与世隔绝的地方，空虚寂寞冷应该如何驱散?

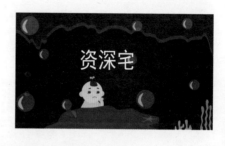

想到这个，咱们很多孕妈就会开始担心胎宝在肚子里无聊了怎么办。担心胎宝在肚子里会无聊真的是杞人忧天，人家在自娱自乐方面，那可是"老司机"！

孕 20 周之后，胎宝四肢发育良好，能凹出更多姿势了；听觉视觉等也开始形成，逐渐告别了"小聋瞎"状态。于是，胎宝不再甘心只做一个安静的小天使，开始通过频繁地闹腾来刷存在感。孕中晚期经常造访的胎动，就是"熊孩子"的不安分引起的。

> 孕妈根据胎动体验的不同，可以猜测胎宝正在进行什么活动吗

力量强、时间长的胎动，大多是胎宝全身运动的结果，比如翻个身，爬几下，绕着肚子游一游，围着脐带转一转。全身运动引起的胎动一般持续 3 ~ 30 秒，如果胎宝觉得时间太长坚持不下来，可能会改做部分肢体运动，左手右手一个慢动作，右手左

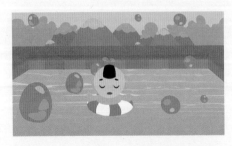

手慢动作重合。这个引起的胎动只持续 1 ~ 15 秒。再懒一点儿，胎宝可能只会踢踢腿，1 秒不到就完成了。至于像打哈欠、张张嘴、吞羊水这类不费吹灰之力的小动作，比较难引起胎动，孕妈也就难以察觉到了。

除了做运动外，胎宝还会在子宫里嘘嘘。可这子宫里也没厕所，去哪儿嘘呀？不害臊的胎宝才不考虑这个。没有厕所？那就尿羊水里呗。

可我们刚才还在说，胎宝会吞羊水。所以其实啊，胎宝吞的羊水里含有大量他自己的尿液。还好正常情况下，胎宝不会在子宫里拉粑粑。否则就真的是被"一把屎一把尿"喂大的了。

听完上面这些，有的孕妈还是会担心。就算胎宝没事儿做点运动，经常随处小便然后又给吃回去，可依然还剩下很多时间呀，那些时候胎宝干啥呢？

当然是睡觉啦！胎宝的睡觉时间占一天 90% ~ 95%。想想也是，胎宝既不被失眠困扰，又不用早起上班，在子宫里连白天黑夜都分不清，当然可以任性地想睡就睡了。

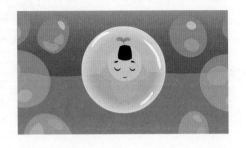

所以说，孕妈们与其担心胎宝会不会无聊，还不如先想想自己的时间怎么打发。毕竟咱们不是胎宝，一天睡不了 20 多个小时。

胎儿生长发育过程概览

请扫描二维码，观看本课视频

怀胎十月，孕妈们一定都很好奇胎儿在自己肚子里是怎样从一个小小的受精卵长成一个小人儿的，就让我们带大家了解一下，胎儿在妈妈肚子里的生长发育过程。

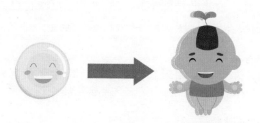

到了孕 5 周，胎儿的中枢神经系统开始发育，脑和脊髓开始形成，逐渐有了自主心跳。包括肾脏和肝脏在内的其他主要器官继续发育，连接脑和脊髓的神经管闭合，胎儿的头部开始形成。

孕 9 周时，胎儿看起来已经初具人形了，面部特征已经发育，不仅眼睛、鼻子清晰可见，舌头、鼻孔之类也能看到了。胎儿的手腕和脚踝也已经形成，并能分辨出上面的手指和脚趾。胎儿的大部分内脏器官，如心、脑、肝、肺和肾的发育已经初具规模。

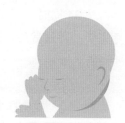

到孕 12 周，胎儿更像一个人的模样了，手指和脚趾分开，毛发和指甲正在生长，生殖器官开

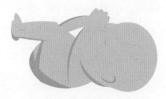

始呈现出性别特征。

孕 15 周时，胎儿的神经系统开始工作，肌肉对来自脑的刺激有了反应，因此能够协调运动。胎儿在子宫这个私人空间里非常活跃，常常翻身、翻筋斗、乱踢一通。

孕 19 周左右，是胎儿味觉、嗅觉、听觉、视觉和触觉发育的关键时期。

到孕 25 周，胎儿已经能抱脚、握拳了，双眼也已经完全成型。胎儿的肺仍在发育成熟中，已经学会了呼气、吸气。

孕 28 周，胎儿的脑组织长得非常快，以至于会向外挤压着柔软的颅骨。头和身体也成比例了。脑的沟回正越来越多，神经细胞之间建立起联系。

到了孕 30 周，胎儿的生长速度会全面减慢，但体重仍继续增加。脑的发育正在做最后的冲刺。

孕 34 周时，中枢神经系统逐渐发育成熟，消化系统基本发育完毕。肺通常也在这时才开始发育成熟，是发育成熟最晚的重要器官。

到孕 37 周，胎儿整体就发育成熟了，随时准备出生。胎儿在出生前 2 周活动会减少，睡眠增多。

第133课
孕期色素沉积了还能恢复吗

请扫描二维码，观看本课视频

在孕期，有的孕妈会发现自己的皮肤上逐渐多出了一些深色斑块，这些斑块的学名叫作黄褐斑或黑斑，通常被孕妈们称为妊娠斑。美国皮肤病学会的资料显示，多达 70% 的孕妈，皮肤上会出现这些斑块。

为什么孕妈皮肤上容易出现妊娠斑呢

怀孕后，孕妈体内的雌激素和黄体激素分泌增加，激素的剧烈变化使得黑色素细胞的活力增强。黑色素分泌增加并在某些部位沉积下来，就形成了妊娠斑。

妊娠斑通常都长在哪些地方呢

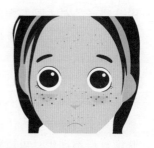

每位孕妈色素沉积的部位不同，出现妊娠斑的地方也就不一样。有的孕妈主要是脸上出现妊娠斑，如嘴唇上方、鼻子、颧骨和前额周围。一些孕妈的妊娠斑喜欢出现在经常被摩擦到的部位，如腋下、大腿内侧。还有的孕妈可能会发现，一些怀孕前色素就比较多的地方，如乳头、乳晕周围，瘢痕四周，外阴部位等，怀孕期间颜色变得更深了。

孕妈们肯定都希望皮肤能白白净净的。那面对妊娠斑这个"大敌人"，能有些什么办法呢

首先，孕妈要认识到，孕期色素沉积导致妊娠斑出现，是一种正常现象。也就是说，咱们没法把它当做一个病来治，也没什么特效药能用了就立刻美白。咱们能做的，主要是防止妊娠斑颜色进一步加深。阳光中的紫外线会加强色素变化，所以做好防晒很重要。有时即使没有出门，也应该擦上孕妇专用防晒霜，因为在屋里靠近窗户的地方时，同样会受到紫外线伤害。

维生素 C 可以一定程度上减少黑色素沉积，平时多吃青椒、鲜枣、柑橘、西红柿这些维生素 C 含量丰富的食物。保证充足睡眠，保持心情舒畅，对防止妊娠斑颜色加深也有效果。

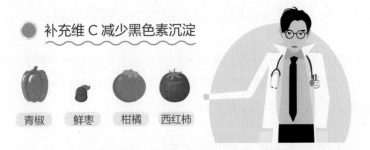

● 补充维 C 减少黑色素沉淀

青椒　　鲜枣　　柑橘　　西红柿

孕妈一定不要被市面上某些祛斑美白产品忽悠了。就算先不说这些产品对去除妊娠斑是否真的有效，绝大部分具有祛斑美白功效的化妆品，对肚子里胎儿的健康都是有威胁的，孕妈一定不要随便使用。

妊娠斑确实很烦人，但好在生完孩子后，妊娠斑就会在 6 个月到 1 年内逐渐消失了。如果某些孕妈属于色素难消的体质，皮肤恢复得不理想，可以在过了哺乳期之后去医院皮肤科看看。

面对孕期色素沉积，咱们尽量做些防护，但最终还是得等分娩之后色素自行消退。

请扫描二维码，观看本课视频

每个女人都希望自己时刻保持美丽。对于怀孕的准妈妈来说，常常为了宝贝的健康而远离护肤品。

事实上，怀孕期间，肌肤变得脆弱，更需要悉心呵护，并且只要正确地选择护肤品就可以避免对宝宝的伤害，成就美丽妈妈，下面就为大家介绍一下孕期如何保养皮肤。

女性在怀孕时，体内的激素都会发生改变。但每个人的皮肤组织对激素改变的敏感程度不同，敏感的孕妈受影响大，容易产生许多皮肤问题，如色素沉着、干燥粗糙、长妊娠纹、痤疮等。

色素沉着　　干燥粗糙　　妊娠纹　　痤疮

怀孕后，由于激素水平变化，导致黑色素细胞增生，从而导致黑色素沉淀。原来黑的部位可能看起来更黑，如胎记、痣等。而颈部、腋下、乳晕、腹部中线、腹股沟以及肘关节、膝关节等部位则可能出现新的黑色素沉着。另一方面，紫外线也能促进黑色素细胞增生，因此孕妈们需要注意防晒。

一般来说，分娩后沉着的色素会明显淡化，甚至消失。虽然孕期要注意防晒，但孕妈还是要适当见见阳光，防止维生素 D 缺乏。

第三部分　孕中期

323

第二，孕妈的皮肤容易干燥粗糙，需要做好保湿工作。可以选择温和的乳液或面霜，最好成分单一，不含香精、色素和酒精等。另外，要特别注意避免使用美白、抗皱、祛斑等功能性产品，这类产品常常含有铅和激素，是造成胎儿畸形的元凶之一。

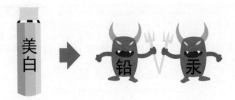

第三，妊娠纹也是令孕妈们头疼的一件事。怀孕期间，腹部变大，皮肤里的弹性纤维和胶原纤维，如果承受不了过大的张力，就会发生损伤和断裂。导致有些地方皮肤变薄，出现不规则的粉红色或暗红色条纹。尽管这些条纹在分娩后经过护理会变淡，但不会彻底消失，仍会形成瘢痕，影响美观。为了避免妊娠纹的形成，孕妈们需要控制体重，防止腹围增长过快。

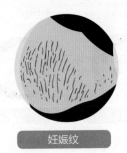

妊娠纹

第四，对于妊娠期的痤疮，孕妈们不必过分担心。通过改善生活和饮食习惯就可以很好地控制住。

第135课
孕期如何预防妊娠纹

请扫描二维码，观看本课视频

妊娠纹是很多孕妈的烦恼，这一节就来讲一讲怎么预防妊娠纹。

妊娠纹就是在怀孕过程中产生的一种皮肤损害，一开始表现为暗红色或紫红色的条纹，然后色素消失，皮肤松弛、萎缩，稳定后表现为白色或银色的皱纹纸一样的外观。超过一半的准妈妈会出现妊娠纹，而且不管什么年纪怀孕，都有可能出现。

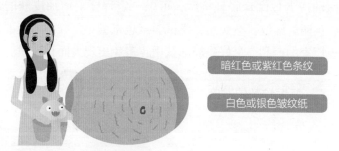

暗红色或紫红色条纹

白色或银色皱纹纸

第三部分 孕中期

怀孕以后肾上腺皮质分泌的糖皮质激素增多，这种激素能分解弹力纤维，使之变性，加之子宫的增大使孕妈腹壁皮肤张力加大，最终导致皮肤弹力纤维断裂，留下了一道道永不消退的妊娠纹。有的孕妈整个孕期未长一条妊娠纹，这个差异主要还是看孕妈自己的皮肤弹性。举例来说，如果妈妈具有较高的基础体重，孕期体重增长较多较快，或者宝宝体重比较大，妈妈年龄比较小，以及有妊娠纹家族史的妈妈，都更容易出现妊娠纹。

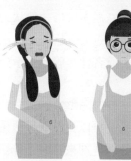

妊娠纹一般在怀孕 6～7 个月的时候开始出现，主要出现在我们的腹部、臀部以及大腿，其中腹部的妊娠纹是最常见。而且，妊娠纹一旦形成、成熟，就很难再消除，即使采用一些医疗美容的手段，比如激光，也只能缩小、淡化妊娠纹，很难让它完全消失。

孕妈都希望自己怀孕、分娩之后，还能维持以前的皮肤状态。那么就要从孕期做起，采取些措施来预防妊娠纹。比如，通过规律的饮食和运动来控制好自己的体重，让自己的体重保持在健康范围，也避免让宝宝变成"巨大儿"。

很多孕妈早早备好了橄榄油或者按摩膏，希望可以用来预防妊娠纹。但其实橄榄油和按摩膏只是能起到滋润皮肤的效果，并不能降低妊娠纹的发生率和严重程度。也有一些说法认为，使用橄榄油或者按摩膏轻轻按摩，可以一定程度上增加皮肤的延展性，预防妊娠纹。孕妈想要尝试尝试也未尝不可，但一定要购买正规厂家的产品，最好先局部试用，避免出现大面积过敏。

● 妊娠纹部位发痒

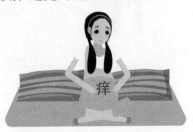

有的孕妈长妊娠纹的部位还会发痒，甚至有的孕妈痒得都要把肚皮抓破了。这其实是因为妊娠纹上长出了"妊娠多形疹"这种瘙痒性皮疹。

妊娠多形疹一般认为是腹壁过度膨胀引起的，一般到了孕晚期肚子更大以后，才会出现。初产妇会比经产妇更容易痒，胎儿过大或者怀多胞胎的孕妈也更容易痒。

妊娠多形疹一般会在分娩后几天自然消失。如果孕妈痒得太难受，可以找皮肤科医生，使用一些对胎儿没有影响的药物，如炉甘石洗剂来暂时止痒。

第136课
孕期口腔保健

请扫描二维码，观看本课视频

孕期比起平常更容易出现口腔问题。怀孕后在激素变化影响下，牙齿对细菌抵抗力会减弱。如果由于孕吐严重不敢刷牙，口腔难以彻底清洁，时间长了会导致蛀牙。

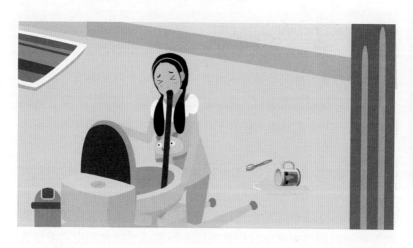

第三部分

孕中期

孕期口腔问题会对孕妈和胎儿造成危害。患严重牙周病的孕妈，出现流产、早产或新生儿体重过轻的概率，是口腔健康孕妈的七倍。牙龈疾病会增加患先兆子痫的风险。如果因为牙痛影响进食，会造成营养不均衡，间接影响胎儿健康。如果因为牙齿问题需要拔牙，孕早期拔会增加流产风险，孕晚期拔又容易增加早产风险。

为了在孕期避免口腔问题造成的伤害，要养成健康的饮食和生活习惯。

饮食上要均衡饮食，充足营养。营养摄入不均衡时，抵抗力会下降，口腔内原本存在的细菌就会趁机泛滥，容易引起蛀牙。不要吃太多酸性、含糖多、脂肪高的食物和煎炸食物。

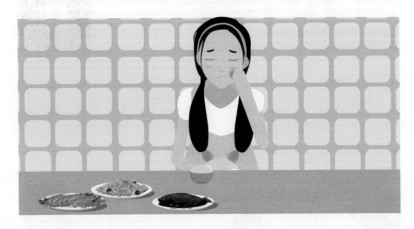

说完饮食，再来说说生活习惯。至少要坚持早晚刷牙，最好每次吃东西后都刷牙或漱口。建议使用软毛牙刷，按照巴氏刷牙法刷牙，时间不少于 3 分钟。有条件的孕妈还可以选用牙线和漱口水。

 要是已经出现了口腔问题应该怎么办呢

如果只是轻微的牙齿松动、口臭、口腔溃疡，可以通过饮食和生活习惯调整来缓解。但如果以上问题通过饮食和生活习惯调节仍不能缓解，或者已经出现龋齿、牙龈出血、发红、肿痛，需要及时就医，定期进行口腔检查，以便及时发现问题。不过一定要告诉医生自己已经怀孕，这样才能安排合适的检查方法、治疗时间、治疗方法。

在孕早期和孕晚期，牙医都会尽量避免使用药物或进行牙科治疗。孕中期可以完成大部分牙科治疗。牙科使用的麻药是安全的，一般不会伤害胎儿。如果要用到抗生素，医生也会选择孕妇可用的。但即使如此，如果情况不是很严重，都建议在产后再做牙科手术。

很多孕妈妈可能观察到了怀孕后自己乳房有所变化，大家不要紧张，这是正常现象，这一节我们就来讲讲孕期乳房的变化以及如何保健的问题。

怀孕后，乳头会增大变黑，容易勃起，乳晕颜色也会加深。也可能会感到乳房肿胀、酸痛，有刺麻感，并对触碰异常敏感。到了孕晚期，尤其在接近分娩的时候，如果挤压乳房，还会有少量淡黄色稀薄液体溢出。当然，这些变化都是为了日后分泌乳汁所做的准备，所以不必太在意。

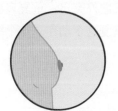 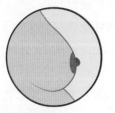

乳头增大变黑，易勃起，乳晕颜色加深

我们有没有办法缓解这些不适的感受呢

首先，怀孕后要选择宽松合身的内衣，不要过分压迫乳房。孕晚期和哺乳期的时候，胀痛感一般会明显减轻。如果乳房胀痛还是厉害，可以通过热敷和按摩来缓解。其次，平时生活中要做好乳房的清洁和护理工作。清洁乳房及乳头，增加乳头皮肤的韧性，以免产后宝宝吸吮破裂，造成乳腺炎；还要矫正较短或凹陷的乳头；促进乳腺管通畅，增加产后乳汁分泌。

每天洗澡时用毛巾蘸温水轻轻擦洗乳头，擦洗时用力均匀、柔和，不要伤到皮肤；每次清洗后还可以把少量油脂均匀地涂在乳头上；也可以擦点润肤露，按摩一下乳房，这样可以改善局部血液循环，促进乳腺发育。

具体的按摩手法上，要由外侧往乳头方向轻轻地环状按摩乳房，每边各 10 次左右。

产后才开始纠正扁平乳头和乳头凹陷为时已晚，从孕期就应该开始纠正。我们可以用食指和中指夹住乳头来判断乳头长度是不是正常，如果乳头没有超过手指则表示乳头太短。正常乳头受刺激时会突起，如果此时乳头内凹，表示乳头凹陷。

纠正乳头凹陷，可以在医生指导后，进行乳头伸展练习。把拇指和食指放在乳头左右两侧，轻轻下压并由乳头向两侧拉开，牵拉乳晕皮肤以及皮下组织，使乳头向外突出，重复多次。然后把拇指和食指放在乳头上下两侧，重复这个动作。这个练习可以每天做 2 次，每次 15 分钟左右。

● 乳头伸展练习怎么做

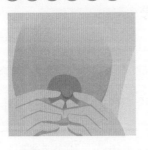

拇指食指放乳头左右

下压并向两侧拉开

重复多次

不过，一定要注意，要在咨询医生后再进行这个练习，以免操作不当。手法要轻柔，不要强烈刺激或过度牵拉乳头。并且进入孕晚期后，最好就不要进行了，防止由于刺激乳头引起宫缩。

一般来说孕前不近视的人怀孕后也不会近视，孕后如果感到眼睛干涩，视物模糊也是正常现象，不必过分担心，分娩后 6 ~ 8 周，视力就会逐渐恢复。

眼睛干涩、视物模糊

恢复时间：产后 6 ~ 8 周

如果是近视的孕妈在孕期还是要注意控制近视度数加深。首先要注意用眼卫生，读书写字时要保证室内有充足的光线和照明，姿势要端正，眼睛距书本 20 厘米为宜，看电视应保持 3 米以上。连续用眼半小时后要休息 5 ~ 10 分钟，可以多观察绿色植物或向远处眺望。其次要加强体育锻炼并保持充足的睡眠，坚持做眼保健操有利于减轻视力疲劳。

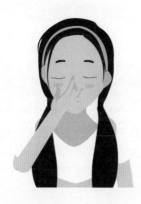

最后，要养成良好的饮食习惯，平时多吃一些动物肝脏、乳制品、蛋黄、鱼虾、胡萝卜、豆制品等有助于维持正常视力。

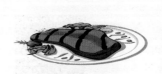

眼药水或眼药膏大部分属于抗生素或激素类，可能对胎儿和新生儿产生不良影响，所以，孕期尤其是在孕早期和即将临产的阶段，最好在医生的指导下谨慎用药，而良好的用眼卫生习惯才是真正的抗视疲劳之道。

孕期不建议佩戴隐形眼镜。因为，孕后眼睛度数与孕前不同，再佩戴隐形眼镜会感到不适，另外孕期准妈妈的体质发生改变，抵抗力较弱，使用不当会造成角膜炎、水肿、溃疡。对于妊娠合并糖尿病和患有妊娠高血压综合征的准妈妈，是一定不能佩戴隐形眼镜的，否则会导致或加重眼底病变。

孕期不要做近视矫正手术。虽然手术不会对胎儿造成影响，但怀孕后眼镜度数与孕前不同，做手术可能会过分矫正视力，一般建议产后 6 个月再做近视矫正手术。近视度数超过 600 度的准妈妈在分娩过程中竭尽全力时，确实存在着视网膜脱离的危险，这种时候最好请医生来把关，根据眼底的具体情况决定是否能自然分娩。

关于近视是否会遗传的问题，有关数据是这样的：约有 5% 的近视眼患者与遗传有关，通常是高度近视眼，度数在 600 度以上。如果父母双方均为高度近视者，遗传后代的可能性为 90%，父母一方为高度近视者，遗传后代的可能性为 50%，但也有显现不全的表现，比如父母都是高度近视，子女也可能不近视。

第 **139** 课
这些孕期用品，哪些是忽悠人的

请扫描二维码，观看本课视频

准妈妈从怀孕那天起，往往就开始添置各种孕妇用品，希望能更安全舒适地度过孕期。可是这些所谓的"孕产妇必备"的东西，其实有不少压根没有必要。这一节就来讲几种并不是必需的所谓必备品。

● 可以使用托腹带的孕妈

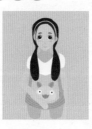

体质虚弱		外倒转手术
腹壁下垂剧烈		耻骨联合分离
韧带松弛性疼痛		耻骨疼

先说说托腹带和束腹带。孕妇托腹带主要帮助孕妈托起腹部，如果孕妈有过生育史、腹壁松弛、成为悬垂腹，或者胎儿过大或多胞胎，以及胎动不安或有早产可能，还有孕中晚期腰痛、腹痛、下肢水肿这些状况，可以利用托腹带帮自己缓解腰背压力。此外，如果有孕妈体质虚弱、站立时腹壁下垂剧烈、连接骨盆的韧带发生松弛性疼痛、做了外倒转手术或者耻骨联合分离或耻骨疼，也是可以用托腹带的。其他一切正常的孕妈靠自己的力量就行。

束腹带主要指的是产后束腹带，剖宫产妈妈在产后可以用它保护伤口。对于顺产妈妈，现在并没有明确的研究表明束腹带能预防产后脏器下垂、恢复身材，就没有必要购买了。

传统说法里，女性在月子期不能刷牙、漱口，不然上了年纪容易牙齿松动。就有商家生产了不用牙膏、不用漱口的一次性月子牙刷。月子牙刷一般刷头是纱布或海绵，所以商家也宣传说可以避免牙龈出血。但其实月子牙刷与普通牙刷相比，效果并不理想，它无法深入到边边角角，有效清洁口腔、牙齿缝隙中的牙菌斑，持续使用可能会对口腔及身体造成危害。而月子牙刷虽然因为它的柔软，不容易导致牙龈出血，但累积的牙菌斑才是导致牙龈发炎、出血的根本原因。所以，我们还是应该选择合适的牙刷，刷干净牙齿，这样才能使牙龈消炎，彻底解决出血问题。在坐月子期间，只要选择选择牙刷头小一些，刷毛细软而富于弹性的普通牙刷就行了。只要刷牙的方法正确，时间足够，就能达到清洁口腔的效果。

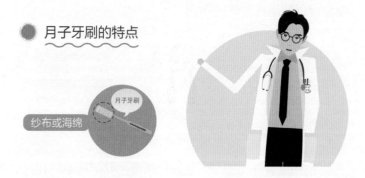

月子牙刷的特点

纱布或海绵

月子牙刷

很多商家为产后妈妈专门推出了鞋底比较软、包住后脚跟的月子鞋。根据许多新妈妈的经验分享，月子鞋的购买并不必需，取决于个人需求和实际情况。选择鞋子时，最重要的就是保暖，但也不是说夏天要穿棉拖鞋，以不要感到脚凉为准。除此之外还要注意鞋子大小要合适，鞋底要软并且防滑。孕妈在月子期间经常容易出虚汗，所以鞋子还要有很好的吸汗、排汗功能。满足这些条件的鞋子都可以穿，没有必要非得穿专门的月子鞋。

孕期、产后以及宝宝用品哪些要买哪些不要买，孕妈们要养成火眼金睛哦。

孕妇装应该怎么挑

请扫描二维码，观看本课视频

随着肚子一天一天变大，孕前的衣服已经不那么合身，那么，要不要专门采购一批服装呢？

怀孕期间我们对衣服的要求首先是保持干净宽松，不要对身体造成束缚、加重身体的负担。比如不要过分勒着肚子，不然会影响胎儿的发育；不要穿紧身内裤，否则容易导致下身感染，而且孕妈感染了还不能随便吃药。所以，怀孕期间，衣着应该尽量宽松、更加利于排汗，还应该选择对皮肤刺激小的面料。

正常情况下，4 个月的时候，肚子已经明显凸起来了，这时候一些平时的衣服已经不合身了，如果继续穿，就会使得腰部过紧，影响宝宝的活动。当然有些人因为发育或快或慢，也可以提早或者稍后换上更适合孕妇的服装，主要还是根据腰围和腹围的变化来选择。

准妈妈该如何选择服装呢

孕期服装应具有的特点

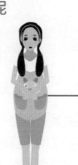

- 宽松舒适
- 透气性良好
- 吸汗力强
- 穿脱方便

第一个原则是不要妨碍胎儿的发育。建议选择宽松舒适、透气性良好、吸汗力强、穿脱方便的衣物，可以结合自己的喜好和穿着场合综合考虑。款式上可以选择 A 字型上衣，使腹部不那么明显。裤子要偏肥些，尤其是腰部要留有余地。还有一些孕妈怕影响美观，穿过于紧身的衣服或甚至束腰来凸显腰身，这些做法对胎儿生长发育是很不利的。

孕妇装的面料也要讲究。面料上我们一般推荐全棉质地的，注重实用，又可以兼顾哺乳，夏天还很透气吸汗。随着季节变化，麻、丝绸、羊毛、羊绒这些天然面料都是不错的选择，冬季可以选用各种呢绒或者面料舒适的羽绒服。内衣必须选用纯棉针织品，以防引起皮肤过敏。

 ## 一定要去专门的孕妇装商店买吗

当然不是。普通品牌的服装，只要面料舒适、剪裁合理，都是可以选择的，什么 oversized、BF 款，茧型剪裁、小斗篷，时尚度绝对可以保证。甚至很多时尚品牌都专门为孕妇推出了系列产品，可以放心采购。现在的很多孕妇装品牌也越来越注重设计，如果有看中的那就再合适不过了。

不用非得去专门的孕妇装商店买

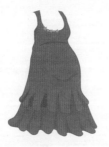

- 面料舒适
- 剪裁合理

说起孕妇装，就不得不提防辐射服。一般来讲，日常生活中接触到的辐射基本不会对孕妇和胎儿造成影响。而真有能造成影响的辐射时，市面上很多所谓的防辐射服并不能起到什么保护作用。所以防辐射服即使要买，也只是图个心理安慰罢了。

如何挑选孕妇内衣裤

请扫描二维码，观看本课视频

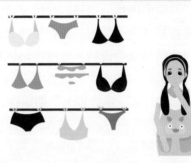

近来孕妇内衣裤挺畅销，孕妈纷纷掏腰包。怀孕到底要不要购买孕妇专用内衣？相信这是不少孕妈纠结的问题。

怀孕后会迎来乳房发育第二春，变得丰满的同时，不少孕妈也会遇到胸痛、敏感、溢乳等尴尬的"小问题"，孕妇内衣相比普通内衣能帮孕妈更好应对孕期出现的这些问题。

 比起普通内衣，孕妇内衣有三大优势

1. 更贴合丰饶曲线，更有效托起胸部。
2. 纯棉布料，更加舒适。
3. 轻松变身哺乳内衣，既实用又实惠。

 孕妇内衣怎么挑

全罩杯、宽肩带设计是重点，有助于防止孕妈胸部下垂，减轻肩背酸痛。材质方面需考虑，孕妈皮肤敏感多汗，因此应优先选择吸汗、透气的布料。另外，乳垫是个好搭档，怀孕后期乳头敏感脆弱，还可能分泌乳汁，戴上乳垫可以避免尴尬，吸收多余乳汁。至于孕妇内衣是否该带钢圈主要看个人需要，可以在孕初期穿无钢圈内衣，防止压迫，到怀孕中后期换成软钢圈内衣，有助支撑。此外，怀孕期间乳房会增大一两个罩杯，孕妈们一定不要忘记更换内衣尺码。

● 孕妇内裤可调整腰围大小

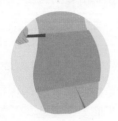

孕妇内裤的选择同样需要关注。与普通内裤相比，孕妇内裤在腹部处有预留空间的活动腰带设计，方便准妈妈随时调整内裤的腰围大小，可以为宝宝的成长提供宽松的环境，适合整个孕期穿着；天然材质更为舒适、透气。

不同款式的孕妇内裤优势不同，孕妈可根据自身需要进行挑选：

高腰款包裹腹部，保暖又安全；可调节腰围款，能随着腹围进行调整，方便舒适。托腹款托住孕肚，防止皮肤过度拉伸。怀孕五六个月时，子宫增大明显，肚子下坠加重，是它大显身手的好时候。最后，怀孕后阴道分泌物增多，透气性好，触感柔软的棉质内裤是孕妈们的不二选择。至于选内裤时应该选择低腰还是高腰，建议孕早期和中期穿低腰、中腰内裤防止闷热。孕晚期，改穿高腰内裤，以便能完整地包覆臀部和腹部。

● 孕妇内裤高、低腰怎么选

孕妇内衣和内裤，既然是专为孕妈设计的，自然会比普通内衣裤更适合孕妈穿着。但它们的优点也主要是锦上添花，而非不可或缺。到底内衣

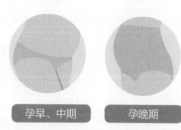

孕早、中期　　　　孕晚期

裤要不要选择"孕妇专用"款，主要还是看孕妈自己的喜好啦。

根据自己的喜好选择适合的内衣裤，让怀孕没有"压力"。

第**142**课
待产包里要准备什么

请扫描二维码，观看本课视频

随着宝宝出生的日子逐渐临近，翘首以盼的准爸准妈们也可以准备待产包了。这一节就来给大家揭开待产包的"神秘面纱"。

一般情况下，对已预约进行生产的产妇，医院会提供一个待产包。其中包括新生儿的一些必需品，例如包被、帽子等。同时，由于无菌的需要，有些医院会要求宝宝出生后使用本院提供的衣物。

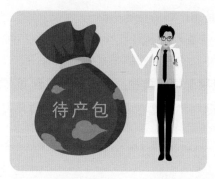

不同的医院规定可能不太一样，详细情况还请孕妈们咨询医生。但根据一般经验，医院的待产包往往不能涵盖妈妈和宝宝所有的必需品，所以还有许多需要自己备好的东西。

我们建议准爸准妈应该提前准备好的待产物品包括：

第一部分是证件：准爸妈的身份证、户口本、准生证、产检病历、化验单、围产保健手册或保健卡、医疗保险卡等，请一定备好。

第三部分　孕中期

带齐各类证件

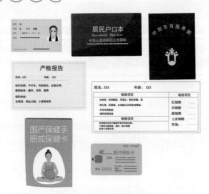

第二部分是生活必需品：如换洗衣服、洗漱用品和护肤品等，另外千万别忘记带上手机和充电器、充电宝。

第三部分是孕产妇的特殊用品。

1. **食物** 从临产到孩子出生，少则几个小时，多则长达二十几个小时，补充能量和营养是必不可少的。

2. **高热量易消化的食物** 准备各种主食和高糖的食物，以及少量可以被准妈携带进入产房的食物，如巧克力和红牛等。

提前准备食物，补充能量

面包　　　饼干　　　巧克力　　　红牛

3. **各种卫生用品** 产褥垫、产妇卫生巾、内裤等也要带上，注意内裤可以购买比产前小一号的。

4. 产后行动会不方便，吸管杯、便盆这些小东西是很好的帮手。

5. 和哺乳有关的东西，包括哺乳内衣、防溢乳垫、哺乳枕、吸奶器、乳头保护罩等，也最好提前准备。

第四部分则是给宝宝准备的必需品。

1. **衣物**　虽然医院的待产包里可能有提供，但最好再准备一套，以备出院时使用。

2. **纸尿裤或尿片**　注意纸尿裤要选择新生儿专用尺码，新手爸妈可别弄错哦。纯棉小毛巾也是需要的，宝宝的毛巾要与妈妈的区分开来。

3. 给宝宝多备一些小毛巾，宝宝身体不同部位要用不同的小毛巾擦拭，不要混淆使用。

● 多备一些小毛巾，擦拭不同部位

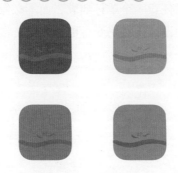

4. 还有宝宝湿巾、润肤露、护臀霜，这些物品也是需要的。

这么多待产物品，什么时候开始准备比较好呢？

由于孕妈可能分娩的时期包括从 37 周到 42 周，所以待产包最好在怀孕 36 周之前就准备好。有备无患，才能在宝宝降生时不至于手忙脚乱。

第 **143** 课
哺乳内衣有没有必要穿

请扫描二维码，观看本课视频

哺乳期妈妈的乳房会变大，再加上被宝宝吮吸，很容易出现乳房下垂的现象。穿合适的内衣对防止乳房下垂很有帮助。现在市面上有很多专门为哺乳期妈妈设计的哺乳内衣，这种内衣和普通内衣有什么区别呢？咱们哺乳期的妈妈有没有必要买几件呢？

哺乳内衣既然是专为哺乳妈妈设计的，当然就会在如何方便妈妈哺乳上下功夫。比如有的哺乳内衣两个罩杯上分别有活动按钮，可以单独打开任意一个罩杯哺乳，而不必像普通内衣那样解开整件内衣。这种设计让喂奶变得更加方便文雅了。

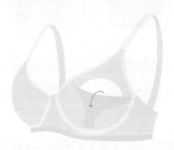

很多哺乳内衣的内侧还有小插口，可以放胸垫、小毛巾进去，吸收流出来的多余乳汁，方便清洁。

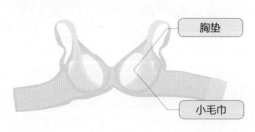

胸垫

小毛巾

由于刚生完孩子的新妈妈汗腺活跃，容易出汗，哺乳内衣在材料的选择上也更加注重透气性、吸湿性，能一定程度上预防乳腺炎的发生。

总的来说，哺乳内衣确实有一些优点，比普通内衣更适合哺乳期妈妈。但这些优点也只是锦上添花，并不是不可缺少的。所以，哺乳内衣到底要不要买，主要还是看妈妈自己的意愿和需求。如果觉得哺乳已经很麻烦，能方便一点是一点，那咱们就买买买；如果认为哺乳内衣没啥必要，穿普通内衣一样能喂好宝宝，那咱就不用买了。

 ## 如果想买哺乳内衣，应该怎么挑选呢

哺乳内衣有好几种分类，妈妈可以根据自己的喜好选择。除了挑选款式，是否需要钢圈、肩带宽度选多少、什么颜色最适合等问题，也需要妈妈根据自己的意愿进行挑选。这些方面没有什么最佳标准，妈妈自己喜欢、穿着舒服最重要。

哺乳内衣算不上是必需品，妈妈们尽可跟着自己的喜好来，想买就买，不想买也没什么太大影响。

第 **144** 课
妊娠期高血压疾病概览

请扫描二维码，观看本课视频

　　妊娠期高血压疾病指的是妊娠同时血压升高的一系列疾病，大多在怀孕 20 周以后出现，属于高危妊娠的范畴。但是，高危不等于罕见。其实有 5%～12% 的孕妈有妊娠期高血压疾病，包括妊娠期高血压、子痫前期、子痫等。慢性高血压的患者怀孕，以及怀孕后并发子痫前期，也都属于妊娠期高血压疾病的范畴。

 ### 多高的血压算高呢

　　收缩压超过 140 毫米汞柱和舒张压超过 90 毫米汞柱，满足一个就是高血压了。不过为了确保测量的准确性，要至少测量两次，两次测量的间隔时间 6 小时以上，两次结果都是高血压，才能确诊。如果高于 160/110 毫米汞柱，就属于严重高血压患者，需要住院治疗、密切观察。

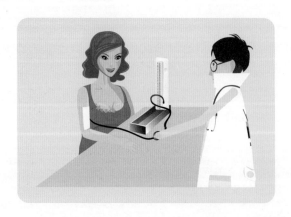

在孕期，血压有小幅的升高是不用太过担心的。胎宝宝需要更多的养分来成长，就需要更多的血液通过胎盘输送营养物质，那么孕妈的身体就会适当升高血压，保证胎盘的供血。大部分孕妈血压升高有限，但还是有一些升高到高血压范畴的孕妈。这种也就是妊娠期高血压，一般在产后 12 周内血压恢复正常，有的妈妈分娩半年之后还是高血压，那就属于慢性高血压了。

妊娠期高血压疾病会对母婴健康造成严重的影响，是孕产妇和围产儿病死率升高的主要原因。轻度的血压增高对孕妈影响不大，随着血压进一步升高可能引起子痫前期、子痫、脑血管意外、心肝肾衰竭、胎盘早剥、产后出血等后果。对宝宝来说，容易造成胎儿发育迟缓、早产、死胎、胎儿窘迫，或者导致新生儿缺氧缺血性脑病等。

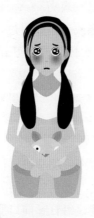

- 子痫前期
- 子痫
- 脑血管意外
- 心肝肾衰竭
- 胎盘早剥
- 产后出血

病魔这么来势汹汹，我们有没有办法早点发现呢

首先，要做到的就是及时产检、测量血压，必要时还需要检查尿蛋白是不是阳性、血小板是否减少、肝功能是否出现异常。生活中，如果发现自己持续头痛、看不清东西，或者持续的上腹部疼痛、出现少尿症状，甚至出现心力衰竭症状或者抽搐，一定

要及时就诊。

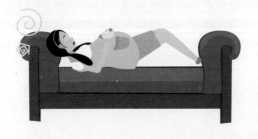

- 持续头痛
- 看不清东西
- 持续上腹部疼痛
- 少尿
- 心力衰竭或抽搐

到目前为止，妊娠期高血压疾病的病因还不明确。从统计中发现有下面这些因素的孕妈更容易患妊娠期高血压疾病：

1. 40 岁以上或者 18 岁以下的、有子痫前期病史的、抗磷脂抗体测出阳性。

2. 有高血压、慢性肾炎、糖尿病这些疾病。

3. 有子痫前期家族史，特别是母亲或者姐妹得过。

4. 本次怀孕是多胎妊娠、属于首次怀孕或者妊娠间隔时间超过 10 年。

5. 初次产检时 BMI 达到或者超过 28、孕早期收缩压超过 130 毫米汞柱或者舒张压超过 80 毫米汞柱等。

如果符合这些因素中的一个或者多个，那孕妈可得小心了。孕期要适度锻炼、合理休息、合理饮食、补钙等。另外，对于有血液高凝倾向的孕妈，医生也会酌情建议每日睡前口服低剂量的阿司匹林进行抗凝治疗，直到分娩。

第**145**课
妊娠期高血压应该怎么做

请扫描二维码，观看本课视频

 如果孕妈不幸被诊断为妊娠期高血压，应该怎么办

妊娠期高血压的治疗原则是：降压、解痉、镇静。对于病情不严重，属于轻型妊娠期高血压的孕妈，可以住院治疗也可以在家治疗。

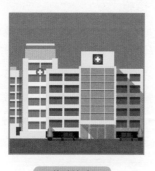

住院治疗

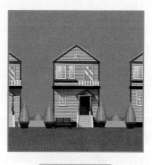

在家治疗

在治疗过程中首先要注意日常生活习惯。

1. 注意休息，保证充足睡眠。如果有必要，可以在睡前口服 2.5～5 毫克地西泮，起到一些镇定作用。

2. 适量运动，散散步、做简单家务这些轻体力劳动都是适合的。不过千万要牢记，病情严重的时候需要绝对卧床休息。

3. 保持心情愉悦对保持血压平稳有很大作用。孕妈平时适当听听喜爱的、轻柔的音乐，放松精神。

4. 饮食控制也很重要。我们需要控制食物的总摄入量，减少动物性脂肪，补充优质蛋白质，多吃富含钙、锌、维生素 C

第三部分 孕中期

347

和 E 的食物。这也是有利于控制血压的。

降压治疗可以预防子痫、心脑血管意外和胎盘早剥等严重并发症。

 妊娠期高血压的孕妈是不是一定要进行降压治疗呢

这个要根据实际血压决定。收缩压超过 160 毫米汞柱、舒张压超过 110 毫米汞柱的孕妈是必须降压治疗的。孕前就血压高，已经在用降压药治疗的孕妈也需要继续治疗。而如果确诊妊娠期高血压，但还没有到收缩压 160 毫米汞柱、舒张压 110 毫米汞柱，可以酌情考虑要不要采取降压措施。

在降压治疗过程中，如果孕妈没有并发的脏器功能损伤，我们要求收缩压控制在 130 ~ 155 毫米汞柱，舒张压 80 ~ 105 毫米汞柱。如果出现并发脏器损伤，就需要控制得更严格，收缩压 130 ~ 139 毫米汞柱，舒张压 80 ~ 89 毫米汞柱。血压降得太低也不好，为了保证胎盘血流量，血压不能低于收缩压 130 毫米汞柱、舒张压 80 毫米汞柱。

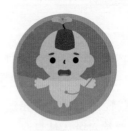

为了保证胎盘血流量

不低于收缩压 130 毫米汞柱、舒张压 80 毫米汞柱

孕期一般不建议使用利尿剂降压，医生会根据孕妈的实际情况，选择合适的降压药物治疗。如果有孕前就在吃的降压药，也要咨询医生，看看能不能继续服用。

子痫前期或子痫的孕妈必须要住院治疗。硫酸镁和一些镇静药物可以用来预防和治疗子痫。硫酸镁效果很好，一般是首选药物。硫酸镁应用的量和速度要求很严格，一定要在医生护士的严密监控下使用，以防发生意外。

地西泮、苯巴比妥钠和一些冬眠药物也都有较强的镇静、抗惊厥、控制抽搐作用。可以用来日常镇静、改善睡眠，也可以在应用硫酸镁无效或者不适用硫酸镁的时候，用来预防和控制子痫。

对于患妊娠期高血压的孕妈，医生会密切检测和评估你的健康状况。比如了解有没有头痛、胸闷、眼花、上腹部疼痛等情况，和检查身体的很多方面。为了及时了解情况、采取措施，孕妈除了配合医生检查外，还要坚持每天自测血压。要想妊娠期高血压完全治愈，唯一的办法就是产下宝宝、结束妊娠。如果血压控制良好、尿蛋白阴性，医生会建议孕妈卧床休息、健康饮食，必要的时候服用降压药物以及接受其他治疗，尽量到足月分娩。如果孕妈已经接受治疗但病情还是不断恶化，就可能需要提前剖宫产。

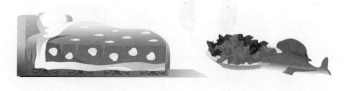

卧床休息　　　　　　　　　健康饮食

第146课
子痫前期早发现

请扫描二维码，观看本课视频

　　子痫前期，又叫先兆子痫，是妊娠期高血压疾病的一种。孕妈可能在新闻或者科普节目中听说过它。

　　孕妈在怀孕 20 周后，如果有突发的高血压和蛋白尿症状来袭，就很可能是患了这一疾病。另外，若有头痛、眼花、水肿、恶心、呕吐等不适缠身，也要警惕是否是子痫前期在作怪。若疾病进一步发展，出现可怕的抽搐、全身痉挛、昏迷等症状，就叫作"子痫"了，子痫会严重危及母婴安全。测量血压是产检的常规检查项目，因此定时产检也是尽早发现这种疾病的关键。

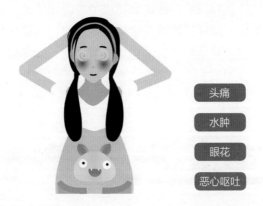

头痛

水肿

眼花

恶心呕吐

　　子痫前期这种疾病，会严重威胁到孕妈和胎儿的健康。轻度患者，及时治疗能使情况有所改善。而病情严重或没能及时治疗的孕妈，胎儿早产率很高，死亡率也会升高。孕妈自身也有危险，可能出现脑血管意外、心功能衰竭，甚至死亡，日后患心脑血管疾病的风险也会增加。

子痫前期危害这么多，哪些孕妈更容易患上子痫前期呢

首次怀孕的孕妈，35 岁以上的高龄孕妈，初次产检 BMI 达到或超过 35 的孕妈，怀有多胞胎的孕妈，有高血压、肾病、糖尿病的病史，有子痫前期病史或家族史的孕妈，都是子痫前期的高危人群。

● **子痫前期高危人群**

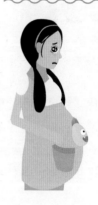

- 首次怀孕
- 高龄孕妇
- BMI ≥ 35
- 怀多胞胎
- 高血压、肾病、糖尿病的病史
- 子痫前期病史或家族史

 子痫前期如此可怕，我们有什么方法进行应对吗

首先，孕妈们可以规避一部分的高危因素，比如备孕期先调整自己的体重，并尽量避免高龄生子等。但是很遗憾地告诉大家，目前没有完全可靠的预防方法，孕妈们要坚持按时产检，争取早发现早治疗。

研究证明，孕早中期起，在医生指导下，服用小剂量阿司匹林，可能有预防效果。但这种方法仍没有可靠到在临床广泛应用，还有出血等不良反应，孕妈们千万不要自己盲目尝试。

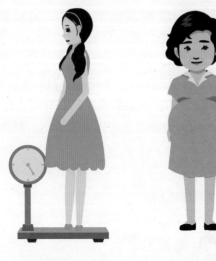

备孕期调整体重　　　　　尽量避免高龄生子

　　已患子痫前期的孕妈也不要过度担忧。轻度子痫前期患者，应该先住院评估，决定是否有必要院内治疗；而重度子痫前期患者，需要住院治疗。如果疾病控制不好，病情加重，继续妊娠对母胎可能造成严重威胁时，医生会建议终止妊娠，具体终止妊娠的方法，医生会根据具体情况而定。

　　建议患有子痫前期的孕妈，在有条件的情况下，选择好一些的医院进行治疗，咨询有经验的妇产科医生。好医院，好医生，才能保证好疗效。

慢性高血压合并妊娠

请扫描二维码，观看本课视频

　　慢性高血压合并妊娠属于妊娠期高血压疾病的一种，指的就是怀孕前就患有慢性高血压的孕妈的妊娠状况，会对妈妈和宝宝带来一系列影响，包括早产、难产、产后出血、胎盘早剥、胎儿窒息和围生儿死亡等。

　　除了这些，慢性高血压容易导致血管内血栓形成。对于一般患者来说，轻微的血栓影响不大，但是对于妊娠期的患者，常常影响到胎盘的血液循环，从而升高子痫前期的发生概率。子痫前期和子痫的危险性我们已经多次强调，那么孕妈一定要注意水肿、体重过度增加、血压波动、出现低蛋白血症这些子痫前期的信号，一旦出现，就要开始警惕了。

● **重度子痫前期的症状**

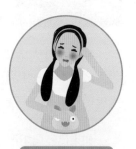

　　轻度子痫前期一般症状不明显，重度子痫前期可能会出现持续性头痛、视物障碍等神经系统症状或者持续性上腹部疼痛等肝破裂症状。

持续性头痛

视物障碍

持续性上腹部疼痛

 患有慢性高血压的孕妈，要怎么预防子痫前期和子痫呢

　　首先，要加强孕前的检查和孕期的监测，尤其要在孕中晚期进行尿常规和血生化指标检测，让医生了解自己有无蛋白尿，以

第三部分　孕中期

353

及凝血状况、血清尿酸水平、肾功能变化。如果孕中期发现血液高凝倾向同时有尿蛋白升高，就很可能是子痫前期了。早期治疗、良好的血压控制以及动态监测肾功能变化都有利于预防子痫前期的发生。

● 子痫前期的预防

除了加强监测外，日常生活中还有一些需要注意的事项。

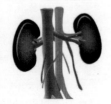

早期治疗

血压控制

监测肾功能

为了控制血压，患有慢性高血压的孕妈或者备孕女性，从现在起就要调整饮食习惯。要做到低盐饮食，食盐、酱油、蚝油、腌菜、腌制肉这些就要少吃了。新鲜蔬菜、水果、全谷类食物，还有鱼虾、

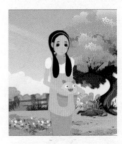 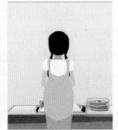

豆类和坚果类食物都是不错的选择。平时还可以进行一些散步、走楼梯这种温和的运动，或者是擦桌子、洗碗这样日常的家务劳动。

轻度到中度高血压的准妈妈，发现怀孕之后需要停用降压药，之后每 2 ~ 4 周产检一次，根据血压和身体的其他变化再来决定治疗方案。

如果已经属于严重高血压，应该住院治疗，医生会根据血压水平决定是否给予降压药物。孕妈一定要根据医嘱选用对胎儿无不良反应的药物，千万不要自己随便用药。如果血压降得太低，低于130/80毫米汞柱，可能影响胎儿供血，出现胎儿生长受限和低出生体重。

患有慢性高血压的准妈妈们，实时监测、调整饮食、根据医嘱用药，就能控制血压，尽量预防子痫前期和子痫的发生。

第 **148** 课
妊娠期高血压应该怎么吃

请扫描二维码，观看本课视频

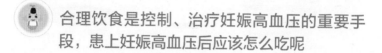

合理饮食是控制、治疗妊娠高血压的重要手段，患上妊娠高血压后应该怎么吃呢

妊娠期高血压患者需要多补充优质蛋白质。鱼肉和鸭肉都含有丰富的优质蛋白，是妊娠期高血压患者补充蛋白质的理想食物。每日建议摄入的蛋白质量，按每千克体重 1 克进行计算，可以达到 100 克左右。

对于孕妈每天应该摄入多少钙这件事，中国营养学会建议，孕早期每天 800 毫克，孕中期和孕晚期每天 1000 毫克。牛奶和奶制品含钙丰富，并且容易吸收，低脂或脱脂的奶制品更好。豆制品、鱼虾、芝麻等食物中含钙也很丰富。当通过饮食无法摄入足量钙时，也可以在医生指导下服用补钙制剂。

钾在多种食物中含量都比较丰富，正常饮食、不偏食的情况下，一般不会缺钾。蔬菜水果中含钾较多，建议适当多吃。

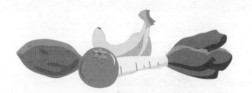

盐的限制不用太过严苛，不过对于已经发生全身水肿的孕妈，就得相对严格一些了。日常饮食要清淡，食盐摄入量建议控制在每天 6 克以下。这个数字既包括烹调用盐量，也包括其他食

第三部分 孕中期

物中含有的钠折合成食盐的量。所以，除了做饭时少放盐外，腌制食品、罐头制品、调味汁、咸菜等含盐量高的食物也要尽量避免。酱油也不建议多吃，6毫升酱油就和1克盐的含钠量差不多了。

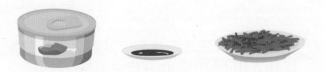

除了"三高一低"外，脂肪的摄入也要控制。饱和脂肪要减少，相应地可以增加不饱和脂肪的摄入。猪牛羊肉，虽然高蛋白，但是饱和脂肪酸含量很高，不宜吃太多。

上面讲高蛋白饮食时推荐的鱼肉和鸭肉，鱼肉不饱和脂肪酸含量高，鸭肉脂肪成分近似橄榄油，都是很好的肉类选择。建议多用植物油代替动物性脂肪，菜油、豆油、花生油、玉米油都可以选择。每天烹饪用油建议20克左右。

蔬菜水果能够帮助补充多种维生素和纤维素，对妊高征患者也有好处。建议每天1斤以上蔬菜，半斤左右水果，最好多种蔬菜水果搭配着吃。

辛辣刺激和神经兴奋可能是诱发高血压的重要因素，所以尽量避免或少吃辣椒、芥末、咖喱以及喝咖啡、浓茶等调料或食物。

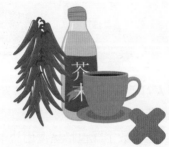

第**149**课
关于 OGTT 检查，你都了解吗

请扫描二维码，观看本课视频

● 喝 300 毫升含 75 克葡萄糖的液体

OGTT 是一种观测葡萄糖耐受能力的试验，孕妈做 75 克 OGTT 检

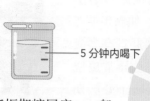

5 分钟内喝下

查来诊断是否患有妊娠期糖尿病。一般在孕 24 ~ 28 周检查。检查前需要禁食至少 8 小时，所以要上午空腹检查。检查时，先在空腹状态下抽血来测空腹血糖。然后孕妈们需要在 5 分钟内喝下 300 毫升含有 75 克葡萄糖的液体。之后 1 小时、2 小时抽血测葡萄糖水平。

通过观察空腹、服糖后 1 小时、服糖后 2 小时的血糖水平来进行判断是否患妊娠期糖尿病。正常来说，空腹、服后 1 小时、2 小时的 3 个血糖值应该分别低于 5.1 毫摩尔 / 升、10.0 毫摩尔 / 升、8.5 毫摩尔 / 升，只要有一项达到或超过标准值，就属于妊娠期糖尿病。

 为什么 OGTT 检查能诊断出妊娠期糖尿病呢

当内分泌功能失调等因素引起糖代谢失常时，服下一定量的葡萄糖后，血糖浓度就会急剧升高。而且不能像正常人一样短时

血糖浓度

间恢复到正常水平。这种现象就叫糖耐量失常。OGTT 检查就是针对糖耐量的检查，模拟这个过程，能发现那些空腹或餐后血糖高于正常，而达不到诊断标准的轻型糖尿病病人，以便尽早采取治疗措施。

妊娠期糖尿病高危因素

所有尚未诊出糖尿病的孕妇都应该做 OGTT。如果年龄在 35 岁以上、身材肥胖，有多囊卵巢综合征、糖耐量异常史或糖尿病家族史，就属于妊娠期糖尿病高危人群。

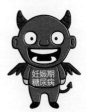

- 35 岁以上
- 身材肥胖
- 多囊卵巢综合征
- 糖耐量异常史
- 糖尿病家族史

不明原因的死胎、死产、胎儿畸形这些不良妊娠分娩史，或者胎儿大于孕周应有大小、羊水过多、体重增长过快，也都是高危因素。

对高危孕妈来说，即使首次 OGTT 正常，必要时也需要在孕晚期复查。如果不属于高危人群并且结果正常，也不能掉以轻心，继续保持合理饮食、适当锻炼。如果结果异常，也不要过于担心。听从医生安排，严格控制饮食，配合治疗，把血糖水平控制在合理范围，一般不会对孕妈和胎儿造成太坏影响。

最后，提醒大家在做 OGTT 检查时，有一些要注意的事项。

检查前 3 天，一定要正常饮食，每天碳水化合物摄入不少于 150 克，不能为了结果好故意少吃，这可是对自己和胎儿的不负责。提前 1 周停用会引起血糖升降的药物，如胰岛素。不要忘了检查前 1 天晚餐后禁食 8 小时以上，禁食之后最好在第二天上午九点前开始检查。

第150课
妊娠期糖尿病

怀孕期间的糖尿病分为两种情况，一种是孕妈在怀宝宝前就是糖尿病患者，另一种是在孕期才首次发生糖代谢异常，也就是说，孕妈在怀孕之前血糖并不高，怀了宝宝后才发现血糖高了，这种情况占了90%左右。

● 在孕期才首次发生糖代谢异常

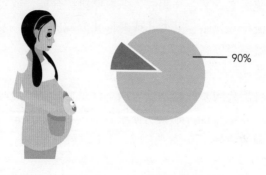

90%

第二种情况也就是我们这一节要讲的妊娠期糖尿病，随着生活水平的提高，妊娠期糖尿病的发病率呈增高趋势。

 为什么原本没有糖尿病的女性，怀孕后容易出现妊娠期糖尿病呢

这和怀了宝宝后孕妈身体的一系列变化有关。一方面，孕中晚期孕妈的胰岛细胞功能会下降，导致分泌胰岛素的功能受损，降血糖的作用自然就减弱了。另一方面，胎盘会分泌的许多激素，譬如胎盘生乳素、雌激素等，都有拮抗胰岛素的功能。胰岛素好

第三部分　孕中期

不容易分泌出来，作用却被这些激素削弱了，血糖自然会升高。

● 胰岛素作用被削弱

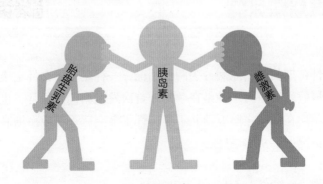

　　如果孕妈本身又合并肥胖、多囊卵巢综合征，或者曾有过不明原因的流产或死胎、巨大儿或畸形儿分娩史的话，发生妊娠期糖尿病的概率会更高。

　　有人可能会问，妊娠期糖尿病不就是血糖高一点吗，有什么大不了的？非也非也，妊娠期糖尿病不论对孕妈还是宝宝，可都是十分危险的信号。

　　对孕妈来说，会使妊娠期高血压疾病、羊水过多、酮症酸中毒等问题出现的概率上升。还更容易出现巨大儿，使难产、产道损伤、手术产儿率增加。对于宝宝来说，"糖宝宝"发生巨大儿、胎儿生长受限、胎儿畸形、早产的概率都会增加。就算顺利出生，患呼吸窘迫综合征、低血糖、红细胞增多症、高胆红素血症等疾病的风险也会更高。因此，如果孕期发现血糖升高了，千万不可大意。

　　在孕期，孕妈要记住典型的"三多"症状，即喝的水多、吃的饭多、尿量多，如果这些症状明显，就需要警惕血糖是不是高了。

● 出现"三多"症状，警惕是否血糖升高

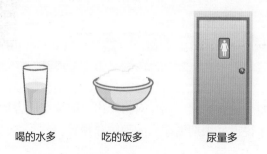

喝的水多　　吃的饭多　　　　尿量多

不过，大多数妊娠期糖尿病并没有什么明显症状，更重要的还要靠化验，因此，孕妈们要坚持定期产检。妊娠期糖尿病的诊断一点都不复杂，既不用拍片子，也不用做 CT、磁共振检查，只需要证明血糖是否过高就可以。

明确有无妊娠期糖尿病的检查，一是直接在空腹时测血糖，达到或超过 5.1 毫摩尔 / 升即可诊断。二是进行口服葡萄糖耐量试验，也叫作 OGTT，就是喝一袋糖水后，在不同的时间测血糖值。如果服糖前空腹血糖大于等于 5.1 毫摩尔 / 升，或者服糖后一小时大于等于 10.0 毫摩尔 / 升，又或者服糖后两小时大于等于 8.5 毫摩尔 / 升，就能诊断为妊娠期糖尿病了。

妊娠期糖尿病不是小事，孕妈们要按时产检，以便出现问题时尽早发现和解决。

第151课
妊娠期糖尿病的预防和预后

　　孕妈得了妊娠期糖尿病，对将来出生的宝宝危害特别大。这一节我们来说说妊娠期糖尿病的预防和预后。

● 孕期怎样预防妊娠期糖尿病

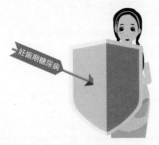

妊娠期糖尿病

规律饮食

加强锻炼

控制体重

做好筛查

　　孕妈怀孕期间如何预防妊娠期糖尿病呢

　　这里有四大法则：规律饮食、加强锻炼、控制体重、做好糖尿病筛查。

● 饮食注意事项

少食多餐

避开高糖分

补充优质蛋白

　　饮食方面，既要保证孕期足够的热量和营养，又不能吃得太多超了标，孕妈要尽量少食多餐，避开高糖分食物，多食用鸡、虾、鱼肉等优质蛋白食物。适当锻炼对孕妈和胎儿都有好处，但孕早期和晚期不宜运动过度，最好的方法是家人陪同外出散散步。

　　体重增长速度需要严格控制，整个孕早期增重1~2千克，中晚期每周增重 0.3 ~ 0.5 千克，孕期一共增重 10 ~ 12 千克是合理的。到了孕 24 ~ 28 周，孕妈还要做糖尿病筛查，注意要提前和医生约好，问清注意事项，避免出错。

● 有哪些情况算高危人群

对于妊娠期糖尿病的高危人群，包括超过 35 岁的高龄孕妈，有糖尿病家族史孕妈，有过异常分娩经历，自身肥胖，羊水过多等情况，这些孕

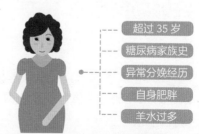

超过 35 岁
糖尿病家族史
异常分娩经历
自身肥胖
羊水过多

妈不仅要遵守四大法则，还要按时监测记录血糖值和尿糖值。

已经患了糖尿病的，尽量在孕前控制血糖值，注重心脏功能、肝肾功能、血压及眼底的监测，怀孕后更要坚持检测，及时知悉宝宝情况。病情严重的孕妈，需要根据病情，适度使用胰岛素。定期查看胎儿发育情况、胎动和胎心，一旦发现任何危险，一定要及时就诊。

大部分妊娠糖尿病的孕妈，产后血糖水平可以恢复正常，但之后 5 年内复发的可能性仍然比较大，所以即使血糖恢复正常，也要坚持定期体检，早发现早治疗。而产后没有恢复正常的孕妈，胰岛素用量应减到产前的 1/3 ~ 1/2，并根据产后空腹血糖值进行调整。

分娩后持续高血糖、高尿糖和糖耐量减低的患病孕妈，有 17% ~ 63% 的可能性发展为 2 型糖尿病。2 型糖尿病可能会引发心脑血管并发症，造成动脉硬化和相关微血管糖尿病病变，还有急性并发症以及合并感染等危险发生。

一旦患病，应该从改善生活方式做起，增强身体锻炼，改变饮食习惯。要是仍然没有太大疗效，再服用降糖药物来治疗。

第**152**课

孕妈自己该如何控制
妊娠期糖尿病

请扫描二维码，观看本课视频

孕 24～28 周时，孕妈需要进行 OGTT，也就是葡萄糖耐量试验，来检测是否患有妊娠期糖尿病。如果不幸患上了，应该怎样控制呢？

要控制好妊娠期糖尿病，首先需要定期监测血糖。

> 很多孕妈觉得每天都监测血糖非常麻烦，那是不是所有患了妊娠期糖尿病的孕妈都要每天监测血糖呢

其实，对于不需要胰岛素治疗的孕妈，每周监测 1 次全天血糖即可，包括空腹血糖和三餐后 2 小时血糖，共 4 次。而对于新诊断出妊娠期糖尿病的孕妈，血糖控制不良或者不稳定的孕妈，以及孕期使用胰岛素治疗的孕妈，就需要每天监测了。每天监测的时间，包括三餐前 0.5 小时，三餐后 2 小时和夜间。

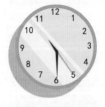
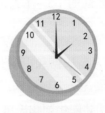
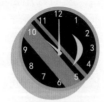

三餐前 0.5 小时　　　三餐后 2 小时　　　夜间

除了定期监测血糖，还需要调整饮食结构，这是控制妊娠期糖尿病的基本方法。

孕妈每天摄入的总能量应该根据孕前体质指数 BMI 来定。BMI= 体重（千克）/ 身高（米）^{2}，孕妈们可以自己计算一下。

孕前 BMI ＜ 18.5 的孕妈，每天摄入能量应为 2000～2300 大卡；孕前 BMI 在 18.5～24.9 的孕妈，每天能量摄入 1800～2100 大卡；孕前 BMI ≥ 25 的孕妈，每天摄入能量应为 1500～1800 大卡。怀孕中期以后，在上述基础上每天增加 200 大卡。

每天摄入的能量中，碳水化合物为 55%～60%，蛋白质 15% 左右，脂肪 20%～30%。

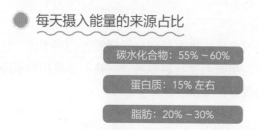

● 每天摄入能量的来源占比

碳水化合物：55%～60%

蛋白质：15% 左右

脂肪：20%～30%

但要注意避免过分控制饮食，导致孕妈过度饥饿，从而出现饥饿性酮症和胎儿生长受限。

患了妊娠期糖尿病的孕妈还应该适当运动。

不过，孕期运动仍以安全为首要前提，以不负重、不引起宫缩、血压 ＜ 140/90 毫米汞柱、心率不要过快为宜。篮球、橄榄球、骑马、体操等运动，增加了跌倒和接触风险，不适合孕妈。孕中晚期时，仰卧起坐可能会阻碍下腔静脉回流，潜泳也会增加胎儿风险，也都不适合。孕妈可以选择一些有氧运动，如散步、缓慢游泳、太极拳等，运动时间可以是 30 分钟，适合每天常规锻炼。

● 孕妈不适合的运动

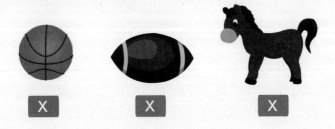

通过合理的饮食控制和坚持适量的锻炼，大多数妊娠期糖尿病孕妈能把血糖控制在满意范围内。如果这两种方式效果不好，应该首选胰岛素控制血糖。

目前，我国还没有正式批准任何口服降糖药物用于治疗妊娠期间的高血糖，所以孕妈不要盲目服药。实在有必要用口服降糖药时，要听医生的指导，谨慎使用。

有的孕妈可能会好奇，血糖降低到什么程度才算合适呢

妊娠期血糖控制的标准是，孕妈没有明显饥饿感；空腹和餐前半小时，血糖控制在 3.3 ~ 5.3 毫摩尔 / 升；餐后 2 小时和夜间，血糖控制在 4.4 ~ 6.7 毫摩尔 / 升。

定期监测、控制饮食、积极运动，是孕妈控制血糖的三大法宝。

第**153**课
妊娠期糖尿病的治疗措施

请扫描二维码，观看本课视频

首先，孕妈要注意控制自己的饮食习惯，调整饮食结构。

少量多餐，把每天要吃的食物总量分成 5～6 餐进行摄入。在食物的选择上，孕妈要格外注意各种食物的血糖指数。相比大米面粉，选择血糖指数较低的粗粮、薯类和杂豆类来补充碳水化合物；尽量从鱼、肉、蛋、奶中获取优质蛋白；烹调油选用植物油；还可以吃少量的核桃、杏仁等坚果作为加餐；需要注意的是，水果在血糖控制达标时可以吃，但是也要选择血糖指数低的水果。

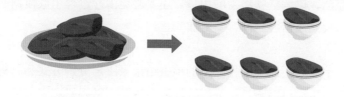

孕妈们平时坚持适当的运动也有利于控制血糖。

糖妈妈在运动时要根据自己的饮食、血糖等情况选择适合自己的运动，如缓慢步行、做操、游泳或瑜伽等全身运动。运动最好在每天饭后半小时进行，运动时间可以是 30 分钟。在运动的过程中，要注意运动量以不引起宫缩为宜，不宜太大。孕妈们可以将适当运动这个好习惯一直保持到分娩前。不过，如果糖妈妈有过先兆流产或者有心脏病、妊娠期高血压等严重的并发症或合并症的话是不适宜进行运动的。

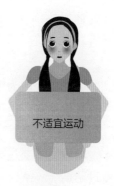

不适宜运动

- 先兆流产
- 心脏病
- 严重并发症或合并症

第三部分　孕中期

367

糖妈妈血糖的控制目标是空腹血糖在 3.3～5.3 毫摩尔 / 升；餐后 2 小时血糖低于 6.7 毫摩尔 / 升。通过饮食的调整和适当的运动，大多数糖妈妈就可以使血糖达标，不能达标的糖妈妈一般需要接受药物治疗。

常用的药物有胰岛素和降糖药两种，胰岛素不会对胎儿造成不良影响，也不会对孕妈内源性胰岛素分泌造成远期影响，更适合孕期使用。而降糖药的安全性和有效性都没有得到完全证实，所以不推荐服用。

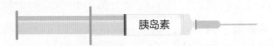

糖妈妈在使用胰岛素控制血糖时要注意，血糖正常后还要连续监测，以调整胰岛素的用量。还要避免治疗过程中低血糖的发生，夜间血糖容易低，要更加注意。

治疗时还需要根据医生的检查结果来决定分娩方式和时机。如果医生经过检查，认为继续妊娠会威胁到糖妈妈和宝宝的健康时，就会建议提前进行剖宫产，终止妊娠。剖宫产的时机会根据糖妈妈的自身情况和妊娠糖尿病的严重程度来决定。综合情况越好的糖妈妈剖宫产时期越接近预产期，但一般不要拖到预产期之后。

如果医生认为糖妈妈的整体情况还不错，血糖控制良好，也没有其他剖宫产指征，完全可以尝试顺产。

糖妈妈不要过于担心，经过科学的控制和治疗，就会健康地度过孕期。

第154课
妊娠期糖尿病该怎么吃

 饮食控制是妊娠期糖尿病的一种重要且有效的治疗方法。那么，对于患上妊娠期糖尿病的孕妈应该怎么吃呢

妊娠期糖尿病饮食控制的理想目标是，既能保证和提供怀孕所需的热量和营养，又能避免餐后高血糖或饥饿性酮症的出现，保证胎儿正常生长发育。一次进食大量食物会造成血糖快速上升，不可取。空腹时间太久，容易产生饥饿性酮体，不利于胎儿生长发育，也不行。咱们需要的是合理饮食，既不要吃太多，也不要有明显饥饿感。

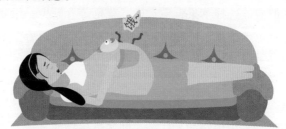

每天摄入的能量总值要控制好。孕期并不是真的需要"一个人吃两个人的饭"，孕早期时每天需要的能量和孕前基本相同，即使到了孕中、晚期，每天也只需要大概2100～2200千卡的能量，只比孕前增加了300千卡左右。所以孕妈一定不要胡吃海塞。由于每个孕妈身体状况不同，所需能量多少也稍有差异，具体的值可以请医生帮忙给出建议。

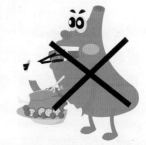

妊娠期糖尿病的孕妈最好能养成少食多餐的习惯。为了避免一次吃太多造成血糖快速上升，可以将一天的食物分成 5 ~ 6 餐，分配好每餐的能量。这样两餐的间隔时间也缩短了，孕妈不容易过于饥饿。由于晚餐和第二天早餐的时间相隔比较长，可以在睡前吃些小点心，避免第二天早上太饿。

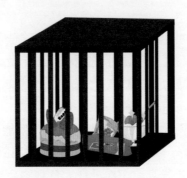

应该尽量避免会造成血糖迅速上升的食物。含有蔗糖、果糖、葡萄糖、麦芽糖等的食物大多属于这类。所以不主张妊娠期糖尿病患者吃果脯、甜饼干、糕点、冰淇淋及类似的甜食。水果可以吃，但应该选择苹果、猕猴桃、草莓等含糖少、甜度不高的水果，并且每天的量不能超过半斤。水果不要在饭后立刻吃，应该吃完饭等一段时间再吃，以避免血糖快速升高。

油腻、含脂肪多、含胆固醇高的食物也要避免。尽量少摄入动物性脂肪，多用植物油来代替。即使是植物油，每天烹饪使用量也应该控制在 20 克以下。动物内脏这种胆固醇高的食物，尽量避免食用。

多吃高膳食纤维的食物很有好处。在可摄取的分量范围内，多摄取高纤维食物。如以糙米或五谷米饭代替白米饭，增加蔬菜摄取量，吃新鲜水果而不要喝果汁等。这样可以减慢血糖的升高速度，帮助控制血糖，也比较容易有饱腹感。

第155课
"糖宝宝"该怎样护理

请扫描二维码，观看本课视频

患有妊娠期糖尿病的孕妈，产下的宝宝由于受母体环境影响，出现如新生儿呼吸窘迫综合征、新生儿低血糖等病症。成年以后，发生糖尿病、高血压、冠心病的概率也会大幅增加。有研究显示，患妊娠期糖尿病的妈妈，后代发生低智商、语言障碍、行为异常、多动症的可能性比普通人高出 14 倍。有人把这种宝宝称为"糖宝宝"。

胎儿由于受母体高血糖环境影响，胰岛素分泌增多，形成高胰岛素血症。胎儿出生后，如果不及时补充糖，体内的高浓度胰岛素会很快降低血糖浓度，就很容易导致低血糖，发生新生儿昏迷，甚至危及生命。

低血糖需要特别引起妈妈和医生的重视，宝宝脑细胞需要利用葡糖糖作为能量来源，血糖不足可能造成永久性的脑损伤，影响宝宝的一生。

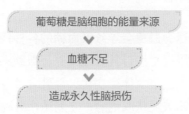

由于这些危险，糖宝宝出生后，都会被视为高危新生儿，需要予以重点监护和治疗，防止出现低血糖。新生儿低血糖很多没有明显的症状，出生之后需要通过血糖的监测来筛查。

第三部分 孕中期

我们要求出生后 4 小时内反复检测，之后每隔 4 小时复查，直到血糖浓度保持稳定。有必要的时候还需要配合其他检查手段以进一步确诊。

要是宝宝患上了低血糖，爸妈更得时刻关注宝宝的状态了。新生儿低血糖有暂时性和持续性两种。暂时性的低血糖持续时间短，一般不超过宝宝出生后 28 天。持续性低血糖时间稍长，直到宝宝 1～3 岁不等。糖宝宝大部分低血糖发生在出生后 24～72 小时之内，一般属于暂时性低血糖。及时注射葡萄糖或者用药治疗，大多数 24 小时内就可以恢复正常。

● 两种低血糖对比

暂时性
持续时间短
宝宝出生 28 天内

持续性
持续时间长
宝宝 1～3 岁不等

对于爸爸妈妈来说，要注意观察低血糖宝宝的体征变化，尤其是出生体重超过 4000 克的巨大儿宝宝，如果发现宝宝出现反应差、喂养困难，呼吸暂停、哭声异常，嗜睡、身体青紫，颤抖、震颤，甚至惊厥，一定要尽快就医检查。

生活中也要尽力避免会导致低血糖的各种情况，如寒冷、损伤等。此外还可以提早用母乳合理喂养，帮助维持宝宝血糖的稳定。爸妈要时刻关注宝宝体征变化，母乳合理喂养，定期检测血糖值，一旦出现相关症状或危险，立刻送往医院治疗。

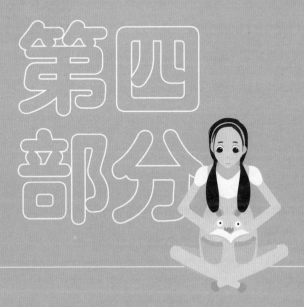

第四部分

孕晚期

第 **156** 课
孕晚期身体变化概览

请扫描二维码，观看本课视频

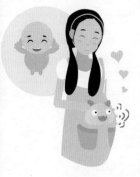

从孕 28 周开始，孕妈就进入了孕晚期，在这个时期，孕妈的身体会有哪些变化呢

变化最明显的就是肚子和体重了。肚子会越来越大，体重也快速增长。胎儿在孕妈肚子里动的次数也会变得越来越多。胎动一般在孕 32 ~ 34 周会达到一个高峰，然后在孕 38 周后逐渐减少。正常胎动每小时 3 ~ 5 次。孕晚期，孕妈应该多关注胎动次数，而不是胎动强弱。因为在孕晚期，胎儿个头长大了，肢体可以弯曲，然而子宫没有多余的位置，限制了胎儿的活动。如果这时出现胎动强度减弱，是正常的现象。

孕妈的乳房在孕晚期也会发生变化。乳头增大、变黑，乳晕颜色加深。在临近分娩时，如果挤压乳房，会有少量淡黄色稀薄液体溢出来，这就是初乳。

孕晚期还会出现一些不太舒服的情况。如孕晚期胎头入盆后，膀胱和尿道的压力增加，部分孕妈可能出现尿频和尿失禁的现象。如果采取仰卧位休息，尿量会增多。晚上的尿量也会多于白天的尿量。建议孕妈睡觉时采取侧卧位，并且最好是左侧卧。睡前少喝一些水。

● 左侧卧位睡觉，睡前少喝水

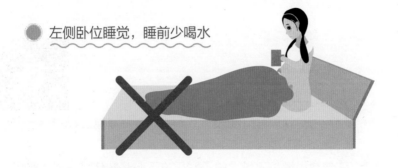

　　部分孕妈会觉得腰部疼痛不适，这可能是由于骨盆韧带及椎骨间的关节、韧带松弛造成的，一般分娩后就会消失了，孕妈暂时忍耐一下。

　　这个时期还容易出现腿部抽筋、水肿和外阴静脉曲张的情况。

　　静脉曲张的孕妈应尽量避免长时间站立或久坐，晚上睡觉时适当垫高腿部让血液回流；抽筋是缺钙的表现，孕妈要及时补充钙剂，孕晚期建议每天摄入钙 1000 毫克；大部分水肿的情况属于生理性水肿，会在休息后消退。如果休息后没有消退，建议及时去医院检查，避免病理性水肿的发生。

● 孕晚期阴道流血的可能原因

　　孕晚期还需要警惕阴道流血、阴道流液增多、持续性腹痛等异常情况。阴道流血可能是胎盘早剥或前置胎盘导致，也有可能是临产前的见红。阴道流液增多可能是胎膜早破。这些异常情况，都要及时就医。

胎盘早剥

前置胎盘

临产前见红

　　在分娩前几周，会经常出现假临产的状况。主要的表现是持续时间短，并且没有规律性的宫缩，通常在夜间出现。这种宫缩被称为生理宫缩或假宫缩，不是临产的标志。真正的临产宫缩，出现有规律性且强度逐渐增强，持续时间在 30 秒左右或以上。

请扫描二维码，观看本课视频

第157课
孕晚期常见不适

　　随着孕周增长，增大的子宫压迫下腔静脉使血液回流受阻，孕妈如果长时间处于仰卧位，就会造成回心血量减少，继而心脏泵出的血量减少，血压下降。对于这种情况，我们称之为仰卧位低血压综合征。

● 长时间仰卧易导致血压下降

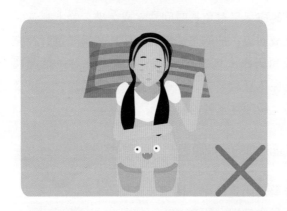

回心血量减少

心脏泵出血量减少

血压下降

　　这种情况当然对孕妈和宝宝都有危害了！最简单的纠正方法就是让孕妈向左侧翻个身，改为左侧卧位。这样既缓解了孕妈的低血压，又改善了子宫的供血，宝宝也不会缺氧了。另外孕妈们在孕晚期还要避免久站和猛蹲猛起，防止体位性低血压造成的眼前发黑而晕倒。

　　孕晚期，不少孕妈会出现胸闷、呼吸困难的情况。绝大多数情况下，这只是生理性的不适。增大的子宫向上压迫胸腔，就会感到呼吸不畅。孕妈活动后，或者在通风不好，人群密集的地方会更加明显。所以，孕妈要保持周边环境空气流通，适当减少活动，睡觉时采取半卧位或左侧卧位以减少压迫，改善呼吸循环。如果还不能缓解，可以每天吸点氧气，一般半小时到一小时为宜。呼吸不畅会在孕 34～36 周之后逐渐好转消失。如果不能自行改善，或者迟迟没有好转，需要及时去医院检查，排除疾病的因素。

因为，代谢产物增加、子宫压迫膀胱和输尿管，孕妈还容易出现尿频症状。这个时候，孕妈要少吃利尿食物，避免使用利尿药，不要憋尿，平常避免仰卧位。严重的时候孕妈会出现右腰疼痛，或者尿急尿痛这些泌尿系统感染的症状，这个时候需要及时去医院检查治疗。

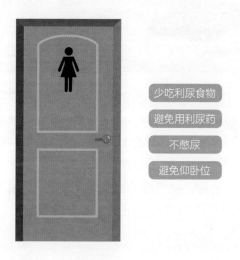

少吃利尿食物

避免用利尿药

不憋尿

避免仰卧位

在孕晚期，不少孕妈还容易出现假性宫缩的现象，孕妈会觉得腹部往下坠，背也挺不直，但又没有疼痛的感受。如果出现假性宫缩，可以平躺闭目、深呼吸，一般卧床休息 30～60 分钟后，就可以改善或者消失。

孕晚期还容易出现便秘、腰背痛、水肿、抽筋这些生理不适。

首先，要保证充足的休息和睡眠，孕期及哺乳期都要积极补钙，平时注意多晒晒太阳，坚持做一些简单的运动，保证正确的站姿坐姿走姿，每天起床后空腹喝一杯白开水。

在穿着方面，尽量选择舒适的平跟鞋和宽松的衣服。坐着的时候，腰部尽量挺直，后面可以垫一个柔软的靠垫。

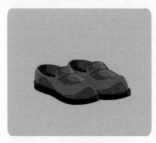

舒适平跟鞋

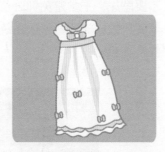

宽松衣服

睡眠时最好取左侧卧位，双腿弯曲，减轻腰部的负担。睡前按摩下肢对于促进血液循环有不错的作用，还能够有效预防水肿。

做家务要适度，避免提重物、经常弯腰或久站久蹲。抽筋时不要紧张，只要用力将脚跟下蹬，尽量伸直腿，抽筋很快就会好转。

第**158**课
孕晚期便秘怎么办

请扫描二维码，观看本课视频

便秘是影响孕妈生活质量的元凶之一，尤其在孕晚期更容易出现便秘的情况。如果孕妈出现大便干结、排便困难或者 3 天都不排便的情况，就可以认为是便秘了。

为什么在孕期，尤其是在孕晚期，容易发生便秘呢

这是因为在怀孕过程中，孕妇体内的激素发生改变，导致肠道蠕动减慢，同时腹肌和骨盆底部肌肉松弛，粪便不容易排出。

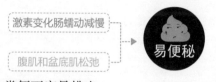

特别是到了孕晚期，孕妈的运动量逐渐减少，增大的子宫还会压迫肠管，从而导致便秘越来越严重。

肠管中粪便妨碍胎儿娩出

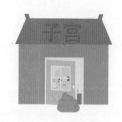

有的孕妈在妊娠后期，常常几天，甚至 1 周都没有大便。便秘不仅会影响生活质量，对孕妈和胎儿的健康也有着潜在威胁。严重的便秘可以引起孕妈的腹痛、腹胀，甚至导致肠梗阻。一旦发生肠梗阻，极有可能并发流产或早产，威胁孕妈和宝宝的生命。在分娩时，堆积在肠管中的粪便还会妨碍胎儿娩出，导致产程延长，甚至难产。因此，孕妈应该重视便秘这件事。

第四部分 孕晚期

如果便秘还没发生，我们能采取的最好措施就是积极调整生活方式，防患于未然。

预防便秘，咱们可以从饮食、运动、心理三方面来进行。

1. 调整饮食结构，改变饮食习惯。多吃水果、蔬菜等富含纤维素的食物。少吃辣椒等刺激性食物和油腻的食物。定时定量进餐，少食多餐。

2. 适当地进行锻炼，增加肠道蠕动和腹肌压力。国外医生推荐孕妈做"凯格尔运动"来强化盆底肌肉，从而缓解便秘。凯格尔运动需要孕妈放松腹肌和腿部肌肉，想象并做出自己不排便及排尿时盆底的收缩动作，坚持 10 秒后可以放松一会，每天重复多次，还可以逐渐增加练习次数。

● 凯格尔运动怎么做

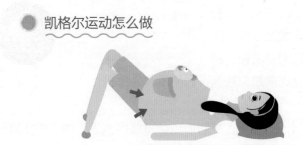

3. 保持良好的心态。大脑对肠道功能有很强的调节作用，所以孕妈要适当放松心情，保持乐观积极的心态，我们的肠道才不会"罢工"。

即使便秘发生了，孕妈也千万不要自行使用通便药物。因为，错误的药物选择和错误的使用方法，都可能对孕妈和胎儿造成伤害。但孕妈也不用害怕。可以先通过调整生活方式，看能否顺利排便。如果还是不行，则要及时就医，在医生的指导下处理便秘。

孕期无小事，规律生活，预防便秘，让怀孕"一路畅通"。

什么是假性宫缩

请扫描二维码，观看本课视频

在怀孕的最后几周，胎儿胎头会逐渐下降，刺激到子宫下段，这种牵拉刺激会使子宫收缩，导致经常出现我们常说的"假性宫缩"。

假性宫缩之所以被称为"假"，是因为它不能使宫颈口扩张，也不是临产的征兆。另外，假性宫缩在生二胎三胎的经产妇身上发生更加频繁。假性宫缩发生的时候，准妈妈常会有腹部往下坠的感觉，背部也伸不直；而且假性宫缩没有规律性和周期性，不会有疼痛感；它持续时间短，几个小时后就停止了；宫缩的感觉也只局限于子宫下部；临产前会发作得越来越频繁。

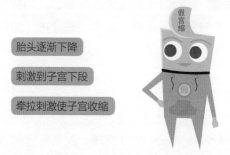

胎头逐渐下降

刺激到子宫下段

牵拉刺激使子宫收缩

假宫缩

真宫缩和假宫缩有什么区别呢

真宫缩疼痛持续时间会越来越长，两次阵痛的间隔会越来越短，阵痛程度也会随着产程推进而逐渐加重。相比于真宫缩，假宫缩出现时间无规律，程度时强时弱，而且，假性宫缩还没有痛感。最重要的是，假性宫缩不能使宫颈口扩张，所以也不是临产的征兆。

第四部分 孕晚期

● 假性宫缩不是临产的征兆

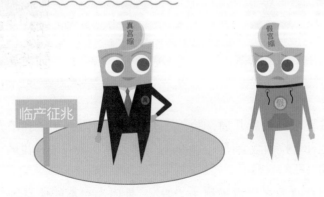

　　孕妈们一定要记住真假宫缩的区别，否则容易延误分娩时间或者让自己产生不必要的焦虑情绪。

 为什么会出现假宫缩的现象来混淆视听呢

　　分娩前数周，我们的子宫肌肉比较敏感。当敏感的子宫肌肉受到母体或外界的刺激后，将会出现不规律的子宫收缩，就出现了假性宫缩的症状。

 发生假性宫缩时，孕妇要注意什么呢

　　首先，要警惕频繁发生假性宫缩。频繁发生假性宫缩会导致子宫肌层收缩，改变子宫的血流。其次，孕妈们要预防早产的发生。孕妈们如果出现宫缩次数每小时超过 10 次，并且伴有腹痛、阴道出血这几种情况，就有可能有早产的风险。应该及时就医，在医生指导下进行处理，以预防早产的发生。当然了，如果你已经足月，临产前的假性宫缩不用紧张，随意活动就好了。最后，切记假性宫缩发生时不要自行用药，应该放松身体、注意休息。做做深呼吸，换换姿势待着或活动活动，采取左侧卧位躺着，都可以缓解症状。如果频繁发生或伴有严重疼痛，一定要记得咨询医生。

第**160**课
导致孕晚期阴道出血的原因

请扫描二维码，观看本课视频

很多孕妈都知道临产征兆之一是"见红"，也就是出现少量的阴道流血，这是正常的现象。但会导致孕晚期阴道流血的不只这一种原因。前置胎盘和胎盘早剥这两种异常情况也会导致孕晚期阴道出血。

 那么，前置胎盘、胎盘早剥和见红导致的阴道流血到底有什么区别呢

1. 前置胎盘

正常情况下，胎盘是附着在子宫腔内前壁、后壁、侧壁上或宫底部的。如果孕 28 周以后，胎盘附着在子宫下段，并且胎盘下边缘达到或覆盖宫颈内口，就形成了前置胎盘。据报道，我国前置胎盘发生率为 0.24% ~ 1.57%。

● 前置胎盘的 3 种情况

发生率 0.24% ~ 1.57%

前置胎盘的典型症状是在孕晚期或临产时，发生没有原因、不会疼痛的反复阴道流血。第一次出血量一般不多，只有极少数患者会在第一次就大出血导致休克。但随着子宫下段不断伸展，前置胎盘导致的出血会反复发生，出血量也会越来越大。

第四部分

孕晚期

2. 胎盘早剥

一般情况下，胎盘会在宝宝出生后才从子宫剥落。如果孕20周后或分娩期，正常的胎盘在宝宝出生前就部分或全部从子宫剥落了，就叫胎盘早剥。我国胎盘早剥发病率为 0.46% ~ 2.1%。

胎盘早剥的出血症状跟病情轻重程度有关。根据病情严重程度可以把胎盘早剥分成 3 度。病情较轻的 I 度，会从阴道流出较多的暗红色血液，同时伴随轻度腹痛或无明显腹痛。

病情较重的 II 度和 III 度，可以有明显的阴道出血，也可以为隐匿性出血，但会出现比较严重的贫血或休克症状和突发的持续性腹痛、腰酸、腰背痛。

前置胎盘和胎盘早剥都是严重的孕晚期并发症，如果出现上述出血症状，要及时到医院进行检查，防止意外发生。

3. 见红

见红的症状是阴道出现血性分泌物，出血颜色可能是茶褐色、粉红色或红色，量明显比生理期少。如果阴道流血量较多，超过平时月经量，一般不是见红，而应该怀疑是前置胎盘或胎盘早剥导致的孕晚期出血。

● 见红的出血症状

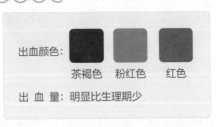

出血颜色:		
茶褐色	粉红色	红色

出 血 量：明显比生理期少

见红是临产征兆之一，发现后应及时去医院，即使离预产期比较远也要去，因为不排除有早产可能。

第 **161** 课
孕期皮肤瘙痒的那些事儿

请扫描二维码，观看本课视频

    怀孕如果皮肤不争气，时不时痒一阵，那日子就难过了。然而很遗憾，大概 20% 的孕妈都会经历一下这难过的日子。这一节就让我们来看看孕期皮肤瘙痒的原因、表现和应对方法。

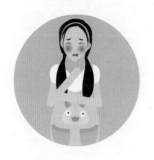

约 20% 会经历孕期皮肤瘙痒

    导致孕期皮肤瘙痒的原因不少，常见的可以分成 5 类。

 第一类：激素变化导致的瘙痒

    怀孕后激素水平变化是正常现象，所以这种原因导致的瘙痒看医生通常没用，最好在日常生活中多护理保养。保持清洁卫生，经常晒被子、清洗内裤和床罩。做好肌肤补水，洗脸洗澡后，立刻涂上润肤霜。

 第二类：孕期胆汁酸或血糖异常引起的瘙痒

    胆汁酸异常可能是患了妊娠期肝内胆汁淤积症。这种情况下的瘙痒一般从手掌脚掌开始，逐渐向肢体延伸，甚至发展到脸上，且身体皮肤并没有明显的皮疹或者皮肤损伤出现。瘙痒程度不一，白天较轻，晚上加剧。

血糖异常可能是患了妊娠期糖尿病。这种情况下的瘙痒经常是阴道、肛门的局部瘙痒，比较难以忍受，晚上还会加重。

妊娠期肝内胆汁淤积症和妊娠期糖尿病会对母胎造成很大影响，而不仅是瘙痒的问题。所以一旦出现上述两种瘙痒，或是孕妈不清楚原因的瘙痒，应尽快去医院。医生会帮忙检测血清胆汁酸和血糖，以排查这两种妊娠并发症。

● 胆汁酸异常导致的瘙痒症状

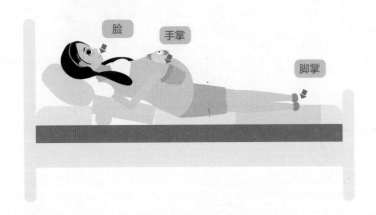

脸　手掌　脚掌

👤 第三类：因皮肤被撑开绷紧导致的瘙痒

随着子宫的增大，腹部皮肤被撑开，皮肤弹力纤维被拉开，形成妊娠纹。妊娠纹出现的地方经常也会有瘙痒感。可以提前在容易出现妊娠纹的部位涂乳液、橄榄油或按摩霜，增加皮肤弹性，预防妊娠纹出现。

激素变化，胆汁酸、血糖异常和皮肤被撑开导致的瘙痒，常常在孕晚期出现或加重，孕晚期的孕妈真是受苦了。

第四类：病原菌感染导致的瘙痒

这种瘙痒多出现在手指和脚趾的夹缝间，皮肤上会起小水疱，抓破皮后有水流出。如果出现"香港脚"症状，或者臀部、大腿出现地图或铜钱样的斑，就要怀疑是否被病原菌感染了。这种痒要到皮肤科进行诊断治疗。

第五类：气候变化引起的瘙痒

孕妈皮肤比较脆弱，对季节变化更敏感。冬天，皮肤容易干燥甚至龟裂；夏天，天气湿热流汗多。这些都会导致瘙痒。孕妈要针对不同季节进行保养，冬天多保湿，夏天勤洗澡。

应对孕期皮肤瘙痒要找准原因、对症下药。

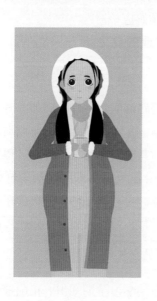
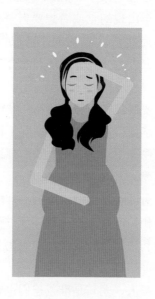

第 **162** 课
如何改善产前不安的情绪

请扫描二维码，观看本课视频

　　孕期的女性在产前往往会有敏感、紧张和焦虑的情绪，适度的紧张情绪是正常的，但当这种不良情绪持续过久严重影响到日常生活时，很容易发展成产前抑郁。

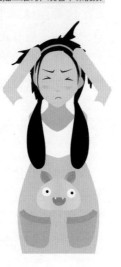

● **适度紧张是正常的**

　　产前抑郁是指在怀孕期间，孕妇出现一系列的精神障碍，轻者抑郁、悲伤、哭泣、激动、烦躁、应付能力差，重者甚至出现幻觉或者想要自杀。孕妈应该对这些症状加以重视，并且积极去改变这个状况，家人也要充分理解和配合。

　　要避免产前抑郁，在怀孕前最好就能有充分的心理准备，在做好孕前检查和咨询的情况下怀孕，并在孕前对自己孕期和产后的工作和生活有一个大致的规划。其次要正确认识妊娠过程，孕期多学习相关知识，知道自己的身体及宝宝即将经历怎样的变化，对即将发生的情况有心理准备。再有就是到正规医院按时产检，相信产科大夫会对怀孕过程进行正确的指导。孕妈还可以和有顺利妊娠及分娩经历的妈妈交流，增强信心，缓解焦虑。

　　家人，尤其是准爸爸们也要主动学习孕期知识。正确地认识妊娠和分娩过程，知道孕妈身体和心理一系列变化给孕妈的情绪带来的负担，并充分理解这一点。要时常关注孕妈的情绪，当孕妈有产前焦虑甚至抑郁的情况时，要给予她一起渡过难关的支持和信心，并及时带孕妈到医院进行心理疏导和保健。

产前抑郁对孕妈和胎儿均有一定的危害，如果出现抑郁症状，孕妈要及时到医院进行咨询和疏导。通常我们医生会通过倾听孕妈的倾诉来了解焦虑原因，耐心讲解妊娠和分娩过程以及可能出现的情况及处理方法，让孕妈正确认识怀孕和分娩，解除对分娩的顾虑。还会鼓励孕妈做一些放松身心的事情，比如可以听一些节奏欢快、旋律优美的音乐。并会针对身体的不适给出指导，比如注意少食多餐，饮食清淡，两餐之间喝水；避免长时间站立或重体力劳动，每天保证充足的睡眠和休息等。

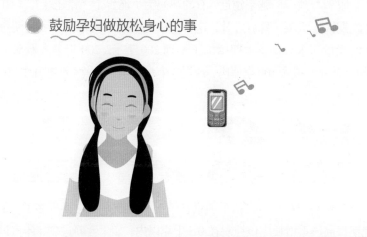

● 鼓励孕妇做放松身心的事

此外，还要对家人，尤其是准爸爸一同进行宣教，指导家庭主要成员参与，掌握孕妈的妊娠情况和情绪变化，帮助孕妈缓解抑郁情绪。特别注意的是，如果孕妈的抑郁症状严重、诊断明确，要及时送到专科医院就医，必要时可能需要药物治疗。

怀上宝宝是一件幸福的事，孕妈还有家人要积极地迎接新生命的降临哦。

第 163 课
孕晚期饮食注意事项

请扫描二维码，观看本课视频

在怀孕的不同时期，适合孕妈的饮食也有所不同。在孕晚期，孕妈们的饮食应该注意些什么呢

眼看着预产期越来越近，有的孕妈为了能生个"胖娃娃"，会在孕晚期大吃大喝、盲目进补，这种做法是非常不可取的。孕晚期每天的能量需求只比孕中期增加了不到 200 千卡。200 千卡大概对应 200 克米饭，或者 100 克瘦肉，或者 3 个水煮蛋，或者 400 毫升牛奶。

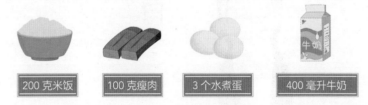

| 200 克米饭 | 100 克瘦肉 | 3 个水煮蛋 | 400 毫升牛奶 |

孕妈可以根据自己体重的增长情况来判断是否吃得过多了。孕晚期每周体重增长应该控制在 0.5 千克以内。如果营养过剩、体重过度增加，会增大孕育"巨大儿"的风险，对胎儿和孕妈都是不利的。

孕晚期每天的蛋白质摄入量，比孕前增加 30 克，应该达到每天 85 克左右。其中，蛋类、瘦肉和豆制品食物提供的优质蛋白，应该占到总摄入量的一半以上。一般动物性蛋白质的必需氨基酸种类齐全，比例合理，更容易被消化吸收。但对于体型较胖需要控制体重、避免营养过剩的孕妈来说，蛋白质的摄取可以更多地通过植

物性食物。适当选择高蛋白、低脂肪的鱼、禽肉也是可以的。

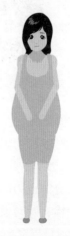

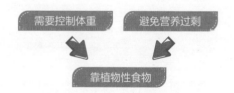

需要控制体重　　避免营养过剩

靠植物性食物

　　在孕晚期，孕妈还需要继续注意补充钙和铁。钙的推荐摄入量为每天 1000 毫克。孕晚期摄入足够的钙不仅能促进胎儿的骨骼发育，还对产后母乳喂养有重要意义。母乳中的钙均由母体提供，为保障乳汁中钙的含量，避免产后骨质疏松，孕晚期要保证摄入足够的钙。

　　孕晚期铁的建议摄入量是每天 29 毫克。缺铁容易造成孕妈贫血。而且胎儿出生后体内需要有一定的铁储存，这有赖于孕妈孕期铁的补充。奶及奶制品、虾皮、豆类及豆制品、芝麻等食物中含有丰富的钙。动物肝脏、动物血、红肉、紫菜、木耳等含铁量较高。如果通过食物无法摄入足够的钙和铁，可以在医生指导下服用一些补充剂。

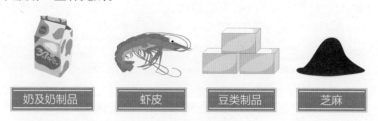

| 奶及奶制品 | 虾皮 | 豆类制品 | 芝麻 |

　　到了孕晚期，子宫进一步增大，压迫胃部，容易引起消化不良、反酸等胃部不适。孕妈应该养成少吃多餐的饮食习惯，吃不下的时候不必强迫自己进食。另外，少吃油腻、难消化的食物，可以吃一些含水分较多的半流质软食，如面条、大米粥、鸡蛋羹等。

孕晚期产检概览

请扫描二维码，观看本课视频

进入孕晚期，产检的频率和检查项目都要发生变化。

怀孕 28 周，也就是进入孕晚期以后，一般孕 36 周前仍然每4 周产检 1 次，高危孕妇需要每 2 周产检 1 次，之后就要 1 周 1次了。孕晚期，胎儿已到了成熟的阶段，孕妈的身体也为即将到来的分娩做出各种准备，一定要按照要求定期产检，及时发现问题，只有这样才能助力我们顺利分娩。

孕晚期做产检的时候，除了要测血压、量体重、检查宫高、腹围、胎心率、血常规、尿常规外，还需要做产科 B 超、胎心监护、骨盆测量、宫颈检查和四步触诊等。

怀孕 28 ～ 32 周，孕妈需要做一次详细的产科 B 超检查，它能够了解羊水、胎儿体重、脐带和胎盘情况，可以清楚观察到胎位、胎儿大小、胎盘成熟度等情况，可以用来诊断产前疾病、观察胎儿的生理活动和生长发育情况。

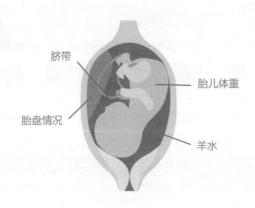

脐带

胎儿体重

胎盘情况

羊水

一般从 34 周起，产检项目会加上胎心监护，如果孕妈有某些高危因素，胎心监护的时间还会再提前。

胎心监护通过连续观察并记录下胎心率的动态变化，帮助尽早发现胎宝宝的异常，在胎儿尚未遭受不可逆的损伤时，采取有效的措施，或者缓解状况，或者提前使胎儿娩出，从而避免对妈妈和宝宝造成更大的伤害。做胎心监护前，孕妈要尽量多走动，或者吃些点心，让宝宝活动起来，最好选择一天中胎动最频繁的时间进行，记得选择一个舒服的姿势。

孕妈盆骨的形状直接关系到分娩能否顺利地进行，临床上测量盆骨的方法包括盆骨外测量和盆骨内测量，这两种测量方法可以间接或直接地反映出盆骨的大小和形态。医生会根据骨盆测量判断胎儿的头部和妈妈的骨盆是否相称，进而初步判断胎儿能否经阴道分娩。

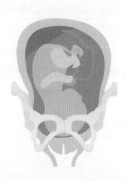

胎儿头和骨盆是否相称，能否阴道分娩

宫颈成熟度指的是分娩前宫颈变软、缩短、消失及扩张的程度，可以帮我们预测生产时间以及生产方式，对于剖宫产的孕妈，也能方便医生确定最佳的分娩时机。一般有临产征兆了医生会进行检查，临产以后还会再次检查。

目前一般用 Bishop 评分表示宫颈的成熟度，满分 13 分，评分越高，自然分娩成功的概率也就越高。评分大于 9 分的孕妈大多数都会成功自然分娩。一般越临近预产期，评分越高，宫颈成熟度越好。

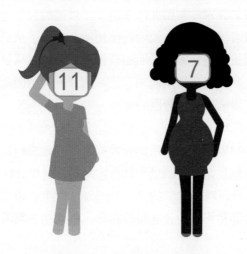

评分越高，自然分娩成功率越高

胎位不正是造成难产的原因之一，对孕妈和胎儿都有很大的威胁。四步触诊法是检查子宫大小、胎产式、胎方位、胎先露的基本方法，可以确认胎儿是头位、臀位，还是其他异常胎位。检查胎位对于选择分娩方式同样非常重要，会在孕晚期的每次产检中查到。

怎样与越来越大的肚子相处

请扫描二维码，观看本课视频

随着孕周的增加，咱们孕妈的肚子也变得越来越大了。带着那么大的一个肚子，干什么事都不太方便，还会给身体带来一些不舒服。但即使这样，咱们还是得继续跟大肚子相处几个月，抱怨是解决不了问题的。

肚子变大后应该避免长时间站立。因为，那会导致大肚子压迫盆底血管，使腿部血液循环减缓，引起下肢水肿或静脉曲张，还会加重脊柱负荷，导致腰痛。建议站 1 小时，休息 5～10 分钟。站立的时候，选择尽量舒服的姿势。例如两脚分开，距离略小于肩宽，让重心落在两脚中间。或者两脚一前一后站立，隔几分钟交换一下。站着时也可以时不时活动一下。

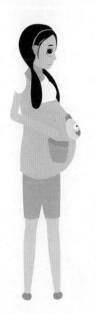

两脚一前一后站立

隔几分钟交换一下

第四部分　孕晚期

久站不行，久坐同样有害。坐得太久会减缓血液循环，使血液回流受阻，从而引发腹部、腰部酸痛、腿部水肿及静脉曲张。同时还可能导致腹部受压缺氧，对胎儿不利。因此坐一段时间就得起来走走，活动活动。孕妈坐的椅子不要太高或太矮，高度40厘米左右比较合适，最好带靠背，让孕妈能向后靠一下。

● 什么样的椅子比较合适

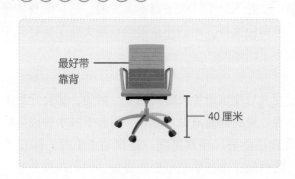

最好带靠背

40厘米

大肚子让躺着睡觉也变得没那么容易了。带着个隆起的肚子睡觉，仰卧或俯卧都不太合适了，最好采取侧卧。由于孕妈子宫大多是向右旋转的，右侧卧会加重子宫右旋，所以建议尽量多采取左侧卧姿势。当然也不是说必须所有时候都左侧卧，不要采取仰卧或俯卧，尽量不要长时间右侧卧就行了。

大肚子也增加了行走的难度。因为大肚子会遮挡视线，导致孕妈走路时看不到自己的脚。孕妈走路时要挺直背、抬起头、收紧臀部，脚跟先着地，步步踩实，保持全身平衡，稳步行走。不要走得太快，也不要用脚尖走路。上下楼梯更需要小心，注意保持平衡，每一步都踩稳。如果楼梯有扶手，一定要扶着，以免摔倒。

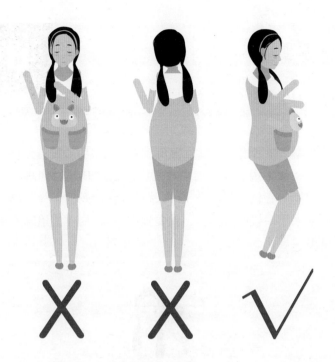

如果觉得大肚子太沉，想减轻一下负担，可以试试托腹带。买托腹带时应挑选吸汗、舒适、弹性强、透气好且穿脱方便的。使用时注意不要包得太紧，以及晚上睡觉前记得脱掉。托腹内裤也有托起腹部的作用，只是效果没托腹带那么好。如果孕妈的肚子下坠感不明显，腰痛不严重，骨盆韧带正常，也可以选用托腹内裤。

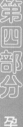

胎心变化说明什么

胎心率，顾名思义，就是胎儿心率，胎宝宝心脏每分钟跳动的次数。一般来说，孕7周左右就可以通过B超看到跳动的胎心，多普勒胎心仪一般在孕12周就可以在孕妈的下腹部测到胎心，如果采用一般的听诊器，就要到17～18周才能追踪到胎儿的心跳声。

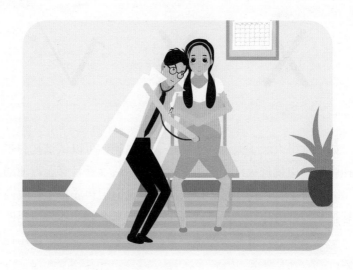

胎心率的快慢，会随胎龄的不同而发生变化。怀孕第6周后，胎宝宝的心脏已经开始划分心室，并进行有规律的跳动，开始给宝宝的身体各部位供血了，这个时候每分钟大约跳150下，是正常成年人心率的两倍。随着宝宝心脏的发育，胎心率也会逐渐加快。到了孕9周，会加快到每分钟170～200次。孕中期又逐渐减慢至每分钟 110 ~ 160 次。到了孕晚期，胎心率才会逐渐变得规律起来，胎心监护也是从这个时期开始。此时，正常胎心率是每分钟 110 ~ 160 次，如果持续高于 160 次或低于 110 次都表示胎儿有异常，应及时治疗。

导致胎心异常的原因有很多，主要原因就是胎儿在宫内缺氧，胎心异常的程度越严重，通常意味着胎儿缺氧也越严重。但并不是所有的胎心异常都是缺氧引起的，孕妈本身的情况也会影响胎心的变化，如果孕妈发烧、贫血、甲亢，或者过度焦虑紧张等，自己的心率就很快，胎儿的心率也常常超过每分钟 160 次。

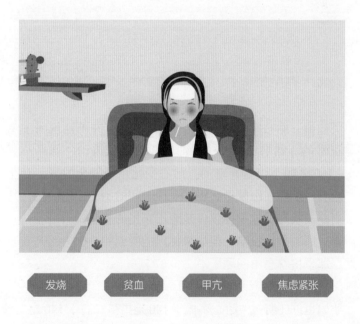

发烧　　　贫血　　　甲亢　　　焦虑紧张

如果孕妈服用某些药物，比如早产保胎时用过舒喘宁或者阿托品，都可能引起孕妈和宝宝心率加快。除了这些，胎儿宫内感染、胎儿心脏畸形和传导异常也会引起胎心异常。

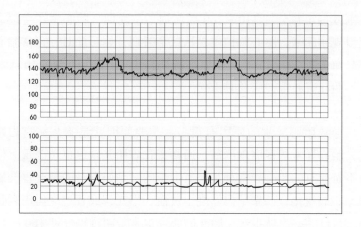

很多妈妈担心胎心异常，除了在医院做胎心监护，还想自己买个家用胎心仪，没事就拿来测一测，那自己测胎心对监测宝宝的健康有意义吗

要知道，胎心率一直在 110～160 之间，并不能说明宝宝一定是正常的。如果胎心率一段时间没有起伏波动，就算一直在 110～160 之间，也是异常的。胎心变化是很复杂的事，专业的胎心监测一定要在医院做，根据一段时间的胎心变化曲线，判断宝宝当前的状态。如果你仅仅是想用家里的胎心仪听听胎儿心跳的声音，那倒是也没啥；但如果你以能听到胎心作为胎儿安全的依据，那恐怕就会出问题了。

孕妈也许还听过"胎心率低于140是男孩；高于140是女孩"的说法，实际上，从胎心率看男女并不科学。有统计说，刚出生的时候，女宝宝的心率的确比男孩高，可这仅仅是在宝宝刚出生的时候。而胎儿时期的心率，男宝宝和女宝宝之间是没有任何差别的。孕妈可不要为这个纠结。

第**167**课
分娩操怎么做

请扫描二维码，观看本课视频

许多准妈妈对顺产望而生畏，主要是源于对"产痛"的恐惧。这种疼痛，一方面来自宫缩时的生理性疼痛；另一方面则来自精神的紧张和不安。

为了缓解疼痛，促进分娩进行，分娩操顺势而生。那么，分娩操到底是怎么一回事呢？

一般来说，孕晚期，也就是 28 周之后就可以开始练习分娩操啦。分娩操包括呼吸练习和肌肉练习两个部分。

1. 呼吸练习

呼吸练习是模拟分娩时随着宫缩和阵痛调整呼吸的过程。有宫缩时深吸气，配合着使劲，没有宫缩时大口吐气，使肌肉放松，保存体力。练习时，孕妈可以半躺在床上，双腿屈曲，鼻子吸气，嘴巴吐气，缓慢进行。

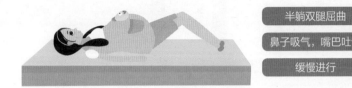

半躺双腿屈曲

鼻子吸气，嘴巴吐气

缓慢进行

要特别注意，在分娩前几周，只做深呼吸练习，不能加腹压，以免诱发宫缩。

第四部分 孕晚期

2. 肌肉练习

肌肉练习包括盘腿运动、骨盆扭转运动和腰部运动等。

咱们首先来看盘腿运动：晨起或晚睡前盘腿坐在床上。每天做 1 次，时长可由 2 分钟逐渐增加到 10 分钟。盘腿坐能加强腹部肌肉力量，增加骨盆关节韧带弹性，预防腿部抽筋，对孕妈大有好处。

其次是骨盆扭转运动：孕妈借助椅子，双手扶住椅背，左腿站于地上，右腿稍稍抬起，离开地面，然后悬空画圈。完成后换条腿重复上述动作。每天早晚各 6 次。这个动作能够锻炼骨盆和会阴部的肌肉，有助于生产时顺利分娩。

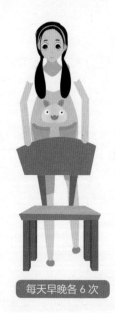

每天早晚各 6 次

最后是腰部练习：孕妈手扶椅背，双脚站立，慢慢吸气，脚跟逐渐离地，抬高身体，挺直腰部；呼气，手臂放松，恢复站立姿势，同样早晚各 6 次。长期练习能增加会阴部、腹部肌肉力量，也有助于生产。

要注意的是，不是所有准妈妈都适合练习分娩操

患有心脏病、肾脏病、高血压，或既往有过多次流产史的准妈妈，最好减少运动，安心养胎。而其他特殊情况，例如怀有双胞胎时，则需要在医生的指导下进行适当的运动。

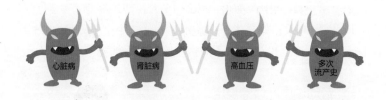

总之，只要孕期有特殊情况的，都要咨询过医生后再决定要不要进行分娩操，毕竟，分娩操虽好，但孕期的平顺与安全却是最为重要的。

对于可以做分娩操的准妈妈来说，做操时也要多多注意。做时要着装宽松舒适、运动强度适可而止，心率不能过快，出现晕眩和疲劳时应停止运动。

第 **168** 课
产假和陪产假怎么休

请扫描二维码，观看本课视频

　　我国的劳动法对产假有明确的规定，一般是：职业女性生育享受 98 天产假，其中产前可以休假 15 天；如果有难产、剖宫产，增加 15 天或 30 天；如果生了多胞胎，每多 1 个宝宝就增加 15 天；如果流产、死产，也会根据不同情况有 15 天到 75 天的产假。

● **劳动法中产假的规定**

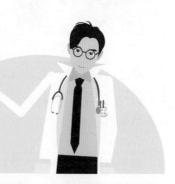

- 98 天产假，产前可休 15 天
- 难产、剖腹产，增加 15 天或 30 天
- 多胞胎，每多 1 胎增加 15 天

　　除了法定的产假，各地还有不同的延长产假政策，孕妈可以跟单位的人事部门或者当地劳动部门提前咨询产假时长。

　　放开二孩政策以后，独生子女假和晚育假这些大家可能听说过的假期被取消，增加了二孩以内的计生奖励假。所以产假一般是 98 天基本产假和 30 天计生奖励假一共 128 天，各地有些差异。

　　这里的产假和下面要讲到的陪产假是按照自然日计算，而不是按照工作日哦。

 孕妈该怎么规划请假时间呢

　　一般来说，孕妈可以到预产期前 1 周左右再停止工作，在家休息待产。不过这并没有绝对恰当的时间，很大程度上取决于孕妈的身体状况和孕期的进展情况，以及工作上的压力情况。

申请产假如果需要自己写请假条，一定要说明自己的预产期和请假时间，如果是国家机关和事业单位，最好强调下这个宝宝是符合计划生育政策的。

● 产假申请书范文

尊敬的公司领导：

　　本人已近临产（本人于 2016 年 11 月怀孕，预产期为 2017 年 8 月 10 日），属于符合法律、法规规定生育。鉴于目前身体状况，难以坚持正常工作。根据相关规定，产妇休假应为 128 天。我现特申请休产假，预计自 2017 年 8 月 1 日至 2017 年 11 月 31 日。望领导给予审批为盼。特此申请！

此致

敬礼

申请人：米小西

准爸爸陪产假由各省计划生育条例规定，并不是每个地区都有，长度范围差异也比较大。河南、甘肃、云南陪产假期限最长，有 30 天。陪产假最短的天津、山东只有 7 天。安徽和陕西都给异地居住的夫妻 20 天陪产假，不过对于非异地的夫妻，陕西的陪产假有 15 天，安徽只有 10 天。另外，二胎夫妻的陪产假与一胎并无差别。

准爸爸的请假时间很大程度上取决于妻子的身体状况，以及工作上的压力，还有夫妻双方的意愿。一般来说，陪产假需要一次性休完，大部分准爸爸会在生产前后休假。如果由于工作原因实在无法请假，一定要向妻子和家人表达自己的歉意，下班回家后多多关心、照顾妻子和宝宝。

产假和陪产假期间，一般来说基本工资是照发不误的。具体的数额根据工作性质差异很大，需要和人事部门仔细沟通。

产假是受劳动法保护的，如果遇到工资、请假时间以及岗位变化等的不合理对待，可以向劳动部门提起投诉甚至仲裁。但劳动法中并没有陪产假的明确规定，如果遇到问题，男同胞们可以和人事部门充分沟通，试着解决。

第四部分 孕晚期

第**169**课
早产有哪些征兆

请扫描二维码，观看本课视频

早产这个词往往会让孕妈闻之色变，生怕不小心会发生在自己身上。

那么，早产到底是怎么回事、哪些孕妈更容易发生呢

子宫是宝宝的豪华套房，这里有孕育他们的温床。通常宝宝入住时间达 37 周及以上后各器官发育基本成熟，就是足月儿了。而那些在妈妈肚子里待了 28 周以上却不足 37 周的就叫做早产儿。据报道，我国每年新生儿中的早产儿比例占 5%～15%。

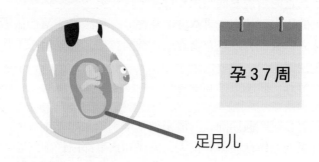

孕 37 周

足月儿

什么情况下孕妈能知道自己即将早产呢

怀孕 28 周以上不足 37 周，如果孕妈出现有规律的腹痛，且频率逐渐增加，达到每 10 分钟 1 次或以上，即使改变姿势、四

处走动或躺下休息，也难以得到缓解，就很可能预示着早产即将来袭。见红也是分娩即将开始比较可靠的征兆，它常出现在临产前 24～48 小时。此外，早产前还可能出现下腹部反复变软和变硬、肌肉发胀、尿频、阴道不受控制出水等症状。

孕妈切不要因为没到预产期，就不理会身体发出的信号。

早产一事，即便怀孕过程按部就班，事事小心谨慎，也无法完全避免，孕妈可以通过阴道超声来预测自己早产的风险。如果阴道超声显示宫颈长度小于 25 毫米，或是宫颈缩短、伴有宫颈内口呈漏斗状扩张的话，就提示孕妈更容易受到早产的威胁，孕妈要更注意警惕。

对付早产，定期产检、早发现、早入院做准备才是重中之重。发现异常后积极治疗，并对可能出现的妊娠期并发症做好预防，同时，在孕晚期要节制性生活，避免造成胎膜早破。

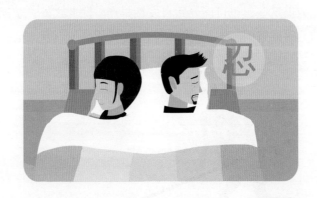

如果早产已经发生，也不是一定要立马生产的。倘若宝宝存活状况良好，孕妈的宫颈扩张小于 4 厘米，而且继续怀孕不会加重孕妈的病情，医生可以通过使用一些抗生素和宫缩抑制剂，让宝宝在妈妈肚子里待到至少 34 周。但如果医生认为将宝宝强留在母体，对孕妈和宝宝都是一种伤害的话，这时正确的处理应该是积极控制引起早产的病因，并且做好和宝宝提前见面的准备。

什么样的孕妈容易早产

请扫描二维码，观看本课视频

 妈妈们一定知道，早产对孕妈和宝宝都具有一定的危害。特别是对宝宝来说更危险。那么什么样的孕妈更容易早产呢

　　在出现早产的孕妈中，有 45% 的孕妈属于自发性早产。如果孕妈有过早产史，两次怀孕间隔小于 18 个月或者超过 5 年，孕早期出现过先兆流产，有宫内感染、细菌性阴道病、牙周病，或者有大量吸烟酗酒的生活习惯，都更容易出现自发性早产。羊水过多、多胞胎导致的子宫膨胀，以及前置胎盘、胎盘早剥、胎盘功能减退这些，也可能导致自发性早产。除此之外，孕期高强度劳动、家庭贫困、受教育程度低也都属于高危因素。

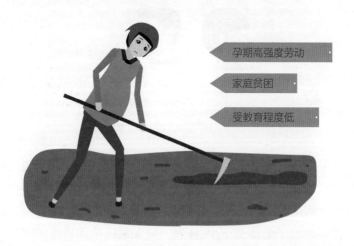

孕期高强度劳动

家庭贫困

受教育程度低

还有一部分孕妈在宝宝足月之前发生胎膜早破，引发了早产。那么，什么样的孕妈更容易出现胎膜早破呢

首先是有过胎膜早破史的孕妈，还有体重指数 BMI 小于 19.8 或者营养不良的孕妈，以及吸烟、宫颈功能不全、子宫畸形，或者有宫内感染、细菌性阴道病，以及子宫过度膨胀的孕妈，都属于高危人群。

特别需要说明的是，如果孕妈是通过辅助生殖技术怀上的宝宝，早产率也会升高。孕妈怀多胞胎的概率以及前置胎盘发生率会明显升高，导致前面讲过的自发性早产；通过辅助生殖技术怀孕时，会有多次宫腔操作，容易导致宫内感染，也容易导致胎膜早破，进而早产。这部分孕妈也要尤其注意。

● 哪些孕妈易出现胎膜早破

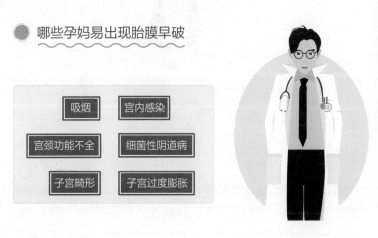

吸烟　宫内感染

宫颈功能不全　细菌性阴道病

子宫畸形　子宫过度膨胀

 高危孕妈要怎么做才能降低早产风险呢

首先就是要定期产检，注意孕期卫生，积极治疗泌尿系统、生殖道感染，以及妊娠合并症和并发症。生活习惯上，要戒烟戒

酒，注意口腔健康，平时多注意休息、放松精神；孕晚期还要节制性生活，以防胎膜早破。如果有宫颈内口松弛，要及时就医、诊断，在医生指导下进行相关治疗，比如在孕 14～18 周进行宫颈内口环扎术。如果怀孕宫颈功能不全、查出宫颈缩短，也需要在医生指导下，选用黄体酮阴道制剂、宫颈环扎术等治疗方案，降低早产的风险。

此外，孕妈和家属也要学习相关知识，避免不必要的焦虑情绪，及时发现孕妈的异常变化，及时就医。

● 学习相关知识，避免不必要的焦虑

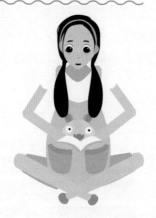

除了前面这几类有早产高危因素的孕妈，还有一部分孕妈由于母体或胎儿的健康原因不适合继续妊娠，只能在宝宝没有足月前引产或者剖宫产结束妊娠，这属于治疗性早产。孕妈一定得珍视自己和宝宝的生命安全，听从医生的安排，不要为了生足月宝宝而盲目保胎。

如何预防生出早产儿

请扫描二维码，观看本课视频

度过了孕早期和孕中期，准爸妈们似乎已经可以看到宝宝到来的幸福场景了。但如果宝宝提前太多来到爸妈身边，可就不妙了。下面就讲一下如何预防早产儿的出生。

大家都知道，早产儿的体重往往比较低，低体重不仅体现在外形上，更反映了各个器官系统发育的不成熟。因此，早产的宝宝容易发生各种各样的问题。例如，由于肺发育不成熟导致胎儿呼吸窘迫症、胃肠发育不成熟导致小肠炎、肝发育不成熟和其他多种原因导致黄疸，更严重的还有脑和心血管方面的问题。

● 早产对宝宝的不良影响

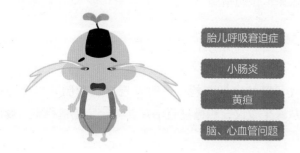

胎儿呼吸窘迫症

小肠炎

黄疸

脑、心血管问题

存在哪些情况的孕妈，更容易被早产恶魔盯上呢

1. 曾经发生过早产或者在怀孕 14 周后发生过流产、与前一次怀孕间隔时间小于半年的孕妈，都应该警惕早产的可能。

2. 年龄 ≤ 17 岁或 > 35 岁、过度消瘦、有吸烟饮酒等不良嗜好、曾经做过子宫颈手术、此次怀孕是通过辅助生殖技术怀上的准妈妈，也要多加注意。

3. 患有一些疾病，如高血压、糖尿病、宫腔感染、阴道炎症，或胎儿及羊水存在异常的孕妈。

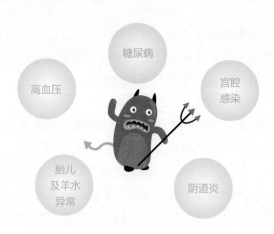

如果孕妈存在上面提到的这些情况，就应该加强对早产的认识并积极采取预防措施。

 想要预防生出早产儿，孕妈能够做些什么呢

首先，坚持定期产检，及时发现自己和胎儿出现的各种问题，听从医生建议，积极进行治疗，为宝宝创造稳定、健康的成长环境。

对于已经有早产高危因素的孕妈，可以在孕 24 周前进行阴道超声，测量子宫颈长度。

日历	（×月）					
星期日	星期一	星期二	星期三	星期四	星期五	星期六
			1	2	3	4
5	6	7	8	9	10	11
12	13	14	15	16	17	18
19	20	21	22	23	24	25
26	27	28	29	30		

孕 24 周前进行

如果发现宫颈长度过短，可以根据医生的建议，采取以下两种措施预防早产。

一是使用特殊类型孕酮，有口服的或阴道使用的制剂，针对有不同高危因素的孕妈，使用的方式略有不同。二是经阴道进行宫颈环扎手术，不过并不是所有孕妈都适合这种方式。

除了上面两点，还要加强高危妊娠管理，积极预防、治疗妊娠合并症及并发症，减少治疗性早产率。

在平时，孕妈要留意早产发生的各种征兆，如规律的宫缩腹痛、阴道流血、阴道流液等，发现异常及时到医院就诊，在医生的帮助下采取措施。

孕妈在怀孕期间一定要多留意，发现异常后积极处理，才能更好地预防早产儿的出生。

第 **172** 课
早产儿护理

请扫描二维码，观看本课视频

早产宝宝由于组织器官发育不成熟、功能不全，导致生活能力差、抵抗力低，死亡率比足月生产的宝宝要高很多。比如他们的呼吸系统往往没有发育成熟，严重的时候会发生呼吸困难或者缺氧；体温调节能力也有限，散热多、产热少，容易导致体温过低；消化能力、免疫能力、神经系统也都会比足月宝宝差一些。

● 放进新生儿暖箱护理

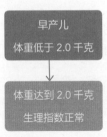

早产儿
体重低于 2.0 千克

体重达到 2.0 千克
生理指数正常

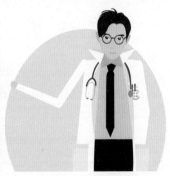

早产宝宝面临着重重危险，要想提高早产宝宝的存活率，得靠医院和家庭的精心照料。除了按正常的新生儿来护理以外，我们还必须在喂养、保暖和预防疾病上对早产宝宝有特殊关照。在医院，早产宝宝以及一些足月但是体重低于 2 千克的宝宝，一出生就会被放进新生儿培养箱进行特别护理，一切都交由医生和护士照看，爸爸妈妈不能跟宝宝接触，听从医生护士安排就好了。等到体重达到 2 千克，各项生理状况都正常，才可以出新生儿暖箱。

如果你家宝宝虽然早产，但出生的时候胎龄比较大，也就是孕周数比较大，体重已经超过 2.5 千克，也没有窒息、脑出血等这些特殊情况，在新生儿监护室观察两三天就能出院了。要是还有黄疸之类的并发症，也得等彻底康复了才能出院。

孕产 280 天一日一课

414

母乳适合宝宝消化吸收，还能提高免疫力。对于适合母乳喂养的早产宝宝，母乳就能提供足够营养，不需要添加别的东西。但对于出生体重 2 千克以下的宝宝和出院前评价营养状况不满意的早产儿，需要母乳和母乳强化剂配合喂养，直到体重增长满意。如果母乳不足，还需要挑选专门的早产儿奶粉。当您的早产宝宝的体重赶上同月龄的足月宝宝时，一般就可以改成普通的一段奶粉了。

● 早产宝宝要注意保温

早产儿出院后，在生活中也要多加注意。妈妈哺乳时要换上干净清洁的衣服、洗净双手。尽量不要让太多人走进宝宝房间，家里有人感冒时一定要戴口罩，避免交叉感染。

 24 ~ 28℃

 55% ~ 65%

 36 ~ 37℃

早产宝宝的保温要尤其注意，我们要保证室内 24 ~ 28℃ 的温度和 55% ~ 65% 的湿度，让宝宝体温保持在 36 ~ 37℃。每天上午、下午都要测一次体温，如果体温低于 35℃ 或者高于 38℃，一定要及时咨询医生，采取升温或降温的措施。

如果宝宝体重低于 2.5 千克，不要在家自己给宝宝洗澡，可以用抚触油每 2 ~ 3 天擦擦宝宝的脖子、腋下、大腿根部这些皱褶处，简单清洁一下。

噪音和光线对早产宝宝正在发育中的大脑有很多不良反应，所以要尽力营造一个安静和弱光的环境。

另外最重要的，如果有异常的体温，有咳嗽、吐白沫、呼吸急促，或者吃奶骤减、脸色蜡黄、哭声很弱，甚至发生痉挛、抽搐，一定要马上去看医生。即使没有异常状况，也要注意定期回医院追踪检查。

第 **173** 课
教你看懂血常规化验单

请扫描二维码，观看本课视频

 产检的时候，咱们经常需要做血常规检查。做血常规检查有什么用，做完检查，拿到化验单，单子上的各项结果应该怎么看

怀孕之后，身体会出现各种各样的变化，怀孕过程中容易出现多种妊娠合并疾病，所以需要经常对孕妈的身体状况进行评估。血常规可以对孕妈身体的各项指标都做一个大致的筛查，

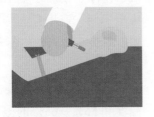

以便及早发现问题并进行处理，及时避免疾病出现或发展严重。

了解了血常规的重要性，咱们再来学学怎么看血常规化验单。

血常规化验单主要关注这三方面：红细胞和血红蛋白数量；白细胞数量和各种白细胞的比例；血小板数量。红细胞常用参考范围是 $3.8 \times 10^{12} \sim 5.1 \times 10^{12}$/升。血红蛋白是 $115 \sim 150$ 克/升。这两项数据主要用来判断是否贫血。如果血红蛋白低于 110 克/升，就考虑存在贫血，要是同时红细胞数目小于 3.5×10^{12}/升，可以帮助确诊。当只有红细胞数比较低时，可以再参考其他指标，结合医生建议进行处理。

白细胞正常范围是 $3.5 \times 10^{12} \sim 9.5 \times 10^{9}$/升，这里面中性粒细胞所占比率为 40% ~ 75%，淋巴细胞比率为 20% ~ 50%，嗜酸性粒细胞比率为 0.4% ~ 8.0%。

如果孕妈出现发热、乏力、疼痛等不适症状，并且同时白细胞升高了，可能是出现了感染。这种情况下，如果中性粒细胞比率同时上升，可能是细菌感染；如果淋巴细胞比率上升，可能是病毒感染；如果嗜酸性粒细胞比率上升，可能有寄生虫或某些过敏性疾病。

情绪激动、饱餐、高温或严寒等可能使白细胞和中性粒细胞暂时升高，但不会持续。到了孕晚期，白细胞和中性粒细胞也会有一定的升高。白细胞轻度增加，一般可升高到 12×10^9/升，有时可达 15×10^9/升。如果白细胞只是轻度增加，不伴随不适症状，应该是正常的，孕妈不要过于担心。

血小板正常范围是 $125 \times 10^9 \sim 350 \times 10^9$/升。减少时可能是血小板减少症，或再生障碍性贫血、系统性红斑狼疮、白血病等严重疾病。增多时可能是急性炎症、溶血等。需要结合以往病史和其他检查综合考虑。

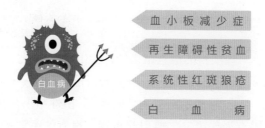

上面提到的各项指标，由于各个医院的检查手段稍微有些不一样，其参考范围也会存在一些小差别。如果孕妈发现自己的化验单和别人的化验单写的参考范围不太一样，不要觉得奇怪。

教你看懂尿常规化验单

请扫描二维码，观看本课视频

 产检的时候，咱们经常需要做尿常规检查。做尿常规检查有什么用，做完检查，拿到化验单，单子上的各项结果应该怎么看呢

尿常规是孕妈产检中很重要的一项。不少肾脏病变早期就可以出现蛋白尿或者尿沉渣中发现有形成分。尿常规检查可以及时发现尿异常，以便及早诊断治疗。像妊娠期高血压疾病、妊娠期糖尿病这些孕期可能发生的比较严重的疾病，也能通过尿常规检查尽早发现。所以产检时的尿常规检查是十分有必要的。

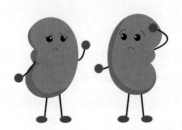

了解了尿常规的重要性，咱们再来学学怎么看尿常规化验单。

化验单一些项目的检查结果处，会出现"+"号或"-"号。"+"号表示结果为"阳性"。"+"号可能出现 1 ~ 3 个，表示程度的不同。"-"号表示结果为"阴性"。阳性结果往往表明泌尿系统或肾脏有损伤了，需要引起重视。也有的医院不用"+"号或"-"号，而是直接写明"阳性"或"阴性"。化验单上各项检查都会有一个参考值。将自己的检查结果与参考值进行对比，就能知道自己的情况是否正常了。

尿常规化验单检查的项目很多，咱们通常关注的是酸碱度、白细胞、尿蛋白、尿酮体、尿糖这五项。

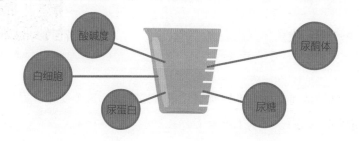

酸碱度也称 pH 值，正常范围 4.6 ~ 8.0，多数人在 5.5 ~ 6.5 之间，平均是 6.0。尿液酸碱度容易受食物、生理活动、服药等影响，出现暂时性变化。检查发现酸碱度偏高或偏低时，回忆一下自己是否有特殊情况，如服了药等。在排除日常因素造成影响的情况下，酸碱度升高可能是因为泌尿系统感染或血钾过高，降低可能是因为血钾过低。

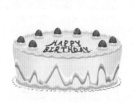

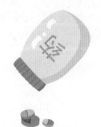

容易受食物、生理活动、
服药等影响

尿常规的白细胞，正常应该是阴性或者每微升小于 25 个，如果升高可能是泌尿系统感染。尿蛋白，正常应该是没有的，也就是结果为阴性。如果结果为阳性，可能是妊娠高血压疾病或肾脏疾病等造成的，应进一步检查。尿酮体正常是阴性。如果出现阳性，可能是饥饿、腹泻、妊娠剧吐引起的，严重的也可能是妊娠期糖尿病。尿糖正常是阴性。如果出现阳性，在排除摄入过多糖分的可能后，考虑有妊娠糖尿病风险，建议过几天复查一下。

第 175 课

"我的肚子大小正常吗"

请扫描二维码，观看本课视频

怀孕的过程中，准妈妈的肚子慢慢变大。这个变化过程是怎样的呢？我们一起来了解一下。

怀孕前 3 个月，孕妈的肚子几乎没有增大，外表看不出来。到第 4 个月，子宫长成小孩头部那么大，这时就能略微看出肚子来了。孕 5 个月时，子宫和成人头部差不多大，此时腹围是 76～89 厘米。孕 6 个月，肚子会更加凸出，会感觉腹部沉重、行动吃力，腹围 80～91 厘米之间。7～9 个月，上腹会明显凸出，整个腹部成一个弓形，会感觉呼吸困难、食欲缺乏。这 3 个月的腹围分别为 7 个月 82～94 厘米；8 个月 84～95 厘米；9 个月 86～98 厘米。到了最后一个月，胎头逐渐入盆，胎儿位置降低，腹部凸出部分变小。腹围一般在 89～100 厘米。

测量腹围的办法是平躺、用软尺经过肚脐绕肚子一周。如果用其他测量办法，很可能产生误差。不过上面的各个范围也只是个大概的参考，具体还是要听医生的判断，医生会结合其他一些指标如宫高等进行综合分析。

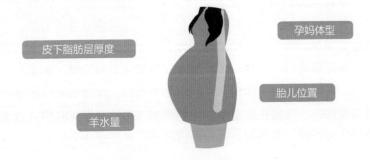

有些准妈妈认为肚子大的胎儿一定比较大。这可是一个很大的误区。胎儿大小与肚子大小并没有必然联系。孕妈的体型、皮下脂肪层厚度、胎儿位置、羊水量等都会影响肚子大小，所以从肚子大小判断胎儿大小只能是非常粗略的估计。

如果你的肚子比正常范围偏大或偏小，是为什么呢

孕妈体型瘦小、营养不良或者有抽烟、喝酒、吸毒这些习惯的，肚子会偏小。另外，如果感染风疹、梅毒，或者有其他先天性基因异常等情况，会出现胎儿生长迟滞的现象，导致肚子偏小。还有很少数孕妈有骨盆畸形之类的问题，胎儿体积也会比较小。另外羊水过少和胎盘位于子宫后壁的孕妈也会出现这种情况。

与之相对的是偏大的情况，体型高大、营养过剩，怀双胞胎或多胞胎，以及胎儿过大、羊水过多的孕妈，肚子会偏大。如果有胎盘位于子宫前壁，或者子宫肌瘤、卵巢肿瘤这些疾病，也会导致偏大。如果发现肚子偏大或偏小，一定要及时咨询医生，做B超确定胎儿发育是否正常。

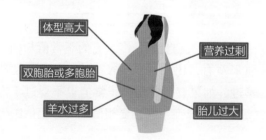

怎样做才能让肚子大小在合理范围呢

孕妈定期产检，就能判断出肚子大小是否合适，这样也能保障母子健康；在孕期也要保证合理饮食，少量多餐、不偏食不挑食、保持营养均衡；并适当做一些低强度的有氧运动。

第 **176** 课
教你看懂 B 超单

请扫描二维码，观看本课视频

 在整个怀孕期间，孕妈需要做几次 B 超检查，可是 B 超单上写的都代表什么呢

B 超单上显示的主要有双顶径、胎心率、股骨长度、胎位、羊水状况以及其他反映胎儿状况的指标。

双顶径和股骨长度是评估胎儿发育的主要指标。双顶径指的是宝宝头部最宽的距离，在孕 5 ~ 8 个月期间，双顶径基本与怀孕月份相符，也就是说，孕 5 个月时双顶径约为 5.0 厘米。但孕 8 个月以后，双顶径增长速度减慢，平均每周只能增长约 0.2 厘米。

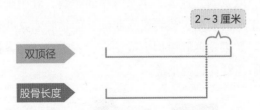

股骨长度是胎儿大腿骨的长度，它的正常值与相应的双顶径值差 2 ~ 3 厘米左右，比如说双顶径为 9.3 厘米，股骨长度应为 7.3 厘米。不过，如果有一些偏离正常值也不要过于担心，及时咨询医生，每个人情况都不同，要相信宝宝，相信医生。

胎心率也就是宝宝心跳的频率，一般在 110 次 / 分到 160 次 / 分之间。如果小于 110 次 / 分，可能是出现了胎儿窘迫，如果大于 160 次 / 分可能是由于妈妈贫血或是宝宝缺氧造成的，也有可能是在做 B 超时正好碰上胎动。这时应该听从医生的建议，做进一步检查。

胎位也就是胎儿在孕妈腹中呈现什么样的方位。

孕产 280 天一日一课

如果在 28 周前检查出胎位不正，孕妈不必太担心，这时的胎位不固定，一般情况下最后都能转正；如果过了 32 周检查胎位依然不正，那孕妈就要做好剖宫产的准备了。当然这也不是绝对的，毕竟宝宝在妈妈肚子里一直动，就算这次 B 超检查时胎位不正，积极配合医生的指导多数也能调整过来。

羊水深度和羊水指数都是用来判断羊水多少的。一般来说羊水深度 ≤ 2 厘米或羊水指数 ≤ 5 厘米属于羊水过少；羊水深度 ≥ 8 厘米或羊水指数 ≥ 25 厘米属于羊水过多。而羊水指数 ≤ 8 厘米则属于羊水偏少。

胎盘位置和成熟度是孕晚期 B 超检查的内容。胎盘正常附着位置为子宫体的前壁、后壁或者侧壁。如果胎盘位置存在异常，可能对孕妈和胎儿造成威胁。胎盘成熟度一般为 Ⅰ 到 Ⅱ 级，如果到了 Ⅲ 级，最好咨询一下医生！

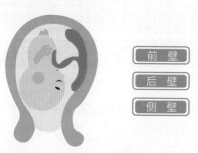

是否存在脐带绕颈也是 B 超需要检查的。

如果出现脐带绕颈，孕妈不必一味担心，虽然有些情况比较严重，但有时宝宝动一动也会自己解开，具体情况要听从医生的建议。

以上介绍的就是 B 超单上主要的内容了，但是每个指标根据医院和检查设备的不同，正常值都会有所差异，孕妈看到自己的 B 超单上出现异常时，不要过于担心，要向医生咨询。

第177课
胎心曲线怎么看

请扫描二维码，观看本课视频

孕晚期以后有一项产检项目叫做"胎儿电子监护"，也叫"胎心监护"。做这项检查时，仪器会将胎心率和宫缩的变化打印出来，形成两条曲线。

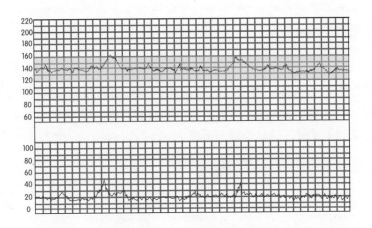

一般在孕34周以后开始做胎心监护。有妊娠期糖尿病或妊娠期高血压等高危因素的孕妈，可能会酌情提前。这个听产检医生的安排就好了。

由于产检时大多数孕妈是没有宫缩的，所以此时记录宫缩情况意义不大，宫缩曲线多在临产后观察。我们接下来主要讲胎心曲线。

很多孕妈家中有胎心仪，没事就听听宝宝的心跳，以为在正常范围就OK。这其实是不对的，胎心仪只能反映某一瞬间的胎

孕产280天 一日一课

424

心率，也就是每分钟跳多少次。而在医院做的胎心监护通过连续至少 20 分钟的胎心率描记，可以通过胎心率变化反映出宝宝的氧储备能力，通过它能评估宝宝在孕妈肚子里的安危情况。

 怎样看胎心曲线是否合格呢

会炒股的孕妈看 K 线图时会注意高点、低点和图形整体形态。胎心曲线也是这样，主要看三点。

1. 胎心率基线

就是胎儿没有胎动，子宫没有收缩的情况下，胎心率的变化曲线。曲线范围在每分钟 110 ~ 160 次之间属于正常。低于110、高于 160 就是过缓或者过速，都表示胎儿有危险。

2. 看胎心曲线

这可不是越平稳越好，我们希望它有一定的摆动，表现成图形就是锯齿状，这种波动才表示胎儿健康。如果曲线波动幅度较大或过于平直，也会提示胎儿储备能力差。

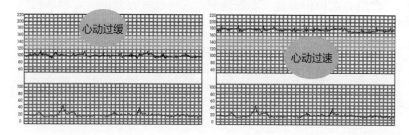

3. 注意胎心加速

做胎心监护时，要在有胎动的情况下做，20 分钟内至少有 3次胎动。在胎动时，胎心率会加速，表现为一个向上波动的小峰。这个加速的幅度要高于胎心基线 15 次 / 分钟以上，持续时间要大于 15 秒，才是一个标准的加速。如果在一个 20 分钟的胎心监护里，不够 3 个标准的加速，则提示反应可疑，需要复查；如果一个加速也没有，甚至出现了减速，也就是向下的波动，则说明胎儿储备能力丧失，有危险。

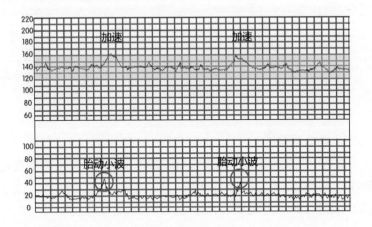

简单来说，合格的胎心曲线就是胎心基线在 110～160 次 / 分钟，呈锯齿状，至少有 3 个加速。这样一般就表示宝宝在未来一周内较为安全。

胎心监护很重要，实际情况也远比这三点复杂，有些孕妈还是没有明白也不要紧，医生会帮助您仔细判读曲线，如有异常，要分析原因，提高警惕，加强监护，听取医生建议。孕妈们要按时去医院做胎心监护检查，再加上平日里自数胎动，才能及时知道胎儿在子宫里的情况。

胎宝宝体重是多少

请扫描二维码，观看本课视频

胎儿体重是反映胎儿生长发育情况最敏感的数据。如果能按照理想的曲线来增重，说明胎儿健康状况良好。

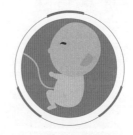

健康状况良好

如果过重，生产中更容易发生难产，产妇和胎儿遭遇危险的可能性也就增加。如果过轻，可能是宫内生长受限，死亡率比正常胎儿要高 6 ~ 10 倍。目前，通常使用宫腹法和超声法来估算胎儿体重，下面就让我们一起来学习一下。

先说宫腹法，从孕 20 周起，胎儿体重呈线性增长。直接的表现就是孕妈的腹围和宫高增加。可以用腹围乘以宫高再加 200，来估算胎儿体重，单位是克。比如腹围 90 厘米，宫高 30 厘米，算下来宝宝的体重就是 2900 克。这个计算方法不够精确，但是方便快捷，也常常在临床中采用。但对于肚子上肉比较多的孕妈，这个办法就不太好用了。

再来说说超声法。超声法通过测量宫内胎儿的各个生长径线，包括双顶径、股骨长度、腹围，来比较准确地估算胎儿体重。超声法的好处是有多个参数测量，能减少各测量参数的误差，这样的计算结果比宫腹法更加精确。

第四部分　孕晚期

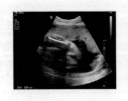 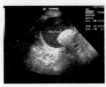 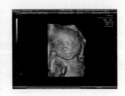

超声描述

双顶径：60 毫米　　股骨：42 毫米　　腹围：197 毫米

拿到 B 超单后，找到双顶径（BPD）、股骨长（FL）、腹围（AC），就能用这个公式估算胎儿体重。注意单位是否一致哦。

EFW（胎儿体重）=$1.07 \times BPD \times BPD \times BPD + 0.3 \times AC \times AC \times FL$ 这两种方法都只是对胎儿体重的估计，肯定会有误差，精确的重量要等宝宝出生后才能知道。所以在孕晚期，孕妈自己算的结果，和医生给出的体重，如果有 500 克以内的偏差，都是合理的。

 怎样判断胎儿发育状况是否正常呢

如果胎儿体重已经达到或超过 4000 克，就属于巨大儿了。胎儿腹围也是评价胎儿生长发育的重要指标，当胎儿腹围超出正常范围时，巨大儿可能性较高。

对照这张表，如果宝宝体重低于同胎龄宝宝的第 10 百分位数，就说明体重较轻，有胎儿生长受限的风险。不过表格只针对怀单胎的情况，并且孕妈所处地域不同等因素也会造成影响，所以表格数据仅供参考，具体还是听医生的判断。

胎龄	平均值	百分位数				
		第 5	第 10	第 50	第 90	第 95
28	1389	931	972	1325	1799	1957
29	1475	989	1057	1453	2034	2198
30	1715	1086	1175	1605	2255	2423
31	1943	1215	1321	1775	2464	2632
32	1970	1369	1488	1957	2660	2825
33	2133	1541	1670	2147	2843	3004
34	2363	1724	1860	2340	3013	3168
35	2560	1911	2051	2530	3169	3319
36	2708	2095	2238	2712	3312	3458
37	2922	2269	2413	2882	3442	3584
38	3086	2427	2569	3034	3558	3699
39	3197	2560	2701	3162	3660	3803
40	3277	2663	2802	3263	3749	3897

　　胎儿过大或过小，都会给胎儿和孕妈带来风险，所以一经发现我们就要及时就医，尽早干预治疗。孕妈也要调整自己的生活方式，合理饮食、适当锻炼、注意休息，让胎儿体重维持在健康范围内。孕妈可以参考上面的方法，估算胎儿体重，预测胎儿健康状况。

第 179 课
女性生殖系统

请扫描二维码，观看本课视频

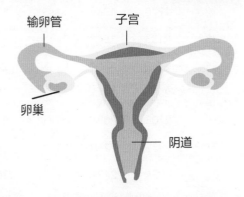

马上就要生宝宝的孕妈怎么能对自己的身体不了解呢？接下来我们就给大家讲一下女性的生殖系统结构。

女性生殖系统包括内、外生殖器官及其相关组织。内生殖器包括阴道、子宫、输卵管及卵巢，其中输卵管及卵巢也叫附件。外生殖器指生殖器官的外露部分，包括阴阜、大阴唇、小阴唇、阴蒂和阴道前庭，统称为外阴。

怀孕之后这些结构都会发生变化，其中变化最大的是子宫。和没有怀孕相比，到足月时，子宫的容量会增加 1000 倍，重量也会增加 20 倍；子宫肌壁的厚度到孕中期达到峰值，孕晚期又逐渐变薄；子宫内膜腺体和羊膜腔都会有明显增大；子宫峡部怀孕以后会变软，还会逐渐伸长变薄，成为产道的一部分，称为子宫下段；宫颈也会逐渐变软并出现黏液增多，形成黏液栓，可以保护宫腔，防止被外来的病菌感染。

卵巢的排卵和新卵泡的发育在孕期都会停止。孕 6~7 周前，卵巢产生大量雌激素和孕激素，来维持妊娠继续，孕 10 周以后这个功能开始由胎盘负责。同时，输卵管会延长，阴道的延展性也会增加。阴道脱落细胞和分泌物增多，上皮细胞含糖量和乳酸含量都会增加，酸性环境也有利于防止感染。和这些相比，外阴的变化更容易被感受到。外阴部会出现充血，皮肤增厚，大小阴唇色素沉着，延展性也会增加。

分娩的过程中，上述结构是怎样配合的呢

子宫收缩形成的收缩力是临产后的主要产力，贯穿于整个分娩的过程。反复收缩形成的缩复作用使宫腔内容积逐渐缩小，迫使宫颈管变短直至消失、宫口扩张，进而胎先露部下降，胎盘、胎膜娩出。子宫下段在临产后也因为宫缩伸长到 7～10 厘米，成为软产道的一部分。

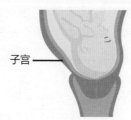
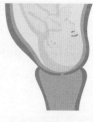

子宫———

在宫口扩张的过程中，胎膜向宫颈管突出，并在宫口快要全开时自然破裂，胎先露部就能直接压迫宫颈，进一步协助宫口扩张。当宫口全开，也就是开到 10 厘米时，足月宝宝的头部就能通过了。

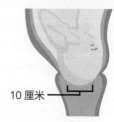

10 厘米———

除此之外，盆骨底、阴道和会阴也会发生变化来协助分娩。胎先露部分压迫盆骨底，使软产道下段形成一个向前弯的长筒，阴道腔道加宽，外口开向前上方，同时会阴体在肌肉拉长的作用下变薄，方便胎儿通过。

女性生殖系统是一个相互配合的完整体系，孕妈明白了这些，就能更具体地了解宝宝是怎么出生的啦。

第 **180** 课
羊水量的多少说明什么

请扫描二维码，观看本课视频

羊水

宝宝能在妈妈肚子里健康成长，少不得羊水的保护。羊水的多少，对准妈妈以及胎儿的健康和安全都有着至关重要的作用。

由于羊水是在妈妈肚子里，我们没法用量杯去测量它的多少，所以医生会借助 B 超来了解羊水量的状况。孕早期的羊水不会作过多要求和检查，到了孕中后期，我们就会用羊水深度或者羊水指数来衡量羊水的量。

羊水深度是指 B 超检查时，最大水池的垂直深度，可以理解为羊水最深地方的深度。羊水深度在 2 厘米及以下表示羊水过少，在 8 厘米及以上就是羊水过多。

肚脐

测量羊水的深度

羊水的最大深度

羊水指数的计算则要复杂一些：把子宫分成四部分，测量各部分最大羊水池的垂直深度，加起来就是羊水指数。羊水指数在 5 厘米及以下为羊水过少，如果在 25 厘米及以上就是羊水过多了。如果羊水指数在 8 厘米及以下为羊水偏少。

正常怀孕时，羊水量随孕周增加而增多，到了孕 38 周以后开始逐渐减少，足月时羊水量大约 800 毫升。在怀孕任何时期内羊水量超过 2000 毫升都属于羊水过多。羊水过多通常与胎儿畸形、妊娠并发症有关,如妊娠期糖尿病、双胎输血综合征、胎儿溶血等。羊水过多的孕妈妈发生胎盘早剥、宫缩乏力、产后出血等的风险增大。对宝宝来说,羊水过多会使早产、脐带脱垂、胎儿窘迫等并发症的发生率增加,加上羊水过多经常和胎儿畸形同时出现,所以羊水过多时围产儿病死率会增高 7 倍。羊水过多的孕妈妈除了接受医生的治疗,还需保证低盐饮食,减少饮水量。多卧床休息,左侧卧位,改善子宫胎盘循环,预防早产。

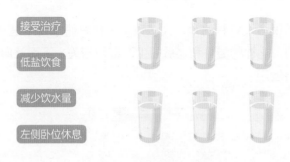

接受治疗
低盐饮食
减少饮水量
左侧卧位休息

说了羊水过多,那羊水过少又是什么情况呢

如果孕晚期羊水量少于 300 毫升,就是羊水过少了。羊水过少最常见的原因有羊膜破裂、胎盘功能减退、胎儿畸形等。如果孕妈有腹泻或者脱水的情况,也可能导致羊水过少。羊水过少会导致孕妇的手术分娩率和引产率增加。另外,羊水过少对宝宝的危害比羊水过多更大:会导致围产儿的病死率增高。如果羊水过少是由于胎膜破裂导致的,孕妈宫腔内感染的可能性也会增加。羊水过少的妈妈,一定要及时就诊,日常休息时也要多采取左侧卧位,还要适当增加饮水量,提高血液的循环,相对增加羊水。

为了预防羊水异常,孕妈要注意均衡饮食,适当锻炼,定期产检,预防和治疗糖尿病、高血压等并发症。孕妈一旦发现羊膜破裂,需及时到医院就诊。

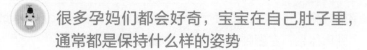

很多孕妈们都会好奇，宝宝在自己肚子里，通常都是保持什么样的姿势

出乎很多人意料的是，大多数宝宝在妈妈子宫里是"倒立"着生活的。这样的姿势和之后的生产密切相关。下面就向大家介绍一下胎位。

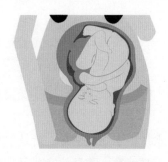

胎位指的是胎儿在子宫内的位置。为什么要强调胎位，难道不是宝宝怎么舒服怎么待着就好了吗

当然不是。自然生产时宝宝需要从子宫下降到骨盆，再经阴道产出。本来产道就窄，骨盆又是硬邦邦、难以被改变形状的，所以说产道是一条十分狭小、充满艰难险阻的道路，宝宝们必须想尽方法、不断找寻最合适的角度，才能顺利通过产道、见到妈妈。这时候，姿势就显得尤为重要了，如果姿势不对，宝宝"卡"在产道中无法顺利出生，孕妈和宝宝都会有危险。

绝大多数宝宝在妈妈的子宫里都是头在下、屁股在上的姿势，并且在被生产时，枕部，也就是后脑勺，位于前方，叫做枕前位。这种姿势，能使宝宝在出生时头最先露出来，并且能自己旋转角度，使得头、肩、身体相继娩出，比较利于顺产。

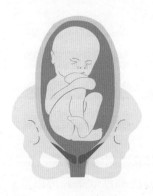

但是，总有一小部分宝宝会有些调皮，以错误的姿势待在妈妈的子宫内。

 为什么会发生胎位异常呢

这和许多因素有关。可能是孕妈骨盆天生狭窄，或者子宫收缩乏力、前置胎盘、羊水量过多或过少等。也有可能是宝宝的原因，如身体太大或者发育异常，又或是怀了双胞胎，可能导致胎位异常。

 如果不幸出现了胎位异常，应该如何应对呢

一般来说孕 30 周以前，宝宝比较小，在子宫内的活动范围比较大，大多数头朝上或者处于横位的宝宝，可自行转为正常胎位。但如果过了 30 周还没有转为正常的话，孕妈们可以在医生的指导下进行矫正。比如排空膀胱、松开裤带后进行一下胸膝卧位，每天 2 ~ 3 次，每次 15 分钟，连续做一周后复查。

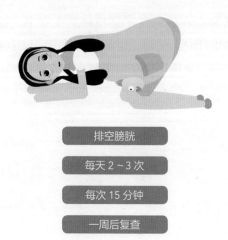

排空膀胱

每天 2 ~ 3 次

每次 15 分钟

一周后复查

此外，激光照射或者艾灸至阴穴，也有一定的帮助。

如果前面那些方法都没效果，可以在孕 32 ~ 34 周时，进行外转胎位术。但要注意，这些矫正方法都要经过医生评估、指导后才能进行，孕妈不要自行随意使用。

 如果临产时宝宝的胎位还不正常，是不是就意味着一定要剖宫产了

也不全是这样。肩先露是最麻烦的一种胎位，顺产十分困难，需要直接采用剖宫产，但这种胎位的发生率只有 0.25%。其余异常胎位虽然自然娩出相对困难，但如果孕妈身体条件好、宝宝也没有异常的话，是有阴道试产机会的。当然，如果医生发现，情况已经不适合顺产了，就会及时采用剖宫产，孕妈们也要做好相应的心理准备。

宝宝的胎位十分重要，如果存在胎位异常，需要孕期适度矫正、生产时积极配合。

请扫描二维码，观看本课视频

第 **182** 课
胎儿偏大怎么办

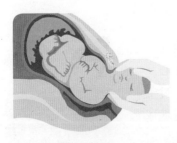

我们把出生体重达到或者超过4000克的胎儿叫"巨大儿"。近年来因营养过剩导致生巨大胎儿的孕妇有逐渐增多的趋势，我们就来讲讲这个问题。

胎儿偏大，会增加难产率，从而导致剖宫产率上升。而由阴道顺产时也更容易发生肩难产，胎儿越重，发生率越高。肩难产处理不当可能导致严重的阴道损伤和会阴裂伤，甚至导致子宫破裂。

另外，怀着巨大儿的孕妈子宫过度扩张，又容易发生子宫收缩乏力、生产时间延长，增加产后出血的可能性，也会延长产后恢复时间。而且，宝宝先进入产道的部位长时间压迫产道，容易引起被压迫部位坏死，从而发生尿瘘和粪瘘。

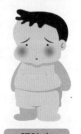

肥胖症

胎儿偏大也会对宝宝产生影响。偏大的宝宝常常需要手术助产才能生出来，这可能引起颅内出血、锁骨骨折、臂丛神经损伤等产伤，严重时可引起宝宝死亡。巨大儿在新生儿期时更容易得新生儿低血糖、高胆红素血症、低镁血症等，儿童期易发生肥胖症和脑部肿瘤等疾病，成年后发生心血管疾病及代谢综合征的风险都会大大增加。

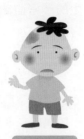

脑部肿瘤

第四部分 孕晚期

目前还没有办法在宝宝出生之前准确地预测胎儿大小，医生一般会通过 B 超数据和妈妈的宫高、腹围给一个参考值。

如果孕妈出现怀孕时体重增加较快、肚子很大，在怀孕后期出现呼吸困难，腹部沉重以及两肋部胀痛等症状，就很有可能有怀巨大儿的风险。

也不是每位孕妈都容易怀上巨大儿，具有以下高危因素的孕妈妈要格外小心。如体型偏胖、年龄较大；或者曾经生过宝宝，特别是生过巨大儿；怀孕时患有糖尿病，尤其是 2 型糖尿病；达到或者超过 42 周还没有分娩；爸爸妈妈身材高大等。

患有糖尿病

42 周及以上还没分娩

父母身材高大

如果怀疑胎儿偏大或者孕妈有怀巨大儿的高危因素，就得在怀孕期间时刻注意自己的血糖了。一旦确诊为糖尿病，要积极治疗；如果预测胎儿体重超过 4000 克并且孕妈患有糖尿病，建议采用剖宫产终止妊娠；没有糖尿病的孕妈经过医生评估后认为有阴道分娩条件的，可以在医生的严密监测下进行阴道试产，但必要的时候还是需要选择剖宫产。

虽然胎儿偏大对妈妈和宝宝都有影响，但孕妈不要太过担心，控制孕期增重速度和血糖，可以降低巨大儿的发生率。备孕中的妈妈，如果自身就肥胖的话，建议通过规律的运动和合理的饮食适当减重；怀孕后，孕妈要定期产检、适度运动、健康饮食、保持良好的生活方式和合理的增重速度。

第**183**课
胎儿过小怎么办

请扫描二维码，观看本课视频

胎儿大小小于实际孕周数、胎儿生长受限、胎儿生长迟滞、胎儿宫内发育迟缓这几个概念，说的都是无法达到其应有的生长潜力的胎儿，我们叫小于孕龄儿，发生率5%～8%。这些胎儿足月时出生体重不足 2500 克，属于低出生体重儿。

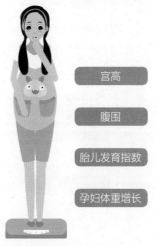

宫高

腹围

胎儿发育指数

孕妇体重增长

我们能通过一些临床指标和辅助检查及时发现过小的胎儿。临床指标包括宫高、腹围，胎儿发育指数，以及孕妇体重增长情况。辅助检查包括 B 超、彩超、抗心磷脂抗体测定。

需要注意的是，初步诊断胎儿生长受限后，应在 1～2 周后复查，不可以凭一次的测量数值就确诊。

胎儿宫内发育迟缓会造成很多不利影响。首先，会导致孩子在围产期的死亡率增高。在新生儿期，可能智力、体格、神经系统发育暂时落后，在出生两年后达到正常水平。还容易引起低血糖、常温下体温失衡、红细胞增多、围产期缺氧等多种疾病。孩子成年后，患胰岛素抵抗性糖尿病、脂质代谢病、心血管疾病的概率也会升高。还有少数会出现终身生长发育迟

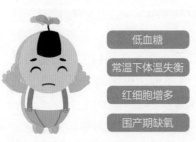

低血糖

常温下体温失衡

红细胞增多

围产期缺氧

第四部分 孕晚期

缓、不同程度的神经系统后遗症。

胎儿过小通常由于母亲、胎盘，胎儿、脐带这些因素导致。

孕妈年龄过大或过小、身材矮小、营养不良、经常抽烟、有缺氧或血供障碍的，都会导致胎儿过小。胎盘功能不全、脐带附着异常、单脐动脉等胎盘因素，也都会影响胎儿生长。在胎儿方面，慢性宫内感染是导致胎儿过小的最主要原因。双胎或多胎，以及遗传代谢病也会导致胎儿过小。

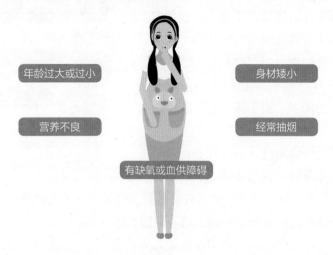

胎儿过小总体来说是治疗越早，效果越好。

小于孕 32 周开始治疗效果最好，孕 36 周后治疗效果就不太明显了。一般治疗方法包括卧床休息、均衡膳食、吸氧、采取左侧卧位、补充营养物质等。有时也会采用药物治疗。

如果宫内监护情况良好、胎盘功能好转、孕妇病情稳定，可以在密切监护下足月分娩，但不应该超过预产期。如果治疗中发现羊水减少、胎盘提前老化、胎儿停止生长 3 周以上、胎动明显减少等情况，或是妊娠并发症病情加重，可能需要尽快终止妊娠。这时医生会根据具体情况给出建议的。

胎儿过小会带来很多危害，一旦发现，要及时进行处理。

第 **184** 课
脐带绕颈有危险吗

请扫描二维码，观看本课视频

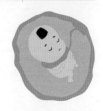

脐带过长、宝宝体型过小、羊水量过多，或宝宝动得太频繁，都可能造成脐带缠绕宝宝的脖子、四肢或者躯干。

 脐带绕颈听起来十分可怕，它会对宝宝造成什么影响呢

脐带绕颈对宝宝的影响，与脐带缠绕的松紧、缠绕的周数及脐带的长短有关。

发生脐带绕颈的宝宝中，缠绕一周的情况最为多见。脐带绕颈可能造成分娩时间延长，如果勒得过紧或圈数过多，还可能造成宝宝血液循环受阻，甚至缺氧窒息。

产前定期的超声检查，可以帮助孕妈较早发现脐带绕颈的情况。医生利用超声，可以看到宝宝脖子周围的脐带血流，以及宝宝皮肤上被脐带压出来的痕迹，来判断是否有脐带绕颈的情况发生。同时，医生还可以从超声的图像中，看出脐带绕颈的周数。

实际上，如果没有证据显示宝宝有缺氧表现，孕妈不用太过紧张，也不需要做什么特别的处理，要保持良好的心态。建议孕妈每天坚持自数胎动，并且定期产检及胎心监护，以便了解胎儿是否宫内缺氧。如果发现胎儿有宫内缺氧表现，医生会给出相关治疗建议，比如吸氧、输液，提高胎儿储备功能，如果不能改

第四部分 孕晚期

441

善，必要时需要剖宫产。

● 胎儿缺氧时可能的治疗措施

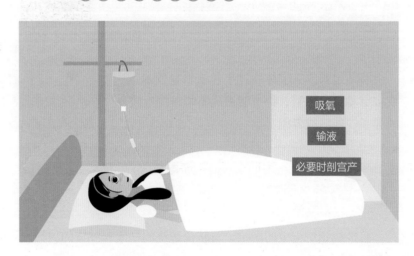

吸氧

输液

必要时剖宫产

有的孕妈可能会担心，脐带绕颈是不是就意味着必须要做剖宫产了呢

实际上并不一定是这样的。

如果产前的各项检查都显示宝宝状况良好，而且也符合顺产条件，医生还是会建议孕妈尝试顺产的。分娩过程中，医生会进行胎心监护，监测宝宝心率的变化，了解宝宝在子宫里的情况。如果宝宝的情况一直都很好，孕妈就可以放心大胆地继续把宝宝生出来。但是如果分娩的过程中，宝宝出现了缺氧的情况，那么为了宝宝的安全，就需要剖宫产了。如果临产前，脐带绕颈3圈及以上，或者脐带绕颈合并脐带绕体，为了避免胎儿窘迫或新生儿窒息，医生会建议剖宫产终止妊娠。

脐带绕颈3圈及以上

脐带绕颈合并脐带绕体

胎盘在孕期是连接妈妈和宝宝的重要器官，它要是出了什么差错，对大人和胎儿都有很大的影响。怀孕期间，少部分孕妈会出现前置胎盘或者胎盘早剥。现在我们就来说说这两个问题。

前置胎盘是孕晚期出现的一种很严重的并发症。正常情况下，胎盘附着在子宫的前壁、后壁、侧壁或底部。而怀孕 28 周后，如果胎盘附着在子宫下段，胎盘下缘达到甚至覆盖宫颈内口，就是前置胎盘。根据胎盘下边缘和宫颈内口的位置关系，可以分为完全性前置胎盘、部分性前置胎盘和边缘性前置胎盘。如果孕妈上次剖宫产，前置胎盘覆盖在剖宫产的切口上，就更加危险了，这叫做凶险性前置胎盘。

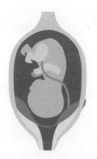

完全性前置胎盘

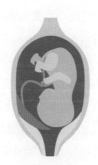

部分性前置胎盘

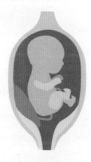

边缘性前置胎盘

第四部分　孕晚期

前置胎盘是导致孕晚期阴道出血的常见原因。这种阴道出血往往没有诱因、没有疼痛、反复出现。初次流血量一般不多；随着子宫下段不断伸展，出血往往反复发生，而且出血量会越来越多。

由于反复多次或大量阴道流血，孕妈可能会出现贫血，严重者有面色苍白、脉搏增快微弱、血压下降等休克表现；胎儿可能会发生缺氧的情况，甚至胎死宫内。胎头入盆的时候因为有胎盘挡着，也更容易出现胎位不正。

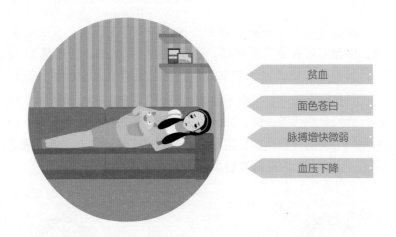

贫血

面色苍白

脉搏增快微弱

血压下降

这种情况下，孕妈们一定要定期产检，密切观察情况变化，发现异常情况及时就诊治疗，必要的时候，为了避免进一步伤害，还要提前终止妊娠剖宫产取出胎儿。

至于前置胎盘的孕妈能不能顺产，这个也要综合考虑前置胎盘的类型、出血量、胎心、胎位等，由医生作出判断。正常情况下，胎盘在第三产程胎儿娩出后才会娩出。而如果在孕20周后或分娩过程中，正常位置的胎盘在胎儿娩出前就已经部分或全部从子宫壁剥离，就属于胎盘早剥。

轻型胎盘早剥主要症状是阴道流血，出血量一般较多，颜色暗红，可能会伴有轻度腹痛；重型胎盘早剥可能看不到阴道流血或只有很少的流血，主要症状是突然发生的持续性腹痛、腰酸、腰痛，积血越多疼痛越剧烈。胎盘早剥严重时，孕妈会恶心、呕吐，还会出现面色苍白、出汗、脉弱及血压下降等休克征象，甚至有生命危险；胎儿也有可能因为严重缺氧而出现死亡的后果。

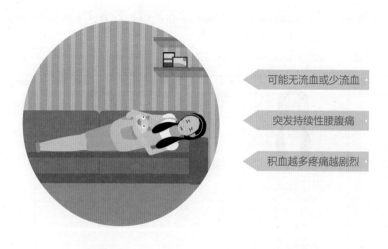

可能无流血或少流血

突发持续性腰腹痛

积血越多疼痛越剧烈

　　为了防范胎盘早剥，孕妈行走的时候要避免摔倒和使腹部受到撞击和挤压；要做产前检查，及早发现异常；在妊娠过程中特别是妊娠晚期，避免仰卧位及腹部外伤。如果出现突发性腹痛和阴道流血要马上就诊，一旦确定胎盘早剥要迅速终止妊娠。

　　胎盘异常对妈妈和宝宝都很危险，一定要警惕。

第**186**课
胎膜早破怎么办

请扫描二维码，观看本课视频

　　正常情况下宫口快开全的时候才会破水，但有 10% 的足月孕妈会在临产之前破水，也就是胎膜早破，还有 2%～3.5% 的孕妈会发生未足月胎膜早破的情况。

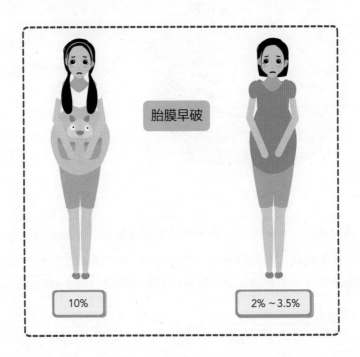

胎膜早破

10%　　　　　　2%～3.5%

　　胎膜早破时，你会发现阴道突然流出或多或少的淡黄色清亮的液体，可能混有棕色或绿色的胎粪或胎脂，一般站立或者活动的时候流得多，平躺的时候流得少。

胎膜早破是很常见但又很危险的现象。破水之后，羊膜腔就不再封闭，病菌也会乘虚而入，所以胎膜早破除了会引发早产、围生儿病死率增加，还会导致宫内感染率以及产褥感染率刁高。

胎膜早破经常和脐带脱垂一起出现。破水之后，如果我们是站姿或者坐姿，羊水在地心引力作用下从阴道流出，羊水里漂浮着的脐带也很可能随着羊水进入阴道，甚至露出阴道口，那么脐带就会被宝宝自己压着，阻断胎儿血液循环，导致胎儿急性缺氧，超过 7 分钟就可能胎死宫内。

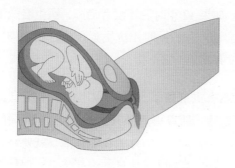

压迫脐带

阻断胎儿血液循环

胎儿缺氧

胎死宫内

此外，如果羊水大量流出也很危险，生产时就是"干产"了，同样容易压迫到脐带。一次大量羊水流出还可能带来胎盘早剥，处理不当就可能威胁到母儿生命。所以，发生胎膜早破时要做到两件事：一是马上平躺、垫高臀部，二是立刻送到医院处理。有的孕妈想着去医院前先洗个澡，不然几天都洗不了，这个时候千万别！

来医院的路上也一定要注意，为了避免脐带脱垂，当然不能自己走着下楼了，最好打急救电话，让急救人员用担架，脚部高、头部低地抬着用救护车送来。

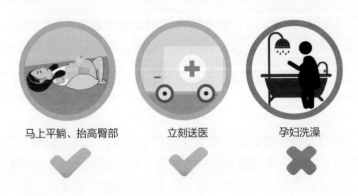

马上平躺、抬高臀部　　立刻送医　　孕妇洗澡

医生会怎么处理胎膜早破的状况呢

如果宝宝已经足月，一般会在破水后12小时内自然临产，等待宫缩发动就可以了。如果12小时后还没有临产，医生会酌情使用缩宫素诱发宫缩，启动产程，同时用抗生素预防宫腔感染。如果没有脐带脱垂，也没有其他剖宫产指征，完全有可能顺产。

如果还没有足月就有点麻烦了。35周以上的，宝宝已经可以较为独立地在宫外生活，所以一般顺其自然。小于34周的要尽可能保守治疗，等到胎肺成熟，估计胎儿能存活，就要终止妊娠，减少进一步感染。孕妈需要卧床休息、臀部垫高；保持外阴清洁，必要的时候使用抗生素预防和治疗感染；另外也可能需要用一些抑制宫缩的药物预防早产，以及用一些促进胎肺成熟的手段。不过如果已经有了明显的感染，就可能要马上剖宫产。如果24周以内就发生胎膜早破，就只能建议终止妊娠了。

生殖道感染，宫内压力增高，胎膜受力不均，缺乏维生素C、锌以及铜，宫颈内口松弛等都可能导致胎膜早破。

针对这些因素，孕妈们发现下生殖道感染一定要及时治疗。同时补充维生素C、钙、锌、铜等营养素。避免重体力劳动，防止疲劳过度。特别要注意，孕晚期禁止性生活，以免刺激子宫、增大压力。

第 **187** 课
生孩子到底有多痛

请扫描二维码，观看本课视频

看着肚子一天天变大，孕妈们开始担心真正进到产房的那一刻。加上"过来人"对分娩痛的生动描述，孕妈们越来越恐惧。

那么，生孩子到底有多疼，有没有能减轻痛苦的方法呢

疼痛评分

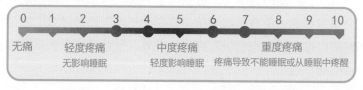

虽然疼痛无形，但医学上可以对疼痛进行科学分级。一种比较权威的测量方法是视觉模拟评分法，也就是 VAS 法。VAS 法把疼痛分成了 10 个刻度，0 分表示没有疼痛，10 分则代表难以忍受的最剧烈的疼痛。

除此之外，常用的分级方法还有面部表情法，表情越痛苦，代表的疼痛程度也就越高。

生孩子的疼痛到底应该对应的是几分呢

其实分娩痛也有个体差异，每个人的感受都不同。我国的相

449

关研究表明，产程潜伏期 80% 的孕妈的疼痛等级处于中度疼痛，而活跃期有 50% 孕妈会感觉到重度疼痛。

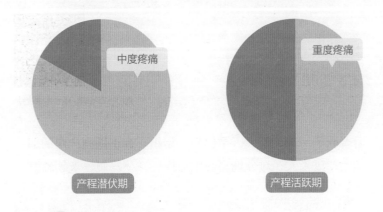

中度疼痛

重度疼痛

产程潜伏期

产程活跃期

为什么生孩子会这么痛呢

其实，产痛的原因与多方面因素有关。分娩时子宫肌缺血缺氧会引起疼痛，子宫肌收缩压迫宫颈及子宫下段神经节、宫颈扩张时肌肉过度紧张也会引起疼痛，此外，孕妈过度紧张焦虑也会加剧疼痛。

疼痛的程度会随着产程的进展也有不同。宫缩刚开始的阵痛一般都可以忍受，也不太影响正常生活。但进入产程后，宫缩加剧并且越来越频繁，疼痛也越来越明显。这一时期孕妈可能会坐立不安，甚至无法做其他事情，疼痛评分在 4～7 分不等。进入产房开始分娩后，疼痛会进一步加剧，分值也在 4～10 分不等。

这样看来，生孩子确实很痛，如今的分娩镇痛技术，却可以大大减轻这种痛苦。分娩镇痛分为两部分，第一部分是孕妈自己心理的调节，需要孕妈们尽可能放松心情，不要有太大心理负担。第二部分就是药物的应用了。在孕妈临产时，可以向腰椎的硬膜外注射一些镇痛药物，这样可以使下腹部的疼痛减轻甚至消失，是非常有用的镇痛方法。

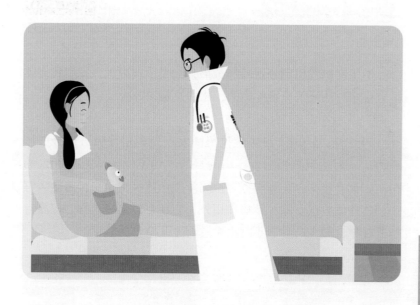

可是，有些孕妈还是害怕，甚至会问："那我选择剖宫产不就行了？"其实，剖宫产在医学角度是需要一定临床指征才能实行的，如果孕妈身体条件很好的话，完全可以顺产。更何况有了分娩镇痛技术后，轻轻松松一针麻醉剂就能解决的疼痛问题，完全不必要为了逃避疼痛而选择挨上一刀。

减轻产痛，孕妈们一要放松心情，还可以选择应用镇痛药物，就可以告别"撕心裂肺"的生产过程了。

不少准妈妈想到分娩的痛苦都会倒吸一口冷气，其实我们还是有很多办法缓解分娩疼痛的，比如拉玛泽呼吸减痛法。

1952 年，法国产科医生拉玛泽发现，利用呼吸可以分散注意力，从而达到减轻分娩疼痛的目的。到了现在，美国 80% 的初产妇都会接受拉玛泽服务。拉玛泽生产呼吸法是一种有效缓解产妇疼痛的方法。除了镇痛作用外，它还可以缩短产程，提高自然分娩率；减少产后 2 小时出血及新生儿窒息的概率。

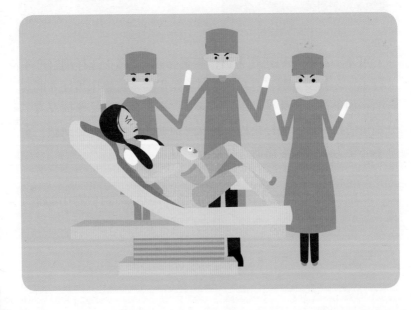

一般怀孕 7 个月后就可以开始进行拉玛泽呼吸练习，主要包括廓清式呼吸、缩紧与放松运动和呼吸运动。

准妈妈首先要选择一个安静的环境；关闭门窗，保持柔和的灯光，放上轻音乐，平复心情。

1. 廓清式呼吸

也就是腹式呼吸。准妈妈眼睛盯着一个焦点，身体完全放松；鼻子慢慢吸气到肚子，嘴慢慢呼气，整个呼吸过程中主要是腹部起伏，胸腔起伏比较小。廓清式呼吸在其他练习前后都需要做。

2. 缩紧与放松运动

准妈妈仰卧在床上紧缩左臂、握拳，然后伸直、抬高，再放下左臂、放松；这个过程中做到除了左臂以外其余部分都放松。然后再换成右臂、右腿、左腿，以及右臂加右腿、左臂加左腿、右臂加左腿、左臂加右腿，依次做紧缩和放松的动作。这个动作可以使分娩时我们的各部位肌肉自然放松，准爸爸可以陪着妻子练习，还能帮忙检查有没有放松到位。

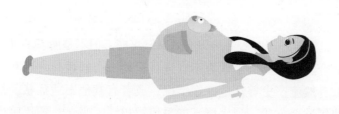

3. 呼吸运动

第一阶段，也就是开始有规律宫缩的时候，采用胸式呼吸，鼻子吸气，嘴巴呼气，腹部保持放松；每分钟保持 6～9 次的深呼吸，吸入量和呼出量保持均匀。

第二阶段是浅而慢的加速呼吸，在宫缩增强时完全用嘴呼吸，小口快速呼吸，像发出"嘶嘶"的声音，宫缩减慢时回到第一阶段的胸式呼吸。

第三阶段的呼吸像是喘气，适用于宫口开到 7～10 厘米的时候。准妈妈深吸一口气，紧接着快速做 4～6 次短的呼气，根据宫缩的程度，准妈妈可以自行调节呼吸的速度。

第四阶段宫口全开、即将看到宝宝头部，准妈妈就要在助产士的指导下开始用力了。准妈妈深吸一口气，憋气、用力，使肺部的空气压向下腹部，需要换气时马上把气呼出，再快速吸满一口气，重复憋气、用力的过程。提醒各位准妈妈，练习的时候可不要真的用力，否则会有早产的风险哦。

第五阶段准妈妈已经有很明确的排便感，很想用力把宝宝生出来，但这个时候为了防止阴道撕裂，一定要忍着，等待宝宝自己挤出来。阵痛开始时，准妈妈先深吸一口气，接着短而有力的哈气，先做 4 次短的呼气，再把剩下的气全部呼出来，像吹蜡烛一样。

虽然拉玛泽呼吸法可以有效减轻疼痛，但不是所有的准妈妈都适合。如果被医生认为不宜进行运动，有妊娠并发症和并发症、自然流产史等高危妊娠情况，或者有其他不适症状，都不宜使用这个方法。到底能不能采用拉玛泽呼吸法，还得医生说了算。

请扫描二维码，观看本课视频

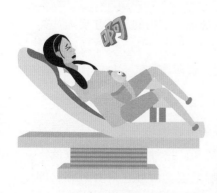

说到分娩，很多准妈妈首先想到的就是影视剧里撕心裂肺的哭喊，更有人因为害怕疼痛而选择剖宫产。

其实，剧烈疼痛对产妇生理和心理健康的严重影响，已经逐渐受到了重视。安全、无痛的分娩成了大家追求的目标。下面就向大家介绍一下分娩镇痛。

分娩镇痛是指用各种方法减轻产妇阴道分娩时的疼痛。理想的分娩镇痛要满足这么几点：对产妇和胎儿不良反应小；起效快，作用可靠，给药方便；不影响宫缩和产妇运动；保证产妇清醒，能配合分娩；能满足整个产程镇痛要求。

目前常用的镇痛方法大致分为非药物镇痛、药物镇痛和麻醉镇痛。

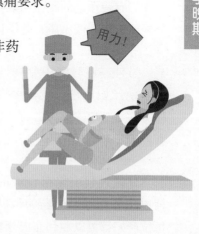

1. 非药物镇痛

主要指精神预防法，包括充分的产前宣教和产时指导。生产前，医生会给孕妈介绍分娩过程，可能产生的疼痛以及原因，从而消除孕妈的紧张和恐惧心理。生产过程

第四部分　孕晚期

中，助产士会指导产妇正确地呼吸和用力，给产妇以鼓励和信心，从而缓解肌肉紧张和疼痛。这种方法安全、经济，但能缓解的疼痛有限，且效果依赖于产妇的自我调节能力，因此难以作为可靠的镇痛方法。

2. 药物镇痛

包括从肌肉或者静脉注射止痛药等。常用的静脉注射阿片类药物瑞芬太尼，优点是起效快，效果明显。但药物容易通过胎盘，可能对宝宝有呼吸抑制，使用时要多注意。

3. 麻醉镇痛

椎管内麻醉是目前临床最常用的分娩镇痛方法，也就是通过腰椎间隙向产妇的椎管内注射麻醉药。这种方法能明显减低疼痛，同时保证产妇清醒，不会影响宝宝。而且它只阻断感觉神经，不影响运动神经，所以产妇更容易配合，产程时间短。

在我国，为了避免产程延长，分娩镇痛一般都仅限于第一产程，即宫口开大3厘米时开始麻醉，到宫口开全时停止麻醉。但这种方法也有一定的不足，例如起效慢，可能造成产妇低血压，以及术后头疼等。同时，不是每个产妇都能采取椎管内麻醉。如果产妇有较严重的凝血功能障碍，或者腰椎局部皮肤感染，或者分娩前就存在低血压，就应该根据医生的建议，选择其他方法。

另外，还有水中分娩，是利用温水使产妇放松，减轻疼痛。但这种方法要求条件较高，在我国还没有推广开来。

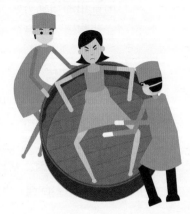

分娩过程中保持良好的心态，辅以止痛药或麻醉药的帮助，相信每位产妇都可以顺利完成分娩。

导乐分娩

导乐分娩是指由训练有素且有生育经验的女性，在产前、产程中和产后给产妇以持续的生理上、心理上的支持。那么，导乐分娩有什么作用呢？

它是分娩镇痛的一种主要的心理疗法。导乐分娩从主观上来说，可以训练产妇转移注意力，达到松弛肌肉，减少恐惧、紧张的效果。客观上也可以减少紧张激素的释放，减少大脑对疼痛的感应，也就可以很大程度上消除产痛。但是这个镇痛效果因人而异，对妈妈的心理素质也有一定的要求，可能出现无法听从指导，导乐分娩不起作用的状况。

除了镇痛，导乐分娩还可以使宫缩更协调，体力消耗降低，从而增强产力，缩短产程，减少催产素的使用。还能改善产妇的精神状态，缓解不安情绪，有效地避免产后抑郁症的发生。也会有利于产后及时母乳喂养；还可以减少不必要的剖宫产，减少产后出血，降低胎儿窘迫以及新生儿窒息的可能性。

不过，也并不是所有人都适合导乐分娩。一般来说，导乐分娩适合第一次生孩子的初产妇，没有妊娠并发症或并发症，临产前也没有剖宫产指征，打算自然分娩的。如果有高危妊娠的迹象、年龄在40岁以上的，以及患有心脏病、心衰、严重的高血压、糖尿病的孕妇，可能需要剖宫产，就不要选择导乐分娩了。

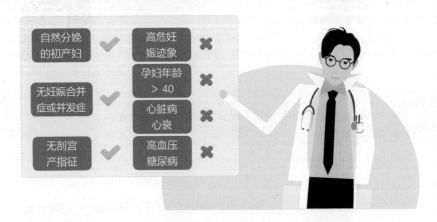

国内的"导乐"目前只在临产到产后 2 小时提供服务，一般由一位有经验的助产士和 1 名家属全程陪伴。

● 导乐分娩的过程

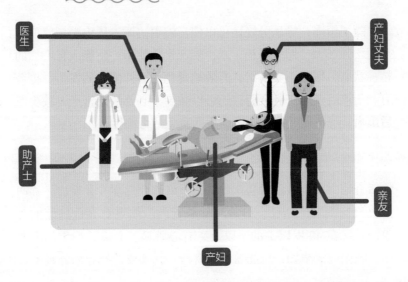

在产前，"导乐"与产妇以及家属沟通，制定分娩计划，包括进食、饮水、孕妇操等，还要适时地为产妇进行腰骶按摩，指导产妇运用拉玛泽呼吸法减轻阵痛。分娩过程中，负责指导产妇正确配合，鼓励产妇增加信心。

产后指导妈妈宝宝进行皮肤接触并帮助宝宝吸吮，保证母乳喂养的成功。另外在整个过程中根据自身经历给产妇及家属各种有效的指导和建议。而家属主要负责给产妇精神支持和适当的照顾。

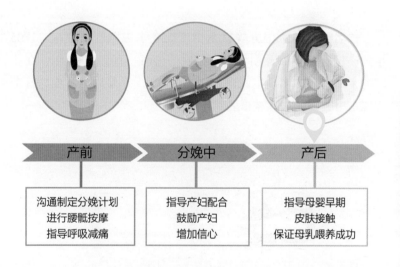

产前	分娩中	产后
沟通制定分娩计划 进行腰骶按摩 指导呼吸减痛	指导产妇配合 鼓励产妇 增加信心	指导母婴早期 皮肤接触 保证母乳喂养成功

也有"多对一"的导乐分娩服务。包括一个有分娩经验的助产士、一个有经验的妇产科医生、产妇丈夫以及一位有自然分娩经验的亲友，这个组合可以给新妈妈更加细致、周到的服务，是不是想想就很放心呢？

我们经常看到关于水中分娩的新闻，有些明星更是大晒水中分娩的照片，看起来浪漫又幸福。这让孕妈们对水中分娩产生了憧憬。不过，水中分娩真的靠谱吗？下面就为大家介绍一下。

顾名思义，水中分娩就是指产妇在水中顺产下宝宝。1805年，一位法国产妇开创了水中分娩的先河。直到 2000 年，在我们的宝岛台湾才出现了我国首例水中分娩，3 年后上海成为首个实现水中分娩的大陆城市。

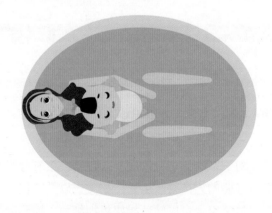

水中分娩的过程类似于传统的顺产，但又与顺产有些不同。符合条件的产妇在宫口开大到 5~7 厘米时就可以进入温水中待产。整个过程需要监测产妇的体温、胎心等数据，在宝宝娩出后，进入第三产程的产妇会被迅速转移到产床，并检查产道，娩出胎盘。

水中分娩注意事项

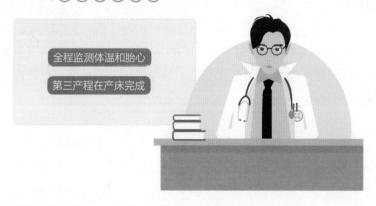

全程监测体温和胎心

第三产程在产床完成

水中分娩近年来较受关注，支持者认为它具有一些传统顺产不具备的优势。

水中分娩最吸引人的一点无疑是它镇痛和镇静的作用。研究显示，水中分娩可以使疼痛级别明显降低，减轻产妇分娩过程中的痛苦。此外，产妇在温水中可以选择舒适的姿势，保持放松，减轻焦虑，加速产程的进展。

水中分娩的优点

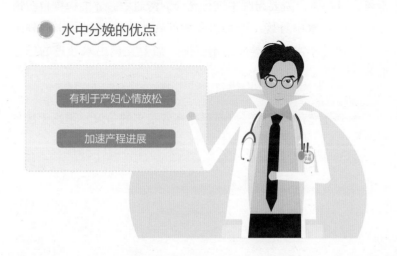

有利于产妇心情放松

加速产程进展

水中分娩还可以保护产妇的会阴，增加会阴的弹性，降低会阴侧切率。

Frederick Leboyer 编著的《Birth Without Violence》一书中更是认为，水中分娩给新生儿提供了与母体相似的环境，是最理想的出生环境。

尽管水中分娩的好处多多，但也有人认为水中分娩存在一些潜在的风险，不能忽视。常见的风险包括感染、胎儿心动过速、脐带断裂等。由于在水里难以估计出血量，产妇的安全也存在着潜在的威胁。另外，就目前来看，我国多数医院还不具备进行水中分娩的条件，这也是必须要考虑的。

并不是所有的产妇都适合水中分娩，尤其是存在孕期并发症的产妇。这些产妇在分娩过程中需要更及时的医疗处理。

水中分娩主要的禁忌证包括早产、难产、多胎妊娠、分娩期内阴道出血、传染性疾病、胎位不正、前置胎盘等。所以，产妇不可盲目跟风，需要与医生进行充分的沟通后，才能根据自身情况选择是否水中分娩。产妇也要做好在水中分娩过程中遇到阴道大出血、羊水粪染等异常情况时，需要立刻出水处理的思想准备。

水中分娩有利有弊，目前还存在着很多的争议。孕妈要从自身情况出发，权衡利弊，保持理性，听医生建议进行选择。

第192课
临产的那些征兆

请扫描二维码，观看本课视频

　　肚子一天天越来越大，孕妈妈们也迫不及待地想要"卸货"和宝宝见面了，可预产期有时不太准。

　　到底什么才是快要生了的征象，孕妈们又该什么时候去医院待产呢

　　医学上，预示着即将临产的症状被称为"先兆临产"，主要包括 3 种症状。

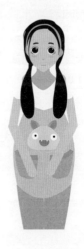

SUN	MON	TUE	WED	THU	FRI	SAT
	1	2	3	4	5	6
7	8	9	10	11	12	13
14	15	16	17	18	19	20
21	22	23	24	25	26	27
28	29	30				

预产期

　　首先是下降感。下降感就是指宝宝又往下走了一些，所以孕妈会感觉到上腹部轻松很多，呼吸顺畅了，胃也没有以往"被压着"的那种紧迫感了。可是，虽然缓解了上腹部的不适，却也带

来了下腹部的痛苦，孕妈们会有小腹坠胀感、尿频等。下降感发生的时间一般比较早，属于比较早期的先兆临产症状，如果孕妈发觉的话，只需多加留意即可，不必着急忙慌地赶去医院。

第二种症状是见红，也就是分娩前阴道的少量流血。见红的血量一般不多，比正常月经量要少。大多数孕妈见红发生在生产前 24 ~ 48 小时，不过这个时间点会有个体差异，有的孕妈见红和真正临产就相距很近。

见红是比较可靠的临产征象，孕妈们如果发现的话需要到医院去检查一下，看看是不是真的要生了。如果孕晚期阴道流血量过多、超过了平常月经的量，更要告知医生，因为这可能提示胎盘有异常。

第三个先兆临产征象是宫缩。宫缩的时候，孕妈会觉得肚皮一阵阵发紧、变硬，而且有轻度坠胀感，甚至是轻微的小腹疼痛。先兆临产时的宫缩，一般不太规律，持续时间短，并且不会有越来越强的趋势。如果孕妈发觉宫缩变得有规律了，并且逐渐增强，每五六分钟就会有 1 次的话，很可能代表宝宝已经完成了出生前的最后冲刺，孕妈自己也已经开始生产进程了。

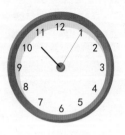

每 5 ~ 6 分钟 1 次

孕妈要记住自己宫缩的时间点、频率等信息，方便自己判断的同时，也能更好地和医生沟通。

那么一定要牢记临产征兆，才能从容地迎接宝宝的到来。

第193课
孕晚期怎样数宫缩

子宫出现收缩的现象称为宫缩。从孕早期起，孕妈就会偶尔感受到宫缩的出现，随着怀孕时间越来越长，宫缩发生的频率会逐渐增加。进入孕晚期后，孕妈会经常感受到宫缩，我们建议孕妈平时要注意数宫缩。

 很多孕妈可能会好奇了，为什么需要数宫缩呢

数宫缩主要是为了帮助判断是否该去医院准备分娩了。有规律性且逐渐增强、每次持续时间 30 秒左右或以上的宫缩，是临产的重要标志之一，也被称为"临产宫缩"。出现临产宫缩后，应该尽快赶往医院待产。而如果宫缩出现时间无规律，程度时强时弱，每次的持续时间也不尽相同，那就不能作为临产的标志，这种宫缩通常被称为"生理宫缩"或"假宫缩"。生理宫缩经常晚上出现白天消失。出现生理宫缩时，并不需要去医院待产。

临产宫缩和生理宫缩的重要区别在于是否有规律性。为了区分它俩，就需要我们平时多注意数宫缩，并观察记录下来的宫缩数据是否有规律性。

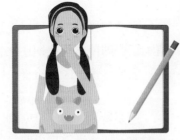

数宫缩　　　记录　　　并观察数据

 应该怎样数宫缩呢

数宫缩主要是计数每次宫缩的持续时间和两次宫缩的间隔时

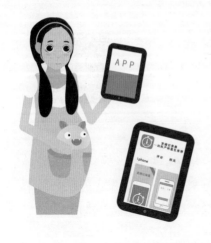

间。持续时间是指一次宫缩从开始到停止所经历的时间。间隔时间是指从这次宫缩开始，到下次宫缩开始，所经历的时间。

这些数据如果都靠咱们拿着手表、纸笔来记录的话，还挺麻烦的。现在手机的应用商店里有不少记录宫缩的 APP。下载一个 APP，用它来帮忙记录会方便很多。

记录了一堆宫缩数据后，怎样根据这些数据来判断自己现在的情况呢

首先，看数据趋势，如果记录的每次宫缩持续时间越来越长，两次宫缩间隔时间越来越短，而同时孕妈也感觉到宫缩程度越来越强了，那很有可能就是临产宫缩，建议孕妈尽快去医院。要说具体数值的话，临产宫缩通常是持续 30 秒以上，间隔从 10 分钟左右逐渐缩短为 5～6 分钟。

持续 30 秒以上
间隔 10 分钟左右

间隔 5　6 分钟

当孕妈通过数宫缩，发现自己已经开始规律宫缩了，即使离预产期还比较远，也不要掉以轻心，应该尽快去医院检查，因为不排除早产风险。

还要特别注意一点，如果宫缩比较频繁，达到了每小时 10 次左右，即使没表现出明显的规律性，也要去医院检查一下。因为过于频繁的宫缩可能引起胎儿供氧不足。

进入了孕晚期的孕妈，每天都要记得数宫缩哦。

第**194**课
临产信号之破水

请扫描二维码，观看本课视频

破水，医学专业术语叫破膜，顾名思义就是孕妈的胎膜破裂、羊水从阴道流出来的现象。正常情况下，会在宫口快开全的时候自然发生。

临产时，胎先露之前有大约100毫升羊水，我们叫前羊水，会形成一个前羊膜囊，也叫胎胞。胎胞会随着宫缩进入宫颈管内，帮助扩张宫口。当羊膜腔内压力

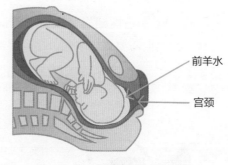

前羊水

宫颈

增加到一定程度后，胎膜就会自然破裂，伴随着宫缩的阵痛，流出来淡黄色、比较清亮的羊水。

破水之后，宫缩短暂停止一下，你可能感觉略微舒适一些，但随后就重新出现，并且比破水前更强烈，每次持续1分钟或更长，间隔1~2分钟。你也就进入了第二产程。如果胎头下降挡在宫颈口，流水会减少，但孕妈活动可能会再流出来。而如果流出的羊水太多，可能导致"干产"，另外也可能让脐带随着羊水进入阴道，造成脐带脱垂。这两种情况都会影响胎儿血液循环，是很危险的。所以，已经进入待产室的临产孕妈，如果还没有破水，建议略微走动一下，这对加快产程是有帮助的。破水之后最好就要听医生和护士的安排了。

第四部分 孕晚期

有的孕妈可能分不清楚破水和漏尿。尿液气味浓，甚至刺鼻；羊水气味自然，甚至发甜。漏尿是断断续续的，而破水却像流水，难以控制，甚至腹部还伴有抽痛感。如果实在不放心，也有专门的试纸可以检查。

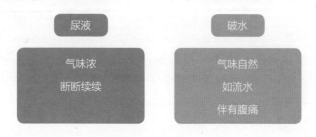

尿液

气味浓

断断续续

破水

气味自然

如流水

伴有腹痛

　　有 10% 左右的孕妈会在临产前就破水，这属于胎膜早破的一种。孕妈们需要立刻平躺、抬高臀部，送来医院就诊。

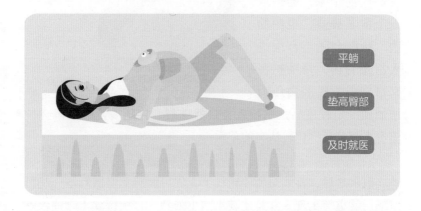

平躺

垫高臀部

及时就医

　　一般来说，37 周以上的足月宝宝，发生胎膜早破后的 12 小时内就会自然临产，如果迟迟没有发动，医生会考虑用缩宫素诱发宫缩。还有的孕妈宫口都开全了还没有破水，已经开始让产程有了延长的趋势，或者影响到了胎儿头部的下降，这个时候就需要人工破膜了。医生会在两次宫缩间隙用手术器具夹破胎膜，从而了解羊水的情况，刺激宫缩的增强，达到缩短产程的目的。如果人工破膜之后宫缩还是不够，可能还会需要使用缩宫素。

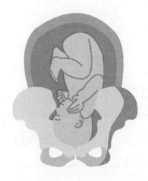

在分娩前几周和分娩过程中，孕妈会多次听到"入盆""开宫口"这两个词。

先来解释第一个词，"入盆"。入盆：临近预产期，胎儿位置会下移，头也会下降、进入到骨盆里，这个过程就叫"入盆"。

第一次生孩子的孕妈，通常在分娩前 2 周左右入盆。已经生过孩子的孕妈，大多在即将分娩时才入盆。胎儿入盆的感觉比较明显。由于胎儿位置下移，上腹部会变轻松，呼吸也能更顺畅。胃部被压迫感减轻，食欲饭量都能增加一些。由于胎儿进入骨盆后会压迫膀胱，可能出现尿频。

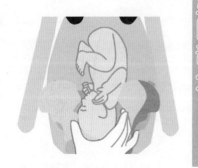

第四部分

孕晚期

分娩前的几次产检中，医生会检查胎儿是否入盆。检查方法是用手指握住胎先露部位，左右轻轻推动。如果胎先露部位跟着手一起动，说明还没入盆；如果是固定的，说明已经入盆。胎先露是指最先进入骨盆入口的胎儿部分。但孕妈不要自行检查，操作不当会有危险。适量做一些散步、爬楼梯之类的运动，可以促进入盆。

产前一直没入盆，就必须剖宫产吗

这也不是绝对的。如果医生评估胎位、胎儿大小、骨盆大小后，建议顺产，那即使产前没入盆，也可以尝试一下顺产。要是尝试顺产超过一定时间仍不能入盆，再进行剖宫产也可以。

说完"入盆"，咱们再讲讲"开宫口"。

在分娩的第一产程，胎先露部位到了宫颈口，也就是子宫的出口，胎儿为了出来，必须把宫颈口撑大到一定程度，这就叫"开宫口"。医生经常用"开几指"来描述宫口张开的程度。一个指头差不多 1 厘米宽，"开几指"就是说宫口张开了几厘米。10 指开全，也就是宫颈口直径扩张到了 10 厘米，胎儿就准备出来了。但其实手指经常比 1 厘米宽，开 10 指也不是要把两只手都放里面检查宫口扩张程度。

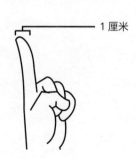

开几指 = 宫口张开几厘米

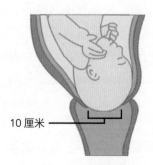

开 10 指

开宫口过程，第一次分娩的孕妈需要 11～12 小时，不超过22 小时；已经分娩过的孕妈，需要 6～8 小时，不超过 16 小时。

开宫口过程中，有一些注意事项：应少量多次地吃高热量易消化的食物，注意补充水分，来保证体力充沛。2～4 小时排尿1 次，避免过多尿液充满膀胱，影响胎头下降、宫口扩张。即使宫口开得慢，也不要焦虑紧张，注意休息和保存体力。必要时，医生会使用药物进行辅助。

第 196 课
三大产程

请扫描二维码，观看本课视频

　　自然分娩的产妇在分娩的过程中要经过三个阶段，也就是我们说的三大产程。现在，我们就帮助各位孕妈来了解一下这三大产程，以备孕妈们做好充足的心理准备。

　　见红、胎儿下降感和不规律宫缩的出现提示不久即将临产。一般来说，孕妈见红 1～2 天内就会自然临产，是分娩即将开始比较可靠的征象。

　　从出现规律宫缩开始，产妇就进入了第一产程。第一产程是宫颈口由闭合到开全的过程，持续时间最长，初产妇一般持续 11～12 个小时，经产妇则是 6～8 个小时。这个过程中主要有宫缩规律、宫口扩张、胎头下降及胎膜破裂四大表现，

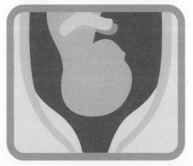

初产妇 11～12 小时，经产妇 6～8 小时

而产妇自我感觉最明显的就是有规律的宫缩。开始的宫缩大概间隔 5～6 分钟，每次持续约 30 秒，随着产程的推进，产妇会感到宫缩的间隔逐渐缩短，持续时间延长，强度也不断增强。

　　当出现规律宫缩或者破水，孕妈和家属就得带齐家当来医院待产了，之后的一切都要听从医护人员的安排。由于第一产程进

展速度较慢，产妇可以利用这段时间来吃东西补充能量，破水之前还可以洗个澡，做好充足的准备。另外还要注意尽可能多走动、做分娩操，来缩短产程。当感到自己有不受控制的向下屏气的需求时，千万不要盲目用力，以免造成宫颈撕裂。

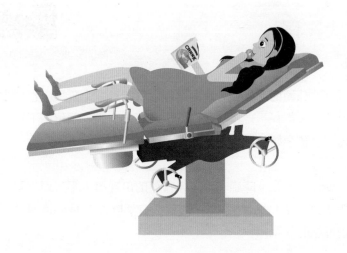

等到宫颈口开了十指，也就是宫颈口开全的时候，产妇就要准备进入第二产程。进入第二产程后，宫缩更加频繁，约 1～2 分钟一次，每次持续时间可达 1 分钟或更长。

 第二产程孕妈要如何科学地用力

在这个过程中，孕妈要听从医护人员的指挥，学会在宫缩时正确地向下屏气用力，并在宫缩间隙时抓紧休息，这样反复屏气，可以加速产程的进展。

到宝宝顺利娩出后，第二产程也就告一段落，这个过程经产妇快的几分钟就结束了，最多也就 1 个小时，而初产妇 2 个小时之内一般也都完成了。

第三产程就是从胎儿娩出到胎盘娩出。这个阶段由于宝宝已经从产妇体内出来，这个时候的产妇会感觉如释重负，同时也疲惫不堪，但还是要听从医护人员的指挥，坚持将胎盘娩出。通常情况下，5~15分钟，最多不超过30分钟，胎盘都会完整地娩出。至此，产妇的整个产程也就结束了。如果胎盘长时间没有娩出，就需要医护人员进行手取胎盘。如果有会阴伤口，也会在第三产程进行缝合。

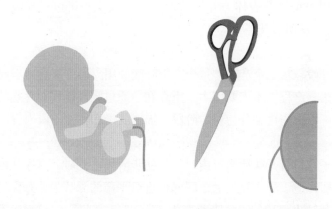

在第三产程中，护士也会帮助我们清理宝宝的呼吸道，等宝宝大声啼哭后剪断、处理脐带，还要通过阿普加评分对新生儿有无窒息进行评估，最后就会把宝宝抱给妈妈，让宝宝第一次与妈妈亲密接触，吸吮妈妈的乳头。

当一切完成后，产妇还需要在产房观察两小时，预防产后出血。

第 **197** 课
产程中如何调节呼吸和用力

在分娩中，正确的呼吸方法有助于减轻疼痛和精神压力，巧妙的用力可以节省体力并缩短产程。下面就来讲讲"呼吸"和"用力"这两大技能。

分娩包括三个产程，每个产程呼吸和用力的方法有所不同。

第一产程：不需要用力，重点在于通过呼吸转移对疼痛的注意。可以把它再细分为初步阶段、加速阶段和转变阶段来看。

子宫口打开 4 厘米以内时属于初步阶段。此时，宫缩强度还比较弱，应该鼻子吸气嘴巴呼气，进行平稳的深呼吸，并保持吸入量和呼出量均匀。呼吸节奏为：吸 –2-3-4，呼 –2-3-4，不断循环。

子宫口打开 4～8 厘米时属于加速阶段。此时，宫缩明显加强，痛苦也加剧，仍保持鼻子吸气嘴巴呼气，但要变为比较浅、由慢逐渐加快的呼吸。

每次宫缩加强时，呼吸节奏的变化为：吸 –2-3-4，呼 –2-3-4；吸 –2-3，呼 –2-3；吸 –2，呼 –2；吸，呼；吸，呼……等宫缩开始减弱了，再逐渐延长吸呼时间。

子宫口打开 8～10 厘米时属于转变阶段。这时，宫缩强烈，频率快，要采用浅呼吸，微微张开口吸气呼气，速度随着宫缩强度调整，保持吸气量等于呼气量。每次宫缩时，不断重复连续

孕产 280 天一日一课

4～6次快速吸气然后再大力吐气的过程，直到本次宫缩停止。呼吸节奏为：吸、吸、吸、吸，吐……

第二产程：宫口打开10厘米后，胎儿就准备出来了。这时，宫缩依然比较频繁，持续时间也与之前相似。是否会正确用力，决定着第二产程的长短。大喊大叫只会浪费体力，起不到帮助作用。正确用力方式应该是，在宫缩来临时用力，宫缩间歇时休息。

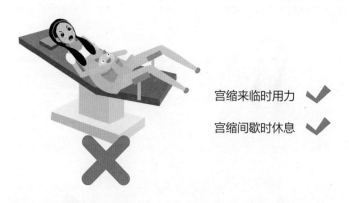

宫缩来临时用力 ✔

宫缩间歇时休息 ✔

别忘了还要配合呼吸。宫缩来临时，大口吸气然后憋住，下巴回缩，眼睛看向肚脐，向下用力。尽可能憋气时间久一些，一般来讲是10秒左右，然后换气，再重复之前的过程。

如此循环直到本次宫缩停止。

第二产程进展到胎头娩出2/3时，不能再用力，应该让胎儿缓慢娩出。但产妇此时会不由自主地想用力。为了避免用力过猛导致产道损伤，可以试一下"哈气"，就是嘴巴张开，像喘气一样急促呼吸。在哈气时，基本是用不上力的。

第三产程：熬过前两关，第三产程就是小问题了。保持平稳呼吸，在子宫收缩下不必用力或稍微用点力，就能将胎盘排出了。

孕妈们只要掌握了正确的呼吸和用力方法，在医护人员的帮助下一定可以顺利分娩。

第 **198** 课
初产妇、经产妇、高龄产妇的产程

请扫描二维码，观看本课视频

第一次分娩的产妇叫做"初产妇"；已经生过孩子，再次分娩的产妇叫做"经产妇"。

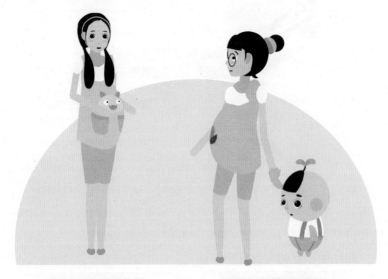

初产妇：第一次分娩　　　　　　经产妇：已经生过孩子

一般来说，经产妇的产程，进展得比初产妇更快。这主要是因为，经产妇的宫口和阴道结缔组织、骨盆韧带相对较松，宫口的扩张和宫颈的消失同时进行，使产程大大缩短。通常情况下，初产妇宫口开全后，助产士才开始准备接生；而经产妇宫口开大到 4 厘米时，助产士就要马上准备接生了。二胎妈妈的"神速"真的是让头胎妈妈望尘莫及。

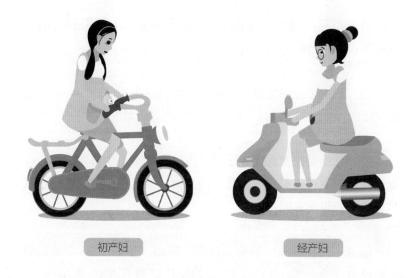

初产妇   经产妇

医生从大量临床病例中，总结出了三段产程的安全时间范围，初产妇和经产妇有着明显的差异，具体如下：

第一产程：初产妇宫颈紧，宫口扩张慢，大约需用时 11～12 小时；而经产妇宫颈松，相对较快，这个过程用时约 6～8 小时。

第二产程：初产妇需要 1～2 小时，最长不应超过 3 小时；经产妇快的几分钟完成，慢的将近 1 小时，但不应超过 2 小时。

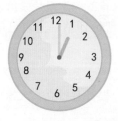 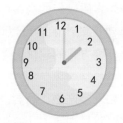

初产妇：1～2 小时
经产妇：快的几分钟，慢的将近 1 小时

第三产程：初产妇和经产妇一般都会在 5～15 分钟完成，不应超过 30 分钟。

经产妇由于分娩更快，比初产妇更容易出现"急产"的异常情况。

急产指的是总产程在 3 小时以内就完成了。生得这么快，可能导致产妇软产道裂伤、胎儿颅内出血、窒息等，建议有急产家族史的孕妈提前入院待产。

随着"二孩政策"的全面放开，年龄大于等于 35 岁的高龄产妇已然成为一支"生娃大军"。高龄产妇和不到 35 岁的产妇，在产程上也存在着一些差异。

高龄产妇随着年龄的增长，子宫收缩力减弱，韧带和软产道组织弹性变小，骨盆关节也变硬，分娩时更容易出现产程进展缓慢甚至停滞的情况。

分娩时有一种异常情况叫做"滞产"，指的是总产程超过 24 小时。滞产在高龄初产妇人群中尤其多见。因为高龄产妇的顺产风险比较大，很多高龄产妇会选择剖宫产。但其实对于平时经常锻炼、身体素质较好的高龄产妇，或者曾经生过孩子的高龄经产妇，还是建议顺产的。可以请医生帮忙评估一下自己的身体状况，给出分娩方式的建议。

初产妇、经产妇、高龄产妇的产程各有特点，大家可以根据自己的情况对号入座。

准爸爸能为分娩做什么

请扫描二维码，观看本课视频

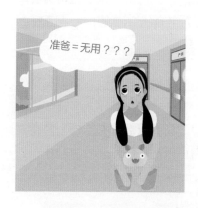

准爸＝无用？？？

孩子染色体有准妈一半也有准爸一半，分娩的痛苦却只能准妈一人承担。准爸不能分担痛苦，别的地方出点力总行吧？可许多男性对"来例假"这种常见题都只会"多喝热水"，碰到生孩子这样的压轴题只能更加束手无策。分娩在即，难道真的百无一用是准爸吗？

预产期一周倒计时开始后，准爸要调整到临产备战状态，推掉出差任务，保持手机畅通，24小时听候召唤。待产包、洗漱用品、衣服、食物，要用的东西早点打包；身份证、准生证、医保卡或就医卡，必备的证件提前找好。然后，选一条家到医院的最佳路线，没事儿走几遍踩好点。等临产症状一出现，带上整理好的大包小包，就可以说走咱就走。

去医院路上，无论是准爸还是别人开车，都还请老司机们稳着点。这时候孩子都到门口了，当心别给颠出来。

第四部分　孕晚期

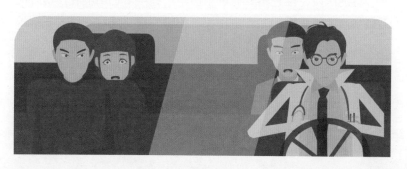

分娩时等待子宫口打开是个耐心活，就算急得跳脚，也没办法快进过去。建议准爸多点耐心多点体贴，陪准妈说个话聊个天，帮忙递点吃的端点水。

新生命出世的过程不仅难以幸福温馨，甚至还会是一部惨叫和哭泣交杂、血水与眼泪齐流的"重口味片儿"。准爸记得提前做好心理准备，首先自己不能萎，然后才能充当准妈的心灵支柱。此时千言万语都不如紧握准妈的手鼓励她、表扬她来得有效。

需要注意，分娩中不是准爸拍照录像的好时机。医护人员忙得脚不沾地，准爸拍得热火朝天，不合适吧？准妈辛辛苦苦维护形象，准爸却把惨叫的黑历史全程记录，以后怎么交代？要是实在控制不住自己拿相机的手，咱们可以把拍摄留念的时间选在进产房前和分娩完成后嘛。

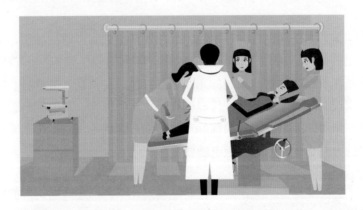

有的医院，准爸不具有进产房陪产权限。那咱们在产房外既不要高声喧哗秀嗓门儿，也别按着门铃不撒手刷存在感。安静地当个花美男，等被需要时再努力发光发热吧。

分娩结束后，成功升级为爸爸的各位记得先给老婆爱的抱抱，再去关心孩子。另外，别当着老婆面嫌弃孩子长相，影响老婆心情。不管长成啥样，不都有你一半吗？

第**200**课
孕妈产前怎样减压

请扫描二维码，观看本课视频

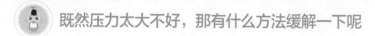

随着预产期的临近，部分孕妈逐渐不能安心怀孕了，开始出现一些焦虑、紧张、压力大的心理现象。为什么马上就能"卸货"了，孕妈却开始坐卧不安了呢

让我们先来分析一下孕妈都在焦虑些什么。首先是充满未知因素的分娩过程让人害怕。其次，分娩后身体能否顺利恢复、怀孕前的好身材能否重新回来，也令人担心。如果再考虑一下怎么带孩子、养娃的钱够不够之类的问题，就更没完没了了。头大的问题这么多，孕妈焦虑、担心简直太正常了。

虽说产前焦虑、担心的心理情有可原，但如果程度太重，对分娩来说是不利的。过度焦虑会导致孕妈吃不好饭、睡不好觉，得不到充分的营养和休息。分娩时精神压力过大，大脑会处于抑制状态，催产素分泌减少，使得子宫收缩乏力、扩张缓慢，造成分娩进展缓慢甚至停滞。

既然压力太大不好，那有什么方法缓解一下呢

首先，孕妈要对成功分娩有信心。不要被电视、网络上的一些分娩悲剧吓到，分娩是自然的生理过程，绝大多数孕妈都能自然、顺利地完成分娩。更何况现在医疗水平已经进步很多了，即使有意外发生，医生护士的丰富经验也能帮咱们化险为夷。

第四部分　孕晚期

481

有空时，孕妈可以学习一下分娩相关知识，对分娩建立科学正确的认识。很多恐惧都是来自于不了解。有的疾病听起来很可怕，但其实后果并不严重或者发生率非常低。如果孕妈对这些有充分了解，就不会轻易被吓到。而且事先对分娩建立起全面的认识，等到分娩真正到来时，就能准备充足，不慌不忙。

　　平时可以多进行一些轻松健康的活动。分娩前的一段时间，孕妈基本都不上班了，闲着的时间比较多。人闲着的时候容易胡思乱想。与其这样，不如听听音乐、看看书。如果身体状况好，找人陪着散散步，逛逛公园。总之别自己一个人闲着。

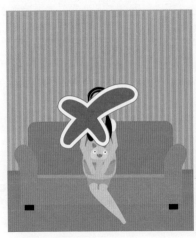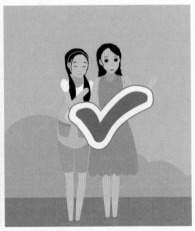

　　缓解孕妈产前焦虑，家人也要来帮帮忙。产前压力会使得孕妈情绪比较敏感、多变，家人这时候一定要包容孕妈，多和孕妈聊聊天，帮忙开解心结，打消疑虑。来自家人的陪伴和温暖是抚慰孕妈的良药。

　　产前压力大不奇怪，但为了更顺利地分娩，咱们还是要减轻焦虑，放下压力。

第**201**课
影响分娩的四种因素

请扫描二维码，观看本课视频

分娩过程是否顺利，受产力、产道、胎儿、产妇精神心理状态这四种因素的影响。

产力是把胎儿、胎盘等从子宫中逼出来的力量，主要由子宫收缩提供，也有一些来自腹肌、膈肌和肛提肌的收缩。子宫收缩力是临产后的主要产力，贯穿分娩的全过程。它能迫使宫颈管逐渐缩短直到消失，宫口打开，胎先露下降，和胎儿、胎盘娩出。

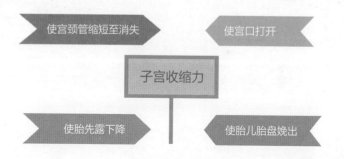

使宫颈管缩短至消失　　使宫口打开

子宫收缩力

使胎先露下降　　使胎儿胎盘娩出

腹肌和膈肌的收缩力是第二产程中促使胎儿娩出的重要辅助力量，另外，也能在第三产程时促使胎盘娩出。肛提肌的收缩力能协助胎先露部分在盆腔内进行旋转，也能协助胎盘排出。当产力力量不够、过强或不协调时，可能导致难产。

产道是阴道分娩时胎儿必经的通道，包括骨产道和软产道。骨产道就是指骨盆，它的大小、形状等很大程度上影响着分娩能否顺利进行。如果胎儿头的大小、位置和产妇骨盆大小、形态不

第四部分 孕晚期

483

相符，胎儿头部就难以
顺利通过骨盆。软产道
包括阴道、宫颈、子宫及
骨盆底软组织。软产道通常
是紧闭的，分娩时在子宫收

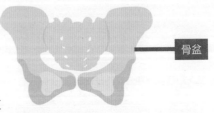

骨盆

缩和胎头下降挤压的作用下，软产道慢慢扩张，当扩张达到直径
10厘米时，胎儿就可以通过了。当软产道出现异常，如存在水
肿、肿瘤、瘢痕组织等时，会导致分娩异常。

　　胎儿自身的因素，如胎儿大小、胎位及有无畸形，也对分娩
有重要影响。当胎儿体重超过4千克时，被称为巨大儿。相对于
大小正常的胎儿来说，巨大儿更难通过妈妈的骨盆，因此更容易
出现难产。即使胎儿大小正常，如果存在胎头位置异常、臀先
露、肩先露等胎位异常，胎儿通过产道的难度也会加大。另外，
一些胎儿发育畸形，如脑积水、连体儿等，会造成胎头或胎体过
大，从而导致分娩困难。

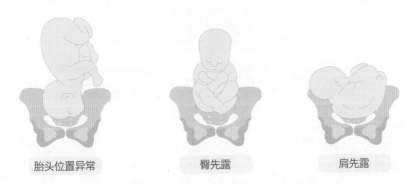

胎头位置异常　　　　臀先露　　　　肩先露

　　产妇的精神心理状态也很大程度上影响着分娩的进行。焦虑
紧张、恐惧害怕的情绪，会使得产妇心率加快、呼吸急促，导致
子宫收缩乏力、宫口扩张缓慢、产程延长等，很容易有危险发
生。产妇可以在分娩前了解一下分娩相关知识，建立对分娩的信
心，并在分娩时尽量调整好自己的心态和情绪，避免过度紧张。

第202课
产后出血怎么办

请扫描二维码，观看本课视频

电视剧里的"产后大出血"一定给不少准妈妈留下了很深的心理阴影。这一节就来讲讲，什么情况下会发生产后出血，发生产后出血一般会怎么处理。

宝宝娩出后 24 小时内，顺产妈妈失血量超过 500 毫升，剖宫产妈妈失血超过 1000 毫升，叫做早期产后出血。而晚期产后出血则是指产后 24 小时至产褥末期，也就是产后 6 周的异常阴道流血，一般发生在产后 1 ~ 2 周或者产后 2 个月左右。一般说的产后大出血，指的都是早期产后出血，是我国产妇死亡的首要原因。

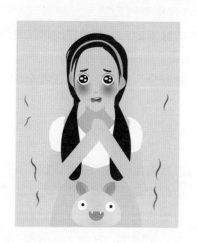

早期产后出血

产妇死亡首要原因

大部分早期产后出血都是子宫收缩乏力引起的，催产、多胎妊娠、巨大胎儿、羊水过多等都会引起宫缩乏力。胎盘及胎膜残留、软产道裂伤、凝血功能障碍也都会导致产后出血。

产后出血表现为阴道流血，或者剖宫产时胎盘剥离位置或切口裂伤的位置持续出血，严重的会出现重度贫血，以及头晕、面色苍白、血压下降、脉搏微弱且频快、四肢湿冷等休克表现。根据出血时间、出血部位、出血量、血液的颜色和状态，以及胎儿、胎盘娩出之间的关系，医生可以快速判断产后出血的原因，并做出有针对性的止血措施，同时视情况通过补液、输血来补充血容量，纠正失血性休克，并给予进一步的抗感染治疗。

具体来说，在分娩过程中，一旦发现第 3 产程后大量出血，医护人员就需要马上按摩子宫、使用宫缩剂，促进子宫收缩，直到子宫恢复正常收缩，并能保持收缩状态为止，这个过程有时可能长达好几个小时。在血没有止住之前，还可以用纱布条填紧宫腔，进行压迫止血。同时还要检查胎盘、胎膜是否完整，以及阴道、宫颈有没有裂伤，并立即修补来减少血液流失。之后如果继续出血，还要进一步确定是否有部分胎盘、胎膜残留；必要时还要在麻醉及扫描指导下行宫腔探查或刮宫术。剖宫术中大出血，医生可以通过结扎子宫动脉来止血，有条件的医院可以产科联合介入科，行动脉栓塞止血。如果通过各种手段积极抢救之后，仍然不能止血、危及生命安全，就需要部分或者全部切除子宫，以挽救妈妈的生命。

产后出血我们都不想发生，那么我们一定要采取有效的预防措施。在产前，医生判定有产后出血高危因素的妈妈，一般建议转往上级医院，这样才能有更好的安全保障。产后 2 小时是产后出血发生的高峰期，要在产房中观察 2 小时，发现异常情况及时处理。妈妈与宝宝也要早接触、早吸吮，促进子宫收缩，减少出血量。

第203课
顺产和剖宫产如何选择

请扫描二维码，观看本课视频

十月怀胎，一朝分娩。分娩对于准妈妈和胎儿来说，都是一大考验。面对这一考验，我们首先要做出选择，顺产还是剖宫产？这是个令许多家庭困扰的问题。下面就介绍一下顺产和剖宫产的优缺点以及如何选择。

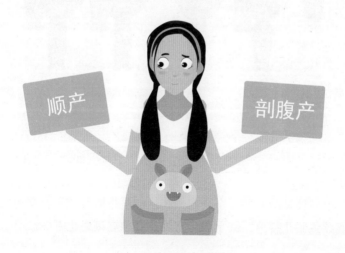

顺产也叫自然分娩，是对母婴损伤最小、最理想的分娩方式。当胎儿成熟时，母亲体内会分泌催产素，刺激子宫发生规律的收缩，促进胎儿下降和宫口开大，在这个过程中，胎儿的头和身体需要不断适应母亲骨盆的形状，最终才能顺利娩出。

顺产对产后妈妈的恢复和胎儿的成长都有不少好处。一方面，通过阴道挤压胎儿胸廓，可以促进胎儿肺内的液体排出，从而降低新生儿患肺炎的概率，增强宝宝抵抗力；另一方面，通过胎儿肌肤与母亲阴道的摩擦，可以促进胎儿神经系统的发育完善。除此之外，顺产还能促进妈妈排出恶露和产后恢复。总而言之，在自身条件和周围环境允许的情况下，顺产是首选的分娩方式。

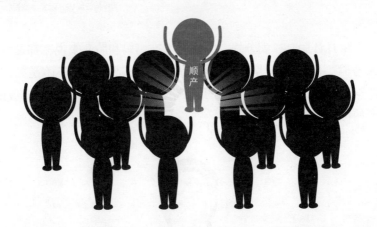

剖宫产是顺产的补救措施，也就是说无法顺产时，不得已采取的措施，那么，什么情况下，无法选择顺产，而必须采用剖宫产呢

第一种是胎儿的安全受到威胁。如脐带脱垂或胎盘早剥时，可能导致胎儿窘迫，甚至胎死宫内，必须立刻终止妊娠。

第二种是准妈妈身体欠佳，不能继续耐受妊娠。如患有妊娠期高血压、糖尿病、心脏病等，或者发生严重的并发症。

第三种是临产时发现胎儿与母亲骨盆不相适应，如胎位不正、巨大儿或母亲骨盆狭窄，如果强行试产很容易发生难产。

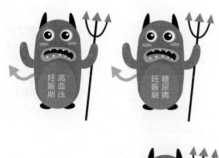

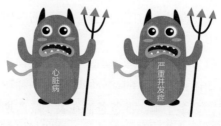

如果孕妈存在以上几种情况，还是要和医生充分沟通后选择适合自己的分娩方式。

剖宫产的好处在于"快"，手术当时轻松，能减少妈妈和胎儿在漫长的顺产过程中出现异常情况。剖宫产手术后妈妈和宝宝都可能会出现一系列的不良反应。

首先，经历剖宫产的产妇术中出血多，产后恢复慢。其次，手术可能引起盆腔粘连、肠粘连，从而导致慢性疼痛和继发不孕。再次，如果再次妊娠时，胚胎着床在切口瘢痕处，则可能发生流产和子宫破裂，严重时危及母胎生命。最后，剖宫产的新生儿容易发生肺部感染。

综上所述，顺产和剖宫产都各有利弊，每个孕妈的情况不同，都需要在医生指导下根据具体情况进行选择。为了妈妈和宝宝的健康，我们需要多和医生沟通，根据整体情况，合理地选择分娩方式。

为了保证自己和宝宝的健康，顺产的妈妈可有很多地方需要注意哦。

生产前，孕妈要合理运动。虽然临近预产期尽量不要外出，但轻微运动还是有好处的。分娩时体力消耗较大，因此要保证充足的睡眠，多多午睡。准爸爸们在妻子临产期间就尽量不要外出啦，实在不行，夜间也要有其他人陪同，以便及时前往医院。妈妈产后不能马上洗澡，因此条件允许的话，住院前最好能洗个澡，保持身体的清洁。不过洗澡时一定有人陪伴，而且已经破水的妈妈要立即去医院，就不要洗澡了。

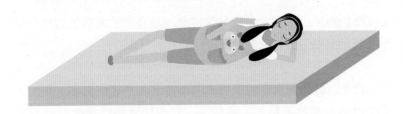

孕妈还要做好分娩的心理准备，了解一定的分娩知识。在怀孕晚期一旦出现临产征兆，一定要马上去医院。还要按期产检，推算预产期，事先了解自己的分娩方案和过程，才能避免不必要的紧张。

除此之外，也要提前准备好相关的物品和证件。如宝宝的衣服和妈妈坐月子期间穿的衣服，爸爸妈妈的身份证明以及准生证，还有围产期保健手册、保健卡，以及妈妈孕期的门诊病历。如果孕妈是乙肝患者，千万不要忘记 B 型肝炎登记表。这些东西可以放在一起，这样即使临产时着急去医院，也不容易遗漏。

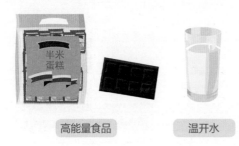

高能量食品　　　　温开水

分娩是一件相当消耗体力的事情，所以可以提前准备巧克力之类的高能量食品来补充体力，也可以准备一些温开水适当补充水分。分娩时要节约点力气，千万别大喊大叫，一定要听助产士的指示。

顺利分娩后，也不要掉以轻心，仍然有一些注意事项。给子宫进行按摩，可是产后快速复原子宫的妙招，还能预防产后出血。方法就是，手掌稍稍用力在子宫周围环行按摩。如果子宫变硬，说明收缩良好。收缩疼痛得厉害，就暂时停止按摩，俯卧来减轻疼痛。如果还是不舒服，甚至影响休息和睡觉，就要立刻通知医护人员。

我们鼓励顺产的妈妈在产后 4 小时内及时解小便，如果过了较长时间还不能自行排尿，胀大的膀胱影响子宫收缩，容易带来产后出血或者尿潴留，要找医生护士及时处理。热水熏洗外阴、腹部热敷、按摩膀胱、听流水声等都可能有所帮助，如果还是不好使，就可能需要注射药物或者插尿管了。

此外，新妈妈容易便秘，在产褥期，也就是产后 6 周，多吃新鲜水果和蔬菜，适当下床运动，每日按时排便。必要时，可以口服蜂蜜、香蕉，或者用肛门内开塞露缓解。

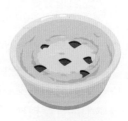

多吃蔬果

适当下床运动

每日按时排便

刚分娩完第一次下床时容易头晕，家属和护理人员要陪伴在侧。妈妈不要一个人的时候下床，如果头晕，最好歇一会儿缓解下再下床。

第205课
剖宫产的注意事项

请扫描二维码，观看本课视频

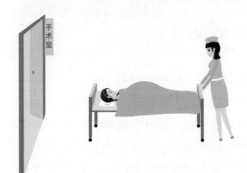

由于各种各样的原因，并不是每一位孕妈都能顺产，还有不少孕妈会选择剖宫产。这一节就来讲讲剖宫产的注意事项。

剖宫产是经腹切开子宫取出胎儿的手术。原国家卫计委的报告称，2014年我国剖宫产率为35%。这其中有一部分准爸妈是在没有医学必要的情况下，盲目选择的剖宫产。

 出现什么情况时，才有必要选择剖宫产呢

当孕妈难产可能性比较高，有严重的妊娠并发症或妊娠并发症，经阴道分娩会危及母婴安全时，医生会建议选择剖宫产。

造成难产可能性较高的因素包括头盆不称、骨产道或软产道异常、胎儿或胎位异常、脐带脱垂、胎儿窘迫、已经进行过剖宫产。子痫前期重度、子痫、前置胎盘、胎盘早剥等妊娠并发症，也属于剖宫产指征。

出现一些妊娠并发症，如某些子宫肌瘤、某些卵巢肿瘤；某些内外科疾病，如心脏病、糖尿病、肾病等；某些传染病，如妊娠合并尖锐湿疣或淋病等，也可能需要剖宫产。当孕妈的情况需要进行剖宫产时，医生会给出建议的。

孕产280天 一日一课

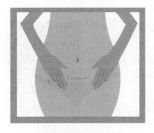

可能刀口感染

愈合时间延迟

恶露持续更久

在没有医学必要的情况下选择剖宫产，对孕妈和胎儿来说都是弊大于利的。孕妈肚子上挨了一刀，可能发生刀口感染，愈合时间延迟，恶露持续时间延长。缺少了顺产过程中产生的催产素，妈妈乳汁的分泌可能会减少。剖宫产还会导致静脉血栓症、麻醉意外、产褥感染、月经异常、慢性盆腔炎等疾病的发生率升高。

对宝宝来说，剖宫产会造成过敏性哮喘发生率增高。有研究结果表明，剖宫产和阴道分娩儿童在前庭平衡觉、触觉防御功能、本体感觉、学习能力方面有明显差异，有对照研究还显示剖宫产的宝宝感觉统合失调发病率明显高于阴道分娩的宝宝。

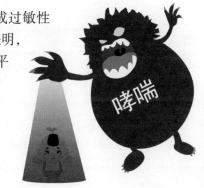

如果咱们的情况确实不适合顺产，不得不剖宫产了，在手术前需要注意以下问题。

饮食上应该选择容易消化、营养丰富的食物，避免辛辣刺激性食物。在手术之前，应该禁食禁饮 6 小时。提前和医生沟通，共同选好合适的手术时间。没到预定日子时，孕妈要避免太过劳累或紧张，以防提早破水或早产，造成得紧急开刀剖腹的状况。在手术日期到来前，和准爸一起准备好所需的各种物品。

紧张的情绪对剖宫产有害无益，因此要想办法减轻自己的焦虑。和医生护士进行充分的沟通和交流，了解手术过程和术后注意事项，减轻术前疑虑。家人也要多陪伴和照顾孕妈，帮助孕妈减轻剖宫产前的紧张情绪。

头胎剖宫产，二胎可以顺产吗

请扫描二维码，观看本课视频

　　自从全面放开二胎以来，许多生过一胎的爸爸妈妈们也打算再要一个宝宝。于是，许多孕妈面临着一个困惑：当初第一个孩子是剖的，那我这第二个孩子到底能不能顺产呢？

　　医学上将"头胎剖宫产，二胎顺产"的情况称为剖宫产后阴道分娩（VBAC）。医学发展至今，医生对于 VBAC 已经有了丰富的临床处理经验，使孕妈"一剖二顺"的愿望得以实现。

　　对于孕妈来说，如果想实现"一剖二顺"的话，两次怀孕的间隔时间很关键，剖宫产的妈妈最好两年之内不要怀孕。时间过短，妊娠晚期出现子宫破裂的风险增加，时间过长则会使上次剖宫产遗留的瘢痕老化，也会增加妊娠风险。

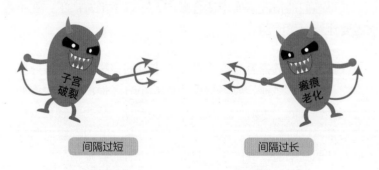

间隔过短　　　　　　　　　　间隔过长

　　相信孕妈更关注的是"一剖二顺"的成功率。
　　医学研究的数据显示，曾经有一次剖宫产手术史的孕妈，这次怀孕如果行阴道试产的话，顺产的成功率还是比较高的。但因每个人的体质不同，有一些不良因素会降低"一剖二顺"的成功

率，如催产和引产、肥胖、孕周超过 40 周、宝宝体重过重、2
次分娩间隔过短等，所以不能一概而论。

 到底什么情况下二胎可以选择顺产呢

首先，前次剖宫产的手术指征在此次妊娠不再出现，且上次
剖宫产时子宫上的切口一定要是低位横切口，而且切口瘢痕要恢
复得很好才行。如果是老式的纵切口或者 T 形切口的话，是万万
不可选择顺产的。

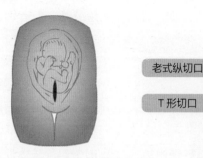

老式纵切口

T 形切口

此外，孕妈这次怀孕的各项评估要达标，如果孕妈曾剖过 2
次以上、有子宫破裂史，或者存在骨盆狭窄、肥胖、高龄等情况
的话，就不太建议这次尝试顺产了。如果孕妈一切正常，又没有
其他并发症的话，是可以在水平足够的医院尝试阴道试产的。

 孕妈们可能又有疑问了，是不是只要符合条
件，就意味着这次顺产一定会成功呢

虽然总的说来，如今"一剖二顺"的成功率已经比较高了，
但孕妈一定要知道，"一剖二顺"这一选择是有风险的。分娩过
程中发生子宫破裂、子宫切除、手术损伤、感染和输血的可能性
都会增加。如果阴道试产失败，宝宝生下来后出现并发症的概率
也会增加。所以，每一位孕妈都需要仔细地评估各方面的情况，
谨慎决定才好。

请扫描二维码，观看本课视频

第207课
人工助产不可怕

很多妈妈一听到会阴侧切、胎头吸引、产钳术这些名词就会非常紧张。其实这些都是很常见的人工助产方法。为了让胎儿顺利从产道分娩，在产前和分娩过程中医务人员可能会采取一系列人工助产措施。人工助产也属于阴道分娩，但有别于自然分娩。

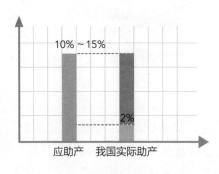

有统计显示大概有 10% ~ 15% 的阴道分娩需要助产。但由于我国剖宫产率不合理的增高，很多可能需要人工助产的孕妇都会选择剖宫产，目前我国的阴道助产率低于 2%，远达不到正常水平。

多数情况下，助产术造成的损害比剖宫产造成的损害更小，而且分娩中的异常情况随时可能发生，所以阴道助产很有必要。如果妈妈们需要借助人工助产，要相信医生和护士的丰富经验。

除了我们提到的会阴侧切、胎头吸引、产钳术，人工助产还包括臀位阴道助产术、内倒转术等。下面我们详细地讲一讲。

会阴侧切也就是医生在阴道口左后方倾斜 45 度切一个 4 ~ 5 厘米的开口，一般有两种情况需要会阴切开：一种是为了防止会阴出现严重的撕裂，另一种是孕妈或胎儿有病理情况，需尽快结束分娩。如果妈妈会阴肌肉缺乏弹性，阴道口狭窄，阴道出现水肿、炎症；或者宝宝个头大、胎位不正，很可能需要会阴侧切。

第一次分娩的高龄产妇，以及患有妊娠高血压、心脏病者；或者产程中发现胎儿已经处于缺氧状态，也需要进行会阴侧切。侧切伤口在胎盘娩出之后就会缝合，一般不会留下后遗症，对今后的性生活也不会有太多妨碍。

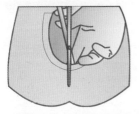

- 伤口小 - 出血少 - 疼痛小
- 愈合快 伤口撕裂

有会阴侧切，也有会阴正中切。会阴正中切有伤口小、出血少、疼痛小、愈合快的优点，不过可能造成伤口自然延长撕裂到肛门的风险，宝宝比较大以及医生技术不是足够熟练的话不建议采用。

胎头吸引术是把胎头吸引器放在胎儿头顶，形成负压后吸住胎头，通过牵引，协助胎头娩出。

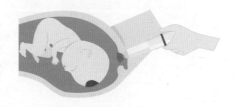

产钳术指使用产钳牵引胎头帮助胎儿娩出。这两种手术有严格的适应症和禁忌症，比如第二产程超过 2 小时或者有延长倾向时；胎儿窘迫；母体因为合并心脏病、妊娠期高血压等因素需要缩短第二产程等；还有胎头位置低，估计阴道助产才能分娩，否则就需要剖宫产了。

臀位阴道助产术包括臀助产和臀牵引术，目前臀牵引术已经极少采用。臀助产在经产妇生产过程中可以考虑使用。如果第一胎是臀位，一般我们建议选择剖宫产。

内倒转术也很危险，除了双胞胎，第一个胎儿已经正常娩出、第二个胎儿是横位的情况以外，用得也很少。

以上就是几种最为常见的人工助产方法，人工助产并不可怕，医生会根据情况选择合适的分娩方式。另外，做好孕期保健、坚持产检，可以增加顺产的概率哦！

第 **208** 课
会阴侧切

请扫描二维码，观看本课视频

有的时候为了避免严重裂伤，需要在分娩时进行会阴侧切。

会阴是阴道口和肛门口之间的楔形软组织，富有弹性。通常情况下，长 2~3 厘米，厚 3~4 厘米。

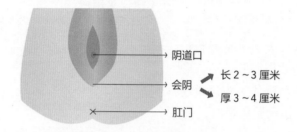

→ 阴道口

→ 会阴　⇒ 长 2~3 厘米　⇒ 厚 3~4 厘米

→ 肛门

生产时，会阴变软变薄，可延展数倍，以利于分娩。如果会阴没有充分地延展，那么宝宝的头部通过阴道口的时候，可能会导致会阴裂伤。

会阴裂伤根据严重程度分为 4 度，Ⅰ度裂伤仅累及皮肤和阴道口黏膜；Ⅱ度裂伤累及会阴体筋膜和部分肌肉；Ⅲ度裂伤累及肛门外括约肌；Ⅳ度裂伤肛门、直肠和阴道完全贯通，组织损伤严重。

因此，为了避免分娩时发生Ⅲ度和Ⅳ度严重裂伤，医生通常会针对高危人群做会阴侧切术。会阴侧切是顺产过程中的一个小手术。也就是在宝宝即将娩出的时候，将会阴的侧壁切开，待宝宝出生再做缝合。

一般在什么情况下，需要进行会阴侧切手术呢

如果会阴过紧或胎儿过大，估计分娩时会阴撕裂难以避免，又或者孕妈或胎儿有病理情况急需结束分娩，那就要考虑会阴侧切了。所以，并不是每个顺产的产妇都需要做会阴侧切，主要还是根据具体的情况进行选择。

事实上，会阴侧切是一种人为的损伤，它和会阴裂伤一样，都可以导致会阴弹力下降以及瘢痕形成，最终影响盆底功能。主要表现为盆底肌肉收缩力减弱，在产后早期有可能会出现压力性尿失禁，也就是咳嗽或打喷嚏时尿液不自主地渗出，以及排尿困难、会阴伤口疼痛、性生活障碍等。而且，会阴侧切与Ⅰ度、Ⅱ度的自然裂伤相比，损伤程度更重，术后恢复更缓慢。

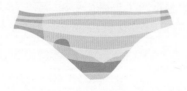

- 压力性尿失禁
- 排尿困难
- 会阴伤口疼痛
- 性生活障碍

总的来说，在没有危险因素的情况下，阴道自然分娩对产妇的损伤是最小的。对于即将生产的孕妈来说，我们要调整好状态，以积极乐观的心态待产。在分娩时听从助产士指导，正确利用腹压和深呼吸运动来促进宝宝娩出，从而降低会阴裂伤和会阴侧切的概率。

当确实有必要接受会阴侧切，以避免严重裂伤时，要信任医生的选择。会阴侧切是分娩时防止会阴重度裂伤的小手术，但它也有损伤，不可滥用。

第 **209** 课
导致难产的因素及预防

请扫描二维码，观看本课视频

难产是每位孕妈都不愿经历的噩梦。但分娩时，产力、产道、胎儿、产妇心理，这其中任意一种或几种出问题，都可能导致难产。下面就依次来讲一下这 4 种因素。

1. 产力性难产

产力是把胎儿、胎盘等从子宫中逼出来的力量，主要来自子宫收缩。当子宫收缩力量不够、过强或不协调时，会使得产力异常，可能引起产力性难产。分娩前吃好，休息好，消除紧张心理，保持情绪稳定，有利于避免产力异常的发生。

● 产力性难产

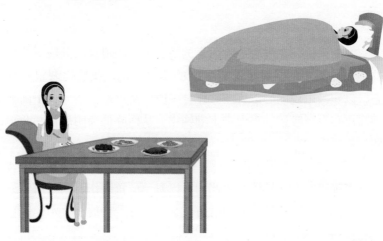

如果在分娩中出现了产力异常，医生会尝试用药来调节宫缩。如果药物调节效果不好，或者情况比较危急，就需要进行剖宫产。

孕产 280 天 一日一课

2. 产道性难产

产道是阴道分娩时胎儿必经的通道，包括骨产道和软产道。它俩中的任意一者出现异常都可能导致产道性难产，其中骨产道异常更加常见。

骨产道异常主要是指胎儿头的大小、位置和产妇骨盆大小、形态不相符，导致胎儿头部不能顺利通过骨盆。轻度骨产道异常可以继续尝试一下阴道分娩，重度时需要剖宫产。软产道异常主要指外阴、阴道、子宫、子宫颈等出现水肿，或者存在肿瘤、瘢痕组织。水肿可以用药消除，但存在肿瘤、瘢痕组织的话就需要剖宫产了。

3. 胎儿性难产

胎儿的异常，主要是胎位异常，也会导致难产。胎儿最先进入骨盆入口的部分称为胎先露，比如臀部先进去就是臀先露。头先露时胎头入盆姿势不正确、臀先露、肩先露这三种胎位异常，是造成难产的常见原因。

● 胎位异常可能导致难产

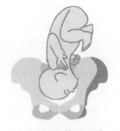 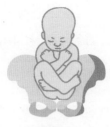 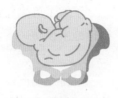

胎头入盆姿势不正确　　　　臀先露　　　　　　　肩先露

如果出现了胎头入盆姿势不正确，可以先试试阴道分娩，看胎头能不能在分娩中转到正常位置。但如果是臀先露，大多都需要剖宫产。肩先露都需要剖宫产。

另外，连体婴、胎儿背部神经管瘤和一些胎儿先天畸形，也会增大难产风险。

4. 心理因素导致难产

如果产妇情绪异常，如过度焦虑、压力过大等，会让分娩过程更加艰难，甚至导致难产。

⬤ 心理因素导致难产

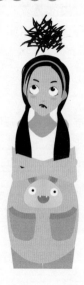

过度焦虑

压力过大

了解了可能导致难产的各种原因，咱们就可以在产前采取一些措施来预防一下。

坚持定期产检，及时发现胎位不正、胎儿畸形、自身疾病等情况，尽早地进行调整和处理。孕期保持饮食均衡，避免胎儿过大，分娩时难以通过骨盆。分娩前调整好情绪，不要过度紧张。

第**210**课
催产素是什么

请扫描二维码，观看本课视频

催产素由我们的下丘脑合成，是一种男女都可以分泌的激素。对于女性来说，它能在分娩时引发子宫收缩，刺激乳汁分泌，还能借此建立母子联系。

临床上也把催产素叫缩宫素，医生选择使用催产素的时候，大多是为了刺激子宫收缩，加快分娩，缩短产程。如果在产后使用，一般用于预防和治疗子宫收缩恢复不良导致的产后出血。此外，也会利用它刺激乳汁分泌，舒缓压力，协调宝宝和妈妈的关系。

值得孕妈注意的是，如果催产素使用不当，可能面临宫缩过强或者不协调，进而导致胎儿宫内缺氧，甚至分娩停顿，对宝宝和妈妈风险都很大。而如果对胎位不正或骨盆狭窄的孕妈使用了催产素，可能发生子宫收缩过强，但宝宝没法正常娩出，就会导致子宫破裂、胎儿窘迫，还可能出现滞产，也就是产程过长的状况。

要是判断错误用药的指征或者药量不合适，可能导致分娩过快，也就是急产，医生来不及消毒造成伤口感染，或者出现产道裂伤、新生儿坠落，都会造成很大伤害。

为避免这些情况发生，孕妈一定要去正规医院，在医生严密监视下使用。如果有异常情况，需要及时剖宫产结束分娩。

第四部分 孕晚期

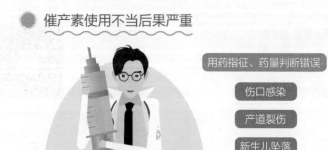

催产素使用不当后果严重

用药指征、药量判断错误

伤口感染

产道裂伤

新生儿坠落

使用催产素前，医生会先对妈妈和宝宝进行一系列检测，包括胎盘成熟度、胎儿大小、羊水、产妇宫颈条件等。

一般来说有这么几种情况需要使用催产素：

分娩前，针对羊水少、胎动不好，或者一些过了预产期还没生，也就是过期妊娠的孕妈，用来催促分娩；分娩中，胎位正常但因宫缩无力，产程过长的孕妈，用来减短产程；分娩完成后，对于子宫缩复不良的妈妈，用来刺激子宫收缩，减少出血。但也不是所有过期妊娠都能用催产素，孕妈要先确保条件合适才行。

 哪些情况不适合用催产素呢

头盆不称，如胎位异常、脐带先露、骨盆异常等，或者有瘢痕子宫、严重胎盘问题、胎儿宫内窘迫、羊水过多也不宜使用，或者有重度妊高征、宫颈癌等这些都不宜使用。如果有比较严重的宫内感染或者其实出现的是假临产，也不适合使用催产素。总的来说，还是听医生安排最靠谱。

有的孕妈担心催产素对胎儿有影响。其实只要正确使用，是不会给胎儿造成危害的。使用时要专人监护，方便观测妈妈的状况，这样在正规医院就可以放心了。

以上就是这一节的主要内容，了解了催产素的用法，一定不能为了早见到宝宝乱用催产素哦。

第211课
分娩入院的流程

请扫描二维码，观看本课视频

入院分娩的过程想起来很麻烦，但其实只要理清楚了流程，还是不那么困难的。接下来，我们就以北京一些医院为例，讲一讲分娩前入院的流程。

第一步当然就是带好各种证件。

必须带的证件是医保卡和夫妻双方身份证原件，办理住院手续时会用到。除了这俩，户口本、准生证、结婚证、《北京市母子健康档案》、夫妻双方身份证复印件也可以带上，如果想宝宝出生后顺带就把出生证明办了的话，需要这些加上身份证原件。另外，孕妈每一次的产检报告最好也带着，能帮助医生诊断孕妈和胎儿的情况。

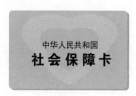

医保卡

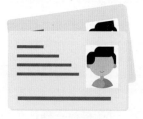

夫妻双方身份证

除了证件材料，住院需要的生活用品也得带上。各种洗漱用品准备好，毛巾、香皂、洗发水、沐浴露、牙刷、漱口水、纸巾、湿纸巾等。餐具也得带上，饭盒、筷子、杯子、勺子、带弯头的吸管等。因为，需要在医院里住几天，所以带上拖鞋和换洗衣物。生完孩子后需要的产妇卫生巾和婴儿衣物，也应该提前备好。

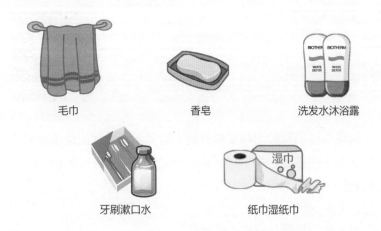

毛巾　　　　　　　　香皂　　　　　　　　洗发水沐浴露

牙刷漱口水　　　　　纸巾湿纸巾

　　上面列举的这些东西，如果有的已经包含在妈妈买的待产包里了，就不需要重复准备了。去医院的时候，选择合适的交通工具。如果自家有车的，开车去就比较方便了。如果自家没车，为了避免地铁、公交车上拥挤，最好坐出租车去。当然一些情况紧急的孕妈，可能是被救护车拉去医院的。

　　打算顺产的孕妈和打算剖宫产的孕妈，办理住院的流程不太一样，咱们分别来说。打算顺产的孕妈，在出现临产征兆前不需要提前联系医生或预约挂号。等出现见红、规律宫缩、破水等临产征兆后，直接去建档的医院，到产科急诊分诊台，在分诊台医生或护士的指导下挂号。挂号之后将自己的临产表现告诉医生，医生会通过产科检查确认孕妈所处的临产状态。如果确实具备生产条件，医生就会开住院条。拿着住院条去住院部办理住院手续就行了。打算剖宫产的孕妈，需要在预产期前几周就和医生进行沟通，商量选择剖宫产的时间，然后让医生提前开住院条，方便之后安排床位。然后等到了和医生约定的时间，或者约定时间前出现了见红、规律宫缩等症状时，就可以拿着住院条去医院了。

第212课
带你了解产房构造

请扫描二维码，观看本课视频

相信每个孕妈都想了解自己还没进过的产房。确实顺产的孕妈如果能提前了解产房，消除紧张情绪，对分娩过程是有好处的。

大多数医院的产房分为3个部分，待产室、分娩室和观察室。

1. 待产室又称为分娩准备室

一般来说，当健康的孕妈出现规律的宫缩时，就可以进入待产室了。

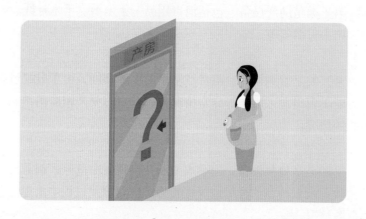

这里有许多监测设备，监测孕妈的血压、心跳和胎心率等。当初产妇的宫口开大到10厘米，也就是完全开大时，经产妇的宫口开大到4厘米时，就可以进入分娩室了。

2. 分娩室

分娩室是产房最重要的部分。分娩室里有产床、助产设备、监测设备和抢救设备以及抢救药品。

首先说产床，产床具有特殊的结构，它的下边是放腿的支架，两侧有扶手，并且可以调节高度和角度，既能帮助产妇维持分娩姿势、又有利于助产士助产。

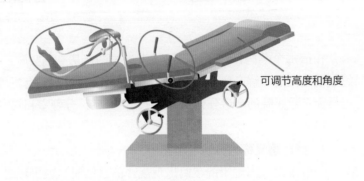

可调节高度和角度

第二类是助产设备，包括消毒用品、手术剪、手术针线、产钳、胎头吸引器等。

第三类是监测设备，与待产室里的大致相同，由于分娩过程中可能出现出血、难产等异常情况，因此更需要严密监测孕妈和胎儿的情况。

第四类是抢救设备，当孕妈或胎儿出现生命危险，都需要立即抢救。抢救药品如宫缩剂等也是为了应对分娩过程中出现的各种危险情况。

3. 观察室
等到分娩顺利结束，妈妈和宝宝会被送进观察室等待一段时间，确定母婴安全后再回到病房。

了解到生产这么辛苦，许多准爸爸表示："我能在产房里全程陪同吗？"

一般来说，孕妈在待产室里需要家人的陪伴，因为这个过程时间长，消耗精力和体力，家人可以在一旁安慰和鼓励孕妈。至于分娩过程中能否陪伴，不同医院有不同的规定。

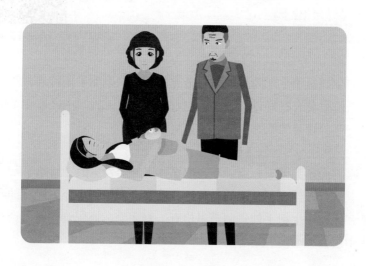

　　如果要陪产，家人就要做好身体和心理的准备。首先，要身体健康，不能有传染病或心脑血管疾病；其次要心理承受能力强。因为，分娩过程中可能出现各种突发状况，这时最好能保持镇静，鼓励孕妈，不要过分焦虑甚至影响医生操作。

　　产房是孕妈们怀胎十月长途跋涉的最后一站，提前了解产房和生产过程，让我们一起有准备地迎接宝宝到来。

孕妈对于生产的那一刻总是充满期待，但除了期待外，对于生产过程总有些好奇和疑惑，也可能从"过来人"的经验中了解过一些分娩时的尴尬事情，不禁暗暗担心。

下面就为大家介绍一下产房那些可能会发生的"尴尬事"。

从待产到真正分娩的过程中，确实会发生很多令人尴尬的事情，比如医生把手伸进阴道里检查，剃阴毛，插尿管，在生产过程中还会大小便失禁等。

 腼腆的孕妈可能要问，为什么我们非要经历这些尴尬呢

其实这些操作是为了让产程更加顺利，都是必要的。孕妈在待产室待产的时候，助产士会多次为孕妈做阴道检查，阴道检查有利于医生观察孕妈宫口的开大情况，以确定胎宝的正确位置，了解宫颈的软硬、长度、位置和扩张情况，这样才能知道到底什么时候宝宝才能出来。

需要剖宫产的妈妈，护士还会把孕妈下身的阴毛剃光，这个过程称为备皮。目的是方便手术时，对皮肤进行彻底消毒。顺产的孕妈不需要剃掉所有阴毛，有侧切需要的孕妈，助产士仅需在侧切前剃掉侧切部位和其周围的阴毛即可。

此外，还有插尿管。在顺产过程中，由于产妇精神紧张或胎头机转不正，容易引起尿潴留，为了产程的顺利进展，医生在发现尿潴留后会及时为产妇导尿。为了避免涨大的膀胱影响手术操作及误伤膀胱，医生会在术前为产妇导尿，剖宫产术后短时间内产妇如不能自行排尿，需留置导尿管。

孕妈还可能听人说过"生孩子的时候会拉大便"，其实这完全是正常的反应。分娩时进行了硬膜外麻醉以后，肛门附近的括约肌会变得麻痹，从而导致对粪便的控制力减弱。当胎宝的头通过产道时，直肠会变得平滑，由于产道的挤压，加上孕妈憋气用力的反应，可能会导致大小便失禁。

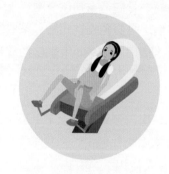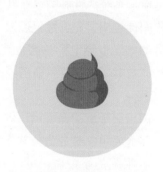

医生不会对此有什么想法的，孕妈不必感到难堪和不好意思，心平气和更利于胎宝的产出。

 孕妈还会担心，万一接生的是个男医生怎么办

其实，医生什么性别对分娩来说没有太大差别，对于医生来说，这都是工作而已。更何况男医生相对于女医生，往往力气更大一些，在处理突发事件时也会更冷静，所以孕妈不必抱有偏见。

所谓的尴尬事都是必要并正常的，孕妈不必过度紧张与焦虑，保持良好积极的心态，积极配合医生才是最重要的。当看到宝宝健康诞生的那一刻，这些事情就早被孕妈抛到九霄云外了。

脐带血是什么

脐带血就是胎儿娩出、脐带结扎之后，残留在胎盘和脐带中的血液。医学研究发现，脐带血中含有丰富的造血干细胞，可以重建人体造血和免疫系统。医疗上可以通过脐带血干细胞移植，治疗 80 多种血液系统、免疫系统、遗传代谢性及先天性疾病。包括血液系统恶性肿瘤、血红蛋白病、骨髓造血功能衰竭、先天性代谢性疾病、先天性免疫缺陷疾病、自身免疫性疾病、某些实体肿瘤等。世界上第一例脐带血干细胞手术 1988 年就已经成功进行，自此以来，脐带血已经挽救了千千万万的生命。

因为脐带血的显著治疗效果，我国已经批准建立了七家脐血库。脐血库可以被分为公共库和自体库两种形式。公共库保存的是义务捐献的脐带血，可以供所有人使用，当有患者需要的时候，就会在这个库里寻找合适的配型。自体库则是把脐带血存起来自己独有，他人无法使用，费用自然需要自己承担。很多准爸准妈担心宝宝未来遇到需要干细胞移植的时候难以配型成功，所以心甘情愿地承担高额的采集和保存脐带血的费用。真是可怜天下父母心呐！

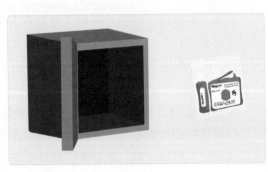

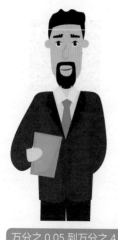

然而，咱们到底有没有必要自己给孩子存留脐带血呢

　　能用脐带血干细胞治疗的疾病数量有限，发病率大都很低，就算真的得病了，也不是所有患者都适合脐血移植。因此，真的用到自己脐带血的概率其实很小。美国血液与骨髓移植学会指出，小孩出生后的 20 年内，需要用到自己脐带血的概率只有万分之 0.05 到万分之 4。而北京脐血库负责人表示，目前北京自体库应用比例不足万分之一（全国可能有所差异）。

万分之 0.05 到万分之 4

　　理论上脐带血只要保存得好，可以长期使用。但从实际经验来说，我们能确定的有效保存时间只有 20 年。如果孩子三四十岁时患病，出生时保存的脐带血可能都已经不能用了。

　　出于这些因素的考虑，爸爸妈妈是否为宝宝自存脐带血应该视自身经济条件而定。如果经济状况较好，想要花钱买个保险，我们也完全不会反对。有条件的话，还是建议大家捐献脐带血到公共脐血库。捐献的人越多，脐血库里的配型也会越容易，说不定哪天真的就能挽救身边人的生命。脐带血的确能治疗一些疾病，可以视自身经济条件，选择是否买单哦。

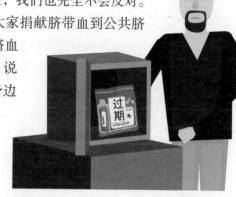

羊水栓塞

 羊水栓塞是分娩并发症中，发病率极低，但死亡率极高的产妇杀手。那羊水栓塞到底是什么，有什么症状，又该如何预防

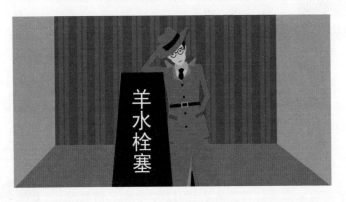

羊水栓塞是指，产妇在生胎宝的过程中，羊水和羊水中的毳毛、角化上皮、胎脂、胎粪等进入母体的血液循环，并引起一系列严重后果的疾病。发病后可以马上表现出过敏样综合征、肺动脉高压、弥散性血管内凝血、炎症损伤、休克、肾衰竭等。

羊水栓塞起病迅猛、病情凶险，多发生在分娩过程中，尤其是胎宝生出前后的短时间内，是极其严重的分娩并发症。发病率为 1.9/10 万 ~ 7.7/10 万，死亡率高达 60% ~ 70% 以上。

导致羊水栓塞的"真凶"是什么呢

很遗憾，羊水栓塞的病因到现在还不明确。羊膜腔内压力过

高，生产时宫颈或宫体损伤，或者是胎膜破裂等，都可以导致羊水被挤入破损的微血管，从而进入到产妇的血液循环中。

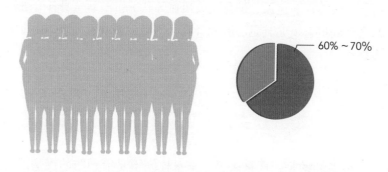

60%~70%

高龄初产、多产妇、子宫收缩过强、急产、胎膜早破、前置胎盘、子宫破裂、剖宫产和钳刮术等高危因素，均可能诱发羊水栓塞。

发生羊水栓塞时，产妇会有哪些表现呢

一般在羊水栓塞发病之前，尤其是刚破膜不久，产妇可能会突然感到寒战，出现呛咳、气急、烦躁不安、恶心、呕吐等症状，随后出现呼吸困难、口唇青紫、抽搐、昏迷。严重时，产妇仅惊叫一声，或打一个哈欠，或抽搐一下后，呼吸心搏骤停，数分钟内死亡。

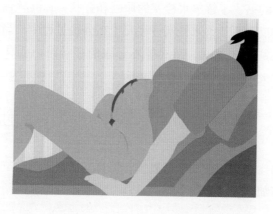

如果产妇度过了上面的心肺功能休克阶段，可能会进入到凝血功能障碍阶段。会出现子宫出血、切口渗血、全身皮肤黏膜出血、针眼渗血、血尿、消化道大出血等状况。最后全身各个脏器都会受到损害，尤其是心脏和肾脏，出现少尿或者无尿、尿毒症表现。

说到这里，孕妈可能会很担心，羊水栓塞这么可怕，能预防吗

很遗憾的是，严格来说，羊水栓塞不是能预防的疾病。因为，产妇和胎宝之间的营养物质与气体交换是客观存在的。在破膜、子宫下段或宫颈小破口或剖宫产时，都能使母血与胎儿组织有充分接触的机会。

但孕妈可以通过以下几点，对羊水栓塞的各种高危因素加以防范。

首先，按时做产检。产检可以发现一些早期的高危因素，如前置胎盘、胎盘早剥等。

然后，产前多学习孕产知识。孕妈在怀孕期间，可以多看看孕产方面的书，了解羊水栓塞的原因和症状，提高警惕。及时告知医生也很重要。羊水栓塞往往发生在分娩过程中，当产妇发现自己出现胸闷、烦躁、寒战等不舒服的症状时，要马上告诉医生，以便医生做出诊断并及早救治。

最后，严格控制剖宫产、破膜等手术指征，合理使用宫缩剂。

羊水栓塞是一种发病率极低，但死亡率极高的分娩并发症，孕妈要多加重视。

第216课
过了预产期，怎么还不生

请扫描二维码，观看本课视频

并不是所有准妈妈都会在预产期这天准时分娩，预产期当天分娩的准妈妈只占全体准妈妈的 5%。

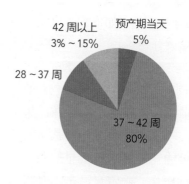

42 周以上
3% ~ 15%

预产期当天
5%

28 ~ 37 周

37 ~ 42 周
80%

在预产期前三周到后两周，也就是孕 37 ~ 42 周分娩，都属于足月分娩，80% 的孕妈会在这段时间分娩。有的小宝宝会在 37 周之前提前出来，也就是早产。也有 3% ~ 15% 的宝宝过了预产期两周还不发动，就叫作过期妊娠了。

过期妊娠是相当有风险的。首先是胎盘老化，胎盘血管会发生梗死，血流不畅，使胎儿血液循环、营养供应都出现问题，可能会导致胎儿宫内缺氧和营养不良。如果进一步老化还可能出现胎儿窘迫，甚至导致胎死腹中。羊水量也可能减低，导致宝宝脐带更容易受到挤压，进而导致宫内缺氧，甚至胎儿窘迫。羊水粪染率会上升两到三倍，胎粪吸入综合征的发病率也会增加。

如果胎盘功能正常，则超过预产期的宝宝出生时容易更大，有 1/4 会是巨大儿。这会导致分娩更加困难，难产风险更大。如果胎盘功能减退、胎盘血流灌注不足，那么过期产宝宝出生后大多身体瘦小、皮下脂肪缺乏，皱褶比较多，我们叫"过熟儿"。他们会更容易出现发育不良、新生儿窒息、新生儿脱水等问题。

第四部分 孕晚期

过期妊娠往往会提高手术分娩的比例和母婴风险。有统计说妊娠 43 周的死产率会比 37 周升高 8 倍。那么，如果已经满了 41 周还没有分娩，一定得及时来医院就诊，我们会首先跟你核对末次月经和预产期，如果确认无误，再根据胎儿安危状况、胎儿位置和大小、宫颈成熟度综合分析，决定是否结束妊娠，选择恰当的分娩方式，如促宫颈成熟、引产或者剖宫产。最好要在 42 周前结束分娩。

- 身体瘦小
- 皮下脂肪缺乏
- 皱褶较多

- 发育不良
- 新生儿窒息
- 新生儿脱水

孕妈刺激自己的乳头也能导致催产素的分泌、刺激子宫收缩，不过这个必须在医生监督下进行。另外，适度的运动甚至同房都有可能让阵痛来得更早一些，可以问问医生，确定自己是不是需要催生、用什么办法最好。

如果只是刚刚过了预产期，暂且不用过分担心。有统计显示，初次妊娠平均向后延迟 8 天，第二次平均 3 天。另外预产期的推算也可能有一定偏差，胎头的位置也会影响分娩的时间。

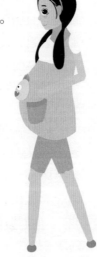

孕妈们需要配合医生，坚持产检，每周测量两次羊水指数，确保没有出现羊水过少的状况，监测胎心、胎动，确保宝宝状况良好。如果都没有任何问题，那就先放宽心，宝宝没准儿明天就生了。你只需要自己在家数数胎动，万一有明显减少能够及时发现、就医，就可以了。

第**217**课
做足准备迎接宝宝

请扫描二维码，观看本课视频

随着孕妈的肚子一天天大起来，宝宝的出生也近在眼前了。为了迎接这位家庭的新成员，咱们需要提前做些什么呢

首先，家里的生活环境需要做些改变。一些不常用的物品尽量收起来，给宝宝腾出生活的空间。如果某些家具有尖利棱角，最好用软垫、泡沫、厚布把边角包起来，免得以后撞伤、戳伤宝宝。屋子里，尤其是宝宝睡觉的那个房间，最好不要铺地毯。因为地毯容易藏有螨虫、灰尘等，导致过敏或引起宝宝患其他疾病。

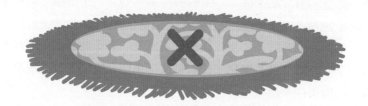

收拾好了家里，我们再来看看在衣食住行四个方面，分别需要为宝宝准备些什么东西。

衣着方面，给宝宝买衣服时建议买 3 套以上，因为宝宝溢奶、尿尿、便便什么的容易弄脏衣服。除了衣服，最好还有给头部保暖的帽子。刚出生的宝宝不适合穿鞋，多准备一些小袜子就行了。

第四部分　孕晚期

宝宝出生后长得很快，所以各种衣物不用买特别昂贵的，只要材质透气、柔软、吸水就行。

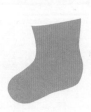

为了让宝宝能睡个好觉，婴儿床、睡袋、床单、床垫等东西要提前准备好。各种床上用品都建议选择棉质的，透气性好，太阳晾晒后柔软蓬松，宝宝用着会很舒服。除了婴儿床只需要 1 个之外，别的睡觉用品都建议至少准备 2 套，以方便换洗。

出行装备也可以提前买好，等能带宝宝外出了，立马就有用的。必备的当然是手推车，走到哪儿推到哪儿。手推车选简易型还是豪华型不重要，关键是要安全结实，另外还得方便折叠起来，不然上个地铁、公交什么的就不方便。有车的家庭还建议准备一个安全提篮或者安全座椅。带宝宝出门总得随身带上一堆东西，所以买一个妈咪包也很实用。

除了买买买以外，也得对怎样照顾宝宝提前做好安排。决定夫妻两人照顾的，要想好怎样协调工作与宝宝这两个难题。打算找自己爹妈或月嫂帮忙的，应该已经提前预约好了，但别忘了还要安排好爹妈或月嫂的起居问题。

迎接宝宝不是一件小事，准妈准爸一定要提前多做准备，等宝宝真的来了才能不忙不乱。

第五部分

产后

第218课
产后抑郁症的原因和预防

请扫描二维码，观看本课视频

产后抑郁是许多孕妈不了解但是害怕发生的状况，我们就一起来正确地认识一下产后抑郁症。

产后抑郁症是指在产褥期，也就是我们常说的坐月子时期发生的抑郁。我们的孕妈在经历怀孕、分娩、产后恢复及哺乳婴儿等一系列过程后，难免会出现生理和精神上的改变，这些改变的程度一旦超出了正常范围，就容易引发产后抑郁症。有少部分妈妈会出现产后抑郁症，另外还有更多的妈妈虽然没到产后抑郁症的程度，但也会出现抑郁情绪。

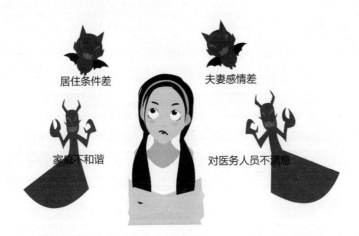

居住条件差　　　　夫妻感情差

家庭不和谐　　　　对医务人员不满意

引起产后抑郁症的具体病因尚不明确，目前认为遗传因素、产后激素水平变化和生活方式的改变都和产后抑郁有一定关系。如果出现对居住条件不满意、分娩前后夫妻感情差、家庭关系不和谐、分娩时对医务人员不满意，或者怀孕前身体状况不佳、产妇年龄大、孕期存在焦虑和抑郁情绪，出现产后抑郁的风险就更大了。

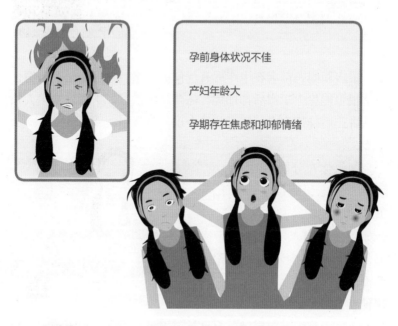

孕前身体状况不佳

产妇年龄大

孕期存在焦虑和抑郁情绪

有什么办法能预防产后抑郁呢

　　产后抑郁症的预防需要医院、社会、家庭和妈妈自身的共同努力。在分娩前后的重要时期，产前门诊应该充分了解孕妈自身及其家族情况，高度重视存在危险因素的孕妈，孕妈也要学会处理自己的情绪。分娩时丈夫和医护工作者都要给孕妈全程的支持和鼓励。分娩后妈妈和家庭成员要共同学习对宝宝的护理，营造亲密的母婴关系和家庭环境，孕妈也要注重通过适量的运动来缓解心情。另外，医生和护士也会帮助妈妈树立信心，积极面对分娩和产后生活。

　　孕妈要调整好心态，预防产后抑郁症，才能更好地感受生宝宝的幸福喔。

产后抑郁症的症状表现

请扫描二维码，观看本课视频

很多新妈妈都会在生产后有忧郁的情绪，这可不是在矫情，而是很可能患上了产后抑郁症，需要就医治疗。下面就来给大家讲一讲产后抑郁症有哪些症状和表现。

如果你在分娩后两三天经常悲伤、烦躁、焦虑，而且注意力下降、吃不下东西、夜晚经常失眠，那么你可能是陷入了产后忧郁的状态，不少新妈妈都曾经有过这种状态。这种状态还表现为你觉得全家人都围着宝宝转，自己被忽视了，看什么都不顺眼，经常发脾气等。如果你在产后出现了以上的表现，一定要重视，及时和家人沟通，排解这种忧郁的情绪。这种产后忧郁的状态多数会在分娩后两周内消失。

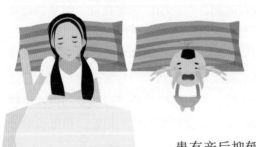

但是，如果这些表现持续了两周以上，就不仅是抑郁情绪作祟，而可能是产后抑郁症了。患有产后抑郁症的新妈妈，通常睡眠、精神、食欲上的问题会比较严重。睡眠上，可能会连续多天失眠，并且整晚都处在担心焦虑的状态；或者非常嗜睡，整天不照顾宝宝只想睡觉。精神上，新妈妈会感到很没精神，筋疲力尽；或是很兴奋，坐立不安。食欲上，会表现为一直进食或是毫无食欲。

这些都是产后抑郁症对新妈妈身体上的改变，产后抑郁症还会改变新妈妈的认知和情绪。

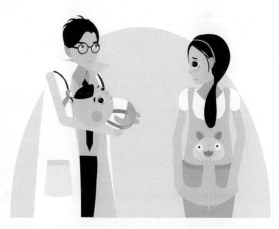

患了产后抑郁症的新妈妈认知会变得非常极端，尤其是在照顾宝宝时，如果一件事没有做好，就会觉得自己所有事情都做不好，否认和低估自己。如新妈妈在给宝宝喂奶后宝宝吐奶了，新妈妈就会认为都是自己的错，会觉得自己没有能力照顾宝宝，之后逃避对宝宝的照顾。

患了产后抑郁症的新妈妈的抑郁情绪会十分强烈并且持续时间很久，不同于普通人偶尔出现一下的抑郁情绪，新妈妈的这种抑郁情绪甚至影响到了正常的生活。她们没有办法感到快乐，感觉自己不爱宝宝了，由于感觉自己不爱宝宝而产生强烈的愧疚感，同时非常容易被激怒，而且甚至会想要伤害宝宝。我们可能经常在新闻报道中看到类似的故事。

产后抑郁症不是"公主病"，而是一种实实在在的心理疾病。新妈妈们如果有以上症状，一定不要自己默默承担，而是要尽快寻求医生的帮助，家人也要对新妈妈的这些表现格外注意，多多理解和包容，一起寻找解决的办法。

产后抑郁症是种病，如果患上要积极治疗。

第**220**课
产后抑郁症的药物和心理治疗

请扫描二维码，观看本课视频

 了解了孕妈如果真的患上了产后抑郁，需要去医院吗，怎么治疗呢

请仔细阅读每一条，把意思弄明白，然后根据最近一周的实际感觉，在适当的数字上划"√"表示，不要漏评一个项目，也不要在一个项目重复评定。

序号	项目	没有或很少时间	少部分时间	相当多时间	绝大部分或全部时间
1	我觉得闷闷不乐，情绪低沉	1	2	3	4
2	我觉得一天中早晨最好	1	2	3	4
3	一阵阵哭出来或觉得想哭	1	2	3	4
4	我晚上睡眠不好	1	2	3	4
5	我吃的跟平常一样多	1	2	3	4
6	我与异性密切接触是和以往一样感到愉快	1	2	3	4
7	我发觉我的体重在下降	1	2	3	4
8	我有便秘的苦恼	1	2	3	4
9	心跳比平常快	1	2	3	4
10	我无缘无故地感到疲乏	1	2	3	4
11	我的头脑和平常一样清楚	1	2	3	4
12	我觉得经常做的事情并没有困难	1	2	3	4
13	我觉得不安而平静不下来	1	2	3	4

孕产 280 天 一 日 一 课

我们已经了解了产后抑郁的主要症状，那么，如果妈妈总感觉自己失落孤独、焦虑烦躁，甚至觉得生活无趣而出现想要自杀的想法。或者出现心悸、耳鸣、头晕早醒或入睡困难等生理症状，就要去医院做一个专业的检查了。检查的时候需要填写一张自评量表，医生会根据孕妈填写的各种症状的情况来判断孕妈是否有产后抑郁，以及病情的严重情况。

如果测评结果显示真的患上了产后抑郁，一定不要觉得丢人或者不好意思而选择不去医院。

我们之前也讲过，产后抑郁症对妈妈、宝宝还有整个家庭都会造成很多不良的影响。因此，这是一个不容忽视的问题，一定要去医院的精神科或心理科，咨询专业的医师，及时进行心理疏导和治疗。

目前产后抑郁症的治疗大多采取以心理治疗为主，必要时辅以药物治疗的综合治疗方式。心理治疗是轻度或中度产后抑郁症的主要治疗方法，重点是发挥妈妈自身的调节能力和新爸爸的作用。鼓励妈妈通过拜访朋友、阅读、与家人沟通等方式加强与外界的联系，形成良好的社会和人际关系；同时还要学会利用时间休息来缓解疲惫；另外也会指导妈妈进行适量的锻炼以保证身体健康。

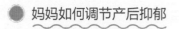
妈妈如何调节产后抑郁

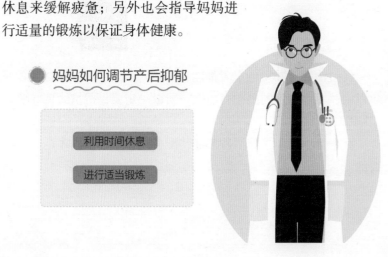

利用时间休息

进行适当锻炼

新爸爸则要积极主动地参与妻子在分娩前后的生活，并给予持续的关心和支持，千万不要表现出不管不顾和不耐烦。新爸爸的耐心和信任是帮助妈妈保持坚强和良好心态的重要因素。在患有中重度的产后抑郁症或者在之前的心理治疗无效的情况下，医生会使用抗抑郁的药物来辅助心理治疗。也就是说单独进行药物治疗是无效的，所以妈妈千万不要在怀疑自己患上产后抑郁症后自行用药。我们常说"是药三分毒"，抗抑郁的药物也会带来许多不良反应，包括失眠焦虑、厌食恶心、尿频尿急、头晕气短等。

● 抗抑郁药物的不良反应

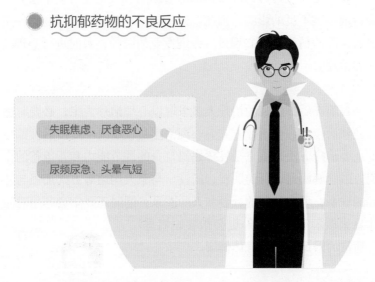

失眠焦虑、厌食恶心

尿频尿急、头晕气短

经过治疗，70% 的患者都能在一年内治愈，极少数会持续一年以上，不过复发的概率有 20%，所以一定要保持情绪良好哦。

如果真的患上了产后抑郁症，配合治疗主动调整才是最为重要的。

第221课
新爸爸与产后抑郁症

请扫描二维码，观看本课视频

产后抑郁在女性群体中十分常见，许多新妈妈由于受到孕期激素和角色变化的影响，自身生理、心理都有所改变。这时候新爸爸千万别置之不理，而应用理解和疼惜，帮妈妈赶走抑郁情绪。

多和妈妈交流沟通是最有效的方法，妈妈情绪不稳、易怒，多陪她说话能排解忧愁，另外细心的照顾、充足睡眠也能让她尽快恢复身体。宝宝出生后，爸爸不要把关注只放在孩子身上，这个时候妈妈易受冷落，可以找长辈或保姆照顾宝宝，或者在照顾宝宝的同时多陪陪妈妈。了解必要的产后知识也能让爸爸更好地呵护妻子的身心健康。

解决了新妈妈的问题可不是就万事大吉了。其实新爸爸也可能出现"产后抑郁"。有些新爸爸担心自己胜任不了爸爸的角色，有些可能承受不了家庭和工作两边的压力，也是有可能出现抑郁情绪。资料显示宝宝出生第一年，每10个爸爸就有1个产后抑郁，尤其在3~6个月期间，大约有1/4的爸爸可能受抑郁情绪的影响。

目前，关于爸爸患产后抑郁的原因还不明确。但有研究显示，爸爸作息时间被打乱，经济压力增大，家庭关系不协调，心理准备不足，或者是被产后抑郁的妈妈感染，都是发生抑郁的潜在原因。同时爸爸家族抑郁史也可能有一定的影响。患病后，爸

第五部分 产后

爸们的症状也多有不同，但主要表现都是情绪低落、易伤心易怒，不爱同人交往，焦虑或担忧等。除此外，爸爸的胃口也可能改变，身体上出现莫名疼痛，性生活缺乏兴趣，睡眠也成了大问题。

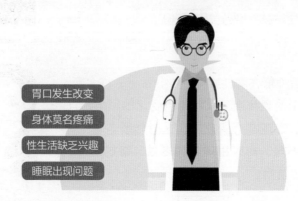

胃口发生改变

身体莫名疼痛

性生活缺乏兴趣

睡眠出现问题

 出现这些情况，爸爸们该怎么办呢

首先，学会主动的自我疏导，出现抑郁症状，爸爸不要逃避，不必羞于承认，找家人、朋友倾诉，都有助于转移注意力，得到安慰。

其次，要和妈妈多沟通，让双方更了解彼此的看法，也能从中得到对方的鼓励和支持。尝试和宝宝单独相处，宝宝不是妈妈一个人的，爸爸也需要学习育儿经验，多接触多相处，培养亲子感情。最后还可以考虑用休闲娱乐的方式，适当排解抑郁情绪，比如户外运动等。

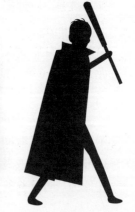

新手爸爸们遇到产后抑郁别害怕，和家人朋友多沟通，学会和宝宝相处，都能有效缓解抑郁情绪。

第 **222** 课
产后妈妈生理变化

请扫描二维码，观看本课视频

分娩之后，在产褥期，妈妈身体的各系统逐渐恢复到孕前状态，下面就来讲讲产后妈妈会发生的生理变化。

在产褥期中，产后妈妈的身体会发生很多变化，常见的有体温升高、宫缩痛、褥汗、子宫复旧、恶露等。

产后 24 小时内，妈妈体温会略升高，但不会超过 38℃，这可能与产程过程长导致的疲劳有关。

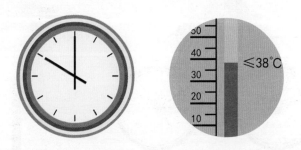

产后 3 ~ 4 天还可能会有"泌乳热"，这是乳房充血影响血液和淋巴回流导致，一般也不会超过 38℃。一些妈妈在哺乳时还会感受到"宫缩痛"，这是因为宝宝吸吮乳头时，妈妈会反射性地分泌更多缩宫素，才引起的子宫收缩，一般不需要治疗。

产后一周内，妈妈睡醒后可能会满头大汗，俗称"褥汗"，这是因为孕期潴留的水分在睡眠时通过皮肤排出造成的，也是一种正常的现象。

所有的妈妈都要十分注意观察产后子宫复旧情况和恶露情况。

生出宝宝后，妈妈会立刻觉得肚子轻松了许多，被宝宝撑大的子宫也会慢慢恢复到怀孕前的状态，这就是"子宫复旧"。子宫复旧的过程大约需要 6~8 周。胎盘娩出后，子宫底立即下降到肚脐下一横指，然后随着子宫体积越来越小，宫底也逐渐下降，约在产后 10 天降入盆腔中。比起顺产的妈妈，剖宫产的妈妈子宫复旧要花更长的时间。

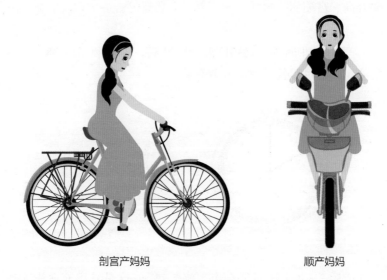

剖宫产妈妈　　　　　　　　　　　顺产妈妈

恶露也是产后会出现的生理现象之一，妈妈们要多加注意。恶露主要是由坏死的子宫蜕膜和血液组成的。正常的恶露有血腥味、无臭味，一般会持续 4~6 周。随着排出的血液逐渐减少，产后 3 天左右首先排出红色的血性恶露，4~14 天排出淡红色的浆液恶露，14 天后排出白色恶露。

如果子宫复旧速度慢，恶露增多，红色恶露持续时间长，应及时就医。如果恶露有臭味、子宫有压痛，说明很有可能存在子宫感染，也要及时咨询医生。此外，如果出现阴道持续流血，或者突然大量流血，可能存在胎盘蜕膜残留、子宫切口裂开等情况，要尽快到医院进行处理。

尽管老一辈给月子期定下了各种条条框框，但是从医学的角度，注意的问题却有些不同。产后妈妈应尽早下床适当活动，预防血栓形成；饮食应清淡，少量多餐，注意补充优质蛋白，并且多吃富含纤维素的食物，防止便秘。

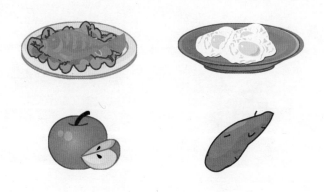

- 清淡饮食　　- 少量多餐　　- 补充优质蛋白　　- 补充纤维素

产后尿潴留是指生完孩子 6～8 小时后，仍然不能自行排尿，或者排尿不畅导致有尿液残存。这是一种常见的产后并发症，正常产后发生率为 10%～15%。如果在生孩子过程中经历了手术助产、会阴侧切，或是产前、产程中用过大剂量的解痉镇静药，发生率会明显升高。

● 什么是产后尿潴留

生完孩子 6～8 小时后

不能自行排尿

或者排尿不畅、有尿液残存

产后尿潴留可以分为部分性和完全性两种。部分性是指只能自己解出部分尿液，完全性则是自己完全不能排尿。产后尿潴留持续时间因人而异，临床上甚至有过持续 21 天的病例。当因为尿潴留而无法及时排尿时，可以通过插尿管来帮助排尿。

产后尿潴留会对妈妈的身体健康造成伤害。生完孩子后，妈妈的尿量本来就会增加。如果这时候发生尿潴留，过多的尿液就会长时间停留在膀胱里。膀胱位于子宫前方，如果长时间被尿液充满，会使子宫收缩减弱，影响子宫恢复，进而影响产后恢复。再说了，尿液在膀胱里时间太长，也容易引起泌尿系统感染，对健康不利。

有的妈妈排尿困难是因为不习惯躺在床上排尿的方式，这种情况下，试试坐起来排尿。打算排尿时，用手机听一些流水声，让自己条件反射产生尿意，诱导

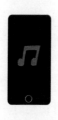

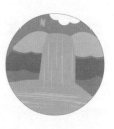

排尿。用便盆装上温水，靠着小椅子坐在水上方，让蒸汽熏一下，或者用温水缓缓冲洗外阴，既可以诱导产生尿意，又有助于缓解尿道周围肌肉的痉挛、刺激膀胱收缩。

给腹部进行热敷按摩也有效果。热敷时将 60 ～ 65℃的热水装进热水袋，放在腹部膀胱部位，敷 15 ～ 30 分钟。按摩时把手放在下腹部，左右按摩各 10 ～ 20 次，然后将手掌缓缓向膀胱底部推移按压。

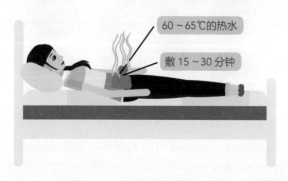

60 ～ 65℃的热水

敷 15 ～ 30 分钟

如果采用了上述各种方法依然不能顺利排尿，可以通过肌肉注射新斯的明来促进排尿。要是注射也不管用，还可以安置导尿管进行导尿。与其发生了尿潴留再来处理，不如提前就做好预防。分娩前先排光尿液，分娩中及时排尿，避免累积太多尿液导致膀胱过度膨胀。尽量不要使分娩拖得太久，避免胎头长时间压迫膀胱。分娩后喝 600 ～ 900 毫升水，使膀胱尽快充盈，争取在产后 2 ～ 3 小时内自动排尿，减少尿潴留的发生。

第**224**课
产后恶露全知道

请扫描二维码，观看本课视频

宝宝出生后，胎盘从子宫剥离后造成的创面要经过一段时间才能完全闭合。这时，会有一些血液从创面排出，还混有坏死脱落的蜕膜组织、孕期的子宫内膜、黏液和细菌等，这种阴道排出物就是恶露。恶露在产后开始出现，持续 4 ~ 6 周。正常恶露有血腥味，无臭味，总量约 250 ~ 500 毫升。

正常情况下，恶露变化可分为三个阶段：

血性恶露鲜红色，含有大量血液，有小血块，还有少量胎膜和坏死蜕膜组织。产后 3 ~ 4 天，子宫出血量减少，就变成浆液恶露。

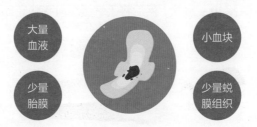

浆液恶露是淡红色，浆液多、血液少，有较多坏死蜕膜组织，还有宫颈黏液、宫腔渗出液和细菌。持续 10 天后，浆液减少，变成白色恶露。

白色恶露，黏稠，色泽比较白，像白带又比白带多。含有大量白细胞、坏死组织蜕膜、表皮细胞及细菌等，持续 3 周干净。

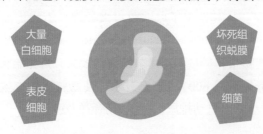

孕产 280 天 一日一课

前期恶露量多，可以使用产妇专用卫生巾。产后第8天建议用卫生纸，透气性好。临近结束时，可继续使用卫生纸或者薄透型护垫，但护垫透气性差，要经常更换。

产后恶露不尽是指产后6周恶露没有干净或者伴有不规律子宫出血，也叫恶露延长。会导致局部和全身感染，甚至发生败血症；还会引起切口感染裂开，产后大出血等，甚至需要切除子宫来保命。

为什么会恶露不尽呢

生产过后，新妈妈缺乏休息，导致宫缩异常乏力，恶露难以完全排出。临床表现多是子宫大、宫腔内有积液。一般多于产后由医生及时肌肉注射或者静滴缩宫素，必要时还要口服抗生素预防感染。坚持母乳喂养有利于产后子宫收缩和复旧。

缩宫素

抗生素

因子宫受损、子宫畸形、子宫肌瘤等原因，导致恶露中的血液量忽多忽少、存在血块，甚至腹痛。此时需进行清宫术，术后做预防感染和促进子宫收缩的治疗。

产后未做好私处清洁工作，宫腔受到细菌感染。导致恶露发出臭味，腹痛、身体发热，白细胞数量突然上升。此时需要抗感染治疗，吃高蛋白、易消化的食物，补充维生素，纠正贫血和水电解质紊乱。

产后怎么做，可以尽量避免恶露异常的发生呢

为了产后快速恢复，我们应该尽量采用母乳喂养。关注私密处卫生，实时观察恶露情况。产后6周禁止房事，适当运动，加强营养。

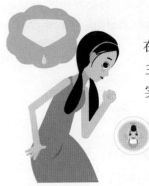

许多宝妈在生了宝宝之后，发现自己在咳嗽、打喷嚏，或者运动时会不由自主溢尿，想去就医却又觉得难为情。其实不必尴尬，这种现象叫作产后尿失禁。

据统计，在我国产后尿失禁的发生率并不低。那么，为什么生完宝宝后容易出现尿失禁这种现象呢

产后尿失禁现象的发生，和女性生理控尿的机制有关。简单来说，怀孕时，盆底支持组织一方面受到激素水平的影响，一方面受到增大子宫的长期机械压迫，结构和功能都会受到一定损伤。

当宝宝降生后，宝妈的激素水平恢复了，也没了宝宝做"支撑点"，就容易引起尿失禁。此外，自然分娩的过程也会导致盆底结构的变化，不仅会牵拉、压迫到神经，还会损伤盆底肌和尿道括约肌，导致尿失禁。

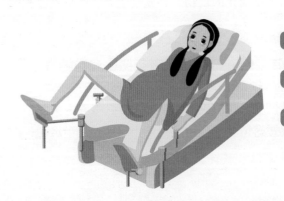

导致盆底结构变化

牵拉压迫神经

造成肌肉损伤

除此之外，产钳助产、分娩时第二产程延长、分娩次数增加、胎儿过大以及孕期肥胖也都是导致产后尿失禁的重要原因。但是，就算出现了产后尿失禁，宝妈也不必紧张，可以采用非手术治疗和手术治疗两种方法来改善。

非手术治疗的方法有很多，如盆底康复锻炼、佩戴子宫托、膀胱刺激治疗等。很多宝妈的尿失禁症状，可以通过非手术治疗的方法得到改善。如果非手术治疗没什么效果，还可以选择手术治疗。如今治疗产后尿失禁的手术已经比较成熟了，治愈率也很高，一般在 85% 以上，孕妈们大可不必谈手术就色变。

另外，在分娩之后，要记得产后42天去医院做盆底功能评估。如果你是怀孕中的孕妈，可以通过以下方法来预防产后尿失禁。首先，可以根据自己的具体情况选择合适的分娩方式。如果宝宝的头偏大或者体重大、胎位不适合阴道分娩时，应该采取剖宫产方式，减少产钳及侧切等助产方式，降低盆底组织的损伤机会。其次，在怀孕期间，孕妈可以进行盆底肌肉锻炼来增加盆底肌力量。具体方法为：仰卧在床，双脚屈膝微开 7 ~ 8 厘米，收紧肛门、会阴及尿道5秒，然后放松，心里默数1到5接着重做，每次运动约10组。有规律地抬高臀部离开床面，然后放下，每次也约做10组。

孕妈锻炼时可以循序渐进，慢慢地增加锻炼的强度。

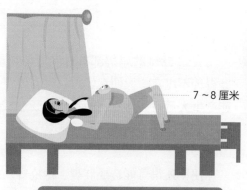

7 ~ 8 厘米

收紧肛门、会阴及尿道 5 秒，然后放松

产后尿失禁是一种常见的产后疾病，孕妈不必过于担心，很多时候通过积极锻炼盆底肌肉，就可以和尿失禁说Byebye 了。

第**226**课
怎样应对产后便秘

请扫描二维码，观看本课视频

生完孩子后，饮食正常的情况下，如果连续 3 天以上没有排大便，或者排便时有干燥疼痛的感觉，难以排出，就说明妈妈出现了产后便秘。

● 排便时干燥疼痛，难以排出

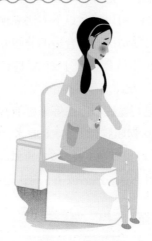

大约 58% 的妈妈都有过产后便秘的经历，有的甚至被它折磨得苦不堪言。大便在体内长时间停留，会引起腹胀腹痛，还可能产生大量对人体有害的毒素。肠道蠕动的减缓会使盆腔的血液循环变慢，影响妈妈的产后恢复。

便秘还很可能造成肛裂、痔疮等疾病的发生。如果便秘发展严重，还可能导致内分泌紊乱、消化道炎症、消化道溃疡等。结肠癌、心脑血管疾病的发病风险，也会因为严重便秘而升高。

为什么产后容易出现便秘情况呢

首先，产后早期腹肌和盆底肌张力低，影响肠道平滑肌收缩，不利于排便。分娩伤口的疼痛，也使得妈妈排便时不敢用力。而且产后躺在床上的时间比较多，缺少活动，引起肠蠕动减弱。另外，分娩中常用的一些镇痛药剂，也会使产妇肠蠕动速度低于正常情况。

如果不幸发生了产后便秘，咱们应该怎么办呢

首先，定时排便很重要。妈妈要有意识地培养自己定时大便的习惯，不要等大便积压过多后才去排。饮食结构也要进行调整。多吃水果、蔬菜这些纤维素丰富的食物，熟透的香蕉、苹果、红薯、芋头都很适合。多喝汤，汤中的油分可以润滑肠道，促进排便。多喝水，缓解大便干燥的情况。

🔵 多吃水果蔬菜

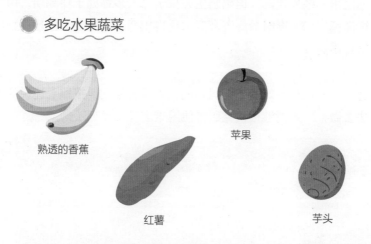

熟透的香蕉

苹果

红薯

芋头

生完孩子后也要进行适量的锻炼，绝不能卧床一个月。躺在床上时做些翻身运动，或者按摩腹部。可以下地后，在室内缓慢地走动一下。每天坚持做一下将肛门向上提，然后放松的缩肛运动，对缓解便秘也有效果。

● 在室内缓慢走动

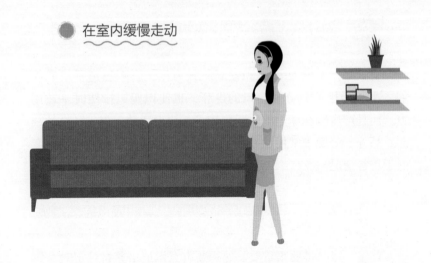

　　调节好自己的心态、情绪也有利于缓解便秘。不要因为伤口而精神过度紧张或过度焦虑，要放松身心。

　　如果通过日常生活中的调整无法缓解便秘情况，可以酌情考虑使用一些通便药。但妈妈生完孩子后大多都处于哺乳期，用药得谨慎。拿不准时最好咨询医生后再用药，不能过分依赖药物或擅自用药。

　　产后便秘不好受，但妈妈们也不要害怕它，按照上述说的方法去做，一定能够很快克服排便困难。

第**227**课
哺乳期需要避孕吗

请扫描二维码，观看本课视频

产后我们的生理周期会慢慢恢复。

先说排卵，恢复排卵的时间跟妈妈是否采用母乳喂养有关。非母乳喂养的妈妈一般产后 10 周左右恢复排卵。而母乳喂养的妈妈大多在产后 4~6 个月才会恢复，当然也不排除少数妈妈排卵更早。

产后月经复潮的时间同样和哺乳有关。产后 6 周子宫内膜一般就能全部修复，不哺乳的妈妈产后 6~10 周月经就会复潮。不过这时候排卵可能还没有恢复，所以前两次多为无排卵性月经，3 个月后才恢复为排卵性月经。而对于母乳喂养的妈妈，月经来潮的时间会大幅延迟，有的妈妈在哺乳期间会始终没有月经。

一般来说顺产妈妈产后 2 个月就可以同房。通常妈妈产后需要至少 1 个月休养，也就是产褥期的 42 天。这时子宫差不多恢复到孕前大小，身体也没有出现不适症状，体检没有异常就可以同房了。而剖宫产妈妈由于伤口愈合缓慢，过早性生活可能伤害妈妈健康，最好在 3 个月后再行房，具体时间也会由身体恢复情况来定。

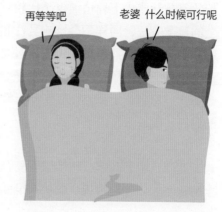

再等等吧　　老婆 什么时候可行呢

很多人以为产后月经恢复前，可以不避孕，这是不对的。好些妈妈在第一次月经复潮前就排出卵子，直到复潮后才知道已经排卵。这段时间内如果同房时没有避孕，还是可能怀孕的，所以如果没有持续造人的计划，一定不能掉以轻心。尤其是剖宫产妈妈，最好两年内不要怀孕。

● 月经复潮前也有怀孕可能

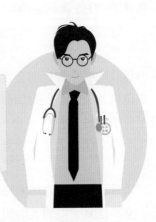

- 无持续造人计划产后需避孕
- 剖宫产妈妈两年内最好不怀孕

产后避孕可以从第 3 周，或者恢复性生活时开始。避孕方式的选取，要以"不影响乳汁质量及婴儿健康"为原则。安全套是我们认可的安全避孕措施之一，使用方便，也不会对乳汁和宝宝带来影响。

● 可以用宫内节育器的孕妈

使用只含孕激素、不含雌激素的长效避孕针或皮下埋植剂也是比较安全的避孕方法，同样不会影响乳汁和胎儿。宫内节育器也可以用，不过要注意，顺产 42 天、恶露已经干净、会阴伤口愈合、子宫也已经恢复正常的妈妈，或者剖宫产满半年的妈妈才能放入宫内节育器。

- 顺产 42 天后、恶露干净
- 会阴伤口愈合、子宫已恢复
- 剖宫产满半年

此外，避孕药膜、雌孕激素复合避孕药会影响乳汁分泌，安全期避孕和体外射精避孕成功率很低，都不建议使用。

第228课
长效避孕方法及适用人群

请扫描二维码，观看本课视频

上节课，给大家讲了避孕的重要性。那正确的避孕应该怎么做呢？下面就给大家讲几种比较常见的长效避孕方法。

国际上将不需要每个月管理的避孕方法称为长效避孕方法，其中停用后生育能力可以自然恢复的避孕方法为长效可逆避孕方法，停用后生育能力无法恢复的方法为永久避孕方法。

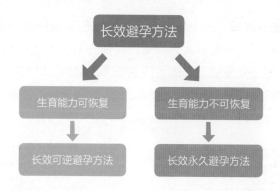

接下来，将给大家讲3种长效可逆的避孕方法和一种永久避孕方法。

先来熟悉一下3种长效可逆的避孕方法——宫内节育器、皮下埋植避孕和单纯孕激素避孕针。

1. 宫内节育器 宫内节育器是我国育龄女性使用最多的长效可逆避孕方法。它的优点是不受分娩方式和喂养方式的影响，顺产或者剖宫产、哺乳或者不哺乳的宝妈，都可以在产后即时或分娩六周后放置宫内节育器。对哺乳的宝妈来说，宫内节育器也

第五部分 产后

不会影响正常的哺乳。但是，宫内节育器存在脱落的风险，选择这种避孕方式的女性，平时要加强观察，如果出现异常，要及时到医院进行检查。

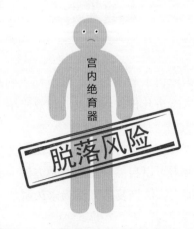

2. **皮下埋植**　皮下埋植也是一种比较常见的避孕方式，这种方法同样不受分娩方式的影响，而且，无论宝妈是否出现过孕期或产褥期的并发症，都能使用这一方法避孕。特别适用于感染人类获得性免疫缺陷病毒，也就是 HIV，和感染乙型肝炎病毒、梅毒螺旋体，以及不宜哺乳的妈妈。

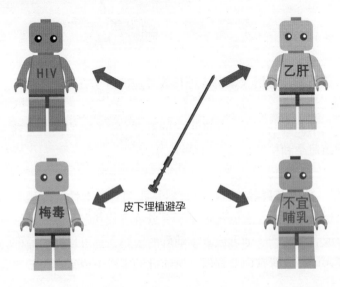

皮下埋植避孕

需要注意的是，哺乳的宝妈和不哺乳的宝妈埋植的时间不同。不哺乳的妈妈可以在分娩后出院前埋植，而哺乳的妈妈就需要等到分娩 6 周后再进行埋植。

宫内节育器和皮下埋植停用后，生育功能都能立即恢复。有生二胎想法的宝妈，取出宫内节育器或埋植后，就能立即开始备孕啦！

3. 单纯孕激素避孕针　单纯孕激素避孕针也是一种长效可逆避孕方法。这个方法同样不受分娩方式和喂养方式的影响，分娩 6 周后就能开始使用。需要说明的两个注意事项，一是避孕针需要定时进行注射，每 3 个月注射一次。二是避孕针停用后，生育能力恢复的时间会有几个月的延迟。

这就是当下，很多人都在用的三种长效可逆避孕方法。

最后给大家介绍一种长效永久的避孕方式——绝育术。

绝育手术分为女性输卵管绝育术和男性输精管绝育术两类。这种方式比较适合已经完成生育计划，或者再次妊娠可能危及孕妈生命的夫妻。

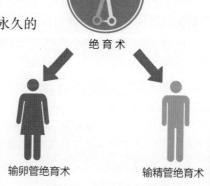

绝育术

输卵管绝育术　　　　输精管绝育术

绝育术也不受分娩方式和喂养方式的影响，而且有意使用此项避孕方式的剖宫产的妈妈，在分娩的同时，就可以进行绝育手术。

以上就是我们常见的几种长效避孕方式，大家可以根据自身情况和需要进行选择。

第 **229** 课
如何减轻产后下体疼痛

请扫描二维码，观看本课视频

　　这一节我们来讲讲经阴道分娩的妈妈，产后怎样才能减轻下体疼痛。

　　无论是否进行了会阴侧切、有没有会阴撕裂，阴道分娩后都会有会阴疼痛。几乎所有的孕妈在分娩后都有一定的会阴损伤和水肿。会阴伤口的愈合时间取决于每个人的实际情况，比如会阴损伤的时间、水肿情况、有没有感染。如果分娩过程中有会阴侧切和会阴撕裂，缝合处愈合的时间会更长。会阴疼痛程度也就根据伤口损伤程度从轻微到极度痛苦都有，有人产后 10 天左右就可以消除，也有的妈妈会持续一个月的疼痛。

● 不同妈妈会阴疼痛程度的区别

- 根据伤口损伤程度，从细微到极度痛苦
- 产后 10 天左右消除或持续 1 个月疼痛

　　即便疼痛再严重，我们一般也不建议自行服用止痛药，因为止痛药的某些成分可能会影响妈妈乳汁的分泌和乳汁质量，影响宝宝的生长发育。如果实在是很疼，要及时就医，在医生的指导下选择不影响乳汁质量的药物缓解疼痛。

　　产后减轻疼痛的最好方式就是卧床休息，尽量平躺，这样可以减轻会阴部肌肉的压力。小便时记得用温水冲洗一下会阴，并用干净的毛巾从前往后轻轻拍干，这样可以冲洗干净尿液，防止刺激伤口。产后要早点下床活动，如果伤口有红肿渗液，但最好不要在伤口拆线当日出院，防止伤口裂开又不能及时处理。拆线后几天内不要用力下蹲，大便时要先收紧会阴和臀部，再坐在马桶上，身体重心尽量偏向右侧，避免伤口受压使切口表皮错开。

● 伤口拆线后注意事项

- 不要用力下蹲
- 大便时缩紧会阴和臀部
- 身体重心偏向右侧

同时要注意避免摔倒或大腿过度外展以防伤口再度裂开。多淋浴也可起到缓解作用，如果没有血性恶露了，也可以坐浴。最好一天4次，每次15分钟。如果没有伤口感染，坐浴时用清水就可以了，最好不要用清洁液，也不要在水中加盐，这些都有可能刺激到伤口。

产后要避免接触损伤的地方。至少每4个小时换一次卫生巾，换前换后都要洗手，并确保卫生巾垫得合适牢靠。在医生的指导下使用0.05%聚维酮碘液擦洗外阴，每天2~3次；如果会阴部有水肿，可以用50%硫酸镁液湿热敷，必要的时候还可以用红外线理疗。

● 可在医生指导下用药缓解疼痛

- 擦洗外阴：0.05%聚维酮碘液
- 会阴水肿：50%硫酸镁液湿热敷
- 必要时可用红外线理疗

产后要尽快开始做盆骨底肌肉练习，也就是凯格尔运动。不要长时间站着或坐着，更不要提举重物，也不要做耗费体力的家务或者运动。如果疼痛没有减轻或者开始发烧，建议去医院就诊，看看有没有伤口感染。

如何科学坐月子

请扫描二维码，观看本课视频

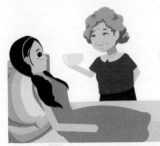

"坐月子"这一习俗在我们国家可以说是渊源已久，许多产后妈妈虽然不愿意老在床上待着，却被老人们"教导"不乖乖坐月子对身子不好。

坐月子真的是必须的吗，那些传统说法到底是对是错呢

传统月子理论强调，生产后需要注意保暖、不能吹风。事实真的如此吗？

实际上，产后，虽然妈妈会觉得疲惫，但其实抵抗力真的没有那么差。产后休息时，室温以自己感觉到舒适最好，一般 20～26℃为宜，夏天闷热，容易滋生细菌、造成感染，因此，更要注意通风降温。所以"不能开风扇、吹空调、开窗户"等说法，自然也都是不科学的了。

● 洗澡尽量淋浴，减少感染机会

此外，"产后不能沾水，不能洗澡洗头"的说法几乎各地都有，但却没什么科学依据。

实际上，这种说法

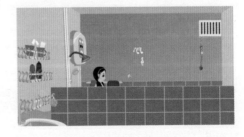

的流传是因为，以前卫生条件落后，不注意用水卫生容易导致产褥期感染。如今条件变好了，发生这种情况的几率很小。生产后妈妈会有褥汗现象，汗腺分泌旺盛，更需要经常洗澡来保持清洁，具体次数可以依据季节和个人习惯而定。不过要注意，洗澡应尽量采取淋浴方式，以减少阴道和尿道逆行感染的机会。

● 没伤口，产后 6～12 小时可下床

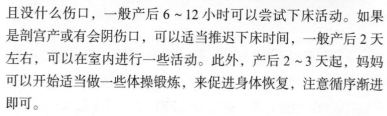

中国人的传统观念还认为，坐月子期间要少活动，才能养好身体。其实不然，产后应尽早适当活动，才更利于体力和体型的恢复。一方面，适当活动可以促进恶露排出和子宫恢复，另一方面，多活动还能减少血栓风险。如果是顺产且没什么伤口，一般产后 6～12 小时可以尝试下床活动。如果是剖宫产或有会阴伤口，可以适当推迟下床时间，一般产后 2 天左右，可以在室内进行一些活动。此外，产后 2～3 天起，妈妈可以开始适当做一些体操锻炼，来促进身体恢复，注意循序渐进即可。

有些妈妈还会对"产后要少用电子设备"这一说法存在疑惑。实际上，就算不吃不喝连续面对显示器一年，造成的辐射量和吃上 10 根香蕉是差不多的，这个剂量远不会对妈妈的身体造成损害。不过呢，虽然辐射可以忽略不计，但最好还是控制一下使用电子设备的时间，不要让眼睛过于疲劳。

产后护理虽重要，但也不要被月子谣言吓到，科学坐月子才是正道。

第**231**课
哺乳期怎样用药

请扫描二维码，观看本课视频

因为哺乳的关系，妈妈在用药方面会比较犹豫，担心自己使用的药物通过乳汁进入到宝宝体内，对宝宝造成不良影响。

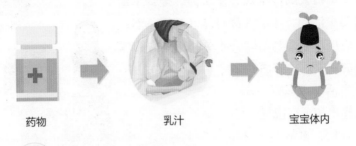

药物　　　　　　　乳汁　　　　　　宝宝体内

哺乳期需要用药时怎么办呢

哺乳期用药确实有可能对宝宝造成伤害，因为几乎所有进入妈妈体内的药物，都会有一部分被转运到乳汁中，然后被宝宝喝进体内。由于宝宝肝脏代谢功能、肾脏排泄功能还不完善，清除药物的能力比较低，容易被药物伤害到。但也不是说哺乳期就什么药都不能用、只能依靠信念抵御疾病了。

虽然几乎所有药物都会有一部分进入乳汁，但进入的比例通常很小，一般不超过用药量的 1%～2%。不至于让宝宝承受不住。对于少数进入乳汁比例较大的药物，才需要提高警惕。

怎样判断某种药物能不能使用呢

这个一般在药物说明书里都写清楚了。对于处方药来说，通常会有一项"孕妇及哺乳期妇女用药"的说明，与"注意事项"等说明并列在一起。而非处方药呢，这一项不会被单独列出来，通常都涵盖在"注意事项""禁忌"等项目中。妈妈买药、吃药前，记得先仔细看看说明书。

如果看了说明书仍然不太明白、不太放心，或者自己能想到的药物，它们的说明书都写着哺乳期妈妈禁用，怎么办呢

这种时候建议妈妈向医生求助。医生给哺乳期妈妈用药的方式与一般人群不太相同。选择药物时，会在不影响治疗效果情况下，选择进入乳汁少、对宝宝影响小的药。所以如果妈妈发现医生开给自己的药和以前吃的不一样，或者跟别的相同症状病人不一样，不要觉得奇怪。

吃药和哺乳的时间如何安排呢

吃药和哺乳的时间，一般建议间隔5～7个药物半衰期，每种药物的半衰期不同，可以在说明书里找到。如果妈妈没找到半衰期，或者依然不放心，也可以拿着具体的药物询问医生，吃药和哺乳应该间隔多久。另外，无论是吃的药还是外用药，都要一视同仁，谨慎对待。

有的妈妈对于吃到嘴里的药很小心，但对外用药就觉得无所谓了，认为外用药不会对宝宝造成影响。这种想法不太正确，一些外用药会通过皮肤进入血液，最终进入乳汁，同样可能损害宝宝健康。

第五部分 产后

坐月子被认为是产后身体能否恢复好的关键，而饮食营养又是身体恢复的基础。下面就介绍一下月子期间该怎么吃。

　　妈妈在生宝宝的时候消耗了大量体力，因此，民间有"产后百节空"的说法。产后妈妈需要调养身体、提高身体免疫力，同时还要将体内的营养通过乳汁输送给宝宝，所以必须加强饮食调养，合理安排膳食，这样才能促进身体早日康复、预防产后疾病，促进宝宝的生长发育。

　　👶 **在月子期间，怎样的营养配比才是合理的呢**

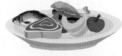

食物多样化

　　我国营养学会推荐，轻体力劳动的哺乳期妇女，每日摄入总热量应为 2300 大卡，其中蛋白质、脂肪、碳水化合物的供

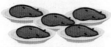

每天进食 5~6 次

能分别为 13%~15%、20%~30%、55%~60%。因此，妈妈每餐应注意食物多样化，每天可以进食 5~6 次，全面均衡地摄入多种营养是关键。最好做到粗细搭配、荤素搭配、干稀搭配，少食多餐。

　　👶 **除了能量摄入足够外，妈妈要注意特别补充什么呢**

　　首先，产后合理增加富含优质蛋白食物的摄入，如鱼类、禽类、瘦肉、蛋类，有利于伤口愈合和提高乳汁的质量。牛奶、豆腐、鸡蛋、鱼虾中除含丰富的蛋白质外，还含有大量的钙，有利于婴儿骨骼和牙齿的发育。不饱和脂肪酸对于宝宝中枢神经系统的发育特别重要，因此，妈妈应合理摄入脂肪。

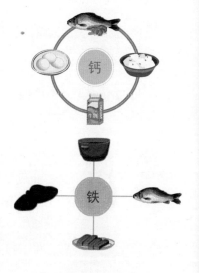

由于生产时失血、摄入铁量不足，妈妈容易发生贫血，因此，应该增加含铁丰富的动物性食物，如动物肝脏、动物全血、鱼类、瘦肉；而蔬菜、水果和海藻类中，含有丰富的维生素和矿物质，不仅能增加食欲、防止便秘、促进乳汁分泌，还可以为妈妈提供必需的营养素。

说到这里，妈妈们可能要问，既然需要这么多营养，那坐月子可要大补一番了。真的是这样吗

其实，月子期间妈妈的饮食配比与正常人差别不大，滋补过量，反而容易导致妈妈的肥胖和宝宝的慢性腹泻，甚至营养不良。

上面提到的蛋白、钙等营养元素，按照正常的家庭饮食来吃就足够了，更别说产后妈妈通常会受到特殊优待了，反而由于坊间流传"月子期间忌食生冷、蔬菜水果"等说法，使得产后妈妈不敢多吃水果、蔬菜等生冷食物，从而容易缺乏微量元素、膳食纤维。

实际上，月子期间是需要摄入足够的蔬菜和水果的，它们可以促进胃肠道功能的恢复，预防便秘。此外，牛奶、饮品等对妈妈来说也没有什么影响，特别是夏天坐月子，可以吃得清凉一些，只要注意饮食卫生即可。辛辣刺激性食物虽然会影响乳汁的味道，但只要宝宝能接受，也是可以适量吃一些的。

要提醒妈妈们的是，月子期间要避免饮酒，茶和咖啡也应该少喝。

第**233**课
月子期怎样吃能下奶

请扫描二维码，观看本课视频

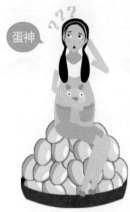

蛋神

母乳是喂养孩子最好的食物，"催乳"也因此成了新手妈妈之间的热门话题。在讲究食补的我国，鸡蛋、鸡肉是做月子餐的"当家法宝"。有刚生完孩子的妈妈，为了达到催奶效果，每天吃16~18个鸡蛋，被送称号"蛋神"。

对咱们普通人来讲，坐月子时怎么吃才有助于下奶呢

网上流传着很多催奶食谱，每种食谱里都包含了很多汤。什么鲫鱼木瓜汤、淮山猪骨汤、当归猪蹄汤、红枣乌鸡汤，看得人口水飞流。不少新妈妈也现身说法，表示喝了催奶汤，确实感觉乳房发胀了。

难道催奶汤真的有奇效

其实催奶汤的效果，主要是因为汤里有大量水分。乳汁中90%是水分，所以多喝水有利于合成、分泌乳汁。中国营养学会建议，普通女性每天应该喝1500毫升水，大约7~8杯，而哺乳期妈妈应该在此基础上多喝600毫升，也就是每

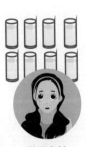

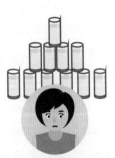

普通女性　　　哺乳期妈妈

天 10 ~ 11 杯。如果天气干燥或者出汗较多，还应该再多喝点。

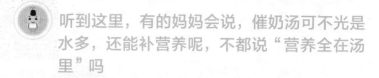

听到这里，有的妈妈会说，催奶汤可不光是水多，还能补营养呢，不都说"营养全在汤里"吗

通过食物获得充足的优质蛋白对提高乳汁的质和量非常重要，但光喝汤不能达到获得充足优质蛋白的目的，"营养全在汤里"的说法也并不正确。汤里含有的是大量脂肪，真正有用的蛋白质含量很少，喝多了只会让人长胖，补充营养的效果很难达到。

一般来说，肉汤的蛋白质含量仅有 1% ~ 2%，而肉块的蛋白质含量能达到 15% ~ 20%。不管是喝鸡汤、鱼汤还是猪蹄汤，都不如直接大口吃肉、吃蛋来得有用。虽说多吃肉类和蛋类补充蛋白质是必需的，但也不能胡吃海塞。像"蛋神"那样一天吃十几个鸡蛋，会造成肝脏负担过重，肾脏难以迅速排出代谢产物，反而对身体有害。

想要通过饮食帮助催乳下奶，记住上面讲的两点——多喝水、补充优质蛋白，其实就足够了，不要随便听信一些民间偏方。比如，部分地区认为喝"月子酒"能促进下奶。但其实月子酒的促进作用是暂时的，主要是把分泌好的乳汁，加速流出来了而已，不能根本解决问题。

而且，喝月子酒会导致乳汁中含有酒精，这样的乳汁对宝宝是有害的。

假催奶

想通过食补促进下奶，多喝水、补充优质蛋白才是真正科学有效的做法。另外，妈妈们记得每次喂奶时一定要尽量将乳房放空，这样有利于分泌更多更好的乳汁，不然再怎么食补都很难有好效果。

第 **234** 课
产后 42 天检查

请扫描二维码，观看本课视频

产后 42 天检查，其实就是产后第 42～56 天，在指定机构做一次全面的母婴健康检查。这次检查不但能及时发现妈妈们产后的恢复情况，还可以了解宝宝的生长发育情况。妈妈通常是去妇保科或产后康复科进行检查，如果没有，挂普通的产科或妇科就可以了，宝宝去的是儿保科或儿科。

● 去什么科进行检查

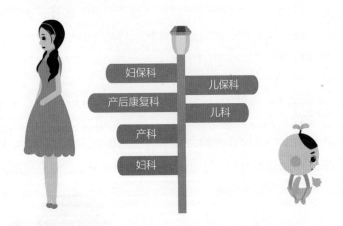

妇保科　儿保科　产后康复科　儿科　产科　妇科

● 产后 42 天检查都包括哪些内容呢

首先最重要的，妈妈们要做盆腔器官的检查。主要包括子宫是不是恢复到原有的大小、有没有脱垂，子宫内还有没有胎盘残留。检查阴道分泌物、看看恶露干净了没有，还要检查会阴或者腹部伤口的愈合情况，进行盆底功能测评，了解盆底功能有没有损伤。这样就能判断妈妈们的恢复情况，并给出有针对性的治疗和训练的建议。

乳房检查主要负责解决妈妈们的乳房不适和哺乳上的困难。如果对自己的奶水质量有怀疑，可以进行乳钙水平测定或者产妇一日营养分析。

最基础的称体重、测血压也不能遗漏。称体重可以判断妈妈是否在产后体重增加过快，影响到奶水质量和身体康复。

● 称体重的作用

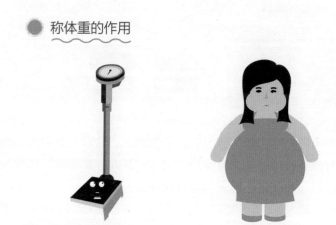

怀孕时我们的血压会发生变化，产后需要测量血压是不是恢复到孕前水平，这项对有妊娠合并高血压的妈妈尤其重要。

尿常规检查一方面帮助有妊高征的妈妈判断是否恢复正常，另一方面可以检查出产后有没有尿路感染等，以便及时治疗。如果有妊娠合并贫血、产后出血或者高热，就需要复查血常规，确认是否缺铁、是否有炎症。患有妊娠并发症或合并症的，也要对有关疾病进行复查。

除了这些，医生也会进行避孕指导，以防妈妈在身体还没恢复时再次怀孕，带来不必要的风险。

 宝宝要做的检查有哪些呢

测量身长、体重、头围以及心肺检查这些是最常规的检查，用来评估宝宝的营养状况和生长发育情况。除了常规检查，还要检查宝宝脐带是否脱落，脐周有没有红肿及分泌物，臀部有无红肿、擦烂这些。

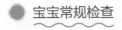 宝宝常规检查

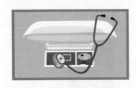

神经系统的检测包括听力、运动发育能力、神经反射等，判断宝宝有没有神经运动发育落后。对于早产儿、窒息儿，以及出生前后脑损伤的宝宝，要尤其重视这项检查。

除了这些，这次检查还可以了解宝宝的喂养、睡眠、大小便情况。

在去检查前，妈妈们要记得带上母婴保健手册和孕期及产后的检查结果。有相关问题先列一个清单，问医生的时候就不容易漏了。如果不查肝功能，通常不需要空腹。如果要查腹部 B 超还需要憋尿。

妈妈们要记得产后按时检查，如果发现异常，一定要重视，但也不用过于焦虑，积极配合医生治疗就可以了。

剖宫产后 24 小时内，要密切关注产妇的阴道出血情况和伤口渗血情况。如果臀部或卫生巾上血量很多，或者腹部伤口敷料上有血渗出，及时叫医生看看。虽然手术后 24 小时内医生和护士会定时查

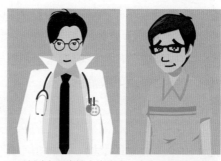

24 小时内医生护士会查房　家人也要提高警惕

房，但家人也要提高警惕，不要不好意思看。除此之外，要为产妇创造安静舒适的休息环境。当产妇不想睡觉休息时，家人多陪产妇聊聊天，分散注意力缓解伤口疼痛。换第 2 次敷料后，如果没有出现渗血、红肿之类的特殊情况，就可以出院了。

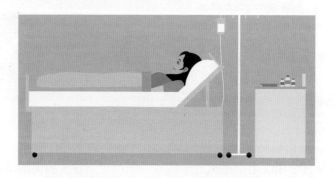

都说产后要补身子，但也不是一下手术台就开始大吃大喝。关于剖宫产后什么时候能开始进食，有建议是等产妇放了产后的第一个屁，说明肠胃开始蠕动、能顺利排气了，再开始进食。但实际情况中，什么时候才能排气因人而异，有的产妇可能过很久

第五部分　产后

才排，这种时候如果不进食，仅仅靠输液，也是受不了的。

所以手术 6 小时之后，可以喝点米汤之类的流食。等排气之后，逐渐过渡到半流食，如果没什么不舒服，并且解过大便了，再开始吃普通食物。

手术后如果因为伤口疼痛，躺床上不起来，会不利于伤口恢复。手术后 6 小时内，产妇最好去掉枕头，平躺在床上。6 小时后可以改为自由体位，根据自己的需要翻翻身、半卧或者坐起来。一般来说，剖宫产妈妈术后第 2 天可下床活动，避免造成肠梗阻、肠粘连或下肢静脉血栓。

有的产妇担心剖宫产时打的麻药通过乳汁进入宝宝体内，因此产后不愿意立即喂奶。这种担心其实是不必要的。因为能够进入乳汁的麻药量微乎其微，一般不会对宝宝造成影响。所以剖宫产的产妇也要遵循哺乳的"三早"原则，在宝宝出生后的半小时内进行第 1 次喂奶。哺乳能促进子宫收缩，对促进子宫复原、减少产后出血有帮助。

● 哺乳对产妇的好处

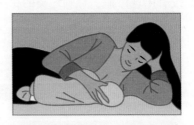

除了上面这些知识点，照顾剖宫产产妇时还有一些问题需要注意。

手术后一周内尽量不要洗澡，避免伤口沾到水，可以让

● 促进子宫收缩　　● 促进子宫复原
● 减少产后出血

家人帮自己用湿毛巾擦拭身子代替。别给产妇看太搞笑的节目，以免大笑时拉扯到伤口。产妇起身、下床时，家人帮忙扶一下，避免让产妇直接用腹部力量坐起。每天关注产妇的伤口恢复情况，如果出现红肿、灼热、有渗出物等异常情况，尽快就诊。

剖宫产后家人要多费点心照顾产妇，帮她早日恢复到正常状态。

第 **236** 课
产后盆底康复

盆底，是骨盆底部肌肉群。它像一张"弹力网"，紧紧兜住尿道、膀胱、阴道、子宫、直肠等脏器，使它们维持在正常位置行使功能。盆底密切关系着女性的健康和幸福，一旦盆底肌损伤变松弛，会使"网"内的器官无法维持在正常位置，从而出现相应的功能障碍。

盆底肌损伤在孕期就会出现。无论选择顺产还是剖宫产，随着子宫增大，胎儿及附属物重量增加，盆底肌持续受重力压迫，不可避免地会有损伤。而阴道分娩时出现的急性损伤，会导致阴道分娩的妈妈盆底功能比剖宫产的妈妈更差一些。

盆底肌松弛会导致下尿路功能紊乱，会有尿急、尿频、排尿困难、尿不尽、尿失禁等现象；也会使胃肠道功能异常，可能会便秘、大便失禁等；也可能出现盆腔和腰骶部的压迫坠胀感或是疼痛感；另外，还可能影响性交，导致性生活不满意；盆腔脏器脱垂症状也会逐渐明显，阴道口或阴道中还会有肿物脱出。

 盆底肌松弛要怎样治疗康复呢

最常见的康复训练就是提肛运动。它是一种反复进行收缩肛门的动作。盆底肌肉分为一类肌和二类肌，也就是慢肌和快肌。一类肌的训练方法是：缓慢收缩会阴及肛门达到最大程度，持续3～5秒，再缓慢放松，同样持续3～5秒；二类肌的训练方法是：最大力快速收缩会阴及肛门后立刻放松，3～5次后放松

6～10秒。每次锻炼 10～15 分钟，每天 2～3 次，6～8 周就是一个疗程。

● 提肛运动的运动时间要求

- 每次锻炼 10～15 分钟
- 每天 2～3 次
- 6～8 周一个疗程

凯格尔运动也是很普遍的练习方式，跟提肛运动非常相似，锻炼的部位稍有区别。像小便的时候憋尿的动作，每次保持 10 秒，每组 10 次，每天 3 组。收缩强度越大、坚持时间越久，锻炼的效果也就越好。还可以借助阴道哑铃辅助我们进行凯格尔运动。它可以放入阴道内，帮助我们感受用力。只要恶露干净，或者产后 42 天检查时医生评估可以使用，就可以开始用阴道哑铃训练了。

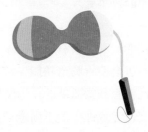

放入阴道
帮助我们感受用力

除了这些训练手段，还可以通过电刺激和生物反馈进行盆底肌康复。根据个人承受的程度，通过阴道治疗头给予合适的脉冲电流，刺激神经，使肌肉被动进行收放锻炼，还能促进局部血液循环、镇痛等。生物反馈是在电刺激时，可以让我们直观地感受平时不易察觉的生理信号，增强对自己功能状态的明确认识，从而强化主动参与的意识。

第237课
产后如何恢复身材

请扫描二维码，观看本课视频

生完孩子，妈妈的身材多多少少都会有些变化，这一节就来和大家聊一聊产后如何恢复身材。

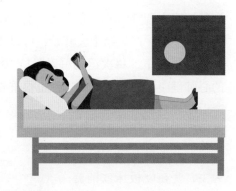

妈妈在怀孕期间，体重通常会上升25斤左右，随着宝宝出生，胎盘、羊水等排出体外，体重会马上减轻5~6千克，在产褥期还会进一步减轻，然后逐渐恢复到孕前水平。但有的妈妈为了促进乳汁的分泌，常常在产褥期食用大量营养食品，再加上长时间躺在床上不活动，使得身材的恢复受到影响，甚至形成肥胖。

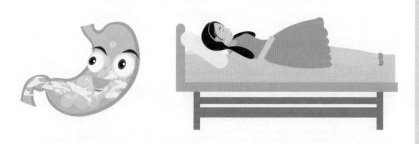

妈妈们如果想尽快恢复身材，可千万不能长期卧床。一般来说，顺产的妈妈当天就可以下床活动；难产或者剖宫产的妈妈在产后第2天开始，可以在护理人员的帮助下下床活动。妈妈们出了月子之后可以慢慢开始散步，产后42天检查一切正常的妈妈可以逐步增加运动量，到了产后2~3个月就可以开始做一些中

第五部分 产后

等强度的运动并逐步恢复到孕前的运动量。产后的运动除了能帮我们恢复体形，还可以促进胃肠道蠕动，减少便秘的发生；有利于释放压力，提高妈妈的睡眠质量；运动还可以恢复妈妈的肌肉力量，缓解腰背疼痛等。

不过妈妈们不要急于求成，运动的强度和时间要根据自己的恢复情况来调整。顺产后当天、剖宫产后第 2 天开始应该坚持每天下床活动。产后第十天开始，可以逐步延长活动时间。在身体允许的情况下，每次运动可以坚持 10 分钟以上，这有益于妈妈的心肺健康。运动方式的选择也很重要，不是所有的运动都适合产后的妈妈。

一开始的运动以卧位为主，要在硬板床或铺有垫子的地板上进行。可以活动活动腿部、脚部、头颈部、胸背部；试试腹式呼吸；做一做提肛、抬臀运动；小幅走动走动散散步也没问题。产后两个月可以慢慢进行一些瑜伽、

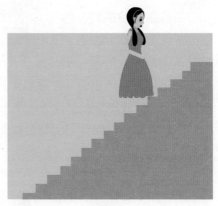

• 瑜伽　• 快走　• 爬楼梯　• 游泳　• 卷腹

快走、爬楼梯、游泳、卷腹之类的运动。而负重运动，羽毛球、赛跑这些竞技类运动，活动量太大，在产后短时间内一定要避免。

最后要提醒大家，月子和哺乳期间采用不合理的减重办法会非常伤身。产后最需要调养身体，补充营养，绝对不可以通过节食或者剧烈运动，强行减肥。在运动过程中，一定要注意配合深呼吸，缓慢进行，避免过累。如果发现恶露增多或者出现腹部疼痛，要马上暂停运动。

第六部分

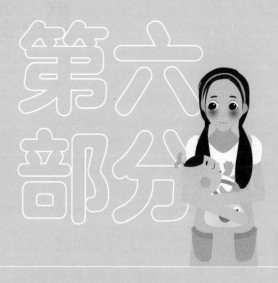

育儿

第 238 课
为什么推荐母乳喂养

请扫描二维码，观看本课视频

世界卫生组织建议，纯母乳喂养到宝宝出生后 6 个月。孕期去医院做产检时，也经常能看到一些母乳喂养的宣传。

母乳喂养到底有什么好，值得被这样大力提倡呢

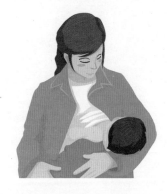

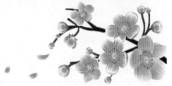

5 月 20 日
全国母乳喂养宣传日
提倡母乳喂养　促进科学育儿

母乳中的营养成分搭配合理，适合宝宝消化吸收。而且母乳的质和量会随着宝宝的生长和需要发生相应改变，在 6 个月以内，纯母乳可以满足宝宝生长发育的所有营养需求。母乳中还含有丰富的免疫蛋白、免疫细胞，能够帮助宝宝提高免疫能力、抵御疾病。母乳喂养的宝宝，出现中耳炎、呼吸系统疾病、消化系统疾病的概率会明显降低。

由于母乳喂养时，宝宝和妈妈的皮肤会频繁接触，有助于增进母子感情。可以说，母乳喂养不光满足了宝宝的生理需求，还满足了宝宝的心理需求。

● 母婴皮肤频繁接触，增进母子感情

除了对宝宝有好处外，妈妈进行哺乳对自己也是有利的。宝宝吸吮乳头时产生的刺激，能促进催产素的分泌。催产素也称缩宫素，能促进子宫收缩，减少产后出血。哺乳还能推迟产后月经复潮。由于月经没有来，妈妈体内的铁、蛋白质和其他营养物质得以储存，有利于产后恢复。哺乳也能推迟排卵的恢复，有利于延长生育间隔。但这也不是说妈妈只要在哺乳期就不需要采取避孕措施了。

● 哺乳推迟月经复潮，有利于储存营养物质

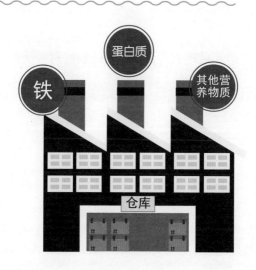

哺乳还可以降低以后患乳腺癌、卵巢癌等疾病的风险。另外，采用母乳喂养婴儿的妈妈比起使用非母乳方式的，减肥速度更快，效果更显著。

配方奶粉是母乳的"竞争对手"，母乳相比配方奶粉来说，有哪些优势呢

母乳中营养成分的种类和比例是最容易被宝宝吸收利用的。生产配方奶粉时，会让它的主要营养成分尽可能接近母乳。但即使这样，母乳中的营养成分依然比配方奶粉更全面。而且母乳中还含有很多不可替代的免疫成分，如分泌型免疫球蛋白 A（SIgA）、免疫活性细胞、乳铁蛋白、溶菌酶、低聚糖等。而且，喝配方奶粉的宝宝很多会发生过敏现象，母乳喂养则很少造成过敏。另外，母乳喂养还具有经济实惠、方便、温度适宜、有利于宝宝心理健康等优点。

宝宝出生 6 个月以后，除了母乳，还需要逐渐补充富含铁的泥糊状食物。宝宝的辅食需要多样化，但要做到少糖、无盐、不添加调味品。给宝宝添加辅食的同时可继续母乳喂养，直到宝宝 2 岁或 2 岁以上。

母乳是新生儿最理想的食物，建议妈妈们尽量做到纯母乳喂养哦。

泌乳原理和三早

下面我们来讲讲母乳喂养的三早原则。

母乳喂养的三早原则是"早接触、早吸吮、早开奶"。早接触是指宝宝一出生就与母亲皮肤接触，让宝宝有安全感。早吸吮就是分娩后半小时内让宝宝吸吮乳头。做到了早接触，宝宝在妈妈怀里安全、放松，差不多二三十分钟就会慢慢觅食妈妈的乳头，就自然地做到了早吸吮。早开奶是指通过早吸吮让妈妈在产后 15 分钟至 2 小时内有乳汁排出。

● **早接触与早吸吮**

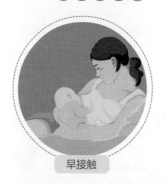

早接触

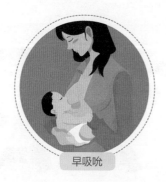

早吸吮

👶 为什么早吸吮就能早开奶呢

我们知道，泌乳主要受催乳素水平的调控，当宝宝吸吮刺激乳头时，催乳素瞬间释放，促进乳房腺细胞分泌乳汁。吸吮乳头还可以引起缩宫素的释放，也会促进乳汁排出。这个过程称为喷乳反射。

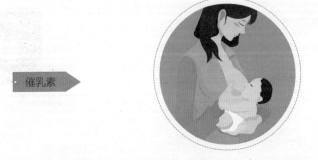

催乳素

　　遵循"三早原则"可以让宝宝和妈妈尽早建立感情联系，使妈妈体内产生催乳素和缩宫素，促进泌乳反射和喷乳反射，有利于乳汁分泌和排出。产后2周是建立母乳喂养的关键时期，尽早开奶可以减轻宝宝生理性黄疸、生理性体重下降和低血糖。初乳中含有大量抗体，所以也能帮助宝宝抵抗疾病。

　　● 初乳中的抗体帮助宝宝抵抗疾病

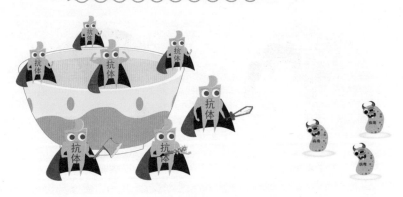

　　剖宫产妈妈尽管会有伤口疼痛，但不应该放弃早期建立母乳喂养，也是可以进行三早的。有条件的话在手术室就可以让护士抱着宝宝和妈妈贴一贴脸，回到病房解开衣服，再和妈妈有一个直接的身体接触，接触时间最好能有半小时。为了恢复身体、方便哺乳，剖宫产妈妈手术后8小时可以少量服用米汤汁，24小时后吃些流食及时补充营养。另外对于剖宫产妈妈我们一般建议采用侧卧位哺乳。

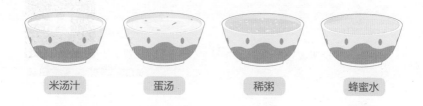

米汤汁　　　蛋汤　　　稀粥　　　蜂蜜水

　　很多妈妈担心自己奶不够，给宝宝喂奶粉，这是不提倡的。因为母乳中含有丰富的营养物质，有多种免疫物质、矿物质、维生素和酶，这些对新生儿的生长发育有重要作用。所以母乳是新生儿的最佳天然食物，尤其是免疫活性方面的作用，是奶粉不能替代的。所以我们一定要坚持三早原则，即使没有奶也可以先吸上几口，尽早建立泌乳反射。也需要保证充足的营养和睡眠，保持心情愉快，使得奶水充足。

● 母乳对新生儿生长发育的好处

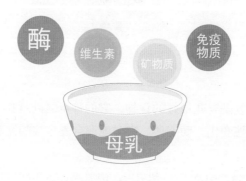

第240课
初乳、前奶和后奶的成分

许多宝妈对初乳、过渡乳、成熟乳、前奶、后奶等概念傻傻分不清，都是妈妈的奶水，为什么要分这么多类型呢

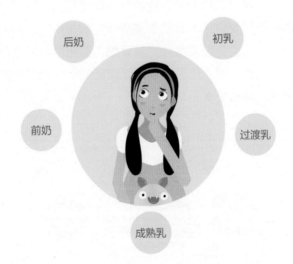

都说母乳是婴儿最好的食物，它的神奇之处就在于它的营养成分在不停地变化，动态地、实时地迎合着宝宝的需求。

许多孕妈都听说过"初乳"，初乳通常是指产后 4~5 天之内的乳汁，虽然它质地稠，颜色发黄，看起来脏脏的，量还很少，但实际上初乳富含蛋白质、维生素、矿物质元素等物质，适合新生宝宝消化吸收，还富含免疫物质，能帮助宝宝抵抗各种感染。被誉为"液体黄金"。初乳的质地比较稠、颜色发黄，也是因为富含蛋白质和 β 胡萝卜素，是它营养丰富的体现。

初乳这么好，那可以给宝宝吃添加了初乳的奶粉吗

实际上，从 2012 年起，原卫生计生委就禁止在婴幼儿配方食品中添加牛初乳了。因为尽管都是初乳，不同的哺乳动物之间，初乳的成分却有很大差别，而且初乳产量低，工业化收集较困难，质量不稳定。专家建议，对于 6 个月以内的婴儿来说，最好都不要喂以牛初乳。

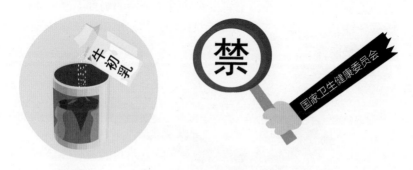

在初乳之后，妈妈分泌的乳汁依次为过渡乳、成熟乳、晚乳。

产后 6 ~ 10 天的乳汁被称为过渡乳，蛋白质含量逐步减少，但糖类、脂肪含量增加。

成熟乳是指产后 11 天 ~ 9 个月的乳汁，成熟乳的营养成分稳定，尤其是蛋白质，一直维持在一个相当恒定的水平。产后 10 个月后妈妈分泌的乳汁叫晚乳，乳汁的量和营养成分会逐渐减少，这也正是宝宝断奶的好时机。

母乳成分除了会随时间变化，在婴儿的吮吸过程中，成分也有差异，分为前奶和后奶。在哺乳过程中，刚流出的乳汁被称作前奶。虽然外观看起来比较清淡，像是水一样的液体，但是它含有丰富的蛋白质、乳糖、维生素、无机盐和水,主要功能就是为宝宝提供蛋白质、乳糖和解渴。随着宝宝吸吮刺激,奶水会越吸越浓,最后变成白色,这就是后奶了。后奶富含脂肪、乳糖和其他营养素。因为含有较多的脂肪,外观会比前奶白。脂肪提供的能量占乳汁总能量的 50% 以上,可以保证宝宝获得足够的能量,更好地生长发育。所以,"高乳糖"的前奶和"高脂肪"的后奶都吃到,宝宝才能获得全面的营养。

了解了乳汁的分类,宝妈自然知道"开始的奶都不好,要挤掉后才能给宝宝吃","两边要交替着吃,每边不超过 15 分钟"这些都是谣言了。

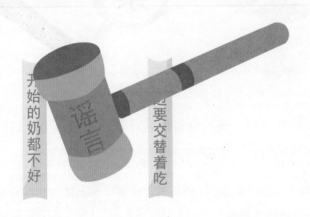

所以,初乳一定要吃,喂奶的时候一定要先吃一边,吃干净之后如果还不够再换到另外一边,这样保证宝宝前奶和后奶都吃到。

第 **241** 课

宝宝要吃多少奶？我的奶够吗？

请扫描二维码，观看本课视频

新手爸妈总会担心宝宝吃得太少没吃饱，或者妈妈奶量不够。下面我们就一起来学习一下，到底该给宝宝喂多少奶，怎么判断妈妈的奶够不够宝宝吃。

我们先来了解一下宝宝胃容量有多大。

出生第 1 天的宝宝，胃容量仅有一粒樱桃那么大。到出生第 3 天时，大约有核桃那么大。出生第 5 天时，大约像杏子那么大。出生第 7 天以后，约为鸡蛋那么大。所以新生儿的胃容量其实很小，稍微喝点奶就饱了，妈妈不要总担心宝宝吃得不够。

● 新生儿胃容量大小

| 出生第 1 天 | 出生第 3 天 | 出生第 5 天 | 出生第 7 天以后 |

 对于一岁内的宝宝，喂多少是合适的呢

母乳喂养期间，一般按照宝宝的需要进行喂养就行了。宝宝饥饿的早期表现包括警觉、身体活动增加、面部表情增加，然后会开始哭闹，这时候就应该喂养了。新生儿期，只要妈妈感到奶胀或者宝宝饥饿哭吵就可以进行喂奶。出生 3 个月以后，宝宝大约每 4 小时吃一次奶，随着宝宝的成长，吃奶的间隔也会逐渐延长。如果宝宝哭闹明显不符合平时的进食规律，那就不一定是饥饿导致，也可能是胃肠不适等。

 ## 那怎么判断奶是不是够宝宝吃呢

出生后的最初几天，宝宝因为摄入量很少，每天仅排尿 4 ~ 5 次，1 周后随着摄入量的增加，每天排尿次数可达到 20 ~ 25 次。便便也从前几天的墨绿色胎便，变成棕色或黄色的软便。如果这些变化迟迟没有发生，就说明母乳喂养量不太够。

● 宝宝每天排尿的次数

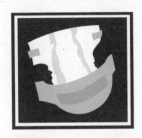 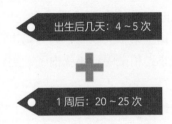

出生后几天：4 ~ 5 次

＋

1 周后：20 ~ 25 次

每个宝宝情况不同，当然，我们不能盲目自信母乳完全足够，所以，还要按照上面讲的方法，观察宝宝哭闹、排尿、排便的情况。

● 每半个月测一次身高、体重、头围

通过监测宝宝的生长发育情况，可以判断较长一段时间内宝宝的进食量是否合理。建议每半个月给宝宝测一次身高、体重、头围，并和世界卫生组织儿童成长曲线进行对比，来判断宝宝生长是否正常。

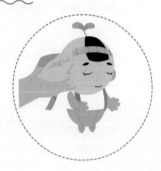

第**242**课
疾病对母乳喂养的影响

请扫描二维码，观看本课视频

　　母乳是宝宝最理想的食物，但当妈妈或宝宝出现某些疾病时，就不再适宜进行母乳喂养了。这一节我们就来了解一下疾病对母乳喂养的影响。

　　首先，并不是说只要妈妈一生病，就不能继续喂奶了。如果妈妈只是出现了轻度的感冒发烧，但是体温在38℃以下，或是腹痛腹泻等常见不适症状，没有导致身体很虚弱，也没有服用药物，那一般是可以继续喂奶的，因为这些轻度的身体不适，不至于对宝宝造成危害。

● 轻度不适没吃药时可以哺乳

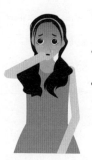

　　怀孕期间患有妊娠期糖尿病的妈妈，如果产后血糖在正常范围内，也可以进行母乳喂养。

- 轻度常见不适，没有服用药物
- 可以继续哺乳

　　很多妈妈哺乳期间会出现乳腺炎，如果炎症不太严重，没有出现高热、化脓、疼痛难忍等情况，还是可以继续喂奶的。

 妈妈患有哪些疾病时，不建议母乳喂养呢

　　如果妈妈患有急性传染病，如活动期肺结核、各型急性肝炎、艾滋病等，最好不要喂奶，以免宝宝也被传染上疾病。

● 患急性传染病，不宜哺乳

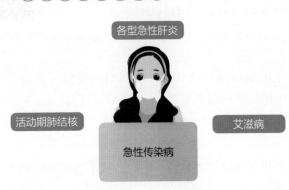

各型急性肝炎

活动期肺结核

艾滋病

急性传染病

当妈妈有严重的慢性疾病，或重要脏器的疾病时，也不建议喂奶，以避免对妈妈的身体造成损伤。妈妈有精神方面疾患，如狂躁型精神病，也不适宜喂奶，因为在疾病发作时可能伤害到宝宝。另外，当妈妈患病需要吃药时，如果药物是哺乳期禁用的，那妈妈也得暂停哺乳。

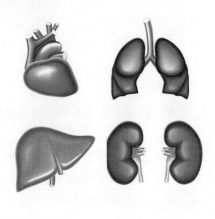

就算妈妈身体健康，如果宝宝患有以下疾病，喝母乳对宝宝来说反而是有害的，也不建议给宝宝喂母乳。

1. 乳糖不耐受症

患这种病的宝宝，不能完全消化分解乳汁中的乳糖，从而会引起一些消化系统病症，如长期腹泻等。患病宝宝需要喝不含乳糖的配方奶。

乳糖不耐受宝宝不宜母乳喂养

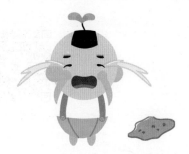

- 不能完全消化分解乳糖
- 引起消化系统病症

2. 先天性半乳糖血症

患病宝宝在喝了含有乳糖的母乳后，会出现半乳糖代谢异常，引起神经系统疾病、智力发育不良、白内障、肝肾功能受损等。

3. 苯丙酮尿症和枫糖尿症

患这两种病的宝宝，如果用母乳或普通奶制品喂养，会导致脑功能受损。

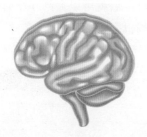

会导致脑功能受损

各种疾病层出不穷，咱们只是讲了一些常见疾病对母乳喂养的影响。如果妈妈或宝宝遇到的情况，没被包含在这一节的讲解内容中，为了安全起见，建议及时咨询医生。

第 **243** 课

母乳喂养的正确姿势

请扫描二维码，观看本课视频

　　给宝宝喂奶，可不是把乳房塞进宝宝口中就行了。

　　首先，哺乳前，妈妈先要洗净双手，用毛巾蘸清水擦净乳头和乳晕。当然了，妈妈最好穿着吸汗、宽松的衣服，准备专用的擦乳房的毛巾、水盆、吸奶器和一个稍矮的椅子，注意母婴用品要绝对分开，以免交叉感染。

　　喂奶的时间一般由宝宝的饥饿状况决定，做到按需哺乳。不要怕自己的奶不够，宝宝不定时、频繁地吸吮乳头，还能刺激妈妈的乳汁分泌。新生儿期，只要妈妈感到奶胀或者宝宝饥饿哭吵就可以进行喂乳。宝宝 3 个月以后就可以大约 4 小时吃一次奶，随着宝宝的成长，喂奶的间隔也会延长。

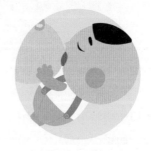

新生儿期：奶胀或宝宝哭吵

3 个月后：4 小时喂 1 次

随宝宝成长喂奶间隔延长

　　要想达到最好的哺乳效果，一定要掌握正确的哺乳方法，包括哺乳时抱婴儿的姿势、婴儿正确含接姿势以及妈妈哺乳姿势等。错误的姿势容易造成乳头皲裂疼痛、乳房胀痛等后果，使妈妈对母乳喂养产生恐惧心理，咱们一定得避免。

在刚生完宝宝的前几天，可以采取侧卧位进行哺乳。把身体完全侧过来，枕头向后撤一些，枕着边缘就可以了。妈妈单手搂着宝宝，贴紧身体就

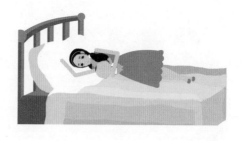

可以了。要把靠下的手臂举起，不要妨碍宝宝吃奶，更不要环抱宝宝，不然如果宝宝被乳房堵住了鼻子，自己没有足够的空间躲开，妈妈也不能及时发现。新生宝宝的颈椎发育也不完善，所以妈妈也不要让宝宝枕在自己的胳膊上或抬高宝宝的头部。

宝宝更大一点后，主要采用坐位哺乳，侧卧位基本只在夜里喂奶时使用了。坐位哺乳的时候，选择一个高矮合适、有靠背、自己坐着舒服的椅子，需要的话脚下还可以垫一个小凳子。妈妈完全坐在椅子上，不要坐在椅子前端，也不要后仰，这样才更有利于妈妈和宝宝身体贴得更近。可以在大腿上放一个枕头，帮你把宝宝抬高到合适的高度。要用手托着宝宝，让宝宝的身体呈一条直线、下颌贴近妈妈的乳房，宝宝和妈妈胸贴胸、腹贴腹、鼻尖和乳头相对。常见的抱法有交叉抱法、足球式抱法和摇篮式抱法，一般来说，专家建议哺乳早期使用交叉抱法或足球式抱法，等妈妈适应了哺乳，也可以采用摇篮式抱法。

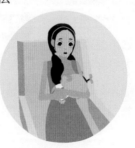

完全坐椅子上

不坐在前端

不后仰

无论哪种姿势，妈妈都一定要看好宝宝，假如乳房压到宝宝鼻子有可能会造成窒息，因此喂的时候要注意用手稍微扳一下乳房，露出宝宝的鼻子。

宝宝喝奶的含接姿势

请扫描二维码，观看本课视频

喂奶不是妈妈一个人的事，宝宝正确含接乳头也是喂养成功的关键。

 怎样做才能让宝宝做出正确的含接姿势呢

想让宝宝含接姿势正确，首先妈妈需要采用合适的哺乳姿势。常见的四种哺乳姿势：摇篮式、交叉式、环抱式（橄榄球式）、侧卧式都可以，妈妈可以换着来。

主要需注意以下几点：

宝宝的头和身体要呈一条直线；宝宝要贴近妈妈，胸贴胸、腹贴腹、下颌贴乳房；让宝宝的脸对着乳房，鼻子对着乳头；如果是新生儿，妈妈不仅要用手托住头

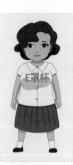

E罩杯

- 乳房过大可能捂住鼻孔
- 喂养时用手轻压乳房

部，还要托住臀部；另外，有的妈妈乳房过大，可能堵住宝宝鼻孔引起窒息，喂养时注意用手指轻压乳房，避免意外。

哺乳姿势达标后，咱们再来看看正确的含接姿势是什么样的。

正确含接状态下，妈妈的乳头和大部分乳晕被宝宝含入口中，没被含住的部分，上乳晕比下乳晕露出的多。这时宝宝脸颊会鼓起，下嘴唇向外翻。当宝宝开始喝奶时，妈妈会感觉到慢而深的吸吮，并且能够看到宝宝的吞咽动作，听到吞咽声音。如果

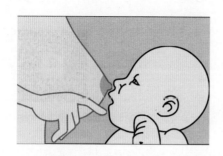

宝宝吞咽时发出了"呃呃"声，应该是舌头碰到口腔上壁导致的，说明含接姿势不正确。另外，妈妈要注意感受宝宝舌头的位置，确认宝宝的舌尖在乳头下面。

如何才能引导宝宝做出正确含接姿势呢

妈妈可以一只手握住乳房，拇指在上，其他手指在下。然后用乳头或手指，在宝宝的鼻子或嘴唇上轻轻敲打，诱使宝宝张开嘴。然后在宝宝张大嘴的时候，将乳头和乳晕送进宝宝口中，宝宝的嘴就会自然地含住乳头和大部分乳晕。等宝宝喝完一侧乳房的乳汁后，妈妈可以将手指伸到宝宝嘴角并向耳朵方向轻拉，或者轻压宝宝下颌，来让宝宝停止吸奶，然后再换另一侧乳房喂宝宝。

咱们这么重视宝宝的含接姿势，还不是因为姿势不正确会造成危害嘛！

当宝宝含接姿势不正确时，既不能快速有效地吸出奶水，又会使得宝宝不舒服，导致吃奶时间长且总是哭闹。长期这样，不利于宝宝生长发育。

对妈妈来讲，宝宝含接不正确容易引起乳头疼痛或皲裂，或者使乳汁难以很好地排空，从而引发乳腺炎。所以，让宝宝有一个正确的含接姿势真的很重要。

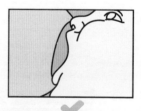

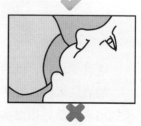

第**245**课
哺乳期乳房保健

请扫描二维码，观看本课视频

哺乳期乳房的状况，不仅关系到妈妈的身体健康，也对宝宝有着很大影响。这一节就来给大家讲一下，哺乳期如何对乳房进行保健。

为了乳房的健康，哺乳前做点准备工作。

揉一揉或用热毛巾敷一下乳房，有助于刺激乳汁排出，但是热敷时间不应过长，2～3分钟即可，而且热敷时不要直接敷乳头，不利于乳头保护。另外，如果妈妈出现乳房胀痛，也不适合热敷了。哺乳前如果妈妈出汗较多，可用温水擦洗一下乳房，清除乳房可能沾染的细菌，有利于保障宝宝健康。但不要用肥皂水、酒精等刺激性强的东西擦洗乳头，避免乳头损伤。

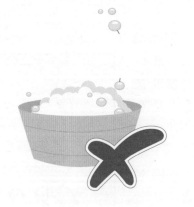
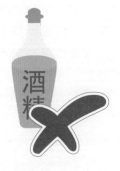

哺乳完成后，也别忽略对乳房的清洁工作。

哺乳结束时，轻压宝宝下颌，让宝宝自然地吐出乳头，不要硬拽出来。然后用温水擦洗乳头、乳晕及周围，进行清洁。可取几滴乳汁涂抹在乳头乳晕上，由于乳汁有丰富的蛋白质，可以对乳头乳晕起到保护作用。

除了在哺乳前后细心呵护乳房外，日常生活中还可以从这些方面进行乳房保健。选择大小合适、透气性好、吸湿性强的乳罩，托起乳房以改善血液循环。

● 穿戴合适的乳罩

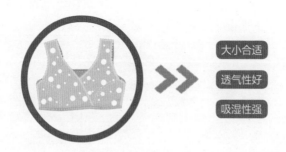

大小合适

透气性好

吸湿性强

除了上面提到的哺乳前后用温水擦洗或热敷外，洗澡时用温度合适的洁净水交替喷洒乳房。每天坚持对乳房进行按摩护理，让乳房更好地发育、泌乳。按摩时以划圈方式逐渐由乳房外侧向中心轻轻按摩。

如果哺乳期乳房出现了以下异常状况，妈妈需要多留意一下。

1. 乳头皲裂
哺乳时让宝宝含住乳头和大部分乳晕，正确吸吮。取出乳头时不要硬拽。

2. 乳房肿胀
可能是乳汁淤积造成的，坚持按摩热敷，每次哺乳时让宝宝或吸奶器吸空乳汁。

3. 乳头凹陷

轻度凹陷，如扁或短的乳头及脐状乳头，不影响哺乳，平时注意清洁保护，预防感染。严重凹陷表现为乳头深陷于乳腺内，会影响哺乳，不能强行往外拉，听医生建议处理。

● 轻度乳头凹陷不影响哺乳

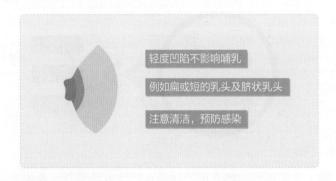

轻度凹陷不影响哺乳

例如扁或短的乳头及脐状乳头

注意清洁，预防感染

4. 哺乳期乳腺炎

如果没有发生高热、化脓、疼痛难忍等情况，可以继续喂奶，宝宝多吸吮可以帮助疏通乳腺管，减轻淤积。

如果这些异常状况得不到改善，或者变得越来越严重，需要及时就医。

第**246**课
宝宝吐奶怎么办

请扫描二维码，观看本课视频

许多新妈妈初为人母，看到宝宝吐奶时会担心不已，生怕宝宝有什么问题。

宝宝喝完奶一段时间后，如果有奶水从嘴里溢出或喷出，就叫做"吐奶"。比较轻微的吐奶仅表现为嘴角溢出少量奶液，也被称为"溢奶"。

● 吐奶：奶水从嘴里溢出或喷出

吐奶根据发生的原因，可以分为生理性吐奶和病理性吐奶。生理性吐奶属于正常现象，是由于宝宝胃容量小、胃与食管连接处关闭不紧，以及不正确的喂奶方式等造成的。

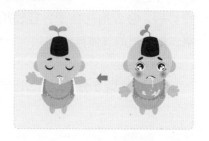

病理性吐奶是自身疾病引起的，肠胃不好、上呼吸道感染、脑部疾病等，都可能引发病理性吐奶。

从吐奶时间、吐奶表现、吐出物、吐完后表现 4 个方面，可以分辨出是生理性吐奶还是病理性吐奶。生理性吐奶通常发生在 4 个月前，尤其是新生儿；病理性吐奶会发生在任何月龄的宝宝身上。生理性吐奶一般量不多，表现为溢出或轻吐，或者是打个嗝带出来一口奶；病理性吐奶则经常表现为喷射状。

第六部分 育儿

589

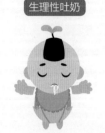
生理性吐奶

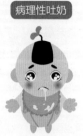
病理性吐奶

● 从吐奶表现区分

　　生理性吐奶吐出来的东西，是和奶水差不多的液体；病理性吐奶除了把胃里的奶吐光，还可能吐出胃酸，如果吐奶和喝奶间隔时间比较久了，可能吐出带奶块、有酸味的半消化奶液，也有可能会吐出血性物、胆汁和粪便。生理性吐奶吐完后，宝宝不会有痛苦表情，甚至会更愉快；病理性吐奶即使吐完了，宝宝身体其他地方依然会存在一些不适症状。

　　分辨完生理性吐奶和病理性吐奶后，分别怎样对待它们呢

　　对生理性吐奶来说，拍嗝是一种很好地预防手段。给宝宝喂完奶后，竖着抱起孩子，轻轻拍打后背 5 分钟以上，让宝宝打嗝，把胃里的气体排出。

● 拍后背 5 分钟以上，让宝宝打嗝

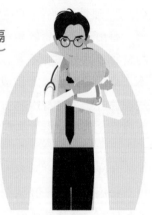

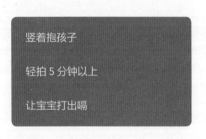

竖着抱孩子

轻拍 5 分钟以上

让宝宝打出嗝

　　如果依然打不出嗝，可以把宝宝直立抱起，让宝宝趴自己肩上 30 分钟左右，或者可以把宝宝放在抬高 30 度的木板上，让宝宝上身保持倾斜。

● 让宝宝趴肩上或保持上身倾斜

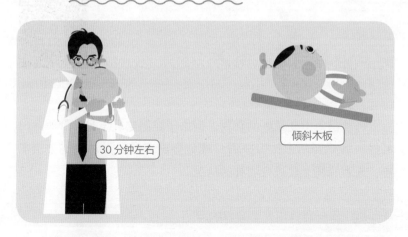

30 分钟左右

倾斜木板

　　除了拍嗝外，把宝宝抱起来坐着喝奶、喂奶尽可能少量多次、喂奶后不要过多翻动宝宝等，也有利于避免生理性吐奶的发生。

● 预防生理性吐奶的其他方法

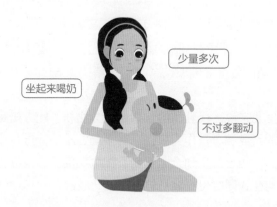

少量多次

坐起来喝奶

不过多翻动

　　由于引发病理性吐奶的疾病众多，很难做出有针对性的预防。最好的处理办法是发现宝宝有病理性吐奶症状后，及时带宝宝去医院。

母乳是新生儿最好的食物。但由于妈妈泌乳不足、健康状况不好、需要回归工作等原因，难免会出现母乳无法满足宝宝需要，或者妈妈无法进行哺乳的情况。

● 混合喂养和人工喂养的原因

如果是母乳无法满足需要，可以用代乳品来作为对母乳的补充，这种做法叫做"混合喂养"。而如果妈妈根本无法进行哺乳，就只好完全使用代乳品来喂养宝宝了，这种叫做"人工喂养"。

 泌乳不足

 健康状况不好

 需要回归工作

 不管是混合喂养还是人工喂养，都涉及代乳品的选择，那么用什么作为代乳品比较合适呢

对新生儿来说，代乳品的首选是配方奶粉。配方奶是以母乳营养成分的组成和含量作为依据，对牛奶、羊奶等进行改造生产出的奶制品。相比鲜奶和全脂奶粉，配方奶的营养成分更接近母乳，全面均衡，同时也更容易被宝宝消化吸收。

● 配方奶粉的优势

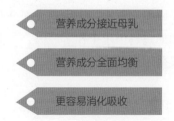

配方奶粉

营养成分接近母乳

营养成分全面均衡

更容易消化吸收

决定好了用配方奶作为母乳的补充或代替后，应该怎样进行喂养呢

混合喂养通常有两种方式，补授法和代授法。

补授法是指每次先喂母乳，将两侧乳房都吸空后，如果宝宝还没吃够，再补充其他乳品，如果已经吃够了，当然就不需要补充了。补授法可以让宝宝喝到尽量多的母乳。而且采用补授法的话，母乳喂养次数一般不会减少，乳房能受到足够多的吸吮刺激。由于母乳是越吸越多的，这样做的最终结果，可能是母乳分泌增多，从而实现纯母乳喂养。

● 补授法的优势

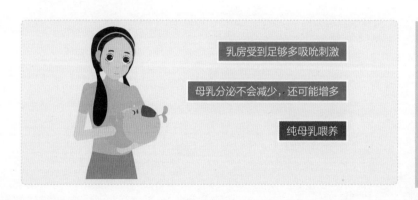

乳房受到足够多吸吮刺激

母乳分泌不会减少，还可能增多

纯母乳喂养

代授法是指一次喂母乳，一次喂配方奶，轮换间隔喂食。由于代授法减少了宝宝吸吮乳头的次数，有可能造成母乳逐渐减少。如果妈妈和宝宝一天中绝大部分时间都在一起，建议采用补授法。如果妈妈由于工作等原因，一天中很多时间需要和宝宝分离，建议采用代授法。

● 补授法和代授法怎样选择

补授法：母婴多数时间在一起

代授法：母婴较多时间分离

另外，如果打算给宝宝逐渐断母乳，引入配方奶或其他乳品，也多采用代授法。

人工喂养不用考虑补授还是代授的问题，但要根据宝宝的需要，控制每天喂给宝宝配方奶的量。混合喂养和人工喂养毕竟只是权宜之计，在可能的情况下，咱们还是要争取做到纯母乳喂养哦。

什么时候需要挤奶

请扫描二维码，观看本课视频

很多妈妈休完产假就要重返工作，怎样保持母乳喂养呢？很简单：掌握挤奶、储奶的技巧，做一个"背奶妈妈"。

● 储奶应对妈妈哺乳期吃药暂停喂奶

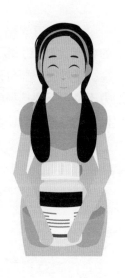

其实，除了"背奶妈妈"，乳汁淤积的妈妈如果不把多余的奶挤出来，容易乳腺堵塞而患上乳腺炎，积太多奶会影响下次泌乳，久而久之妈妈的泌乳量会越来越少；早产儿的吸吮能力低，也需要把奶挤出来再喂给宝宝；妈妈在哺乳期可能会生病吃药，需要暂停喂奶，如果有存货就不会断了宝宝的口粮了。还有奶量不够的妈妈，如果需要追奶，也可以在哺乳之后继续挤奶，持续刺激乳头，促进乳汁分泌。

妈妈该怎样挤奶呢

刚开始挤奶时，可以选择手工挤奶法。彻底洗干净手，再用温热的毛巾按摩乳房；大拇指放在乳晕上侧，另外四只手指呈字母"C"的形状托住乳房，轻轻向胸腔侧按压；用拇指和食指挤压乳窦而不是乳头。挤压一下、放松一下，形成一个稳定的节奏。

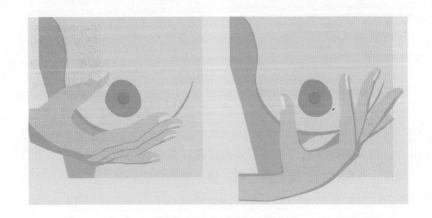

当开始有规律地挤奶后，可以选择一个吸奶器。手动和电动的各有优缺点，电动吸奶器省时省力，吸力稳定，但是价格较高。手动吸奶器价格便宜，携带、使用方便，但是费时费力，吸力不稳定。要选择吸力是间断性的吸奶器，这样不会伤到乳房；使用的时候也要使乳头正好位于吸管中心，以免伤到乳头。

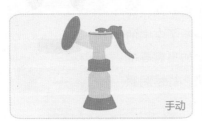

手动

便宜便携　使用方便
费时费力　吸力不稳定

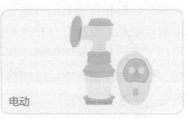

电动

省时省力　吸力稳定
价格较高

提醒乳汁较多的妈妈注意，使用吸奶器吸奶的时候，一定不要过度排空，不然可能会刺激乳房分泌更多的乳汁。正确的吸奶时间和母乳喂养的时间基本相同，每侧 10 ~ 15 分钟，如果没有哺乳，每两三个小时就吸 1 次。

吸出来的母乳在室温下只能存放 4~6 小时，需要冷冻保存。对于常见的双门冰箱，放在冷藏室的母乳可以保存一周左右，冷冻室可以保存 3~4 个月。虽然母乳冷冻能存储比较久，但还是越新鲜越好。冷冻时要使用适宜冷冻的、密封良好的塑料制品。选择储奶袋时，要选择比较薄、有韧性的、最好是双层封口的材料，注意不要有 BPA、BPS 等有害物质，并按照自己的奶量选择合适的容量。倒入奶水后要挤出空气，然后记录日期、容量等，方便以后使用。

● 储奶袋如何选择

选择比较薄、有韧性的

选择双层封口的材料

拒绝 BPA、BPS 等有害物质

按照奶量选择合适的容量

　　解冻的时候，不要直接用微波炉加热，这样会破坏其中的活性物质，要用冷水冲洗密封袋，逐渐加入热水，直至母乳完全解冻并升至适宜哺喂的温度。如果有条件，可以直接使用温奶器。还要注意，解冻过的母乳，可不能再次冷冻了哦。

第六部分

育儿

挑奶粉冲奶粉的那些事儿

　　妈妈总想给宝宝最好的，母乳也不例外。从宝宝出生到6个月，母乳喂养最佳。可营养不足、自身疾病等原因，却让妈妈在哺乳前线败下阵来。还好有奶粉来支援。

　　可挑奶粉不是神农尝百草，总不好让自家孩子"以身试奶"吧，市面上那么多种奶粉，到底选谁家的呢

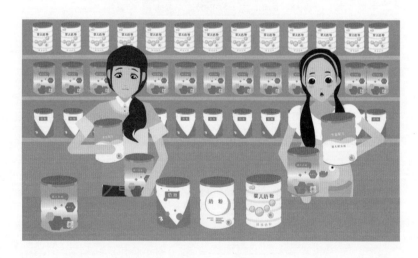

　　首先呢，不同年龄的宝宝所需要的营养是不同的，所以咱们经常听到奶粉分段的说法。通常1段奶粉适合0～6个月宝宝，2段适合6～12个月宝宝，3段适合1～3岁宝宝。但不同奶粉分段标准可能有差异，购买时看清包装说明。

咱们先来看奶源，荷兰为代表的北欧、新西兰、澳大利亚等地，是公认的"黄金奶源地"。

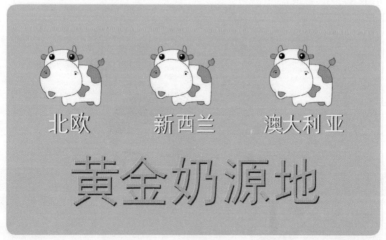

北欧　　　新西兰　　　澳大利亚

黄金奶源地

有的妈妈喜欢研究奶粉的营养成分表。其实1岁以下宝宝喝的奶粉，营养成分都和母乳接近。一些厂家宣称的奶粉强化了某些营养成分，主要是广告手段，实际作用不大。除非宝宝有早产、容易过敏等情况，需要选择特殊奶粉外，给一般宝宝挑奶粉，不必太纠结成分。相比起来，选个品牌历史悠久、没啥负面新闻的厂商更重要。在挑厂商这件事上，有的妈妈比较"崇洋"。但虽然外国品牌整体质量较高，但也有滥竽充数的，而国内品牌也不乏良心商家，咱们不能一概而论。而且，洋奶粉和本土宝宝之间可能出现"水土不服"，导致过敏、腹泻等。另外，如果真的想买洋奶粉，记得擦亮火眼金睛，在奶粉包装上找到 CIQ 标志和"中国检验检疫"文字才可信。

挑完奶粉，咱们再来学学冲奶粉。冲奶粉的水有讲究。纯净水要不得。矿泉水成分杂，也不适合宝宝脆弱的肠胃。家用自来水煮沸，凉置成温水就好。

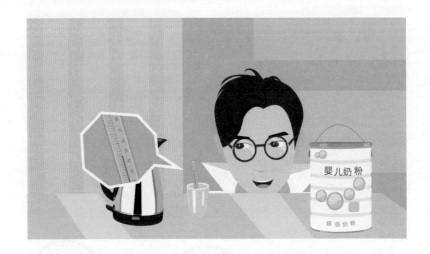

　　建议水温降到 70℃以下比较好，不容易破坏热稳定性差的营养成分。如果一定想要最佳温度，可以看奶粉说明。

　　冲兑奶粉很简单，按照奶量先加水，自带小勺加奶粉，最后轻摇奶瓶，两者充分混合需要注意的是，每次只冲兑一次的量，没喝完也不要留着下次喝了。如果宝宝需要吃药，也别把药片往奶粉里加，更别随意给奶粉增加浓度或往奶粉中添加辅食。

第 **250** 课
新生儿适宜环境

请扫描二维码，观看本课视频

　　有的妈妈认为新生儿应该学着适应环境变化，因此不必刻意为宝宝创造适宜的环境。但其实宝宝刚出生时，生理功能还不健全，适应环境能力很差，抵抗力非常弱，所以需要妈妈帮忙创造一个适宜的生活环境。想锻炼宝宝的适应能力，可以等宝宝长大一些再开始。

 什么样的环境适合刚出生的宝宝呢

　　咱们先来说说温度。夏季应保持在 26℃左右。冬季应保持在 20℃左右。春秋两季不需特别调整，只要保持自然温度就可以基本符合要求。温度高了容易出汗起痱子，温度低了可能会着凉。

　　温度很重要，湿度也不能忽视。夏天时室内湿度最好保持在 40%～70%，冬天则是 40%～50%。湿度低于 30% 时，宝宝可能会咽喉发干，鼻腔出血，对病毒和细菌的抵御

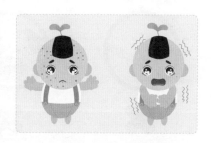

能力也会下降。而如果湿度高于 80%，会让宝宝感到胸部受压、憋闷，还会影响正常的体温调节。调节室内湿度，建议夏天多通风，在地面洒点水；冬天放干净湿毛巾在暖气片上，如果有空气加湿器当然更好了。

现在市面上有各种温湿度计，可以同时监测温度和湿度情况，妈妈们可以在家里备一个。除了温度和湿度，还应该保证室内空气清新。这就需要妈妈们记得开窗透气了，建议每天早上、晚上各通风一次。通风时注意不要出现"过堂风"。当然啦，如果某天遇到了雾霾污染，那就先别通风了。

充足的光照对宝宝来说也是需要的。出生不久的宝宝视觉发育不完全，看不清东西，但能感觉到光。因此宝宝的房间建议不要遮得太严实，导致房间内光线过暗，要让宝宝逐渐适应自然光线。但也不能太亮太刺眼，应该避免强光直接照射宝宝眼睛。阳光过于强烈的中午，可以看情况拉一下窗帘。

除了上面提到的这几个条件，咱们在宝宝房间内活动时也有一些注意点：不能在宝宝房间里吸烟，因为烟雾中生活的宝宝容易患呼吸道疾病；宠物的皮屑、毛发容易引起宝宝过敏，应该避免宠物进入宝宝房间；如果家里有人患上了传染性疾病，痊愈前也最好避开宝宝房间。

● 在宝宝房间内的注意点

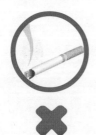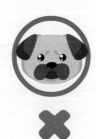

为宝宝提供干净舒适的生活环境是咱们身为父母的责任，千万不要掉以轻心。

怎么样抱宝宝又舒服又安全，先说说抱宝宝的一些原则

不要竖着抱新生儿，宝宝 3 个月前，颈部力量都很弱，还没办法支撑自己的头部，所以在抱起和放下宝宝的过程中，应该始终注意，用手托住宝宝的头部和颈部。宝宝的骨骼发育也没有成熟和定型，如果脊柱长期处于弯曲状态，可能会导致脊柱的畸形，会出现脊柱侧弯、驼背这些现象，所以抱的时候要注意，让宝宝的头部和臀部保持一条直线，胸部尽可能挺直，放下时也要让宝宝背部向下仰卧。

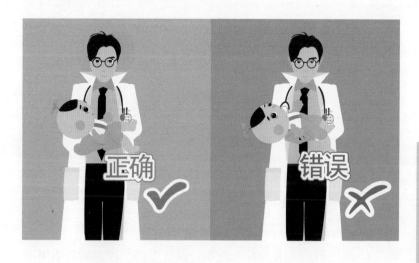

正确 ✔

错误 ✕

总之，我们都要注意保护宝宝的头颈部和腰部，并尽可能地给他足够的支撑。

第六部分 育儿

腕抱法，也就是横抱法，是最适合新生宝宝的姿势。就是将宝宝头部放在左臂弯，肘部护住宝宝的头部，手部护腰背部，右手横过宝宝的身子，托住臀部和腰部。把宝宝从床上抱起来和放下的时候用手托法比较方便。用左手托住宝宝的背部、脖子和头部，右手托住宝宝的屁股和腰部。

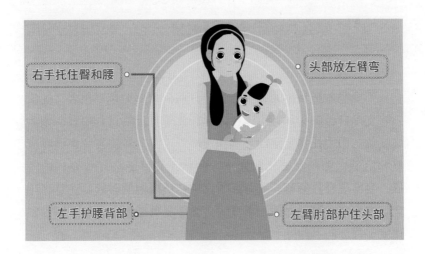

右手托住臀和腰

头部放左臂弯

左手护腰背部

左臂肘部护住头部

一定不能竖着抱满月前的宝宝，也不能抱着宝宝坐在自己的腿上，要防止宝宝颈椎和脊柱压力过大，进而造成损伤。一个月以上的宝宝可以短暂地竖抱，但也要注意，一定要让宝宝趴在你的肩膀上，还要托住宝宝的后脑勺。

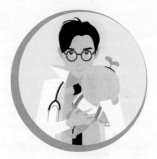

让宝宝趴在肩膀，手托住后脑勺

讲完基本方法，我们再讲几个细节的注意事项：

1. 抱之前，大人最好先洗手，保持手部干净温暖、指甲不长、没有饰物再抱。

2. 抱的时候千万不要跟宝宝贴得太近，避免大人身上的病菌传染到宝宝。

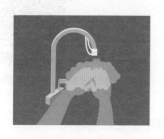

抱孩子前先洗手

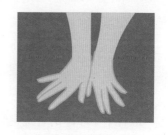

指甲不长、没有饰物

3. 抱的动作要轻柔，不要慌乱，时刻注意宝宝的手脚和背部是否舒适，避免挤压等伤害。

4. 宝宝吃完奶后容易吐奶，大人可不能在这个时候把宝宝抱在怀里逗玩。

5. 新生儿大部分时间都在睡觉，每天需要睡 16～20 小时。爸爸妈妈要尽量给他们睡眠休息的时间，别一直抱着不放，不然一则影响睡眠，二则影响宝宝的脊柱发育。

6. 最后还要尤其强调，抱着宝宝时，一定不要猛烈地摇晃。有的家长喜欢摇晃着逗宝宝玩，但不小心就可能会用力过猛。如果摇晃过于猛烈，可能伤害到宝宝的大脑和颈部，带来"摇晃婴儿综合征"。使宝宝出现脑出血、眼睛出血等症状，严重的时候会导致死亡。即使宝宝存活，长大以后也很可能智力低下、发育不良。所以一定要避免。

平时常抱宝宝可以增进感情，但爸爸妈妈要注意姿势正确，怀抱时间也不能太长哦。

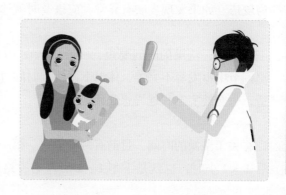

第252课
怎样给宝宝洗澡

请扫描二维码，观看本课视频

抱着干干净净的香宝宝腻歪，对于爸爸妈妈来说是件非常幸福的事儿，不过，给新生儿洗澡这件事，还是难倒了一些没有经验的小白爸妈。

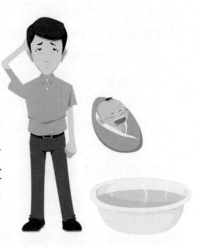

给新生儿洗澡，要强调的原则是"高频率，短时间"。

首先，尽可能每天都给宝宝洗澡，如果在夏天，甚至可以一天洗两次。因为新生儿皮肤分泌旺盛，洗澡能帮助宝宝保持皮肤清洁，防止皮肤感染、湿疹的发生。另外，洗澡还能促进血液循环和新陈代谢，从而增加食欲、促进睡眠。洗澡的同时，爸爸妈妈可以仔细地观察一下宝宝的身体。因为有些时候，宝宝生起病来症状并不明显，仅仅表现为皮疹。如果发现皮肤有异常，应该及时就诊。

其次，洗澡的时间要短，一般控制在 10 分钟以内。婴儿体温调节中枢发育不完善，体温下降快，时间过长容易着凉引起不适，也会使宝宝和爸妈感到疲劳。

关于洗澡的时间，目前有两种说法。第一种，建议选择午饭后 1～2 小时，也就是下午 1～2 点左右，这期间气温高，宝宝不容易受凉。第二种，建议选择晚饭前半小时，也就是晚上6~7点左右，这时候洗澡能够增加宝宝的食欲，并且有助于睡眠。如果是冬天，最好使用暖气或空调，控制室温在26℃左右，同时关闭窗户，防止宝宝着凉。

● 洗澡时间的选择

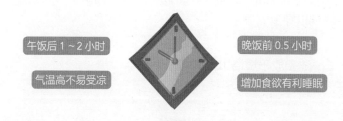

午饭后1~2小时

气温高不易受凉

晚饭前0.5小时

增加食欲有利睡眠

> 了解了基础的原则，在给新生儿洗澡时，具体应该怎么操作呢

首先在婴儿浴盆里先加凉水、再加热水，水位约在盆高的2/3。接着迅速脱去宝宝衣服，换上浴巾，将宝宝从腿到屁股轻轻放进盆中，直到水没过肩膀。等一两分钟宝宝全身暖和并且放松下来以后，再开始洗。洗的顺序是从脸开始，然后是头部，接着洗胸腹部，之后洗后背，最后是四肢。

● 给浴盆加水的注意事项

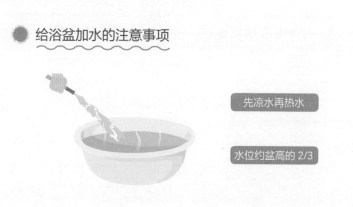

先凉水再热水

水位约盆高的2/3

洗脸时用清水沾湿纱布即可。首先擦眼睛，遵循从内眼角向外眼角的顺序，防止脏东西进入泪道。洗头和洗身体时可以用手掌搓出肥皂沫进行清洗。洗头时要紧紧按住宝宝的耳朵，防止进水。洗身体时则要仔细轻柔，不能有遗漏。

洗完后立刻将宝宝放在干燥浴巾上，让浴巾吸去宝宝身上的水分，同时用棉签和纱布将肚脐擦干。最后涂上爽身粉，垫上尿布，就可以穿上衣服啦。

● 洗完放干燥浴巾上，擦干肚脐

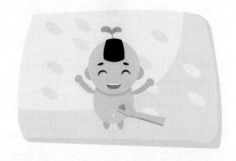

最后再给大家强调些小细节，宝爸宝妈要记牢。

1. 洗澡水的温度最好用水温计测量。夏天保持在 38℃，冬天保持在 40℃左右。

2. 最好在宝宝吃了奶一个小时后，再给宝宝洗澡。

3. 当宝宝有感冒发烧，或者精神萎靡等情况时，要避免洗澡。

给宝宝洗澡是对耐心和细心的挑战，我们为大家总结了二十字口诀：高频率、短时间、防吹风、防受凉、从上至下，一处不落。

第**253**课

尿布和纸尿裤怎么挑？怎么用？

请扫描二维码，观看本课视频

 传统的尿布和纸尿裤到底哪个好，怎么挑、怎么用

尿布和纸尿裤各有优缺点，可以根据自己的需要选择，也可以结合使用。

尿布比较透气，及时更换不容易红屁股，但尿布一湿就要换，不然很容易导致尿布疹，所以在晚上会不太方便。清洗尿布也很麻烦，如果不慎用到有刺激性的清洁剂，或者没有充分晒干、有效消毒，也可能造成宝宝皮肤感染。而纸尿裤就比较方便，只要定时更换就可以了，晚上或者外出时都很省心。好一些的纸尿裤吸水后内表面还很干爽，宝宝不会不舒服。不过如果买到了不太透气的纸尿裤，可就委屈宝宝了。

 那么如何选择纸尿裤呢

选纸尿裤时，底面摸起来类似纸质的会更透气一些。拿不同品牌的纸尿裤倒一杯水上去，吸收越迅速，表面越干爽的越好。腰贴的弹性要适中、可反复粘贴，粘不到皮肤的最好。还要看看是否会回渗、侧漏、渗漏。宝宝对厚度的适应性不太一样，试试就知道了。要选择包装完好、干净整洁、容易拆开、使用方便的纸尿裤，而且为了对宝宝负责，一定要在正规渠道，买正规品牌的纸尿裤。

第六部分　育儿

如何选择纸尿裤

腰贴弹性适中、可反复粘贴

腰贴粘不到皮肤

不会回渗、侧漏、渗漏

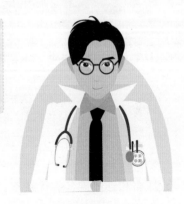

现在，纸尿裤或者尿布准备好了，学习如何更换也非常重要。

通常建议每 2~3 小时更换一次，宝宝拉了更要及时换掉。更换尿布或纸尿裤时，首先清洁双手，在宝宝身下垫一块干净的毛巾，防止溅到尿液。打开尿布或纸尿裤，用干净柔软的湿布或湿纸巾由前到后地清理宝宝屁股，有条件的话可以用流动的温水冲洗，再用柔软的棉布或纱布轻轻拍干。

更换时如何清理宝宝屁股

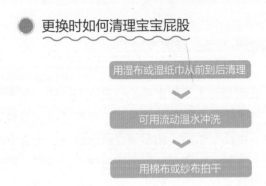

用湿布或湿纸巾从前到后清理

可用流动温水冲洗

用棉布或纱布拍干

普通湿巾里的消毒剂可能会刺激到宝宝的皮肤，不建议使用。为了避免粪便和尿液直接刺激宝宝皮肤，还可以在屁股上厚厚地涂抹一层护臀霜。

打开一个新的纸尿裤，有左右腰贴的一面放于底部，把纸尿裤褶皱部分的防漏侧边竖起来，让宝宝的两腿呈"M"型分开，粘贴腰贴时，要留出约1个手指左右的空隙出来，不要勒着宝宝。确认纸尿裤穿好之后，稍微活动一下，确认纸尿裤服帖地包裹在宝宝腿上，确保宝宝穿着舒适。

如何给宝宝穿纸尿裤

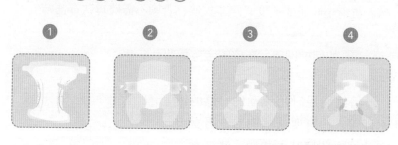

如果要换尿布，用一只手抬起宝宝的臀部，然后向臀部下方塞进尿布，适度地分开两脚，然后在两腿之间夹尿布，并自然地调整形状，让尿布紧贴后背，以免尿液从后背流出来，最后左右对称地固定起来。

第**254**课
宝宝臀部护理

请扫描二维码，观看本课视频

宝宝臀部的清洁主要是在换尿布或纸尿裤及洗澡时完成。

换纸尿裤时要用柔软的湿布或湿纸巾，从前往后地清理宝宝的臀部，防止宝宝尿路感染。等屁屁干燥后再换上新的纸尿裤。卫生湿巾中可能含有一些会刺激到宝宝皮肤的化学物质，注意避免使用。如果宝宝得了尿布疹，就要用消毒棉球或棉片沾温水擦拭。清洁小屁屁要适度，除非大便，否则不需要每次都清洁。

如何护理患尿布疹的宝宝臀部

清洗屁屁时用流动的、温的清水即可，注意要从前向后，男女宝宝的擦洗顺序基本相同。清洗女宝宝时，用手稍微掰开两片阴唇，用温清水稍微冲洗一下；清洗男宝宝时，可以用手稍微使阴茎包皮后褪一点，也用温清水冲洗一下。

用消毒棉球或棉片沾温水擦拭

清洁要适度

除大便外不需要每次都清洁

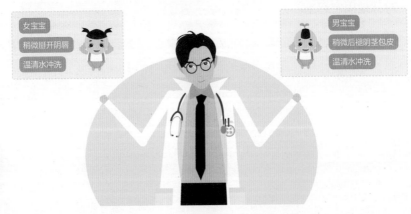

女宝宝 / 稍微掰开阴唇 / 温清水冲洗

男宝宝 / 稍微后褪阴茎包皮 / 温清水冲洗

孕产 280 天 一日一课

612

清洗过后一定要用柔软的棉质毛巾擦干皮肤，尤其是皮肤皱褶处。清洗时可以适当用一些婴儿专用沐浴露，但不要使用普通沐浴露、香皂等清洁产品过度频繁地为宝宝清洗。清洗并擦拭干净后，最好晾干屁屁再涂皮肤保护剂，然后穿上干净的纸尿裤。

在宝宝干爽的屁股上面涂抹皮肤保护剂，主要为了避免粪便尿液直接刺激皮肤。常用的保护剂可以是油脂类物质，如橄榄油、茶油、麻油、鱼肝油

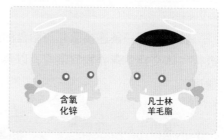

含氧化锌

凡士林羊毛脂

等。也可以是含氧化锌、凡士林、羊毛脂等较为安全有效成分的护臀霜。护臀霜需要厚厚地涂抹一层才能有效隔离刺激物。

很多爸爸妈妈喜欢在宝宝洗澡或者清洁臀部之后，给宝宝的小屁股、腋下或大腿根这些身体褶皱处擦些爽身粉，但这样有可能伤到宝宝的皮肤。因为宝宝代谢快，出汗多，尿也频，过多的爽身粉遇到汗水或尿就会结成块状或颗粒状，当宝宝活动时，这些粉块或颗粒会摩擦娇嫩的皮肤，容易引起皮肤红肿糜烂，所以美国儿科学会等组织都不建议经常使用爽身粉。

不过爽身粉还是可以吸收宝宝肌肤表面多余的水分，防止细菌、真菌滋生。如果宝宝的颈部、臀部、腋下等部位有潮红、湿润的表现，可以使用爽身粉来帮助皮肤保持干燥。如果宝宝长了痱子，也可以适当地用爽身粉。平常洗完澡的时候，就没有必要为了预防痱子而使用了。

第 **255** 课
怎样护理宝宝的脐带

请扫描二维码，观看本课视频

脐带就是一条连接胎儿与胎盘的条索状组织，是妈妈和宝宝进行气体交换、营养物质供应，以及宝宝的代谢产物排出的重要通道。

宝宝出生后，我们要人为剪断、结扎脐带，那么就容易在伤口发生感染。脐部感染发生率高达21.7%，严重的时候还会导致新生儿败血症。所以我们一定要重视脐带的护理。

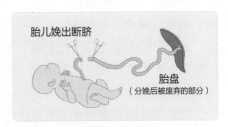

胎儿娩出断脐

胎盘
（分娩后被废弃的部分）

我们一般提倡脐部自然干燥法，宝宝生出来以后，消毒脐带根部与脐周围，在距脐根 0.5 厘米的地方用"气门芯"方法结扎；然后在结扎部位留 0.5 ~ 1 厘米脐带，剪断、挤出残留的血液，用无菌纱布包裹，24 小时后拆掉纱布；然后每天消毒，直到脐带脱落。

前面几个步骤会有专业医护人员代劳，出院后每天消毒脐带就得我们自己动手了。

医生一般会开消毒用的 75% 的酒精，如果没有开，我们也可以自己去药店买一些。每天上午、下午各一次，用棉签蘸着消毒药对脐带以及周围皮肤进行消毒，从脐带根部到脐带，再到四周的皮肤。

孕产 280 天 一日一课

614

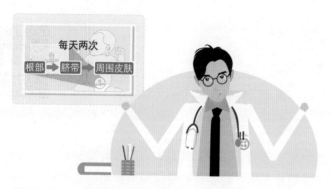

所谓的自然干燥法就是说在消毒后让脐部暴露在空气中，不要用纱布紧紧包着，还要保持脐带和其周围皮肤清洁干燥，这样是最有利于脐带脱落和伤口愈合的。

正常情况下脐带残端过一段时间就会自然脱落，然后创口也逐渐愈合。如果已经过了4周，脐带还没有脱落，建议就医，看看是什么原因。等到脐带脱落，可能会有米汤样的液体或者血液渗出来，这个时候也可以用蘸着酒精的棉签轻轻擦掉，并且再次消毒。如果没有其他异常，再继续消毒两三天就可以了。

在脐带脱落之前，给宝宝洗澡的时候一定要注意不要让脐带沾到水，如果不放心可以用脐贴，总之是要让脐带周围保持清洁干燥。脱落之后，肚脐里面如果有潮湿或者少量渗液，可以用酒精棉签擦一擦，也是保持清洁干燥的作用。如果宝宝的脐部有水，可以用无菌棉签从脐部中心螺旋形地吸干，然后用无菌棉签蘸酒精从脐部中心螺旋形地向四周进行消毒。

脐带脱落前后一段时间，家长一定要多多观察宝宝的肚脐，检查有没有渗出的分泌物、渗血、发红等的症状。如果有脓性分泌物、恶臭味液体或严重红肿，不管有没有发热，都需要立即就诊，及时处理，以防引发严重并发症。

第256课
怎么护理宝宝的五官

请扫描二维码，观看本课视频

在护理宝宝的头部，尤其是五官时，各位妈妈一定担心会让宝宝不舒服或受伤，现在我们就说说到底要怎么做。

● 如何给宝宝洗头

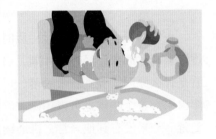

先说说宝宝头部。洗头前要控制好水温，夏天 37～38℃，冬天 41～43℃比较合适。洗头时一只手抱住宝宝的头，前臂撑住其背部，把宝宝的腿放在你的肘部。另一只手成环状，轻轻将水淋在头上。避免将水溅到宝宝的眼睛、耳朵里。最好用婴儿专用的洗发水。结束后把宝宝抱在膝上，用毛巾将宝宝的头轻轻抹干。在洗头过程中要注意用言语和抚摸安慰宝宝，增加宝宝的安全感。

如果宝宝不经常清洗头部或者有了脂溢性皮炎，他的头上就会出现乳痂，这个一定要及时去除。最简便的去除方法就是用植物油清洗，橄榄油、香油、花生油这些都可以。先把植物油加热后放凉，涂在乳痂表面，滞留 1～2 小时左右，乳痂变得松软后用婴儿洗发水和温水洗净。保持每天清洗，一般 3～5 天就会消失。

孕产 280 天 一日一课

616

在日常护理中，除了定期清洁宝宝的头皮，还可以让小脑袋适当晒晒太阳，但不要让阳光直射。

对于宝宝的脸部，一般早晚各给宝宝洗脸一次，夏天可以适当增加。水温一般控制在 35～41℃。动作应该轻、慢、柔和。洗脸后可以适当涂抹婴儿润肤露。洗到眼睛时，要用拧干的湿毛巾擦洗。洗眼睛的方向由内向外，由鼻外侧、眼内侧开始擦洗。洗好一只眼后换一条湿毛巾再洗另一只眼。洗耳朵时，用湿毛巾擦洗宝宝的耳朵外部及耳后，然后用干毛巾擦干。注意不要让水滴入外耳道，也不要去掏耳垢。

如果清洗时肥皂水不慎进入宝宝眼睛，最好是将宝宝身体转到一侧，分开眼睑，用小口瓶从内眼角向外缓缓冲洗。冲洗一段时间之后如果红肿没有好转就要及时就医了。如果宝宝耳朵进了水，一般都会自然流出，也可以让宝宝侧卧在床上，进水的耳朵向下，用手盖住进水的耳朵 2～3 秒，然后放开，反复几次水就会流出来。

● 如何处理宝宝耳朵进水

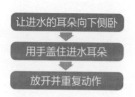

让进水的耳朵向下侧卧

用手盖住进水耳朵

放开并重复动作

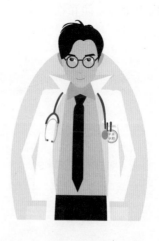

对于新生宝宝，特地清洗口腔可能会发生感染，不用着急清洗。而清理鼻腔一般要选在宝宝睡觉的时候。用婴儿专用的小镊子或棉签，清理前最好在鼻腔里面滴一小滴母乳或温水，或者用沾湿的棉签使鼻腔污垢软化。也可以用吸鼻器帮宝宝清理鼻腔。

● 如何清理宝宝鼻腔

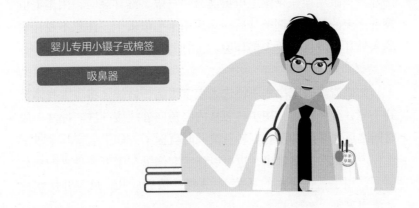

婴儿专用小镊子或棉签

吸鼻器

特别需要爸爸妈妈注意的是，不要太频繁清洗宝宝的鼻子或耳朵，清洗时，爸爸妈妈只清洁看得见的地方就好，千万不要将棉签探得太深，防止伤到宝宝。

宝宝睡觉有哪些注意事项

都说睡着的宝宝是最可爱的，怎样才能让宝宝睡得好、睡得香、形成良好的睡眠习惯呢

在出生后的一个月内，宝宝的睡觉时长处于"人生巅峰"，平均每天要睡 13.5 ~ 14 小时。虽然睡得多，但最折磨爸妈的，是宝宝在晚上也会时常处于清醒状态。这期间的睡眠没有明显的昼夜规律，宝宝处于一种"时睡时醒"的状态，即在 3 ~ 4 小时连续睡眠后，可有 1 ~ 2 小时的清醒期。因此，即便在半夜，宝爸宝妈们也要做好喂奶、换尿布的准备。

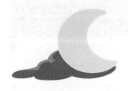

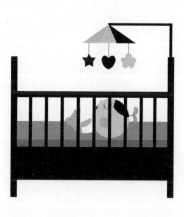

一段时间以后，宝宝开始学会根据光线变化，调整自己的睡眠，昼夜睡眠规律逐渐形成。2 ~ 3 个月，是宝宝昼夜睡眠规律形成的关键期，这时候，宝爸宝妈们应该根据自然规律，控制宝宝睡觉的环境，如不要彻夜亮灯，也无需大白天总是拉上窗帘。从 2 个月 ~ 1 岁，宝宝白天睡眠 3 ~ 4 小时，夜里睡眠 9 ~ 10 个

第六部分 育儿

小时。当然，这并不意味着从这个时期开始，宝宝就不会在夜里"叫醒"爸妈了。

实际上，夜醒是宝宝的一种自我保护机制，频繁的夜醒，可能意味着周围环境或宝宝自身发生不适。如果睡眠过程中，温度过冷或过热、呼吸不顺畅，又或者肚子饿了，都会打断宝宝的睡眠，及时"呼叫"爸妈，前来解救。

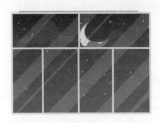

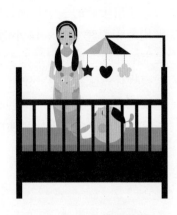

因而，碰到宝宝频繁夜醒，爸妈一定要检查，宝宝睡眠环境中是否存在不利因素，或者带宝宝去医院检查一下，看看是不是缺钙，或者有其他疾病。

 对于宝宝来说，怎样才是良好的睡眠环境呢

首先，应该让宝宝睡在与父母的床相临近的专用婴儿床上，在有利于宝宝安全的同时，也方便爸妈照顾。否则当宝宝在睡梦中发生窒息，而爸妈又不能及时反应时，将可能造成极大的危险。正常情况下，宝宝睡着时应该仰卧在较硬的床垫上，不需要枕头，最好不要睡特别软的床垫甚至水床。

● 与父母床邻近的专用婴儿床

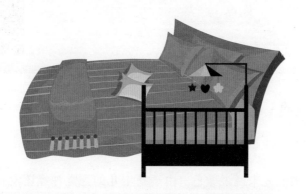

当宝宝醒过来的时候，可以让宝宝在爸妈的监护下趴卧，这样，既可以锻炼宝宝的肌肉和神经系统，也可以防止宝宝的后脑勺"变扁"。如果担心宝宝着凉的话，最好是以开空调的方式，来调节房间的温度。而不要给宝宝穿着过多的衣服或者盖太厚的被子，更不要盖住宝宝的头部。

对于有吸烟习惯的宝爸宝妈，请尤其注意不要在宝宝身边吸烟，因为二手烟会对宝宝造成伤害。如果之前在别处吸过烟，接触宝宝时请洗澡并换衣服，因为残留在衣服、头发、皮肤上的香烟成分，对宝宝来说也是有害的。

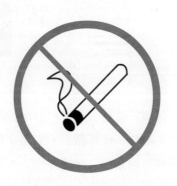

说穿衣裤之前先得说一下如何挑衣裤，给新生儿选购衣裤时有哪些注意点呢

　　咱们先来说说颜色。由于新生儿的视觉神经还没有发育完善，所以不建议选择大红大绿这一类刺激性的颜色。应该以浅色为主，尽量选择素色或浅色花型的衣裤。当宝宝出现一些不适或者异常，弄脏了衣物时，浅色衣物也更容易被发现。

● 衣裤应该以浅色为主

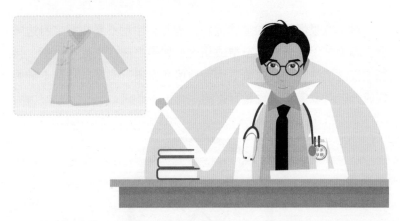

　　在质地方面，保暖、柔软、吸湿性好的棉织品比较理想。要避免合成纤维、尼龙织品、化纤品、毛织品这些对皮肤有刺激性的材料。样式上最好简单宽松、穿脱方便，可以宽大一些，而不能太紧。特别是胸腹部，松紧带不能约束过紧。另外，新生儿的颈部比较短，应该选择没有领子、斜襟的衣服。

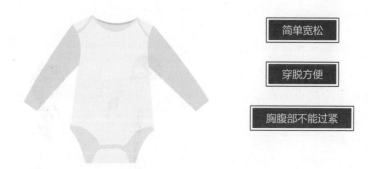

简单宽松

穿脱方便

胸腹部不能过紧

　　挑好了要给宝宝穿的衣裤，穿多穿少也是个让爸妈头疼的问题。

　　大多数新生儿穿衣的问题不是穿得太少，而是穿得太多了。特别是在老一辈带孩子时，更容易出现这个问题。对于新生儿来说，一个简单的做法就是，比爸爸妈妈多穿一件平均厚度的衣服。如果这样做还是不太放心，咱们还可以通过摸汗的方法来判断宝宝衣物厚度是否合适。摸孩子锁骨，如果感觉温热，说明衣物厚度合适。摸后背，如果后背有汗，甚至衣服都已经湿了，说明穿得太多。手脚的温度应该比胸部稍微低一些，但是不冰冷。

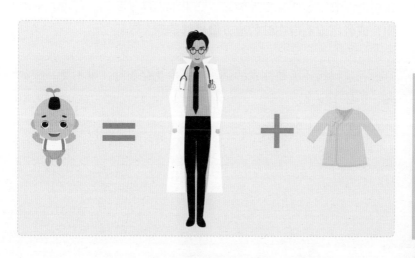

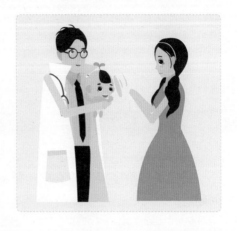

　　如果上衣是套头衫，妈妈先用手把领口撑开，再从宝宝的头部套过。套头时宝宝可能因为视线被遮住而恐惧，妈妈要一边说话一边进行，来分散宝宝的注意力。穿袖子时，先把袖子沿袖口折叠成圆圈形，妈妈的手从中间穿过去，握住宝宝手腕从袖圈中拉过。裤子的穿法和衣袖差不多，把裤腿当作衣袖，腿脚当作手臂，按照上面的方法就能穿上裤子。如果要给宝宝穿连体衣，先把衣服的所有扣子解开，让宝宝平躺在衣服上。然后脖子对准衣领位置，按照上面的方法穿好衣袖和裤腿。

　　给新生儿穿衣服时，动作要轻柔，不能生拉硬拽伤到宝宝。最好在平坦的地方换衣服，比如换尿布的台子上、床上或者婴儿床垫上。衣服不要换得太频繁，如果宝宝经常吐奶，可以套个围兜，或者用湿毛巾在脏的地方做局部清理。

　　爸爸妈妈还需要注意的是，给新生儿穿衣时，可不要一味贪多，捂坏了宝宝。

第259课
新生儿体重变化

请扫描二维码，观看本课视频

 新生儿的体重以怎样的增重速度是最合理的

　　新生宝宝的生长发育状况跟宝宝以后的生存、发展和健康情况有密切关系。如果宝宝的生长速度比较适宜，那就说明宝宝得到了合理的喂养和精心的护理，身体发育良好，不太容易被疾病感染。由于婴儿期，尤其出生后前三个月，宝宝的生长速度最快，体重作为生长发育测量中最重要的指标之一，非常值得宝妈们关注。

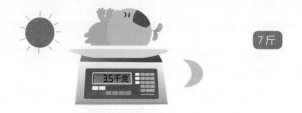

 刚出生的宝宝往往会有体重下降，比如生出来7斤，第二天反倒只有6斤8两。这个时候家长肯定很担心，是不是饿着宝宝了呢

　　其实这是一个很正常的生理现象，新生儿普遍存在，叫做生理性体重下降。宝宝生下来之后要排出胎便、吸收胎脂，而且外界环境的湿度远远小于宝宝泡在羊水里的湿度，所以宝宝生出来之后还会丧失一些水分，这些都会造成新生宝宝体重的下降。一般来说宝宝出生后2~3天体重会降到最低，整体的下降幅度不

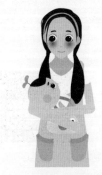

下降不超过出生体重 10%，
正常喂养即可

会超过出生体重的 10%。这期间妈妈只要正常喂养就可以了。

如果宝宝出生的时候 7 斤，降到 6 斤 3 两以下就不合适了，就成了病理性的体重下降，应该咨询医生。作为家长，还可以让宝宝多睡睡觉。睡眠可以促进宝宝的生长发育，因为生长激素在睡眠时分泌旺盛，醒着的时候相对减少。另外，有研究指出 4 个月以内婴儿纯母乳喂养也可以大大促进宝宝的生长发育。

● 宝宝体重增长趋势

宝宝出生后 3～5 天体重开始增长，每天增长的幅度因人而异，大概 7～10 天会恢复出生时的体重。不过根据统计，对于足月儿，出生第 12 天仍有

最初 3 个月：每周增长 180～200 克

4～6 个月：每周增长 150～180 克

6～9 个月：每周增长 90～120 克

9～12 个月：每周增长 60～90 克

14.1% 的宝宝还没恢复到出生时的体重水平。宝宝恢复出生体重后，最初 3 个月，宝宝每周体重增长 180～200 克，4～6 个月时每周增长 150～180 克，6～9 个月时每周增长 90～120 克，9～12 个月时每周则会增长 60～90 克。

如果宝宝的体重迟迟没有恢复到出生时的体重，或者体重增长的速度远低于上面的水平，也要及时咨询医生，努力去找找原因，判断是不是喂养不当、奶量不足，或者是病理方面的原因。同时加强对宝宝的护理，关注宝宝的体温、睡眠、饮食这些方面有没有异常情况。

第**260**课
新生儿黄疸

请扫描二维码，观看本课视频

爸爸妈妈常常会发现刚生出来几天的宝宝皮肤黄黄的，眼睛的眼白部分也黄黄的，这就是新生儿黄疸。血液中胆红素浓度高于正常水平，就会造成皮肤及巩膜黄染。80% 的足月宝宝和绝大多数早产宝宝在出生后第 1 周都可能会出现肉眼可见的黄疸。

新生儿黄疸有的是正常的生理现象，也就是生理性黄疸，也有的是异常的病理性黄疸。

刚出生的宝宝胆红素生成相对较多、而肝细胞对胆红素的摄取能力不足、血浆白蛋白结合胆红素的能力差、胆红素排泄能力也存在缺陷、肠肝循环增加导致本应该被排出体外的胆红素被吸收得更多，这些代谢特点都可能会引起暂时性的黄疸。

● 新生儿出现黄疸的原因

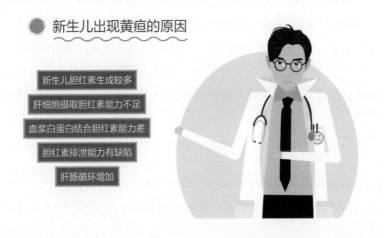

新生儿胆红素生成较多
肝细胞摄取胆红素能力不足
血浆白蛋白结合胆红素能力差
胆红素排泄能力有缺陷
肝肠循环增加

一般黄疸会在宝宝出生后 2 ~ 3 天出现，4 ~ 6 天达到高峰，

第六部分 育儿

627

7～10 天消退；早产儿的黄疸有可能出现得更早，程度更重，持续的时间也会更长一些。

● 足月儿生理性黄疸出现时间

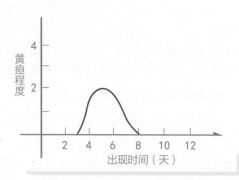

生理性黄疸一般不需要治疗。妈妈可以通过提早喂养、让宝宝多吃多拉的方法，来缓解症状。而病理性黄疸通常会在宝宝出生后 24 小时之内出现，并且程度重、进展快、持续时间长，一般超过两周。

病理性黄疸一般是胆红素生成过多、肝脏胆红素代谢障碍或胆汁排泄障碍造成的。出现的时候，宝宝发黄的部位就不只是面部和眼睛，而是会发展到躯干、四肢，甚至手心、脚心都会发黄。对于病理性黄疸的宝宝来说，造成黄疸的疾病本身就会对宝宝造成伤害，出现重度黄疸的时候，大量的游离胆红素还会进入宝宝的中枢神经系统，损坏神经系统的功能，可能造成智力低下、听力损伤、运动障碍的后遗症。所以一定要及时发现治疗。

爸爸妈妈平时要密切关注宝宝的皮肤颜色，如果黄疸在出生 24 小时内出现，发展迅速、蔓延到手脚心，或者黄疸过了两周还没有消退，一定要及时就医。医生会检查宝宝胆红素值，结合宝宝的基础情况，判断病因、确定治疗方案。

● 以下情况需及时就医

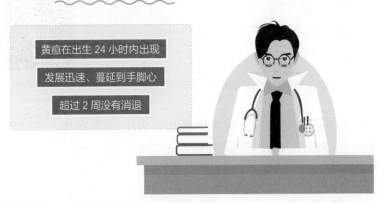

黄疸在出生 24 小时内出现

发展迅速、蔓延到手脚心

超过 2 周没有消退

确诊为病理性黄疸后，医生会根据具体情况选择光照疗法、换血疗法、药物治疗、支持治疗等治疗方法，作为家长谨遵医嘱就好了。

比较特殊的是，母乳性黄疸也是病理性黄疸的一种。一些母乳喂养的宝宝在出生后 4～7 天出现黄疸，2～4 周达到高峰，一般会持续 3～4 周，第 2 个月会逐渐消退，少数情况下到第 10 周才退尽。母乳性黄疸的宝宝一般其他生理状况良好，如果暂停喂母乳几天，黄疸会明显减轻。但我们一般不提倡停母乳，妈妈们可以少量多次喂养，平时还是让宝宝多吃多拉，母乳性黄疸最终都会自然消退。

● 如何应对母乳性黄疸

不提倡停母乳　　少量多次喂养　　让宝宝多吃多拉

为了以防万一，爸爸妈妈也要遵照医生的安排，定期检查宝宝的胆红素值，必要的时候也要通过光疗、用药等促进胆红素的排泄，防止过高的胆红素对宝宝造成不可挽回的伤害。

请扫描二维码，观看本课视频

新生儿期是指宝宝从脐带结扎到出生后第 28 天。在这期间，宝宝从在妈妈肚子里时靠血液来运输氧气，变成自己独立建立呼吸。

宝宝的呼吸道很窄、黏膜很嫩，容易发生气道阻塞，导致呼吸困难。宝宝体温升高的时候也会出现呼吸急促。所以呼吸频率是宝宝健康状况的一个方便直接的指标。世界卫生组织也推荐用呼吸次数来判断宝宝是否患有肺炎。

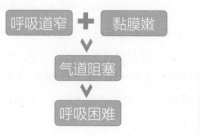

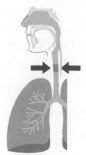

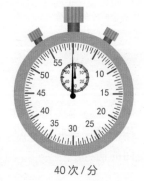

40 次 / 分

新手爸妈一定要掌握数宝宝呼吸频率的技能。记录婴儿的呼吸频率主要是靠腹式呼吸，数呼吸最好趁宝宝睡着的时候，让宝宝平躺着观察腹部的起伏，当然了要注意保暖。准备好秒表，观察到 1 次腹部起伏算作 1 次呼吸，持续计 1 分钟，记录下来。

新生儿呼吸频率的正常范围是每分钟 40 ~ 60 次，一般在 40 ~ 45 次。再大一些的宝宝的呼吸频率会慢慢减低，逐渐接近成年人的频率。28 天到 1 岁内每分钟呼吸次数正常在 30 ~ 40 次。新生儿的呼吸频率会出现短时间内正常范围的波动，主要是因为宝宝有情绪波动。如饥饿、要换尿布，或者身上不舒服、冷了热了等，这些都会导致一些小波动。

● 新生儿呼吸频率会有正常波动

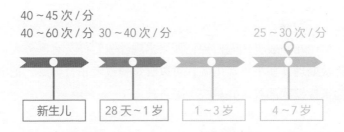

40 ~ 45 次 / 分
40 ~ 60 次 / 分　30 ~ 40 次 / 分　　　　　　25 ~ 30 次 / 分

新生儿　　28 天 ~ 1 岁　　1 ~ 3 岁　　4 ~ 7 岁

　　如果新生儿呼吸频率出现长时间的异常波动，就需要引起重视了。每分钟超过 60 次时，就属于呼吸急促。呼吸急促有很多原因，比如在胎儿时期，肺吸收液体的时间过长，也就是湿肺；也有可能是感染发热导致的呼吸加快等。

● 异常波动需要重视

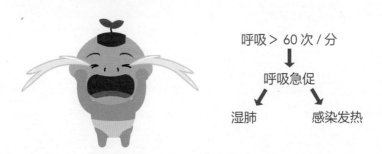

呼吸 > 60 次 / 分
↓
呼吸急促
↙　　　　↘
湿肺　　　　感染发热

早产儿容易出现周期性呼吸，就是说呼吸中断在 20 秒以内，心跳不减慢，仍然是每分钟 120～140 次；或者呼吸暂停，表现是呼吸中断 20 秒以上，心跳减慢。

一旦新生儿呼吸频率出现异常波动，需要及时进行处理。如果宝宝呼吸急促，要注意宝宝有没有呼吸困难，直接的表现就是宝宝有没有用力呼吸，腹部有没有比平时起伏大这些。另外，注意宝宝的脉搏和有没有体温变化。但新生儿的体温中枢发育不完善，感染之后不一定会出现发热，这时要观察宝宝有没有"不吃、不哭、不动、呛奶"，如果出现要尽快就诊。

早产儿一般会住院监控，如果出现呼吸暂停会有医务人员进行急救处理，如果已经出院，可以尝试弹或者拍打脚底，把宝宝立起来抚摸背部等，并尽快送医急救。

● 异常波动需要重视

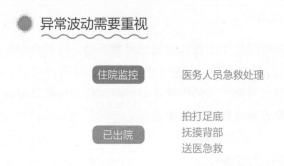

住院监控　　医务人员急救处理

已出院　　拍打足底
　　　　　抚摸背部
　　　　　送医急救

第262课

新生儿特殊生理现象

请扫描二维码，观看本课视频

 爸爸妈妈们有没有发现新生宝宝会有一些奇怪的生理现象

有的宝宝出生后一个月内，头皮上出现油腻、灰黄色的鳞屑，还可能联结在一起，形成痂皮。我们俗称"乳痂"，还有的老说法叫它"胎毒"，民间甚至还有很多去胎毒的说法，当然这些都不怎么靠谱。

● 乳痂：头皮出现油腻灰黄鳞屑

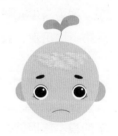

其实乳痂的形成，我们大多认为是脂溢性皮炎导致的。宝宝刚生出来的时候，皮脂腺分泌旺盛，如果又没有同时做好清洁，就形成了乳痂。乳痂本身对宝宝并没有什么伤害，更不会传染。随着宝宝的生长，皮脂腺的分泌也会更加稳定，乳痂也会在3~4周时逐渐好转。但如果护理不当，还是有可能造成细菌感染，甚至破坏宝宝头皮的毛囊，可能会造成局部秃发，这肯定是我们不想看到的。所以，爸爸妈妈一定要做好宝宝头皮的清洁工作，选用婴儿专用洗发露，每天洗头，用柔软的毛巾或者海绵及时擦掉头皮的鳞屑，等到乳痂消失以后，可以降低洗头的频率。

第六部分

育儿

633

出现乳痂怎么办

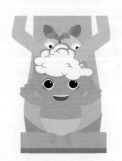

每天洗头

及时擦掉头皮鳞屑

如果宝宝满月了乳痂还没有消失，从头顶蔓延到其他地方，或者在有乳痂的部位发生了感染流脓等现象，就要尽早去医院，让医生来作出诊断了。

新生宝宝的鼻尖、鼻翼和脸颊部位会有小米粒样的黄白色皮疹，称为新生儿粟粒疹，这是皮脂腺堆积造成，它常在宝宝出生后第一周出现，长大一点就会自然消退，不要用力去挤哦。

高温闷热时，新生宝宝角质层的水平角蛋白阻塞小汗腺汗管，汗水积累，就会引起痱子，这跟粟粒疹可不一样。宝宝长痱子的根本原因就是汗水积累，所以我们不要让宝宝太热，可以适当采取降温措施，开开空调、洗个澡都是可以的。另外，如果已经长了痱子，也要注意让宝宝的皮肤保持干燥，炉甘石洗剂和爽身粉都是不错的选择。

适当采取降温措施

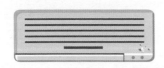

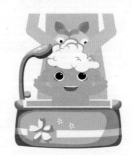

有的父母很激动地发现宝宝一出生就长牙了，其实这个时候宝宝长的不是真正的牙齿，而是马牙。就是在宝宝口腔上腭中线和牙龈部位上，因为上皮细胞堆积或者黏液腺分泌物积留，会形成黄白色小颗粒，乍一看很像是牙齿，就是所谓的"马牙"。

● 什么是"马牙"

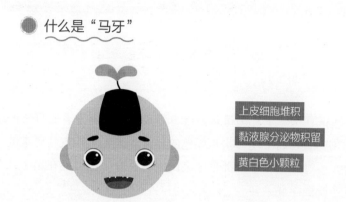

上皮细胞堆积

黏液腺分泌物积留

黄白色小颗粒

民间有一些"挑马牙"习俗，这是非常不可取的。这种小颗粒一般几周内会自然消退。但如果擦拭或者挑破，很可能发生感染，对宝宝造成伤害。

新生宝宝两侧脸颊会隆起脂肪垫，俗称螳螂嘴。它有利于乳汁吸吮，属于新生儿的正常生理表现，一般会在断奶之后自行消失。为了避免发生感染，同样不可以摘除。

新手爸妈碰到这些生理现象，可不要大惊小怪哟。

第263课
胎记是怎样形成的

请扫描二维码，观看本课视频

👩 **关于胎记的传说有很多，胎记到底是怎么形成的，正常吗**

胎记在医学上称为母斑或痣，是皮肤组织在发育时异常的增生，在皮肤表面出现形状和颜色的异常。是先天性皮肤异常的一部分。不过胎记可不全都是宝宝出生时就有，也可能在出生几个月后才慢慢浮现。

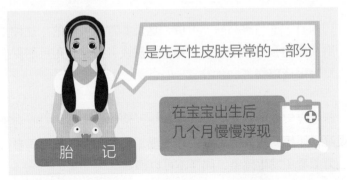

是先天性皮肤异常的一部分

胎记

在宝宝出生后几个月慢慢浮现

胎记按颜色来分类，分为红色胎记、白色胎记、褐色胎记和黑色胎记。大部分胎记只是影响美观，不需要特别处理。但是有些胎记不仅会严重影响宝宝的外貌，还会发展为严重的皮肤病甚至危及生命，对宝宝的生理及心理健康产生不良影响。

👩 **那么，这些影响健康的胎记长什么样，应该怎么治疗呢**

有些胎记的出现或发展代表着身体器官的异常，例如牛奶咖啡斑，也就是颜色像咖啡加了牛奶以后的胎记，这种胎记常常是神经纤维瘤的皮肤表现；还有一些增生过快的海绵状的血管瘤，不仅会造成肢体残缺，严重的还会引起功能障碍甚至出血不止。

● 牛奶咖啡斑是神经纤维瘤的表现

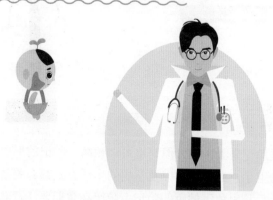

另外，有恶性变化可能的胎记，例如长了毛的兽皮样黑痣，日后可能发生癌变。以上说的这些，家长可得注意观察，发现后都要及时到医院进行治疗，以免错过最佳治疗时机。

除了这些，那些外漏明显，严重影响宝宝的外貌的胎记最好也要采取治疗，以防日后带来心理上的伤害。

胎记的治疗方法有许多，如冷冻、电凝、传统激光、微波、放射治疗、同位素治疗、注射硬化剂或手术切除等。激光治疗是最近发展比较好的，效果也十分显著，适合去除很大一部分胎记，但是具体使用哪种方法，还要医生根据胎记的类型、位置、大小等作出判断。

一些生长在躯干、臀部等部位、不容易看到的胎记，以及有自愈性的胎记，如果不影响美观，就不需要特别治疗。但是具体情况还要咨询医生，不要自行判断。

第六部分 育儿

胎记的治疗方法

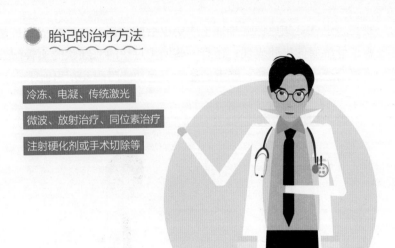

冷冻、电凝、传统激光

微波、放射治疗、同位素治疗

注射硬化剂或手术切除等

虽说胎记是天生的，但是也可以预防。胎记的形成和环境气候、饮食卫生、激素药物以及孕妈的生活方式都有关系。要预防宝宝出生后长出危害健康的胎记，孕妈在孕期要注意健康饮食、远离污染源、保持健康的生活方式和良好的心态。

胎记形成的相关因素

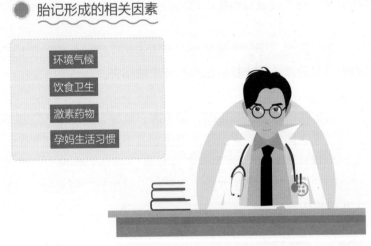

环境气候

饮食卫生

激素药物

孕妈生活习惯

宝宝的胎记孕妈一定不要忽视，孕期也要注意预防，争取都能生下健康的宝宝。

第**264**课

宝宝的便便这样正常吗

请扫描二维码，观看本课视频

　　观察宝宝的便便可以帮助判断宝宝消化系统的健康情况，颜色、性状发生改变，一般能说明宝宝的消化系统发生了异常。

　　宝宝出生后第一次拉的便便就是胎便，多数新生儿在出生10小时左右排出。胎便一般是墨绿色，黏稠、没有臭味，主要由胎儿肠道分泌物、脱落的黏膜细胞、胆汁、肠液，还有咽下的羊水组成。

　　出生两三天后胎便会排净，并逐渐变成婴儿粪便，它的性状也随食物的不同而不同。纯母乳喂养的宝宝粪便呈金黄色，含水分较多，是柔软均匀的细糊状，有酸味，基本无臭味，也可能有小颗粒奶块。宝宝每天会排便 3～6 次或者更多，满月后略微减少。牛奶喂养的宝宝粪便比较干稠，淡黄色或灰黄色，量比较多，颗粒状的物质较多、较大，臭味也更重。排便次数比较少，每天只有一两次，容易发生便秘。配方奶喂养的宝宝的粪便和母乳喂养的宝宝类似，加入辅食后，宝宝的粪便逐渐接近成人。刚刚加入菜泥时，常有小量绿色便便排出，这也是正常的。

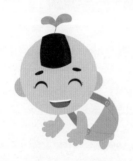

纯母乳喂养宝宝的大便

第六部分　育儿

639

当宝宝的便便颜色、性状和这些正常状态不一样的时候，要及时求助医生查明原因并对症治疗。当粪便呈稀糊状或者水样，往往是因为肠道蠕动亢进或者肠黏膜分泌物过多。当宝宝发生感染性和非感染性腹泻，尤其是急性肠炎等疾病的时候，会出现这种粪便。

小肠和直肠出现炎症时也会分泌更多黏液，混在粪便之中或者附着于粪便的表面，可以注意观察。如果出现脓性及脓血便，往往说明肠道下段有病变，脓或血的多少可以反映炎症类型及程度。宝宝有直肠息肉的时候会出现鲜血便，也就是有鲜血附着在粪便上。黏冻状、膜状或纽带状的粪便往往说明宝宝患有肠易激综合征，有些慢性菌痢病的宝宝也会排出冻状便。除了这些，便便发黑或者是柏油样，或者没有颜色、呈白陶土样，还有白色淘米水样、蛋花汤样或者出现黄白色乳凝块，都属于异常现象。

● 宝宝大便异常的其他情况举例

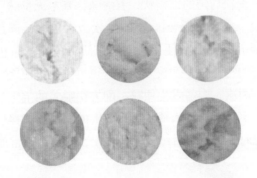

如果便便的气味出现恶臭、血腥臭味，也要请医生来诊治。

第**265**课
宝宝的假月经、
假白带是怎么回事

请扫描二维码，观看本课视频

有些女宝宝出生后，会出现阴道流血和分泌物，也就是所谓的假月经、假白带。很多不了解这个的准妈妈都会吓一跳。

部分女宝宝出生后 5～7 天，阴道会流出少许血性分泌物，持续 1 周，很像月经。不过这只是刚生出来的女宝宝的一种正常生理现象，并不代表什么异常。

为什么会出现这种现象呢

在妈妈肚子里的时候，女宝宝阴道上皮和子宫内膜受到母体激素的影响，出生后影响中断，激素水平下降，形成类似月经的出血。

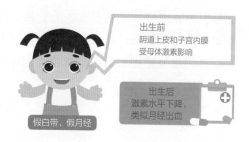

出生前
阴道上皮和子宫内膜
受母体激素影响

出生后
激素水平下降，
类似月经出血

假白带、假月经

这种情况不需要特殊处理，用消毒纱布或者棉签轻轻擦去就行了，过几天后就会自然消失。一定不能自行用一些局部贴敷的药或者口服药。但是，也有一些阴道出血是不正常的，需要进行区分。

新生儿自然出血症是由于维生素 K 缺乏引起的一种新生儿疾病。它不光会导致阴道出血，脐部残端也会出血，甚至稍微压迫皮肤就能造成出血。这种情况就要通过补充维生素 K_1 或者输血来治疗。

● 自然出血症的症状

| 阴道出血 | 脐部残端出血 | 轻压皮肤造成出血 |

其他血液系统疾病比如先天性血小板减少性紫癜、弥散性血管内凝血等也会出现阴道出血，需及时就诊。也有一些药物会损害宝宝的肾脏，或者宝宝出现泌尿系统疾病，都会导致血尿。如果宝宝外阴有皮肤糜烂、破损，也会导致出血。另外，使用过一些含有激素的药物或护肤品也可能导致阴道流血。这些异常的阴道流血，往往会伴随着其他的症状或者体征，爸爸妈妈如果不确定是不是正常情况，就要咨询医生，需要根据病史、查体、尿常规等辅助检查来综合判断。

下面再来说一说假白带。

部分女宝宝出生后 5～7 天阴道流出白色黏液，一般情况下两三天后就会自行消失。"假白带"的成因和"假月经"一样，也是因为脱离母体后激素水平的变化，同样属于正常现象。用温开水清洁，用消毒纱布或者棉签轻轻擦去就可以了，不用治疗。但如果阴道分泌物不是白色非脓性的黏性分泌物，而是出现有颜色、质地、气味的改变，比如出现血丝或黄绿色脓状物，就得及时就医，排除宝宝外阴是否有糜烂、破溃、出血、感染等情况。

● 出现异常分泌物怎么办

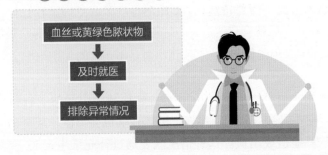

血丝或黄绿色脓状物
↓
及时就医
↓
排除异常情况

作为家长要注意观察，如果出现异常，及时请医生进行处理。

第 266 课
新生儿疾病筛查

请扫描二维码，观看本课视频

　　孩子是上帝给每个家庭的礼物，却并不都是完美无缺的。有一些孩子，在出生时就会携带着疾病。我们该如何早期发现这些疾病呢？下面就来向大家介绍一下什么是新生儿疾病筛查。

　　新生儿筛查是指对所有出生 72 小时的新生儿，通过采集足跟血对某些危害严重的先天性代谢病及内分泌病进行筛查，避免疾病危害宝宝生长发育。

 新生儿疾病筛查范围

　　我们之前了解过预防出生缺陷的相关知识，新生儿疾病筛查就是预防出生缺陷的第三道防线。

● 新生儿筛查帮助应对出生缺陷

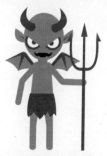

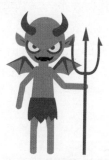

先天性甲状腺功能低下　　　　苯丙酮尿症

目前列入我国新生儿疾病筛查范围的项目有苯丙酮尿症和先天性甲低。这两种疾病的典型症状有身材矮小、智力低下等，严重的甚至会危及孩子生命。相反的，如果能做到早期诊断、早期治疗，就能控制疾病进展，保障孩子正常的身体和智力发育。因此，新生儿疾病筛查就显得尤为重要。

目前，我国大部分地区已经常规开展了苯丙酮尿症和先天性甲低的筛查。另外各个省市根据本省的疾病分布不同，可能会增加额外的筛查项目，例如广东广西地区增加了蚕豆病筛查；江苏和上海部分地区增加了先天性肾上腺皮质增生症的筛查等。

 新生儿疾病筛查注意事项

1. 选择合适的检测时间

新生儿疾病筛查的一个重要步骤是采集足跟血，一般是在宝宝进行充分喂养后，在出生后 72 小时后采集然后进行检测。在这个过程中，宝爸宝妈要注意保证宝宝的正常哺乳，然后听从医生的建议，选择合适的采血时间即可。不然可能导致检测结果不准确。

2. 影响检测结果的因素

比如最常见的苯丙酮尿症和先天性甲低，苯丙酮尿症的病因是氨基酸代谢异常，也就是蛋白质代谢异常，因此如果没有摄取足够的蛋白质或蛋白质摄入过量，都可能影响结果的准确性。而正常新生儿的甲状腺功能检测，在刚出生的 48 小时内，可能出现类似于先天性甲低患儿的结果，徒增家长的担心。

 重视筛查结果，尽早确诊

一般来说，新生儿在采血后约 1 个月就能拿到检查结果。如果是阴性，那么皆大欢喜，基本可以排除以上两种疾病的可能。如果是阳性，家长应尽早带宝宝到当地的新生儿疾病筛查中心复诊，通过更准确的检查进行确诊，以免延误病情。如果最终确诊患病，那么最好在医生的指导下，及时、尽早地开始治疗，因为早开始治疗，疾病对宝宝的损伤就可以降到最低，也能减轻日后家庭的负担。

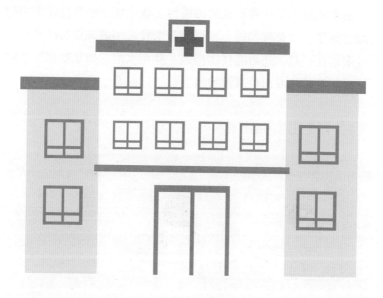

新生儿疾病筛查对于先天性代谢疾病和内分泌疾病的预防和控制有着重要的意义。通过早期诊断和早期治疗，每个宝宝都能拥有健康快乐的人生。

第267课
新生儿湿疹和尿布疹怎么办

新生儿湿疹是一种常见的过敏性皮肤炎症。经常长在宝宝的头部、面部、颈背或四肢上。一般是米粒大小的斑点状红疹，散布或聚集在一起，还可能伴随出现一些小水疱。如果被宝宝抓破了，可能有黄色或白色浆液渗出。

● 新生儿湿疹是什么样

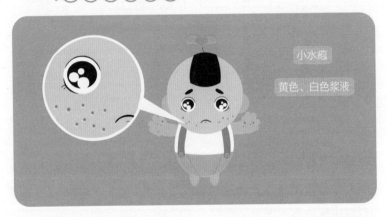

小水疱

黄色、白色浆液

新生儿湿疹大多在宝宝出生1~3个月时出现。随着宝宝长大，对环境的适应能力增强，湿疹会逐步减轻，基本到1~2岁时能够自动痊愈。但也有少数宝宝的湿疹反复发作、程度较重，并且到了2岁左右还没有减弱趋势。这时候就怀疑可能患了特应性皮炎，建议及时看医生。

程度较轻的湿疹，比如只是皮肤有点变红、脱皮，出现几个小红疹，不必用药，平时生活中注意护理就行了。

新生儿湿疹是多因素导致的，过敏是主要因素。建议爸爸妈妈们平时留心观察，宝宝吃哪些食物和接触哪些东西后会出现湿疹或湿疹加重，尽量让宝宝远离它们。另外，不要因为湿疹里带了个"湿"字就不给宝宝洗澡，宝宝的清洁卫生和宝宝皮肤的保湿都是非常重要的。

如果湿疹程度较重，比如出现了大片红斑，皮肤渗出浆液，甚至糜烂，则需要及时就医，进行适当的药物治疗。

除了湿疹外，还有一种新生儿容易出现的皮肤病——尿布疹。尿布疹也被叫做婴儿红臀，是发生在裹尿布部位的皮肤炎性病变。症状主要是宝宝臀部与尿布接触的地方，皮肤发红、发肿，甚至溃烂感染。

● 新生儿尿布疹是什么样

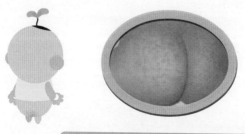

与尿布接触的皮肤发红、发肿，甚至溃烂感染

尿布疹主要是由宝宝排出的尿液、便便这些刺激性物质引起的。当尿布更换不及时，或者尿布清洗不彻底时，残留的尿渍粪便会刺激宝宝臀部皮肤，导致尿布疹的出现。

知道了原因，咱们就能明白尿布疹并不是由于使用尿布引起的，即使是用尿不湿或纸尿裤，如果没有做到及时更换，同样可能出现尿布疹。尿布疹大多出现在宝宝1周岁以内，通常7~9

个月时最严重。因为这个阶段宝宝进食种类逐渐增多，排出的尿液和粪便对臀部皮肤的刺激性增大。

平时注意及时给宝宝更换尿布或纸尿裤，宝宝排尿、排便后替宝宝擦拭干净，每天温水清洗一下宝宝臀部，并且使用护臀霜，就能很大程度上避免尿布疹的发生。但如果宝宝的尿布疹已经比较严重，臀部有液体渗出，甚至出现糜烂，一定要尽早就医。

● 新生儿尿布疹怎么办

- 及时更换尿布或纸尿裤
- 排尿、排便后擦拭干净
- 温水清洗臀部，使用护臀霜
- 情况严重时，及时就医

新生儿湿疹和尿布疹都是常见的新生儿皮肤病，爸爸妈妈们平时一定要多留意。

第 **268** 课
宝宝腹泻便秘了怎么办

请扫描二维码，观看本课视频

新生儿宝宝腹泻的典型症状就是大便次数忽然增多，伴有黏液、脓血以及水便分离，尿量减少。严重的时候还会出现呕吐、发热等。

● 宝宝腹泻的典型症状

> 大便次数增多
>
> 黏液脓血，水便分离
>
> 尿量减少
>
> 呕吐、发热

如果宝宝出现腹泻症状，爸爸妈妈们首先要做的，就是留存粪便标本用来化验。建议使用干净的盒子、瓶子或者保鲜袋来保存，但千万不要使用纸尿布。同时注意，保存时间不要超过 2 小时，粪便越新鲜，检查结果就越准确。因此，家长留存大便后，要尽快送到最近的医院化验。

● 用什么留存粪便标本

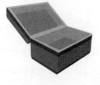

盒子　　　　瓶子　　　　保鲜袋

第六部分 育儿

为了防止宝宝腹泻，家长要做好预防措施，帮助宝宝远离致病因素。

母乳喂养的妈妈，不要吃虾、海鲜、花生等易过敏食物。如果出现腹泻，也不需要给宝宝禁食，可继续母乳喂养，避免宝宝发生脱水；宝宝的衣物、玩具等要经常清洗和消毒；少去人口密集的地方，不和生病感冒的人接触，不随意和宝宝亲密接触；做好宝宝的保暖与散热，适当穿衣，不要热着也不要冻着。

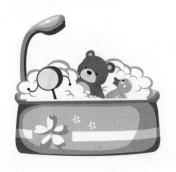

衣物玩具清洗消毒

不接触生病人群

不随意亲密接触

当宝宝发生了便秘时，一般会出现哪些症状呢

通常会有大便干硬、便量少、排便哭闹、周期延长等症状，伴发着易激惹、食欲下降或者食量减少。便秘原因有两种：一是器质性病变，包括先天性病变、继发性病变、代谢性疾病等；二是功能性便秘，包括饮食不足、饮食结构不当或过敏、胃肠蠕动力差等。而在临床上，便秘大多是饮食结构不当或过敏引起的。

● 哺乳的妈妈要调整饮食

如果宝宝出现便秘，家长要及时地采取相关措施。对于器质性病变引起的便秘，要尽快查明病因，积极治疗。对于功能性便秘，如果是进食过少引起，就要适当增加喂养次数和喂养量；母乳喂养宝宝的妈妈要注意调整饮食结构，适当吃肉、蛋、奶，多吃富含纤维素的蔬菜和水果，避免吃易过敏的食物和辛辣食物。

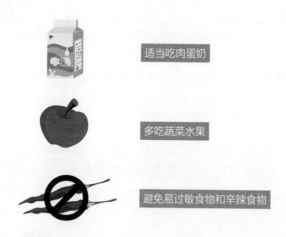

适当吃肉蛋奶

多吃蔬菜水果

避免易过敏食物和辛辣食物

如果新生宝宝排出的大便比较硬，不是软或者稀的状态，或者出生后 24 小时没有排便，宝宝的大便中带有血丝，甚至伴随严重的腹痛，导致宝宝哭闹不止，都必须马上就医。医生会根据具体情况作出诊断和治疗。

第 **269** 课
宝宝体温升高应该怎么办

请扫描二维码，观看本课视频

各位爸爸妈妈一定都很关心宝宝的体温。宝宝体温升高时应该怎么办

一般来说，新生儿的正常核心温度，也就是从肛门处测量的温度，为 36.5～37.5℃，正常体表温度为 36.0～37.0℃。通常，如果新生儿的核心温度高于 37.5℃，就认为是宝宝发热了。

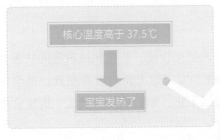

核心温度高于 37.5℃

↓

宝宝发热了

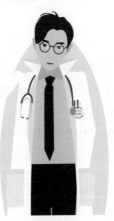

实际上宝宝的体温非常容易波动，所以体温升高不一定就是发热。宝宝哭闹、吃奶后，有时会使体温升高，大多能升高到 37.5～38.0℃之间；另外，宝宝被子盖得太厚或者衣服穿得太多也会导致体温升高，这就需要适当减少被子或衣物，之后再量体温看有没有恢复正常；如果外界温度高，空气不流通，可能引起发热，一般开窗通风、调整外界温度就可以改善了。一般下午到傍晚，宝宝体温稍高一点是正常的，如果宝宝情绪和精神都正

常，到了夜里体温又降下来的话就不必担心了。

● 被子衣服太多会使体温升高

如果宝宝的确发热了，不仅体温会增高，同时还会有面色苍白、呼吸加速、情绪不稳定、恶心、呕吐、腹泻、皮疹等其他异常表现。

● 发热的其他表现

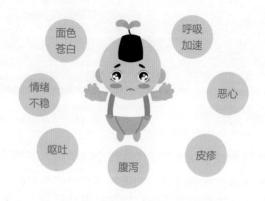

引起宝宝发热的病因有很多，上呼吸道感染、肠胃炎、扁桃腺炎、肺炎、白血病等都有可能。对于新生儿来说，10% 以上的发热是由脑膜炎、菌血症这些严重的感染所引起的，我们家长很难判断，容易耽误治疗的时机，更不能随便喂给宝宝退烧药，因为用药的类型和剂量很难确定，一不小心就会给宝宝带来永久的损伤。

有的家长在家用温水擦洗宝宝身体，进行物理降温，这样只能缓解症状，虽然可以让宝宝暂时更舒服点，但并不治本。因此，如果宝宝体温持续在 38℃ 以上，一定要及时送来医院治疗，以免发生意外。

宝宝发热大多是由细菌或病毒感染引起的，所以预防发热要着重预防感冒。要让宝宝多晒太阳，增强抵抗力；穿衣服也要适宜，让宝宝适当保暖，以宝宝颈部温热、手脚偏凉为准；平时也要尽量减少亲朋好友进入宝宝房间或者直接接触到宝宝，尤其是在感冒流行期间。

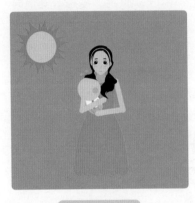

多晒太阳

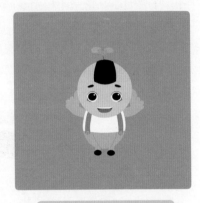
颈部温热手脚偏凉

　　爸爸妈妈平时可以按上面提到的方法帮助宝宝预防发热。宝宝体温升高时也不要太惊慌，确认是发热以后要及时去医院找医生诊治，对于新生儿尤其不能自行选择退烧药物。宝宝体温升高了不要手足无措，按上述介绍的方法去做哦。

第**270**课
新生儿囟门异常有哪几种

请扫描二维码，观看本课视频

宝宝刚出生时，颅骨还没有完全发育好，骨骼之间存在缝隙，在头顶部和脑后部分别会有一个没被骨头覆盖、摸起来软软的部位，这就是囟门。囟门分为前囟门和后囟门。头顶的叫前囟门，形状类似菱形，出生时差不多就是成人拇指头大小，1.5～2 厘米的样子。脑后的叫后囟门，呈三角形，比较小，不容易被察觉。

● 囟门分前囟门和后囟门

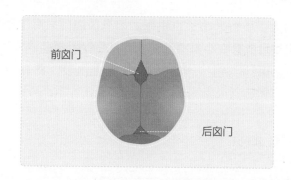

前囟门

后囟门

囟门对宝宝来说很重要，囟门的异常可以反映出多种儿科疾病。总的来说，囟门异常有这么 6 种：鼓起、凹陷、过大、过小、闭合过早、闭合过晚。

1. 鼓起

前囟门正常情况下是平的，但如果宝宝发生了颅内感染，如患了脑膜炎、脑炎等疾病，前囟门就会鼓起来。尤其在宝宝哭闹的时候，摸上去硬邦邦的，有紧绷的感觉。如果爸妈长期给宝宝服用大剂量的维生素 A、四环素等，也可能导致前囟门饱满。

2. 凹陷

若前囟门凹陷了下去，经常是由于宝宝体内缺水造成的。腹泻后没有及时补充水分、服用了大剂量脱水剂等都可能是导致囟门凹陷的原因。另外，一些营养不良、过度消瘦的宝宝也经常出现囟门凹陷。

3. 过大

如果宝宝出生不久，前囟门达到 4～5 厘米大小，就属于囟门过大。囟门过大首先可能是宝宝存在先天性脑积水，其次也可能是先天性佝偻病导致。

4. 过小

囟门大了不行，小了也不好。如果前囟门只有手指尖那么大，宝宝很可能存在小头畸形，或者是颅骨闭合过早。囟门过小时，要定期测量宝宝头围，和正常宝宝比较，看有没有明显落后。

● 囟门过小

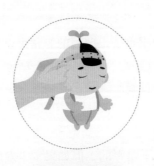

和正常宝宝比较

5. 闭合时间差异

前囟门闭合时间个体差异较大，一般在宝宝 2 岁之前闭合，后囟门通常在出生后 2 ~ 3 个月内闭合。如果囟门闭合太早，要测量一下宝宝头围，如果低于正常值，可能是脑发育不良。但如果 2 岁以后，前囟门还没闭合，多数是由于佝偻病、呆小病造成的，也有少数是脑积水或其他原因导致。

囟门是反映宝宝身体健康的重要窗口，如果出现上述异常，爸妈一定要引起重视，带宝宝去医院做进一步检查以了解情况。另外，虽然囟门很重要，但也不是说就完全不能碰了。抚摸或较轻的外力是不容易对囟门造成损伤的。给宝宝洗头时，也要轻轻揉洗一下囟门部位，但应该避免手指抓挠。

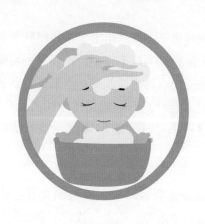

新生宝宝会感染妈妈的乙肝病毒吗

患有乙肝的孕妈往往会担心传染到宝宝，下面就来说一下怎么做可以避免宝宝感染。

乙肝病毒从妈妈传递到宝宝的途径主要有三种，包括宫内传播、产时传播和产后传播。

宫内感染顾名思义，就是指宝宝在妈妈肚子里的时候就感染了乙肝病毒。这种感染的概率很小，机制并不明确，有一种说法是因为胎盘屏障受损或通透性改变，本来能拦住的乙肝病毒通过胎盘感染了宝宝。统计上，妈妈血清中的乙肝病毒 DNA，也就是 HBV DNA 这一项超过每毫升 10 的六次方拷贝时，更容易出现宫内感染。

产时传播就是指分娩时宝宝接触到含有乙肝病毒的母体血液、阴道分泌物和羊水等，或者分娩时子宫收缩导致胎盘绒毛血管破裂、妈妈的血液渗入宝宝的血液循环，导致感染。这种感染是宝宝感染妈妈乙肝病毒的主要途径，一般来说，妈妈血清中 HBV DNA 越高、产程越长，宝宝的感染率越高。

● 产时传播是怎样发生的

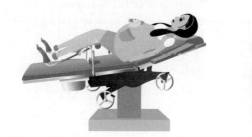

母体血液

阴道分泌物

羊水

有的孕妈可能会想，那如果剖宫产是不是宝宝就不会感染了

　　这个目前医学上还没有明确证明，不建议乙肝孕妈为了避免产时传播而选择剖宫产。

　　宝宝生出来之后再被感染，就属于产后传播了。妈妈的唾液、血液和乳汁中都含有乙肝病毒，所以我们建议宝宝做了联合免疫阻断后再进行母乳喂养。但仍要注意，如果妈妈的乳头有伤口，要等伤口愈合之后再进行母乳喂养。母乳喂养时也可以用吸奶器将奶水吸出用奶瓶喂养，这样可以防止宝宝咬破乳头造成血液传播。

● 产后传播可能通过哪些物质

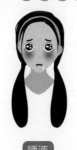

唾液

血液

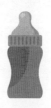

乳汁

联合免疫阻断就是在宝宝出生后联合注射乙肝疫苗和乙肝免疫球蛋白，防止产后感染。如果妈妈的乙肝表面抗原是阳性，宝宝在出生 24 小时内，最好 12 小时内，就要注射 100～200 国际单位的乙肝免疫球蛋白，越早注射越好。同时在宝宝不同身体部位接种乙肝疫苗，宝宝 1 个月和 6 个月时分别再次接种第二针和第三针疫苗。接种疫苗后，就可以较为放心地进行母乳喂养了。

● 接种乙肝疫苗

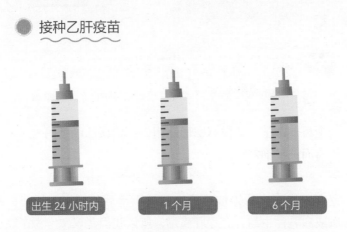

出生 24 小时内　　　1 个月　　　6 个月

接种完成后 6 个月，差不多是宝宝 1 岁的时候，可以通过检测乙肝病毒标志物，判断有没有接种成功。如果 1 岁后宝宝乙肝表面抗原是阳性，通常说明可能存在感染了。但爸爸妈妈不用过于担心，一般来说阻断率可以达到 90% 以上。

患有乙肝的孕妈，只要听从医生建议积极治疗，就能大大降低宝宝的感染风险。

第272课
宝宝生病的那些表现

请扫描二维码，观看本课视频

作为新手爸妈，一定特别担心照顾不周让宝宝生病。新生儿的哪些症状往往说明宝宝病了

首先我们要看宝宝的面色是不是正常。正常的宝宝面色红润，那么如果红中带些黄色，就是有生理性黄疸了。而如果黄疸时间持续过长，如足月宝宝持续两周以上，或者出生 24 小时内就出现，或是消退之后重复出现，就属于病理性黄疸，需要就医治疗。

● 面色红中带黄，有生理性黄疸

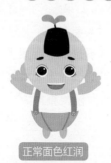

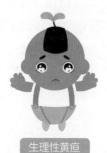

正常面色红润　　　　　　　　生理性黄疸

黄疸还算比较轻，如果宝宝面色苍白甚至发灰、嘴巴周边是青紫色，甚至身体部位也出现青紫，就更严重了。这往往说明宝宝患有危重的肺部或者心脏疾病，要立刻抢救。

我们还要关心宝宝的食欲。如果宝宝吃奶次数减少、奶量下降，甚至压根不吃奶，同时还出现精神不佳、恶心呕吐或者吸吮很没有力气这些症状，都很可能说明宝宝生病了。

第六部分　育儿

如果宝宝消化出了问题，也可能出现腹胀的现象。爸爸妈妈可以在喂奶前宝宝安静的时候，摸一下宝宝的肚子。正常宝宝的腹部是柔软的，腹胀的宝宝肚子摸起来就会偏硬一些。这可能就说明宝宝有一些消化道的异常。这个时候最好也要及时就医检查，不然宝宝可能就会营养不良了。

● 腹胀且偏硬，可能消化道异常

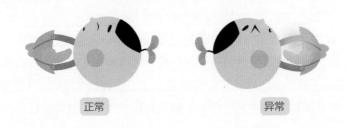

正常　　　　　　　　　　　　异常

哭是宝宝的语言，饿了、拉了、尿了都会哭。正常的宝宝哭声很响亮，每隔两三个小时就会哭一次。如果宝宝一直不哭不闹，并不是说宝宝一切正常，很有可能预示宝宝患了某些疾病。而如果宝宝持续发出微弱的呻吟声，这可不是宝宝哭累了，而是宝宝病情危重，在向我们求救。所以爸爸妈妈一定要将呻吟声和正常的哭声加以区分，一旦发现要马上送医院检查。

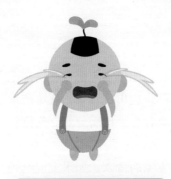

哭声响亮，隔 2~3 小时哭 1 次

很多家长可能听说过惊厥这种新生儿急重症。新生儿惊厥和大一点的孩子不一样，并不会全身抽搐，而是眼睛发直、斜视或者频繁地眨眼，面色发白或者青紫，甚至有可能口吐白沫。如果打开宝宝的包被，就能看到宝宝肢体屈曲的角度跟平常不一样，可能伸得太直全身是一个"大"字，也可能四肢弯曲角度太小、小于90度，甚至还会发现宝宝的四肢有不规则的舞动，这都是不正常的。惊厥可能影响宝宝的智力发育，发现异常一定要马上就医。

● 新生儿惊厥的表现

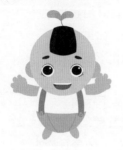

肢体伸得太直

四肢弯曲角度小于 90 度

四肢不规则舞动

当然了，宝宝体温、呼吸、大小便、体重这些出现异常，都有可能说明宝宝的身体异常。

新生宝宝不会表达自己的需求，爸爸妈妈一定要注意观察哦。

第六部分 育儿

663

通过大小便判断宝宝健康状态

请扫描二维码，观看本课视频

小宝宝们不能用语言表达自己的需求和不适，那么爸爸妈妈就应该学会通过各种周边现象判断宝宝的身体情况，通过大小便判断宝宝健康状态就是其中的一种方法。

健康新生宝宝排出的便便一般是绿色或棕绿色的，我们称之为胎便，进食母乳后排出的便便是淡黄色、黄色、金黄色的，如果再次出现便便颜色发绿，可能是宝宝消化不良了。

绿色或棕绿色胎便

宝宝只喝母乳的时候，便便基本没有臭味。宝宝的大便含水量比较多，比较稀，不成形。刚出生的宝宝大便次数会比较多，随着月龄的增加，尤其到了

淡黄色、黄色、金黄色

2~3个月的时候，大便次数会减少，1~4天拉一次都是正常情况。

蛋花汤样

豆腐渣样

大便有血

白陶土样

腥臭味

宝宝大便是否正常，最重要的是和之前的情况比较。如果一个宝宝一直都是几天才拉一次，拉出来的便便也很软，那即使4天一次也没有关系。而如果一个宝宝本来都是一天2~3次，突然一天7~8次，而且拉出来的便便很稀，那就表明有问题了。如果宝宝的大便出现蛋花汤样、豆腐渣样、有血、白陶土样、腥臭味的问题时就要注意了，要及时就诊，大便干燥或者稀水样也最好去看看医生。

就医的时候，要带上宝宝的大便，或者拍下照片，最好能坚持

记录宝宝平时的进食情况，让医生参照，这对诊断病情很有价值。

说完大便，我们再来说说小便的情况。

宝宝刚生下来的时候，排的尿液颜色比较深，在之后的整个婴幼儿期新鲜尿液几乎是无色而透明的，并带有一种淡淡的芳香。不过放置一会儿尿液中的尿素分解成氨，挥发出来，就能闻到有些刺激的气味了。

宝宝刚出生头几天，由于进食量少，尿量很少，一天只有 4、5 次。几天之后，排尿次数会迅速增多，宝宝 6 个月以前，一天可以排尿 20 ~ 25次，每次大约 30 毫升。当然这和宝宝的个体差异、进食以及季节等因素息息相关。但如果宝宝突然小便次数异常增多，也要及时到医院就诊。

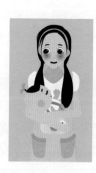

• 个体差异

• 进食

• 季节

如果发现新生宝宝尿布上有红色的斑迹，这是正常的现象，因为新生儿及幼婴尿液中的尿酸盐比较多。宝宝多喝点奶，颜色就会更正常一些。如果很长一段时间都是红色的尿液，最好前往医院就诊。

收集宝宝尿液带去医院化验

如果宝宝出生后 24 小时还没有排过小便，或者刚排出的新鲜尿是混浊的或有异常气味、出现尿液颜色改变，都可能是疾病的征兆，建议尽快收集宝宝的尿液，到医院去化验一下。如果化验正常，那就无须担忧。

另外，宝宝排尿一旦开始就难以中断，如果尿流断断续续，或者排尿时出现疼痛或者哭闹，也建议去医院看看。

第 **274** 课
疫苗接种别错过

请扫描二维码，观看本课视频

刚出生的宝宝抵抗力弱，接种疫苗能帮助有效预防一些疾病。下面来说一下 1 岁前需要接种哪些疫苗，以及接种疫苗前后的注意事项。

咱们先说说第一个问题，1 岁前需要接种哪些疫苗。

婴儿出生后要按照免疫规划程序进行预防接种。预防结核病、结核性脑膜炎的卡介苗，和预防乙型肝炎的乙肝疫苗，是最早接种的两种疫苗，一般在出生后 24 小时内接种。卡介苗只需要接种一次，但乙肝疫苗除了在出生时接种第 1 针外，还需要在宝宝 1 个月大、6 个月大时再接种第 2 针和第 3 针。

● 接种卡介苗和乙肝疫苗

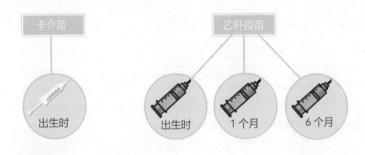

卡介苗 乙肝疫苗

出生时　　出生时　　1 个月　　6 个月

万一没能及时接种卡介苗、乙肝疫苗，怎么办呢

如果错过的是卡介苗，可以在出生后几天至 2 个月内进行补接种。如果错过的是乙肝疫苗，也可以咨询医生进行补接种。1岁前需要接种的疫苗，除了卡介苗和乙肝疫苗，还包括脊灰疫苗、百白破疫苗、麻风疫苗、AC流脑结合疫苗等。爸妈可不要嫌麻烦，今天少接种的疫苗，都可能是明天宝宝多流的泪。

说完了应该接种哪些疫苗，咱们再来看看疫苗接种前的注意事项。

如果宝宝属于早产儿、难产儿，或者有体重过低等特殊情况，可能不适合出生后立即接种疫苗，要听医生建议。如果宝宝正感冒发烧、腹痛腹泻、患各种皮肤病或者使用抗生素等，也需要适当地延迟接种。

● 身体不适或者患病时不宜接种

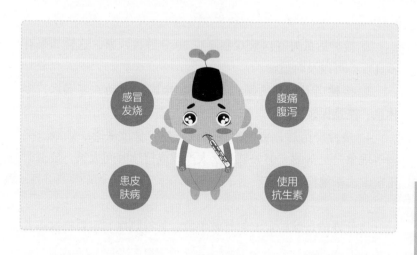

对患有神经系统疾病、严重心肝肾疾病、急性传染病、先天性免疫缺陷等疾病的宝宝，接种也要慎重，是否能接种、什么时候接种，都得先咨询医生。概括说就是，当宝宝身体出现各种不适或疾病时，接种前都要先找医生问问清楚。

如果宝宝各方面情况都比较正常，那在宝宝吃好、休息好之后，就可以带宝宝去接种啦。

　　疫苗接种完后也有一些事情需要注意。

　　1. 如果疫苗是打针接种的，接种后用棉签按住针眼几分钟，等不出血了再拿开，不要揉搓接种部位。

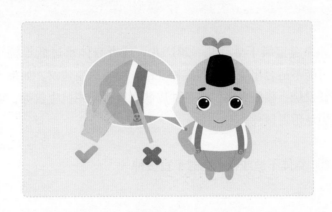

　　2. 接种后最好在医院观察至少 30 分钟再回家，这样如果有不良反应可以及时就诊。

　　3. 接种当天不要洗澡，不要让宝宝剧烈活动，多喝水、多休息、注意保暖。

　　4. 接种疫苗后，宝宝出现轻微发热、食欲缺乏、烦躁、哭闹等现象是正常的。但如果症状太严重或持续时间太长，要及时带宝宝去医院检查。

　　接种疫苗是保护宝宝的有效手段，爸爸妈妈一定要把这事儿放在心上。

第**275**课
怎样让宝宝在游戏中成长

请扫描二维码，观看本课视频

琳琅满目的儿童玩具让爸妈挑花了眼，花了大堆银子买回来却发现并不适合宝宝玩。给 1 岁以内宝宝挑玩具时，很关键的一点是要符合宝宝当前阶段的身体发育情况。

具体应该怎么操作呢

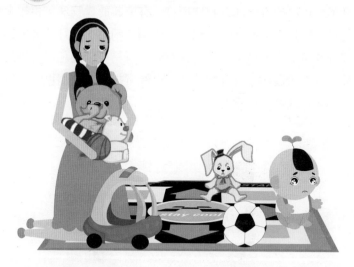

在刚出生的 3 个月内，宝宝还不太能坐起来，基本都是躺着的状态。这时候宝宝视力也还比较差，看不清东西，颜色也只能分辨出黑白。给这个阶段的宝宝挑玩具，应该选择黑白对比明显、形态曲线简单、躺着也能玩的。如悬挂的手工吊铃、黑白卡片之类的。

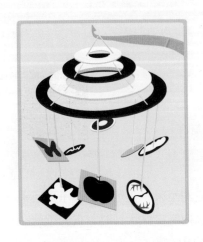

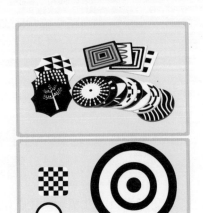

　　宝宝到了 4～6 个月时，逐渐开始扶着东西坐起来，不再总是躺着的姿势了。坐起来之后，宝宝就能够比较方便地用手抓着玩具了。可以给宝宝准备圆柱摇铃、有突起的橡胶球、相扣木环等玩具，锻炼宝宝抓握能力和手眼协调。到第 5 个月，宝宝就可以区分红黄蓝等颜色了，所以这时候买玩具可以挑色彩鲜艳的。另外，这个阶段的宝宝开始长牙，会经常把东西放嘴里咬，所以选安全无毒的材质很重要。

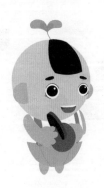

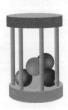

　　7～9 个月时，宝宝可以做出更精细的手眼协调动作。以前只能伸手抓取、触摸、转动手腕、放到嘴里，现在可以进一步做出拿出来、放进去、松手等更复杂的动作了。可以准备一些更进一步锻炼手眼协调的新玩具，满足宝宝的新需求。这个阶段宝宝已经可以爬行，还会开始尝试站起来，家里可以准备一些好看的爬行垫了。

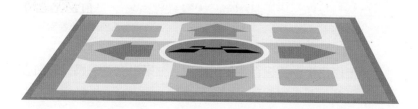

到了 10~12 个月时，宝宝手眼协调能力进一步发展，同时具备了辨识形状的能力，可以买形状配对盒、俄罗斯套娃等玩具给宝宝。这时的宝宝能够独自站立一会儿了，但还不能站得很稳，可以买一个手扶推车，让宝宝扶着它练习走路。也可以给宝宝买一些儿童图书，开始教宝宝熟悉书中的人物、场景了。

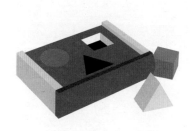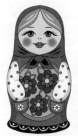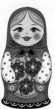

娱乐诚可贵，安全价更高，玩具的安全性很重要。除了材质必须无毒无害外，还应该避免购买尖锐锋利、转速快的玩具，以免伤到宝宝。购买书籍时，纸张不能太硬或太薄，精装书的书角最好是包角或者圆角。还要注意玩具不要有一些太细小的零件，以避免被宝宝吞下造成窒息。另外，宝宝经常跟玩具密切接触，所以要经常对玩具进行清洗消毒。

第**276**课
生活中可能出现的意外伤害

请扫描二维码，观看本课视频

宝宝刚出生，缺乏自我保护能力，如果没有爸爸妈妈的细心照顾，日常生活中很容易出现各种意外。接下来讲讲日常生活中几种常见的意外伤害。

很多情况都可能导致宝宝呼吸受阻，进而引发窒息。有的爸妈喜欢和宝宝睡一张床。但爸妈熟睡时，胳膊、腿可能会压到宝宝口鼻造成窒息。建议爸妈和宝宝睡觉时"同室不同床"。此外，给宝宝挑床上用品时也要注意。太松软的枕头靠垫可能遮挡宝宝口鼻，太沉太厚的被子容易压得宝宝呼吸不畅。

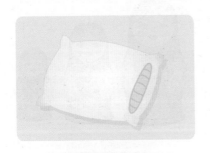

枕头靠垫不能太松软

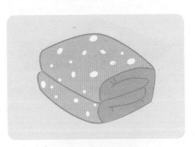

被子不能太沉太厚

喂奶时也要小心。一方面是不要抱得太紧，导致乳房压住宝宝口鼻；另一方面是喂完奶最好拍拍宝宝后背，让宝宝打个嗝，这样能防止溢奶呛到宝宝。

烫伤危险也不能忽视。吃饭时，热汤热菜要放在宝宝伸手够不到的地方，如距离宝宝 40～50 厘米。如果餐桌有桌布，要防止宝宝拽拉桌布导致桌上的汤菜泼到身上。给宝宝洗澡时，记得先加冷水再加热水。热水壶、饮水机、电熨斗、打火机、点着的蚊香等不要随便摆放。冬天尽量避免给宝宝用热水袋，以防慢性烫伤。

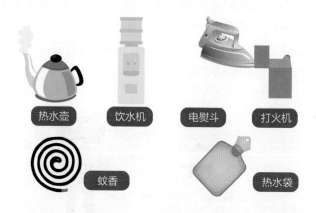

跌落也是常见意外之一。给宝宝买的婴儿床最好是有护栏并且护栏高度在 50 厘米以上的，防止宝宝从里面翻出跌落。

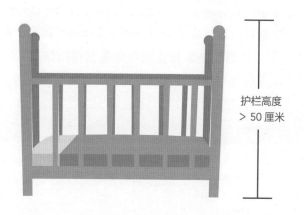

护栏高度
> 50 厘米

房子内部有楼梯的家庭，最好在上层楼梯口安装有锁的护栏，楼梯外侧也安装 1 米以上的护栏。家里的窗台旁边，不要放宝宝可以攀爬的椅子、桌子、沙发等。窗户除了打开通风时，尽量都保持关闭状态。记得检查一下阳台栏杆、防盗栏等的间隔，不要让宝宝能够钻出去。

宝宝不懂事，经常会抓着东西往嘴里塞，很多中毒意外就是这样发生的。家里的杀虫剂、洗涤剂、涂料、药品等要妥善保管，每次使用之后及时放回宝宝够不着的地方。给宝宝买玩具时，也要挑无毒无害的材质，不要选表面涂油漆的玩具。如果是电动玩具，里面的电池要收好。

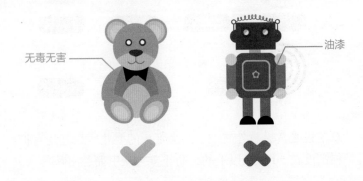

无毒无害

油漆

如果发生触电意外也会非常危险。宝宝在日常生活中触电大多是因为用手触摸电器、将手指或金属物品插进电源孔、用手抓电线等造成的。爸妈要经常检查家里电器的使用情况，杜绝漏电。插座、电源线等尽量放置、固定到宝宝触摸不到的地方。户外活动时也要看好宝宝，远离变压器、高压线等危险设施。

第277课
照顾宝宝，这些细节别出错了

请扫描二维码，观看本课视频

有的新手妈妈缺乏新生儿护理知识，生活中不免出现一些小失误。这一节我们来了解下宝宝日常生活的小细节，避免常识性错误。

一些爸妈担心宝宝头部受凉，选择给宝宝戴上帽子保暖，但却被质疑因此导致他们抵抗力下降。其实戴帽子只能做到基本保暖，和宝宝抵抗力没有直接关系。

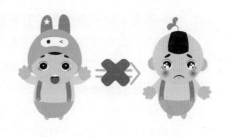

什么时候戴帽子合适呢

刚出生不到 24 小时的宝宝，体温调节能力差，产热差又更容易散热，所以容易受低温影响。我们一般要求室内温度维持 22～24℃，如果环境温度不够，就需要戴上帽子保暖。

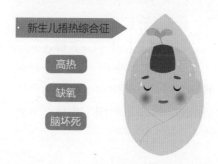

新生儿捂热综合征

高热

缺氧

脑坏死

出生一段时间之后，需要根据实际情况调节，原则上四肢温度适中，全身无汗就好。如果裹得太严实，可能会导致新生儿捂热综合征，造成高热、缺氧，甚至脑坏死。

第六部分　育儿

675

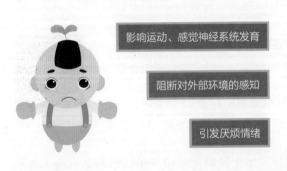

影响运动、感觉神经系统发育

阻断对外部环境的感知

引发厌烦情绪

除了头部保暖，我们也可能发现宝宝手脚有发冷的情况，这是因为宝宝的血液循环比较特殊，集中在躯干，四肢比较少。爸妈不必担心。给宝宝穿上脚套或袜子就能保暖，但要注意别让看不见的线头缠住宝宝。但是宝宝的手套我们是一定不建议戴的。小小的手套口易束缚宝宝手腕，影响血液循环，另外手套上易积累细菌，容易让爱吃手的宝宝染上疾病。而且手套也会影响宝宝的运动和感觉神经系统发育，阻断宝宝对外部环境的感知，还可能引发厌烦情绪。所以，爸妈应该释放宝宝的小手，让他们自由探索世界。

如果担心手脚受凉，只要摸摸宝宝的脖子，一般来说手脚偏凉、脖子温热，就是合适的温度。不能给宝宝戴手套，又要提防他抓伤自己，我们就得勤给宝宝剪指甲。宝宝出生一周后就可以剪指甲了，出生 1~2 个月的宝宝手脚指甲生长较快，每周要保证 2~3 次修剪。

给宝宝剪指甲想想都很费劲。最好要选择在宝宝洗澡后，或者趁他们熟睡的时候，用婴儿专用指甲刀修剪，当然修剪前记得用带消毒药水的纱布清洁下刀刃。修剪的时候让宝宝平躺在床上或者背靠妈妈怀里，保持同方向、同角度，分开宝宝五指，捏住一个指头剪，剪完后再换另一个。一般先剪中间手指，再修两头，方便掌握长度，一定不要剪的太深，伤到宝宝。这样剪完以后，把指甲边角修圆，剪掉多余肉刺，一定不要用手拔掉，不然有可能伤及宝宝皮肤。

第278课
宝宝哭闹说明什么

请扫描二维码，观看本课视频

宝宝哭闹在日常生活中是很普遍的现象，刚出生的宝宝不会用语言表达自己的思维，只能以哭闹的形式表达自己的要求或不适。

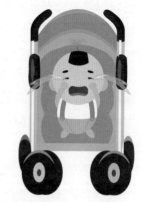

新生儿哭闹中多数为生理性哭闹，例如肚子饿了，或者需要亲密接触等。这时候宝宝的哭声一般比较正常，通常不会出现其他躯体症状，喂食或者抱抱之后就会有所改善。

如果宝宝身体不舒服，可能会剧烈地啼哭，翻滚、烦躁、极度不安，可能两条腿卷曲到腹部或者手脚不停地伸蹬，还可能伴出汗的症状，甚至面色苍白、脚冷，每次时间从数分钟到数十分钟。

 面对宝宝哭闹，新手爸妈要怎么做呢

首先要做的，就是确认宝宝是生理性的哭闹，还是生病导致的哭闹。如果宝宝哭闹不止，同时出现发热、腹泻、脸色发青、气喘，或者嗜睡、精神不佳，又或者宝宝一直没有食欲，都说明宝宝的身体出现了异常，要及时到医院就诊。有时候宝宝的哭闹属阵发性的，哭一阵，安稳一阵又哭，在哭闹时又伴有痛苦的表情，这也需要立即去看医生。解决了宝宝的病症，才能从根本上解决宝宝的哭闹。

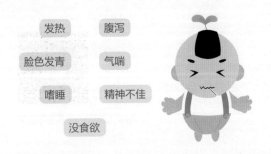

发热　腹泻

脸色发青　气喘

嗜睡　精神不佳

没食欲

如果宝宝没有生病，我们就要考虑宝宝最迫切的生理需求。

如果距离上一次哺乳已经过了一段时间，宝宝很可能是因为肚子饿而哭闹，哭声通常短促、低沉，妈妈可以试着给宝宝喂奶。如果宝宝刚吃饱肚子没多久，爸爸妈妈就要检查下宝宝的纸尿裤，看看是不是宝宝排出的大小便让他觉得不舒服了，及时更换纸尿裤就能解决问题。

如果宝宝吃饱了、纸尿裤也换过了，还是一直哭闹，就可能是冷着或者热着了。爸爸妈妈要摸摸宝宝的手脚是不是发凉、身上有没有出汗，根据宝宝的状况增减衣物。

宝宝的哭闹也常常是希望得到大人关注的表现。爸爸妈妈应抱起宝宝，在房间里来回走动，跟宝宝说说话，或者放一些轻柔舒缓的音乐，让

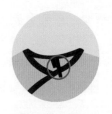

线头标签磨到皮肤

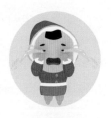

包被太紧

宝宝有足够的安全感。除了这些，给宝宝做做按摩抚触、变换下宝宝躺着的姿势，或者给宝宝拍拍嗝，或者换个更加安静的环境，都是让宝宝安静的好办法。宝宝衣服上的线头、标签，也容易磨到宝宝娇嫩的皮肤，包被太紧也会束缚到宝宝。如果宝宝不断哭闹，爸爸妈妈不妨检查一下有没有这些问题。

第279课
宝宝的乳头要不要挤

很多地方有这样的老传统，刚出生的女宝宝一定要挤一挤乳头，防止长大以后乳头内陷。甚至有的地方还认为男宝宝的乳头也要挤，不然以后乳房会长得很大。也有貌似科学的说法，新生宝宝的乳房摸起来有时候硬硬的甚至有乳汁流出来，挤一挤乳头可以改善这个状况。

那么宝宝的乳头到底要不要挤呢

首先，我们要明确，盲目地挤压新生儿的乳头是件很危险的事情。宝宝的皮肤非常娇嫩，抵抗力较弱，这种做法很容易使乳头受伤，从而使细菌乘虚而入。可能造成乳房出现红肿热痛等炎性反应，

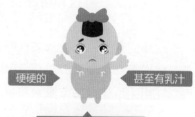

硬硬的 　　　 甚至有乳汁

挤乳头能改善？

还可能进一步导致乳腺炎甚至败血症，危及宝宝的生命。即使不发生细菌感染，也有可能损害乳房的生理结构和功能，影响日后乳腺的正常发育。在临床上，因为挤压引发的乳腺炎可是很常见的。

可能使乳头感染细菌

红肿热痛　　　乳腺炎　　　败血症

不挤乳头会有女性乳头内陷的后果吗

女性的乳头内陷大多是先天原因导致的，主要是因为乳腺导

管短缩或者部分乳腺组织纤维化挛缩。影响也不一定严重，除了影响乳房外形，凹陷处可能堆积污垢、造成感染或者异位，一般来说，只要做好清洁就没有什么问题。但是等到小宝宝当妈妈的时候，乳头内陷可能会影响未来宝宝的吸吮，不过解决的办法也有很多，采用合适的哺乳姿势、用负压吸奶器吸出、通过十字操纠正，甚至手术治疗都可以。但即使对于成年女性，过度挤压、牵引也是有可能损伤乳头的。

● 乳头内陷影响哺乳怎么办

再来说说新生宝宝乳房发硬甚至泌乳的现象。

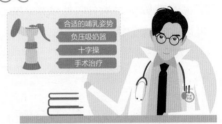

之所以有这种情况发生，是因为新生儿刚出生时体内存有一定数量来自母体的雌激素、孕激素和催乳素。通常雌激素和孕激素会在一定程度上起着抑制催乳素的作用。但新生儿出生后体内的雌激素和孕激素很快消失，而催乳素却能维持较长时间，因此导致新生儿乳腺肿大，部分宝宝甚至可以分泌出一些乳汁。这个现象经常在男女宝宝出生后的 4 ~ 7 天出现，8 ~ 10 天最为明显。一般在两三周后会自然消退，极少数要延续 1 个月以上。这是正常的生理现象，和挤不挤乳头完全没有关系。但是，如果宝宝乳头出现红肿现象，就要引起重视了。当宝宝的乳腺出现不对称的肿大或局部发红、发热，触摸有波动感时，有可能是新生儿乳腺炎，要及时送来医院治疗。

● 新生儿乳腺炎要及时就医

不对称肿大

局部发红发热

触摸有波动感

第280课
怎样带宝宝开始游泳

请扫描二维码，观看本课视频

　　婴儿游泳是指宝宝一两岁之前，在有专用保护措施和专业人员看护的情况下进行的一项水中早期保健活动。可以分为有次序、有部位、有技巧的婴儿水中抚触、被动游泳操，和婴儿自主游泳两部分。

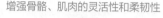
增强骨骼、肌肉的灵活性和柔韧性

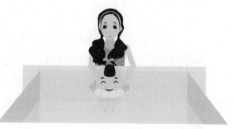

　　婴儿游泳对宝宝有很多好处。比如促进宝宝神经系统发育，增强循环和呼吸功能，增强消化功能和食欲。1岁之前宝宝还不能独立行走，水中游泳是宝宝比较喜欢的运动。在水中进行自主的全身活动，能增强宝宝骨骼、肌肉的灵活性和柔韧性。而且游完泳后的宝宝，睡眠质量也会比较高。

　　听了这么些好处，爸妈可能已经迫不及待地想带宝宝游泳了。但别急，这之前还有准备工作要做。

　　首先要让宝宝做好准备。并不是出生后越早开始游泳越好，至少要等 24～48 小时后，宝宝肚脐长好了再下水，以防感染。建议出生 5 天内的宝宝，游泳前都给脐带残端贴上护脐贴防水。另外，由于游泳体能消耗大，不要在宝宝饿肚子时进行游泳。但刚吃饱时也不适合。最好是宝宝吃饱 1 小时后开始。各种游泳用具也要提前准备好。宝宝专用浴巾、小方巾，宝宝洗发液、沐浴露、抚触油，游泳之后更换的衣物、纸尿裤，如果有条件，可以准备一些能漂浮在水面上的玩具。对于脐带没脱落的宝宝，还需要清理肚脐的 75% 酒精、消毒棉签等。对游泳的环境也是有要求的。由于宝宝调控体温能力差，泳池的水温应该接近体温，建议始终保持在 31～34℃。水质也得有保证。

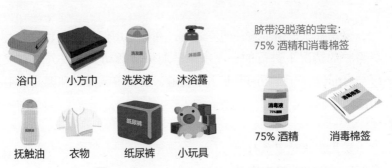

脐带没脱落的宝宝：
75% 酒精和消毒棉签

浴巾　小方巾　洗发液　沐浴露

75% 酒精　消毒棉签

抚触油　衣物　纸尿裤　小玩具

在家里，普遍缺乏专业设备，想做到精准调控比较麻烦。而且家中的卫生间通常不会很大，没足够的空间摆放游泳设备。还好现在已经有许多专业婴儿游泳机构，爸妈可以带宝宝去那里游泳。不仅省掉了自己打造游泳环境的麻烦，还有经过培训的专业人员陪护。

游泳过程中要控制好时间，宝宝游泳的时间并不是越长越好。建议第一次 7 分钟，之后可以逐渐增加到 15～20 分钟。频率的话每周 1 次就行了。

● 游泳时间不要太长

● 第一次 7 分钟
● 逐渐增加到 15～20 分钟
● 频率为每周 1 次

另外，某些有特殊情况的宝宝不适合进行游泳。比如不到 32 周就出生的早产儿，或者生下来时体重低于 2 千克的，皮肤有破损或感染的，有传染性疾病的，注射完疫苗不到 24 小时的等。

32检